国家卫生健康委员会"十四五"规划教材

全国高等学校药学类专业第九轮规划教材

供药学类专业用

微生物学与免疫学

第9版

主　编　吴雄文　强　华

副主编　黎　明　杨　春　邓祖军

编　者（按姓氏笔画排序）

马广强（江西中医药大学）　　　　吴雄文（华中科技大学基础医学院）

王海河（丽水学院医学院）　　　　宋文刚（山东第一医科大学）

邓祖军（广东药科大学）　　　　　陈向东（中国药科大学）

包丽丽（内蒙古医科大学）　　　　陈雪玲（石河子大学医学院）

邢飞跃（暨南大学生命科学学院）　庞　慧（长治医学院）

孙世杰（大连医科大学）　　　　　官　杰（齐齐哈尔医学院）

运晨霞（广西中医药大学）　　　　彭吉林（湖北医药学院）

苏　昕（沈阳药科大学）　　　　　韩　俭（兰州大学基础医学院）

李波清（滨州医学院）　　　　　　强　华（福建医科大学）

杨　春（重庆医科大学）　　　　　黎　明（中南大学基础医学院）

杨想平（华中科技大学基础医学院）

人民卫生出版社

·北　京·

图书在版编目（CIP）数据

微生物学与免疫学 / 吴雄文，强华主编 . —9 版
. —北京：人民卫生出版社，2023.6（2024.11重印）
ISBN 978–7–117–34861–4

Ⅰ.①微… Ⅱ.①吴…②强… Ⅲ.①医学微生物学
– 医学院校 – 教材②医学 – 免疫学 – 医学院校 – 教材
Ⅳ.①R37②R392

中国国家版本馆 CIP 数据核字（2023）第 096369 号

人卫智网	www.ipmph.com	医学教育、学术、考试、健康，
		购书智慧智能综合服务平台
人卫官网	www.pmph.com	人卫官方资讯发布平台

微生物学与免疫学

Weishengwuxue yu Mianyixue

第 9 版

主　　编：吴雄文　强　华
出版发行：人民卫生出版社（中继线 010-59780011）
地　　址：北京市朝阳区潘家园南里 19 号
邮　　编：100021
E - mail：pmph @ pmph.com
购书热线：010-59787592　010-59787584　010-65264830
印　　刷：人卫印务（北京）有限公司
经　　销：新华书店
开　　本：850×1168　1/16　　印张：26
字　　数：751 千字
版　　次：1979 年 8 月第 1 版　　2023 年 6 月第 9 版
印　　次：2024 年 11 月第 4 次印刷
标准书号：ISBN 978-7-117-34861-4
定　　价：89.00 元
打击盗版举报电话：010-59787491　E-mail：WQ @ pmph.com
质量问题联系电话：010-59787234　E-mail：zhiliang @ pmph.com
数字融合服务电话：4001118166　　E-mail：zengzhi @ pmph.com

出 版 说 明

全国高等学校药学类专业规划教材是我国历史最悠久、影响力最广、发行量最大的药学类专业高等教育教材。本套教材于1979年出版第1版,至今已有43年的历史,历经八轮修订,通过几代药学专家的辛勤劳动和智慧创新,得以不断传承和发展,为我国药学类专业的人才培养作出了重要贡献。

目前,高等药学教育正面临着新的要求和任务。一方面,随着我国高等教育改革的不断深入,课程思政建设工作的不断推进,药学类专业的办学形式、专业种类、教学方式呈多样化发展,我国高等药学教育进入了一个新的时期。另一方面,在全面实施健康中国战略的背景下,药学领域正由仿制药为主向原创新药为主转变,药学服务模式正由"以药品为中心"向"以患者为中心"转变。这对新形势下的高等药学教育提出了新的挑战。

为助力高等药学教育高质量发展,推动"新医科"背景下"新药科"建设,适应新形势下高等学校药学类专业教育教学、学科建设和人才培养的需要,进一步做好药学类专业本科教材的组织规划和质量保障工作,人民卫生出版社经广泛、深入的调研和论证,全面启动了全国高等学校药学类专业第九轮规划教材的修订编写工作。

本次修订出版的全国高等学校药学类专业第九轮规划教材共35种,其中在第八轮规划教材的基础上修订33种,为满足生物制药专业的教学需求新编教材2种,分别为《生物药物分析》和《生物技术药物学》。全套教材均为国家卫生健康委员会"十四五"规划教材。

本轮教材具有如下特点:

1. 坚持传承创新,体现时代特色　本轮教材继承和巩固了前八轮教材建设的工作成果,根据近几年新出台的国家政策法规、《中华人民共和国药典》(2020年版)等进行更新,同时删减老旧内容,以保证教材内容的先进性。继续坚持"三基""五性""三特定"的原则,做到前后知识衔接有序,避免不同课程之间内容的交叉重复。

2. 深化思政教育,坚定理想信念　本轮教材以习近平新时代中国特色社会主义思想为指导,将"立德树人"放在突出地位,使教材体现的教育思想和理念、人才培养的目标和内容,服务于中国特色社会主义事业。各门教材根据自身特点,融入思想政治教育,激发学生的爱国主义情怀以及敢于创新、勇攀高峰的科学精神。

3. 完善教材体系,优化编写模式　根据高等药学教育改革与发展趋势,本轮教材以主干教材为主体,辅以配套教材与数字化资源。同时,强化"案例教学"的编写方式,并多配图表,让知识更加形象直观,便于教师讲授与学生理解。

4. 注重技能培养,对接岗位需求　本轮教材紧密联系药物研发、生产、质控、应用及药学服务等方面的工作实际,在做到理论知识深入浅出、难度适宜的基础上,注重理论与实践的结合。部分实操性强的课程配有实验指导类配套教材,强化实践技能的培养,提升学生的实践能力。

5. 顺应"互联网＋教育",推进纸数融合　本次修订在完善纸质教材内容的同时,同步建设了以纸质教材内容为核心的多样化的数字化教学资源,通过在纸质教材中添加二维码的方式,"无缝隙"地链接视频、动画、图片、PPT、音频、文档等富媒体资源,将"线上""线下"教学有机融合,以满足学生个性化、自主性的学习要求。

众多学术水平一流和教学经验丰富的专家教授以高度负责、严谨认真的态度参与了本套教材的编写工作,付出了诸多心血,各参编院校对编写工作的顺利开展给予了大力支持,在此对相关单位和各位专家表示诚挚的感谢! 教材出版后,各位教师、学生在使用过程中,如发现问题请反馈给我们(renweiyaoxue@163.com),以便及时更正和修订完善。

人民卫生出版社

2022年3月

主 编 简 介

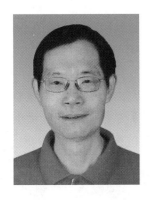

吴雄文

现任华中科技大学基础医学院免疫学教授、湖北省免疫学会理事长、中国免疫学会常务理事、中国免疫学会基础免疫分会委员。从事 MHC 结构与功能、T 细胞识别的研究,迄今已发表论文 60 余篇,主编专著 2 册。从事免疫学教学工作 30 余年,1992 年起享受国务院政府特殊津贴,2009 年和 2018 年获国家级教学成果奖二等奖(排名分别为第四和第九),2017 年获宝钢优秀教师奖。

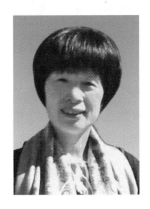

强 华

医学博士,福建医科大学病原生物学系教授,中国医药教育协会微生态与健康教育专业委员会常务委员,中国微生物学会医学微生物学与免疫学专业委员会教学组成员。福建省医学会微生物与免疫学分会、感染分会常务委员。全国学校预防艾滋病教育专家组成员、福建省教育评估专家,主持各类基金项目 5 项。发表 SCI、国内核心刊物等科研论文 20 余篇。福建省基础医学创新创业教育改革试点负责人,主持福建省教改课题 3 项、福建省一流课程 2 门、省级课程思政示范课 1 门。获第一作者教学成果一等奖 1 项、二等奖 3 项。主编、副主编教材 8 部。

副主编简介

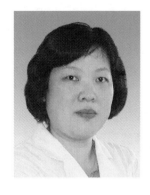

黎　明

　　中南大学基础医学部医学免疫学教授,硕士研究生导师。湖南省免疫学会理事、中国免疫学会基础医学委员会委员。从事教学科研工作31年,研究方向为肿瘤免疫。主持完成各类基金课题6项。以第一作者或通讯作者发表SCI及核心论文30余篇。作为副主编或编者参编全国高等学校药学类专业规划教材《微生物学与免疫学》等教材10本,获湖南省自然科学奖2项,获优秀教学成果奖3项。

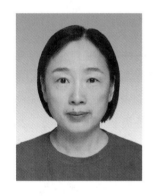

杨　春

　　传染病学博士,重庆医科大学教授,教研室主任,重庆医科大学"钱惪教学名师",重庆市高等学校示范课程教学名师,重庆市微生物学会副理事长,中国微生物学会理事,国家自然科学基金项目评审专家。从事医学微生物学教学和科研工作35年,研究方向为结核分枝杆菌的感染与免疫。主持和参与医学微生物学相关领域研究课题多项。以第一作者或通讯作者发表SCI及核心期刊论文60余篇。主编、副主编及参编《医学微生物学》等教材15本。获重庆市科技进步奖"二等奖"1项、优秀教学成果奖"二等奖"1项。

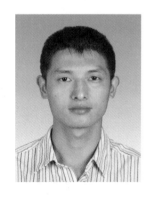

邓祖军

　　教授,现任广东药科大学生命科学与生物制药学院病原生物学与免疫学系副主任、研究生导师、广东药科大学第四届学术委员会委员。广东省青年科学家协会会员、广州市微生物学会理事、国家自然科学基金项目评审专家、广东省自然科学基金评审专家、广东省药品监督管理局审评专家。从事微生物学与免疫学的教学和科研工作至今17年,研究方向主要为植物内生菌资源的开发与利用。近年主持完成各类基金项目多项,以第一作者或通讯作者发表SCI及核心期刊论文40余篇。编写《微生物学与免疫学实验》(主编)等5部教材。

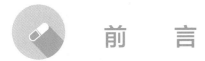

前　言

　　高教大计、本科为本，本科教育是我国高等教育的基石，是教育水平的重要体现。教材是体现教学内容和教学方法的知识载体，亦是深化教学改革、全面推进素质教育、培养创新人才的重要保证。为了适应药学教育的快速发展，适应医药学人才创新能力和实践能力的培养要求，人民卫生出版社组织相关专家进行全国高等学校药学类专业第九轮规划教材的修订工作。本版教材的修订遵循"三基(基础理论、基本知识、基本技能)，五性(思想性、科学性、先进性、启发性、适用性)和三特定(特定对象、特定目标、特定限制)"的原则，密切结合药学类专业本科的培养目标，力争体现教材的创新性与适用性。

　　根据有关专家建议以及第8版教材在各院校使用后的反馈意见，新版教材从教学习惯及知识理解规律出发，在突出重点、解析难点、章节与内容编排及取舍等方面作了一些改进。在内容编写上突出科学性与适用性，例如将免疫细胞膜分子单列为一节进行系统介绍；将放线菌单列一章，分为致病性和在药物生产中的应用两个方面进行介绍。在编写形式方面，本版教材包括纸质教材、数字资源和学习指导。纸质教材介绍学科进展、相关知识的理论与实践，继续保留知识拓展栏目，增加了案例，尤其是增加了课程思政内容，有利于学生开拓视野、创新思维、立德树人。数字资源呈现教学课件、目标测试、纸质教材相关图片、案例分析等内容；对学习指导中部分内容进行了调整和更新，便于学生学习后进行自我评估。

　　《微生物学与免疫学》(第9版)之所以能按计划修订完成，与参编者高度的责任感以及团结协作、精益求精的精神是密不可分的，谨在此一并表示诚挚谢意。我们也特别铭记前8版教材编写人员付出的辛勤劳动。

　　本版教材是在《微生物学与免疫学》(第8版)的基础上，参考国内外相关教材，并结合编者多年的教学心得修订而成的。尽管我们全体编者为教材的修订工作不遗余力，但限于学识水平和编写能力，新版教材仍然存在不妥或错误之处，恳请使用本教材的广大师生和读者予以指正，以利于今后再版时进一步修订。

吴雄文　强　华

2023 年 2 月

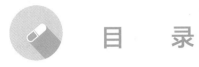

目 录

绪　　论

绪论
教学课件

　　微生物学与免疫学是既相对独立又密切联系的学科。微生物个体微小，遗传物质较为简单，且易于培养，繁殖速度快，容易检测，广泛用于生物遗传和变异规律的实验研究，在医药学中发挥了重要的作用。致病性微生物在人类历史上引起过多种传染病，黄热病、鼠疫、霍乱、天花、流感等传染病可出现世界性流行，有些直接威胁人类的生存，例如，18 世纪天花大流行，造成六千万人死亡。18 世纪末，通过从牛痘中制备活疫苗，成功防治了天花。牛痘和人痘的发现及其应用，激发了人们对微生物致病及疫苗抗病机制的研究兴趣，抗感染的研究促进了微生物学与免疫学学科的发展。

第一节　微生物学与免疫学

一、微生物与微生物学

　　微生物（microorganism，microbe）是一群形体微小、结构简单、分布广泛、增殖迅速、肉眼不能直接观察到，须借助显微镜放大几百倍，乃至数万倍才能看到的微小生物。

（一）微生物的分类

　　微生物在自然界分布较广，种类繁多，依其细胞结构、分化程度和化学组成不同，可将微生物分为三大类（表 1）。

表 1　微生物的种类与主要特性

种类		大小/μm	形态与结构特点	培养特性
非细胞型	病毒	0.02~0.3	非细胞型，如球状、砖状、弹状、丝状或蝌蚪状，多数含一种核酸和蛋白质	敏感的活细胞中增殖
原核细胞型	细菌	0.5~1.0	原核细胞型，单细胞，球状、杆状或弧状，有细胞壁，无成形细胞核	可人工培养
	立克次体	0.3~0.6	大小介于细菌与病毒之间。结构近似细菌，呈球杆状，有细胞壁与细胞膜	活细胞中生长繁殖
	衣原体	0.3~0.5	大小介于细菌与病毒之间。球状，有类似细胞壁的结构	活细胞中生长繁殖

续表

种类		大小/μm	形态与结构特点	培养特性
	支原体	0.2~0.3	形态近似细菌,但没有胞壁,故呈高度多形性,呈球状或丝状等不规则形状	可人工培养
	螺旋体	5.0~20.0	大小介于细菌与原虫之间。单细胞,细长螺旋状,有细胞壁、细胞膜及轴丝	少数能人工培养
	放线菌	0.5~1.0	原核细胞型,单细胞,分枝菌丝状,无典型的细胞核结构	可人工培养
真核细胞型	真菌	5.0~30.0	真核细胞型,单细胞或多细胞,有细胞壁及细胞核,有菌丝与孢子	可人工培养

1. 非细胞型微生物(acellular microbe)　是最小的一类微生物,能通过细菌滤器,无典型的细胞结构,多数由一种核酸(DNA 或 RNA)和蛋白质衣壳组成,必须在活细胞内通过核酸复制的方式进行增殖,如病毒和类病毒等。

2. 原核细胞型微生物(prokaryotic microbe)　有细胞结构,细胞核分化程度低,仅有 DNA盘绕而成的拟核(nucleoid),无核膜和核仁等结构。除核糖体外,无其他细胞器,同时含有 DNA 和RNA,具有胞膜,包括细菌、放线菌、支原体、衣原体、立克次体和螺旋体等。1994 年出版的《伯杰鉴定细菌学》(第 9 版)提出广义的细菌包括真细菌(eubacteria)和古细菌(archaebacteria),古细菌具有独特的代谢方式,可在极端环境(如高温、高盐或低 pH 等)条件下生存。

3. 真核细胞型微生物(eukaryotic microbe)　有细胞结构,细胞核分化程度高,有核膜、核仁和染色体;细胞质内有细胞器(内质网、高尔基体和线粒体等);进行有丝分裂。如真菌、藻类、原生动物等。

(二) 微生物在自然界的分布以及与人类的关系

自然界中广泛存在着各种微生物,空气、水、土壤中以及各种物体表面,动植物体、人体的表面以及与外界相通的腔道(口、鼻、咽部、肠道等)中都存在大量种类不同的微生物,在正常情况下这些微生物是无害的,甚至是有益的,称为正常菌群(normal flora)。正常菌群对人体有着非常重要的作用,例如,寄居在人肠道中的微生物能合成人类需要的维生素、氨基酸,可供人体吸收利用。正常菌群还有对病原菌的生物拮抗作用,以及促进免疫和抗肿瘤作用等。正常菌群在某些条件下也可以导致疾病的发生,称为条件致病性微生物(conditioned pathogenic microbe)或机会致病性微生物(opportunistic pathogenic microbe)。在自然界中尚有一小部分微生物可引起人类与动植物的疾病,这些具有致病性的微生物称为病原微生物,如引起人类传染病的伤寒沙门菌、结核分枝杆菌、肝炎病毒、人类免疫缺陷病毒、严重急性呼吸综合征(severe acute respiratory syndrome,SARS)病毒、梅毒螺旋体等。

大气中 CO_2 的产生除了通过燃烧和动植物的呼吸外,还可通过微生物对动植物尸体的分解作用。微生物除了参与碳元素的循环外,还参与氮、磷、硫、铁等元素的转化作用。对微生物资源的利用和开发能造福于人类。在工业上,如食品、皮革、纺织、石油化工、冶金以及污水处理等方面利用微生物已发挥了巨大的作用;在农业上微生物可用于造肥、催长、防治病虫害等;在医药工业中可利用微生物生产抗生素、维生素、激素、氨基酸、核苷酸以及有机溶媒、生物碱和酶制剂等。微生物亦可引起工业和农业原料、产品、药品以及食品和生活用品的腐败、变质等。

(三) 微生物学及其分支学科

微生物学(microbiology)是研究微生物在一定条件下的形态、结构、生理、遗传变异,以及微生物的进化、分类,与人类、动植物、自然界之间相互关系的一门学科,亦是医药学的一门基础课程。

随着微生物学的研究领域和范围日益广泛和深入,微生物学又形成了许多分支学科。研究微生物学基础理论的有普通微生物学、微生物分类学、微生物生理学、微生物生态学、微生物遗传学和分子微生物学等;按应用领域可分为工业微生物学、农业微生物学、医学微生物学、兽医微生物学、食品微生物学和药学微生物学等;按研究对象可划分为细菌学、放线菌学、真菌学、病毒学等。随着科学技术的不断发展,还将会出现一些新的分支学科。

药学微生物学是研究微生物学基本理论、实验技术及其在药学工作中应用的一门科学,其研究范畴除了普通微生物学、医学微生物学以及工业微生物学的有关内容外,还包括保证药物的卫生质量以及生产和开发微生物药物的理论和技能。

微生物学与药学的关系极为密切。许多抗生素是微生物的代谢产物,微生物还能用于生产医药卫生方面广泛应用的药物,如维生素、辅酶、酵母等。药品卫生质量的控制需要进行微生物检验。药物原料、制剂的存放保藏要防止微生物污染。药物作用机制的研究也与微生物学密切相关。随着分子遗传学和基因工程重组技术的迅速发展,不少药品和生物制剂采用基因工程菌进行生产,如胰岛素、乙型肝炎疫苗、干扰素、生长因子等各种细胞因子以及抗体等。因此,微生物学在药品研制和开发以及生物制药等方面具有重要的理论意义和实际意义。此外,微生物学与药学专业的许多课程,如药剂学、药理学、药物化学、药物分析、生物化学以及分子生物学等在内容上都有着密切的联系。

二、免疫与免疫学

免疫(immunity)一词源于拉丁文 *immunitas*,其原意是免除税赋和徭役,引入医学领域则指免除瘟疫(传染病)。现代"免疫"的概念是机体对"自己"和"非己"的识别与应答过程中所产生的生物学效应,在正常情况下,是维持机体内环境稳定的一种生理性功能。机体识别"非己"(抗原),对其产生免疫应答并清除;正常机体对"自己"则不产生免疫应答,即维持耐受。在异常情况下,机体识别"自己"和"非己"的功能发生紊乱,例如:基因突变可导致细胞癌变,后者所表达的肿瘤抗原并非由胚系基因编码(由突变基因编码,属"非己"),但由于机体免疫功能障碍,以至不能识别并清除之,导致肿瘤的发生和发展;自身抗原由胚系基因编码,免疫系统功能紊乱可将其视为"非己",从而发动免疫攻击并引发自身免疫病。

知识拓展

"自己"和"非己"

机体免疫的本质是识别"自己(self)"和"非己(non-self)"。免疫学中所指"自己"即属机体胚系基因(gene in germ-line)编码的产物,或是机体免疫系统发育过程中接触过的物质;反之则为"非己"。原属"非己"的外来成分,一旦接触发育中的免疫系统,即有可能被视为"自己",机体对其不能产生免疫应答,这对于研究病原微生物逃避机体防御功能的机制以及诱导免疫耐受具有重要意义。

(一)免疫系统的组成

免疫系统(immune system)是机体负责执行免疫功能的组织系统。主要由免疫器官与组织、免疫细胞和免疫分子组成(表2)。

1. **免疫组织与免疫器官**　免疫组织(immune tissue)又称淋巴组织(lymphoid tissue),广泛分布在机体各个部位。淋巴组织构成了胸腺、脾脏、淋巴结等包膜化淋巴器官(lymphoid organ)的主要成分。淋巴器官又称免疫器官(immune organ)(图1)。按其功能不同,可分为中枢免疫器官和外周免

表 2　免疫系统的组成

器官与组织		细胞	分子	
中枢	外周		膜分子	可溶性分子
胸腺	脾脏	T淋巴细胞	TCR	补体
骨髓	淋巴结	B淋巴细胞	BCR	抗体
	黏膜免疫系统	NK细胞	MHC	细胞因子
		抗原提呈细胞	各种受体	
		吞噬细胞	黏附分子	

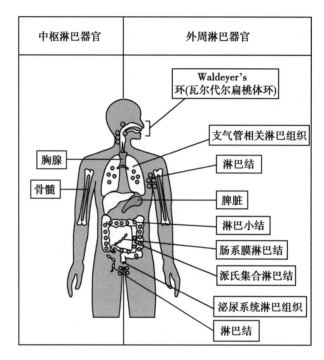

图 1　人体免疫器官

疫器官,二者通过血液循环及淋巴循环相互联系。

（1）中枢免疫器官:中枢免疫器官（central immune organ）是免疫细胞发生、发育、分化和成熟的场所,某些情况下（如再次抗原刺激或自身抗原刺激）也是产生免疫应答的场所。人和哺乳动物的中枢免疫器官包括胸腺和骨髓,鸟类腔上囊（法氏囊）的功能相当于骨髓。

1）骨髓:骨髓（bone marrow）是各类血细胞和免疫细胞发生及成熟的场所,其功能的发挥与骨髓微环境有密切关系。骨髓微环境是指造血细胞周围的微血管系统、末梢神经、网状细胞、基质细胞及其所表达的膜分子和所分泌的细胞因子等。骨髓微环境是介导造血干细胞黏附、分化发育、参与淋巴细胞迁移和成熟的必需条件。

骨髓具有如下功能。①各类血细胞和免疫细胞发生的场所:骨髓造血干细胞具有分化成不同谱系血细胞的能力,称为多能造血干细胞（pluripotent hematopoietic stem cell）。②B细胞分化成熟的场所:骨髓中产生的淋巴样前体细胞循不同途径分化发育。一部分经血液迁入胸腺,发育为成熟的T细胞;另一部分则在骨髓内继续分化为成熟的B细胞,最终定居在外周免疫器官。③再次体液免疫应答中抗体产生的主要场所:初次免疫应答中产生的记忆性B细胞定居于外周免疫器官,接受相同抗原刺激后被激活,分化为浆细胞,经淋巴液和血液进入骨髓,并在骨髓中持续产生大量抗体,是血清抗体的主要来源。

近来研究表明,在一定的微环境中,骨髓中的造血干细胞和基质干细胞还可分化为其他组织的多能干细胞(如神经干细胞、心肌干细胞等),这一进展开拓了骨髓生物学作用的全新领域,并有望在组织工程和医药学中得到广泛应用。

2)胸腺:人的胸腺(thymus)大小和结构随年龄不同而有着明显差别。新生期胸腺重量约为15~20g;以后逐渐增大,青春期可达30~40g,其后随年龄增长而逐渐萎缩退化;老年期胸腺明显缩小,大部分被脂肪组织所取代。胸腺内的细胞主要由胸腺细胞和胸腺基质细胞组成。胸腺细胞(thymocyte)来源于骨髓产生的前T细胞经血循环进入胸腺。胸腺基质细胞(thymic stromal cell,TSC)包括胸腺上皮细胞(thymic epithelial cell,TEC)、巨噬细胞(macrophage,Mφ)、树突状细胞(dendritic cell,DC)及成纤维细胞等,以胸腺上皮细胞为主。TSC互相连接成网,表达多种表面分子并分泌多种胸腺激素,从而构成重要的胸腺微环境。

胸腺的功能有以下几点。①T细胞分化、成熟的场所:在胸腺产生的某些细胞因子的作用下,来源于骨髓的前T细胞被吸引至胸腺内成为胸腺细胞。胸腺细胞循被膜下→皮质→髓质移行,并经历复杂的选择性发育,约95%的胸腺细胞发生凋亡(apoptosis)而被淘汰,仅不足5%的细胞分化为成熟T细胞。发育成熟的T细胞进入血循环,最终也定居于外周免疫器官。②免疫调节功能:胸腺基质细胞可产生多种肽类激素,它们不仅促进胸腺细胞的分化成熟,也参与调节外周成熟T细胞。③屏障作用:皮质内毛细血管及其周围结构具有屏障作用,阻止血液中大分子物质进入。

(2)外周免疫器官:外周免疫器官(peripheral immune organ)是成熟T细胞、B细胞等免疫细胞定居的场所,也是产生免疫应答的场所。外周免疫器官包括淋巴结、脾脏和黏膜相关淋巴组织,如扁桃体、阑尾、肠集合淋巴结,以及分布在呼吸道和消化道黏膜下层的许多散在的淋巴小结和弥散淋巴组织。

1)淋巴结:淋巴结(lymph node)广泛分布于全身非黏膜部位的淋巴通道上。淋巴结表面覆盖有结缔组织被膜,后者深入实质形成小梁。淋巴结分为皮质和髓质两部分,彼此通过淋巴窦相通。浅皮质区又称为非胸腺依赖区(thymus independent area),是B细胞定居的场所。该区内有淋巴滤泡(或称淋巴小结),未受抗原刺激的淋巴小结无生发中心,称为初级滤泡(primary follicle),主要含静止的成熟B细胞;受抗原刺激的淋巴小结内出现生发中心(germinal center),称为次级滤泡(secondary follicle),内含大量增殖分化的B淋巴母细胞,此细胞向内转移至淋巴结中心部髓质,即转化为可产生抗体的浆细胞。淋巴结的深皮质区位于浅皮质区和髓质之间,即副皮质区,又称胸腺依赖区(thymus dependent area),是T细胞定居的场所。该区有许多由内皮细胞组成的毛细血管后静脉,也称高内皮小静脉(high endothelial venule,HEV),在淋巴细胞再循环中起重要作用。

淋巴结的功能有以下几点。①T细胞和B细胞定居的场所:淋巴结是成熟T细胞和B细胞的主要定居部位。其中,T细胞占淋巴结内淋巴细胞总数的75%,B细胞占25%。②免疫应答发生的场所:抗原提呈细胞携带所摄取的抗原进入淋巴结,将被加工、处理的抗原提呈给淋巴结内的T细胞,使之活化、增殖、分化,故淋巴结是发生免疫应答的主要场所。③参与淋巴细胞再循环:淋巴结深皮质区的HEV在淋巴细胞再循环中发挥重要作用。④过滤作用:组织中的病原微生物及毒素等进入淋巴液,当其缓慢流经淋巴结时,可被Mφ吞噬或通过其他机制被清除。因此,淋巴结具有重要的过滤作用。

2)脾脏:脾脏(spleen)是人体最大的淋巴器官,亦是重要的外周免疫器官,切除脾脏可能削弱机体免疫防御功能。其主要功能包括以下几点。①免疫细胞定居的场所:成熟的淋巴细胞可定居于脾脏。B细胞约占脾脏中淋巴细胞总数的60%,T细胞约占40%。②免疫应答的场所:脾脏也是淋巴细胞接受抗原刺激并发生免疫应答的重要部位。同为外周免疫器官,脾脏与淋巴结的差别在于前者是对血源性抗原产生应答的主要场所。③合成生物活性物质:脾脏可合成并分泌如补体、干扰素等生物活性物质。④过滤作用:脾脏可清除血液中的病原体、衰老死亡的自身血细胞、免疫复合物等,从而使血液得到净化。此外,脾脏也是机体贮存红细胞的血库。

3）黏膜免疫系统：黏膜免疫系统（mucosal immune system，MIS），或称黏膜相关淋巴组织（mucosa-associated lymphoid tissue，MALT），即体内面积最大、易受病原体入侵、位于体腔表面附近的免疫组织。

MIS 主要指呼吸道、消化道及泌尿生殖道黏膜固有层和上皮细胞下散在的无被膜淋巴组织，以及某些带有生发中心的、器官化的淋巴组织，如扁桃体、派尔集合淋巴结（Peyer patches）、阑尾等。

黏膜免疫系统在机体免疫防御机制中的重要性表现有以下几点。①人体黏膜表面积约为 $400m^2$，是阻止病原微生物等入侵机体的主要物理屏障；②机体近 50% 的淋巴组织存在于黏膜系统，故 MIS 被视为执行局部特异性免疫功能的主要部位，产生的分泌型 IgA（secretory immunoglobulin A，sIgA）在抵御病原体侵袭消化道、呼吸道和泌尿生殖道中发挥重要作用；③参与口服抗原诱导的免疫耐受，口服蛋白抗原刺激黏膜免疫系统后，常可导致免疫耐受，其机制尚未阐明。

MIS 的组成包括鼻相关淋巴组织（nasal associated lymphoid tissue，NALT）、肠相关淋巴组织（gut associated lymphoid tissue，GALT）、支气管相关淋巴组织（bronchial associated tissue，BALT），分别在抵御经空气传播的微生物感染与侵入肠道以及泌尿生殖道的病原微生物感染中起重要作用。

（3）淋巴细胞的迁移：淋巴细胞在中枢免疫器官发育成熟后，经血液循环可暂时"定居"于外周免疫器官，并随淋巴液回流经输出淋巴管汇入胸导管，在上腔静脉重新进入血液循环，在毛细血管后微静脉处穿越内皮细胞，并重新分布于全身淋巴器官和组织。淋巴细胞在血液、淋巴器官和组织之间周而复始的迁移，目的是使抗原特异性的淋巴细胞能够遇到抗原或者到达免疫应答的部位。这种迁移过程包括淋巴细胞归巢（lymphocyte homing）和淋巴细胞再循环（lymphocyte recirculation）（图2）。归巢是指淋巴细胞从血液循环进入各种组织（包括外周免疫器官和组织、感染或损伤部位）的过程，淋巴细胞表面的归巢受体（homing receptor）和内皮细胞表面的相应配体，是参与淋巴细胞归巢的重要分子；再循环是指组织中的淋巴细胞随淋巴液回流经胸导管重新进入血液循环的过程。

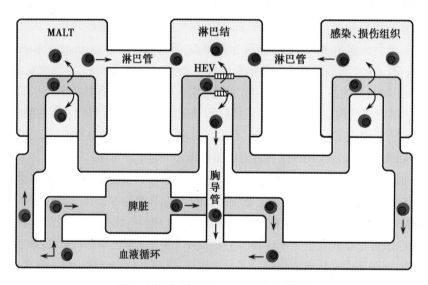

图2　淋巴细胞迁移——归巢和再循环

2. 免疫细胞　免疫细胞是免疫系统的功能单位。根据功能免疫细胞可分为两大类。①固有免疫细胞：固有免疫细胞种类繁多，包括经典固有免疫细胞、介于经典固有免疫细胞和适应性免疫细胞之间的固有样淋巴细胞。前者包括各类粒细胞、树突状细胞、单核/巨噬细胞和自然杀伤细胞（natural killer cell，NK 细胞），后者包括 NKT 细胞、γδT 细胞、B1 细胞。某些固有免疫细胞是抗原提呈细胞，如树突状细胞、巨噬细胞等，也是参与启动适应性免疫应答的关键细胞。②适应性免疫细胞，包括 T 细胞和 B 细胞，分别表达特异性抗原识别受体（TCR/BCR），是参与适应性免疫应答的关键细胞。两类细胞相互作用,彼此调控,共同执行机体免疫系统的功能(见第六章)。

诸多免疫细胞在免疫应答中发挥不同功能:T/B 细胞是参与特异性免疫应答的关键细胞,分别发挥细胞免疫和体液免疫效应;抗原提呈细胞具有摄取、加工、处理抗原的能力,并可将经过处理的抗原肽提呈给特异性 T 细胞;各类粒细胞主要发挥非特异性免疫效应。

3. 免疫分子　　免疫系统还包括多种免疫分子,例如,发挥固有免疫效应的分子和由活化的免疫细胞所产生的多种效应分子(如免疫球蛋白、细胞因子等),以及表达于免疫细胞表面的各类膜分子(如特异性抗原受体、黏附分子、主要组织相容性分子、补体受体、细胞因子受体、模式识别受体、Fc受体、死亡受体等)(图 3)。

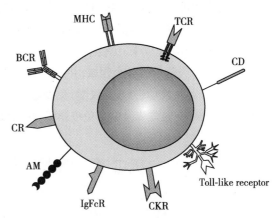

图 3　免疫细胞与免疫分子示意图

(二) 免疫系统的功能

免疫系统具有重要的生物学功能,对机体的影响具有双重性,正常情况下,免疫功能维持机体内环境稳定,具有保护性作用;免疫功能异常,可能导致某些病理过程的发生和发展。通常认为机体免疫系统有下述三大功能。

1. 免疫防御　　免疫防御(immune defence)指机体针对外来抗原(如微生物及其毒素)的抵御与清除作用,保护机体免受病原微生物的侵袭,即抗感染免疫。在异常情况下,若应答过强或持续时间过长,则在清除致病微生物的同时,也可能导致组织损伤和功能异常,发生超敏反应;若应答过低或缺陷,可发生严重感染。

2. 免疫自稳　　免疫自稳(immune homeostasis)指机体可及时清除体内衰老或损伤的体细胞,对自身成分处于耐受状态,以维系机体内环境的相对稳定。若免疫自稳功能发生异常,会对"自己"或"非己"抗原的识别和应答出现紊乱,从而破坏自身耐受,导致自身免疫病的发生。

3. 免疫监视　　免疫监视(immune surveillance)指机体免疫系统可识别和清除畸变和突变细胞的功能。该功能发生异常,可能会导致肿瘤发生或持续的病毒感染。

(三) 免疫的类型

根据种系和个体免疫的进化、发育和免疫效应机制以及作用特征,机体的"免疫"可分为固有免疫和适应性免疫两类,详见第七章。

1. 固有免疫　　固有免疫(innate immunity)亦称天然免疫(natural immunity)或非特异性免疫(nonspecific immunity),是种群长期进化过程中逐渐形成的,是机体抵御病原体侵袭的第一道防线。其特点是:个体出生时即具备,作用范围广,并非针对特定抗原。固有免疫的主要效应机制为:皮肤、黏膜的屏障效应及其分泌的抑菌/杀菌物质;体内多种固有免疫细胞和分子对病原体发挥抑制或杀伤效应。

2. 适应性免疫　　适应性免疫(adaptive immunity)亦称为特异性免疫(specific immunity)或获得性免疫(acquired immunity),为个体接触特定抗原而产生,仅针对该特定抗原而发生反应。其特点是个体后天获得,具有特异性(specificity)和记忆性(memory)。此类免疫反应主要由可特异性识别抗原的淋巴细胞(即 T 细胞和 B 细胞)所承担,其在机体免疫效应机制中发挥主导作用。

固有免疫和适应性免疫的主要区别见本教材第七章表 7-1。

(四) 免疫学分支学科

免疫学是一门既古老又年轻的学科。早期的免疫学(immunology)主要是研究机体对病原微生物的免疫力,属于微生物学的分支学科。随着科学理论和实验技术的进展,人们对免疫的本质及重要免疫学现象的发生机制有了更全面的认识。**现代免疫学是研究免疫系统结构与功能的学科,涉及免疫系统的组织结构及对抗原的免疫识别、免疫应答、免疫记忆、免疫耐受、免疫调节等的理论原理、内在规律与作用机制,探讨免疫功能异常参与疾病病理过程与发生发展机制,并将免疫学理论与技术应用于临床疾病预防、诊断与治疗,以及医药产品研制。**

20 世纪 60 年代以来,免疫学研究的迅速发展,极大地促进了现代生物学和医学的发展,免疫学已渗透到生物医药学的各个领域,并逐渐形成了诸多免疫学分支学科和交叉学科,如免疫生物学、基础免疫学、细胞免疫学、分子免疫学、免疫遗传学、免疫化学、免疫病理学、肿瘤免疫学、移植免疫学、免疫药理学、感染免疫学以及临床免疫学等,从而极大地促进了现代医药学的发展。

第二节　微生物学和免疫学的发展简史

一、微生物学与抗感染免疫发展时期

1675 年荷兰科学家列文虎克(Leeuwenhoek)用自磨镜片制造了一台能放大 200 多倍的显微镜,并于镜下观察到污水、牙垢、粪便等标本中含有许多肉眼看不到的球状、杆状、螺旋状的微小生物,这是人类首次认识微生物的世界。

16 世纪初,中国古代医学家受 "患天花的患者一旦康复就不会再得天花" 现象的启示,开创使用人痘预防天花的方法,这可视为人类认识机体免疫力的开端。其后,我国应用人痘预防天花的方法传至国外,1796 年英国医师琴纳(Jenner)发明了用牛痘预防天花,此种方法较人痘更为安全可靠,为免疫预防开辟了新途径,揭开了免疫学发展的实验阶段。

1857 年法国科学家巴斯德(Louis Pasteur)证实了酿酒中发酵与腐败是微生物所致,并创立了巴氏消毒法。他还研制了鸡霍乱杆菌和炭疽杆菌减毒菌苗,开创了微生物研究的生理学时代。自此,微生物学开始成为一门独立的学科。

1877 年德国微生物学家郭霍(Robert Koch)创用了固体培养基,从患者排泄物中分离出多种病原菌,如结核分枝杆菌、炭疽杆菌和霍乱弧菌等,创立了细菌染色法和实验动物感染法。并提出了确定病原菌的郭霍法则,其主要内容为:①在患相同传染病的机体中均能分离出相同病原菌,而在健康个体中不能找到;②能在体外获得病原菌的纯培养物,并能传代;③这种纯培养物接种于易感动物能引起同样疾病,并从感染的实验动物中能重新分离出相同的病原菌。郭霍法则对鉴定一种新病原体具有重要的指导意义。

1892 年俄国学者伊凡诺夫斯基(Ivanovsky)首先发现了烟草花叶病毒(tobacco mosaic virus,TMV),由此开创了病毒学的研究。

19 世纪末,人们对机体免疫机制的认识存在着两种不同的学术观点,即以俄国学者梅契尼可夫(Metchnikoff)为代表的细胞免疫学说(吞噬细胞学说)和以德国学者欧立希(Ehrlich)为代表的体液免疫学说。1903 年,莱特(Wright)等证明免疫动物的血清能加速吞噬细胞对细菌的吞噬作用,从而统一了两派学说之间的矛盾,使人们对免疫机制有了更全面的认识。

1891 年德国学者贝林(Behring)应用白喉抗毒素治疗白喉获得成功,开创了人工被动免疫疗法,即血清治疗,激起了科学家们从血清中寻找杀菌物质的兴趣,促进了血清学传染病检测技术的发展,逐步形成了抗原与抗体的概念。这一时期的免疫学是伴随抗感染性疾病的研究而产生并发展起来的,从而使人们认为免疫仅指机体抗感染的防御功能,而且免疫功能对机体都是有利的。但随着对更多免疫现象的研究,人们对这种经典的概念逐渐产生了怀疑,如 20 世纪初超敏反应的发现,促进了免疫病理概念的形成。

20 世纪初欧立希合成了治疗梅毒的化学制剂(砷凡纳明、新砷凡纳明),开创了化学治疗的新

时代。1935 年,杜马克(Domagk)发现了白浪多息(prontosil)可治疗链球菌感染,并证明是其在体内转化为磺胺所致,由此开始合成一系列磺胺类药。1929 年,英国弗莱明(Fleming)发现了青霉素(penicillin),并于 20 世纪 40 年代用于临床。随后,美国瓦克斯曼(Waksman)等相继发现了链霉素、氯霉素、金霉素和土霉素等,从而开创了抗生素时代。

二、现代免疫学与现代微生物学时期

在探讨机体抗感染的免疫机制的过程中,人们逐步认识到免疫的本质是识别"自己"与"非己"。1957 年,根据欧文(Owen)和梅达瓦(Medawar)对免疫耐受现象的观察和验证,伯内特(Burnet)提出了著名的抗体生成的**克隆选择(clonal selection)**学说。该学说认为,个体在胚胎期通过基因突变形成数量众多的淋巴细胞克隆,每一个克隆的细胞仅表达一种抗原受体,识别一种抗原;而不同克隆的淋巴细胞表达不同的抗原受体,识别不同的抗原。凡是在胚胎期接触自身抗原(即"自己")的细胞克隆被清除或处于禁忌状态;而针对外来抗原(即"非己")的细胞克隆得到保留。出生后,由于个体没有针对自身抗原的细胞克隆,对自身抗原不产生免疫应答,形成自身耐受。外来抗原进入体内后,与针对该外来抗原的细胞克隆上抗原受体结合,致该细胞克隆扩增,产生大量后代细胞,合成大量具有相同特异性的抗体(抗体是 B 细胞抗原受体的可溶性形式)。克隆选择学说不仅阐明了抗体产生的机制和抗体多样性的遗传学基础,同时解释了适应性免疫中的抗原识别、免疫记忆、自身耐受等重要的免疫生物学现象。克隆选择学说的提出被视为免疫学发展史上的一个重要里程碑,为免疫生物学的发展奠定了理论基础,使免疫学超越了传统的抗感染免疫,从而开启了现代免疫学的新阶段。

免疫学取得的突破性进展之一是发现固有免疫也能够识别"自己"与"非己"。1994 年,马青格(Matzinger)在詹伟(Janeway)的模式识别理论的基础上提出了危险模式(danger model)学说,认为固有免疫系统能够区分"自己"与"非己",例如固有免疫细胞表达的模式识别受体(pattern recognition receptor,PRR)能够识别病原体及其产物中高度保守的、"非己"成分,后者即病原相关分子模式(pathogen-associated molecular pattern,PAMP)。固有免疫细胞的 PRR 识别 PAMP 后发生活化,吞噬病原体并释放促炎细胞因子,引起炎症反应;而且将病原体的抗原提呈给适应性免疫细胞,进而启动适应性免疫应答。其后又将机体损伤、应激时释放的自身成分归纳为损伤相关分子模式(damage-associated molecular pattern,DAMP),同样能够被 PRR 识别,产生与 PAMP 类似的作用。该学说较好地解释了免疫系统在病原体感染和组织损伤时能够产生应答,而对正常自身组织不产生应答。

现代免疫学的研究进展主要包括:①揭示了机体内存在着完整的免疫系统,证实了淋巴系统在免疫应答中的主导地位。②发现了淋巴细胞是功能多样的细胞群体,并深入研究了各种淋巴细胞亚群的性状和功能,及其在生理性免疫应答与病理性免疫应答中的作用。③免疫球蛋白分子结构与功能的研究,阐明了抗体产生的机制和抗体多样性的遗传学基础,以及由此衍生而来的单克隆抗体、基因工程抗体以及其他生物制剂的研制与应用。④免疫细胞抗原受体的发现,受体多样性及其功能的研究,主要组织相容性复合体及其产物的发现及其在诱导免疫细胞分化、抗原提呈、免疫调节及器官移植作用中的研究。这些研究逐渐弄清了抗原提呈的主要环节及其机制,特别是对内源性抗原及外源性抗原提呈方式的研究,使人们对微生物感染中胞内菌、胞外菌感染,病毒感染以及死疫苗、活疫苗分别诱导不同类型免疫应答的理论有了进一步的认识。⑤细胞因子的基础与应用研究,发现了一系列的细胞因子,及其在病理生理过程中的作用。⑥免疫应答引起的各种免疫病理机制的研究。

免疫学、生物化学、遗传学、细胞生物学和分子生物学等学科的发展,电子显微镜、激光共聚焦显微镜、隧道扫描显微镜、色谱分析、二维电泳、免疫标记、分子生物学和电子计算机等新技术的建立,以及转基因鼠、基因敲除(gene knock-out)鼠的应用,大大促进了微生物学的发展。对病原微生物的全基因组 DNA 序列分析,使人们对微生物性状和活动规律有了更深刻的认识。这些分子水平的研究进展,对微生物的致病性、致病机制、耐药机制、病原体的诊断及防治措施的改进或更新,产生了深刻的影响,有利于发现更为特异的分子靶标,也为筛选有效药物,开发疫苗提供参考。20世纪70年代以来相继发现了一些新的病原微生物,如嗜肺军团菌、肠出血型大肠埃希菌O157、引起莱姆病的伯氏螺旋体、引起消化性溃疡的幽门螺杆菌、引起获得性免疫缺陷综合征(acquired immunodeficiency syndrome,AIDS)的人类免疫缺陷病毒、引起肝炎的丙型/丁型/戊型/庚型/TT型肝炎病毒,以及引起SARS、COVID-19的冠状病毒等。在预防和治疗传染病方面,从最初的灭活疫苗、减毒活疫苗到基因工程亚单位疫苗、重组疫苗、合成肽疫苗、基因工程载体疫苗、核酸疫苗和抗独特型抗体疫苗等,新型疫苗研制不断取得突破。至今,微生物学与免疫学已成为覆盖面极广的前沿学科,是现代生物医药学的支柱学科之一。

第三节   微生物学与免疫学的发展趋势及其在医药学中的作用

在生命科学中,现代微生物学已从一门以应用为主的学科,迅速发展为一门热门的前沿基础学科,并渗透到许多学科的研究领域,尤其是分子生物学、分子遗传学、微生态学、生物化学等。在基础理论研究方面,从分子水平揭示了微生物的形态结构、生理代谢、生长繁殖、遗传变异等生命活动的规律和机制。在应用研究方面,向着更有效和人为可控的方向发展。由于微生物个体微小,遗传物质较为简单,且易于培养,繁殖速度快,容易检测,因而广泛用于生物遗传和变异规律的实验研究,在医药学中发挥了重要的作用。基因工程操作中所使用的供体、载体、受体和工具酶等均与微生物密切相关。在基因工程研究中,人们发现**细菌体内含有与防御作用有关的限制酶**(restriction enzyme)和**修饰酶**(modification enzyme),目前已提纯的限制酶近百种,这些酶主要来源于细菌或其他微生物,可作为分子生物学研究的工具酶。

如今,微生物染色体的全基因分析已成为生物体基因和结构研究的一项重要内容,噬菌体、大肠杆菌、酿酒酵母等已成为基因组学研究领域的重要模式生物(model organism)。随着微生物学从基因组时代进入后基因组时代,微生物的遗传变异规律研究愈来愈深入,为微生物致病机制、疫苗及新型药物研制奠定了基础。此外,显微镜技术和制片染色、无菌操作技术、纯种分离和克隆化、细胞培养、突变型标记和筛选、菌种保藏、噬菌体呈现技术、酵母双杂交、原生质体融合以及DNA重组等技术已成为研究生命科学的必要手段,并促进了免疫学科的发展。

自1971年召开第一届国际免疫学会以来,免疫学以基因、分子、细胞、器官及整体调节研究为基础,研究领域十分广泛,并取得了飞速的发展,不断向基础和临床各个学科渗透。迄今为止,基础和临床医学各学科的理论及实践均直接或间接涉及免疫学。临床上探讨各种病理和生理过程,如恶性肿瘤、器官移植、传染病、免疫性疾病、生殖控制、衰老等的机制,以及探索相应的临床防治手段,均有赖于免疫学理论与技术的发展。特别是传染性疾病面临严峻形势,新的传染病在人群中传播,某些致命性传染病(尤其是人畜共患传染病)在人群中流行已成为影响社会安定和经济发展、甚至威胁人类生存的严重问题。例如:HIV传播导致艾滋病,埃博拉病毒导致埃博拉出血热,朊病毒感染导致疯牛病;禽流感正逐渐演变,其病原体在禽与人类之间的传播已成为现实。此外,由于病原体变异或环境因素的改变,某些已被有效控制的传染性疾病又"死灰复燃"(如结核病),重新成为棘手的公共卫生问题。阐明上述传染性疾病发病机制并探讨其防治措施,无疑对微生物学与免疫学理论和应用提出了新的挑战。如今,基础和应用微生物学与免疫学的研究进展可为阐明传染病的发病机制、探寻有效防治方案提供理论和实验基础。

免疫学已成为生命科学的前沿学科和支柱学科之一,推动着医药学和生物学的全面发展,并极大地促进了生物技术和生物产业的发展。例如抗感染免疫的研究进展有力地推进了生物制品产业的发展,使人工主动免疫和被动免疫得以广泛应用。现代免疫学所取得的巨大进展更是进一步推动了生物高新技术产业的建立和发展。随着高新技术,如细胞融合、细胞克隆、分子杂交、转基因动物和基因敲除、基因组学、蛋白质组学和代谢组学等技术在免疫学中的应用,必将进一步促进免疫学的发展。目前,免疫学正在以一种典型的"基础研究-应用研究-高新技术产业"的模式发展,三者相互促进,推动着免疫学自身和现代生命科学的发展。

　　总之,微生物学和免疫学及其分支学科的进展,为生命科学的发展作出了巨大的贡献。微生物学与免疫学领域已有 60 多位科学家获得了诺贝尔奖,首届诺贝尔生理学或医学奖便是授予微生物学与免疫学成就。1901 年贝林发现抗毒素,开创免疫血清疗法,特别是将其应用于治疗白喉,由此开辟了医学领域研究的新途径,也因此使得医师手中有了对抗疾病和死亡的"有力武器"。2018 年诺贝尔生理学或医学奖授予詹姆斯·艾利森(James Allison)和本庶佑(Tasuku Honjo),以表彰他们发现 T 细胞上的"刹车器"——CTLA-4 和 PD-1,他们的研究使 CTLA-4 和 PD-1 单克隆抗体应用于肿瘤免疫治疗,给众多原本已经失去治疗机会的晚期癌症患者带来了希望,这也让微生物学与免疫学基础理论与实践再次在生命科学理论的前沿发出了耀眼的光芒。

思 考 题

　　1. 微生物可分为哪些种类?

　　2. 固有免疫和适应性免疫均能够识别"自己"与"非己",解释他们识别机制的理论分别是什么?

绪论
目标测试

(吴雄文　强　华)

抗　原

第一章
教学课件

学习要求

1. **掌握** 抗原的概念及特性;表位的概念及分类;胸腺依赖性抗原和胸腺非依赖性抗原的概念及特点。
2. **熟悉** 决定抗原免疫原性的因素;T 细胞和 B 细胞表位的特性;抗原的分类;抗原在医药学实践中的应用。
3. **了解** 佐剂、超抗原、丝裂原的概念及应用意义。

抗原(antigen,Ag)是指能与 T、B 淋巴细胞抗原受体(TCR/BCR)特异性结合,刺激机体免疫系统产生适应性免疫应答,并能与相应免疫应答产物(抗体或效应淋巴细胞)在体内、外发生特异性反应的物质。因此,抗原具有两个基本特性:①免疫原性(immunogenicity),指抗原与 T、B 淋巴细胞抗原受体(TCR/BCR)特异性结合后,刺激其产生特异性抗体或效应淋巴细胞的特性;②免疫反应性(immunoreactivity)或抗原性(antigenicity),指抗原能与相应免疫应答产物发生特异性结合的特性。同时具备免疫原性和免疫反应性的物质称为完全抗原(complete antigen),如大多数结构复杂的蛋白质大分子等;仅具备免疫反应性而不具有免疫原性的物质称为半抗原(hapten),又称不完全抗原(incomplete antigen),如许多小分子化合物及药物。半抗原若与蛋白质载体(carrier)结合或交联可获得免疫原性,即成为完全抗原。例如:青霉素的降解产物青霉烯酸,本身并无免疫原性,一旦与血清蛋白结合可成为完全抗原,能诱导机体产生 IgE 类抗体,进而介导 I 型超敏反应(如青霉素过敏)。

第一节　影响抗原免疫原性的因素

抗原诱导机体产生免疫应答的类型及强度受多种因素影响,但主要取决于抗原物质本身的性质、宿主的因素以及进入机体的方式。

一、抗原的因素

1. 异物性 是影响抗原免疫原性的首要条件。正常情况下,自身抗原对机体免疫系统无免疫原性或仅有弱的免疫原性。异物性(foreignness)的传统概念是指"非机体自身物质的属性"。随着自身耐受机制不断被揭示,"异物"的概念被重新定义为"在胚胎期未与淋巴细胞接触过的物质"或者"淋巴细胞发育过程中未接触过的物质"。换言之,凡与宿主自身成分不同或从未与宿主特异性淋巴细胞接触过(即使其为自身抗原)的物质,均为异物。

异物性的程度取决于抗原与宿主的亲缘关系:亲缘关系(即种属关系)越远,则异物性越强,抗原免疫原性越强。例如,鸡卵蛋白对鸭是弱抗原,对哺乳动物则是强抗原;灵长类(猴或猩猩)组织成分对人是弱抗原,而病原微生物对人则多为强抗原。

2. 分子量 具有免疫原性的物质通常为大分子,分子量多大于 10kDa。一般而言,分子量越大(含有表位越多、结构越复杂),免疫原性越强。

3. 化学组成和结构 蛋白质分子通常免疫原性较强,复杂的多糖、脂多糖也有一定的免疫原性,脂类和核酸通常无免疫原性,但与蛋白质载体连接则具有较强的免疫原性。免疫原性的形成还要求分子的化学结构比较复杂,大分子并不一定都有良好的免疫原性。例如:明胶虽分子量大于 100kDa,但仅由直链氨基酸组成,缺乏含苯环的氨基酸,稳定性差,故免疫原性很弱;胰岛素序列中含芳香族氨基酸,虽分子量仅为 5.7kDa,仍具较强的免疫原性。

4. 分子构象和易接近性 抗原分子的特殊化学基团的三维结构即构象(conformation)很大程度上影响了抗原的免疫原性。抗原物质由于变性而发生的构象改变,可导致其免疫原性发生相应改变,凡能使蛋白质变性的因素都可能导致免疫原性发生变化。易接近性(accessibility)指抗原分子表面的特殊化学基团(即表位)与相应淋巴细胞表面抗原受体(如 BCR)结合的难易程度。抗原分子中氨基酸残基所处侧链位置不同,可影响 BCR 与表位的结合,从而影响抗原的免疫原性。

抗原表位
的易接近
性(图片)

5. 物理性状 化学性质相同的抗原物质可因其物理性状不同而影响其免疫原性。例如:颗粒性抗原的免疫原性强于可溶性抗原;聚合状态蛋白质的免疫原性强于单体。据此,常将免疫原性弱的抗原吸附于某些免疫惰性的颗粒,如乳胶、碳粒等表面,可有效增强抗原的免疫原性。

二、机体的因素

1. 宿主的遗传因素 宿主对抗原的应答能力受多种遗传基因特别是主要组织相容性复合体(major histocompatibility complex,MHC)的控制。MHC 分子通过结合抗原表位提呈给 TCR,辅助 T 细胞对抗原表位的识别而发挥重要免疫调控功能。不同种属动物以及同一种属的不同个体因 MHC 基因呈现高度多态性,导致对同一抗原所产生免疫应答的强弱存在很大差异,如多糖抗原对人和小鼠具有免疫原性,而对豚鼠则无;对某一抗原呈高反应性的小鼠或人对其他抗原可能呈低反应性。

2. 年龄、性别与健康状态 青壮年个体通常比幼年和老年个体对抗原的免疫应答强;新生儿或婴儿对多糖类抗原不应答,故易引起细菌感染。雌性比雄性动物诱导抗体的能力强,但怀孕个体的应答能力受到显著抑制,同时发生由自身抗体介导的自身免疫病的概率也增大。感染或免疫抑制剂都能干扰和抑制机体对抗原的应答。

三、抗原进入机体的方式

决定抗原免疫原性的因素还与抗原进入宿主的途径、剂量、次数、频率以及是否应用佐剂等有关。适中的抗原剂量可诱导免疫应答,而过低或过高抗原量可诱导免疫耐受。同一抗原经不同途径进入机体,刺激免疫系统产生免疫应答的强度各异,皮内和皮下注射容易诱导免疫应答,肌内注射次之,而静脉注射效果较差,口服免疫则易诱导耐受。适当间隔(如 1~2 周)可诱导较好免疫应答,频繁注射抗原则可能诱导耐受。不同类型的免疫佐剂可显著改变免疫应答的类型和强度,弗氏佐剂主要诱导 IgG 类抗体产生,明矾佐剂则易诱导 IgE 类抗体产生。

第二节 抗原特异性与交叉反应

抗原特异性(antigenic specificity)包括抗原免疫原性的特异性和免疫反应性的特异性,即指特定抗原只能刺激机体产生特异性抗体和/或效应淋巴细胞,且仅能与该特异性抗体或淋巴细胞结合并相互作用。抗原特异性是免疫学诊断与防治的理论依据。例如接种破伤风类毒素仅能诱导机体产生针对该毒素的抗体,且这种抗体仅与破伤风毒素结合,而不能与其他毒素如白喉毒素等发生特异性结合;接种乙型肝炎疫苗仅能预防乙型肝炎,而不能预防甲型肝炎或丙型肝炎。

一、决定抗原特异性的分子基础——抗原表位

1. 抗原表位的概念　表位（epitope）是抗原分子中决定免疫应答特异性的特殊化学基团，是抗原与 T/B 细胞抗原受体（TCR/BCR）或抗体特异性结合的最小结构与功能单位，亦称为抗原决定基（antigenic determinant）。表位通常由 5~15 个氨基酸残基、5~7 个多糖残基或核苷酸组成。一个抗原分子中能与抗体分子结合的抗原表位的总数称为抗原结合价（antigenic valence）。天然蛋白大分子通常为多价抗原，含多种、多个抗原表位，可诱导机体产生含有多种特异性抗体的多克隆抗体。

抗原表位的性质、数目、位置、空间构象以及旋光异构等因素均可影响抗原特异性。例如，氨苯甲酸、氨苯磺酸和氨苯砷酸三个分子仅一个有机酸基团不同，但抗氨苯磺酸抗体仅与氨苯磺酸发生强烈反应，表明化学基团的性质决定抗原表位的特异性（表 1-1）。即使抗体针对基团为氨苯磺酸，但抗间位氨苯磺酸抗体只对间位氨苯磺酸产生强烈反应，表明化学基团的位置决定抗原表位的特异性（表 1-2）。

表 1-1　化学基团性质决定抗原表位特异性

半抗原	化学结构式	与抗氨苯磺酸抗体的反应强度
氨苯磺酸		+++
氨苯砷酸		+
氨苯甲酸		+/-

表 1-2　化学基团位置决定抗原表位特异性

半抗原	化学结构式	与抗间位氨苯磺酸抗体的反应强度
间位氨苯磺酸		+++
对位氨苯磺酸		+/-
邻位氨苯磺酸		++

此外,多糖残基以及单糖的微细差别也可导致抗原特异性的不同。例如:A 型血和 B 型血红细胞表面抗原的区别仅在于前者是 *N*-乙酰氨基半乳糖胺,而后者为 L-半乳糖。

2. 抗原表位的分类 根据表位的结构特点可将其分为两类(图 1-1):①线性表位(linear epitope),主要由连续性、线性排列的短肽构成,又称连续性表位(sequential epitope);②构象性表位(conformational epitope),由序列上不连续排列、空间上形成特定构象的短肽、多糖残基或核苷酸构成,也称非线性表位(non-linear epitope)。

根据抗原特异性淋巴细胞所识别表位的不同,亦可将表位分为 T 细胞识别的表位和 B 细胞识别的表位,简称 T 细胞表位和 B 细胞表位。两者具有不同特点(表1-3):T 细胞表位为线性表位,可存在于抗原物质的任何

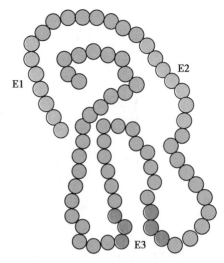

E1、E2:线性表位;E3:构象性表位。

图 1-1 抗原分子中的线性表位和构象性表位

部位,抗原须经抗原提呈细胞(APC)加工、处理后才能暴露此类表位并与 MHC 分子结合为复合物提呈于 APC 表面被 T 细胞识别;B 细胞表位可为线性或构象性表位,多位于抗原表面,可直接被 B 细胞识别,无须 APC 加工和提呈。完全抗原是激发适应性免疫应答的主要抗原类型,既含 T 细胞表位,又含 B 细胞表位。

表 1-3 T 细胞表位与 B 细胞表位特性比较

特性	T 细胞表位	B 细胞表位
表位结构	线性决定簇	构象决定簇/线性决定簇
表位性质	经加工处理的多肽片段	天然多肽、多糖、脂多糖、核苷酸等
表位大小	8~12 个氨基酸(CD8⁺T 细胞表位) 12~17 个氨基酸(CD4⁺T 细胞表位)	5~17 个氨基酸、5~7 个单糖、核苷酸
识别受体	TCR	BCR
MHC 限制性	有	无

二、共同抗原表位与交叉反应

某些抗原分子中含多个抗原表位,而不同抗原间可能含相同或相似的抗原表位,称为共同抗原表位(common epitope),含共同抗原表位的不同抗原称为交叉抗原(cross antigen)或共同抗原(common antigen)。因此,某一抗原诱生的特异性抗体或活化的淋巴细胞,不仅可与该抗原表位特异性结合,还可与其他抗原中相同或相似的表位反应,此为交叉反应(cross reaction)(图 1-2)。机体感染链球菌导致发生风湿性心脏病,其原因是链球菌中含有与心肌抗原的交叉抗原,其诱导的抗体与 T 细胞可与心肌发生交叉反应。

三、半抗原-载体效应

天然蛋白质抗原同时存在 T 细胞和 B 细胞表位,可分别激活 T 细胞和 B 细胞,其中 B 细胞激活有赖于 T 细胞辅助。某些人工合成的简单有机化学分子属半抗原,免疫原性很弱,须与蛋白质载体耦联才可诱导抗半抗原的抗体产生。其机制为:B 细胞特异性识别半抗原;蛋白质载体含 CD4⁺T 细胞

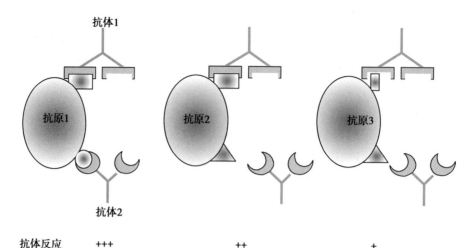

抗体反应   +++   ++   +

抗原分子 1 和 2 表面均存在可被抗体 1 识别的共同表位；抗原分子 3 与抗原分子 1 表位
相似,故也可被抗体 1 识别,但抗原抗体反应强度较弱。

图 1-2 共同表位及交叉反应示意图

表位,被 B 细胞或其他 APC 提呈并活化 CD4$^+$T 细胞。由此,T-B 细胞通过载体而联系,Th 细胞借此
相互作用辅助激活 B 细胞。

知识拓展

抗原表位扩展

抗原表位依据其刺激机体免疫应答强弱可分为优势表位和隐蔽表位。T、B 细胞在免疫应
答早期对优势表位的应答扩展到对其他隐蔽表位的应答,即表位扩展。表位扩展被认为是机体
在抵御外来病原体入侵及抗肿瘤等免疫应答中,以最有效的攻击方式尽可能对多个表位产生应
答的表现。然而,在各种致病因素的作用下,机体对外来抗原表位的防御反应若通过"分子模
拟""表位扩展"等机制扩展到对自身隐蔽抗原表位的异常应答,便可产生自身表位特异性的抗
体/效应淋巴细胞,导致自身免疫病的发生。据此,目前临床上采取多种方式用于自身免疫病、超
敏反应等疾病的治疗。在获得自身抗原表位的基础上,进一步对表位进行氨基酸改造则形成修
饰性肽配体(altered peptide ligand,APL)。APL 通过与自身抗原表位竞争性结合 MHC 或 TCR,
可诱导免疫耐受。与此相反,还可针对肿瘤或病毒免疫显性表位进行修饰,增加免疫原性,用于
肿瘤和病毒感染性疾病的免疫预防和治疗。因此 APL 有望成为新一代药物的重要来源。

第三节 抗原的分类及其在医药学实践中的应用

一、抗原的分类

抗原物质繁多,可根据不同分类原则将抗原分为不同种类。

(一)根据抗原诱生抗体对 T 细胞的依赖性分类

1. 胸腺依赖性抗原　**胸腺依赖性抗原(thymus dependent antigen,TD-Ag)**亦称 T 细胞依赖性
抗原,其刺激 B 细胞产生抗体有赖于 T 细胞的辅助。蛋白质抗原及细胞性抗原均属 TD-Ag,如病原
微生物、血清蛋白、血细胞等。先天性胸腺缺陷或后天性 T 细胞功能缺陷的个体,TD-Ag 诱导产生抗

体的能力明显低下。

2. 胸腺非依赖性抗原　**胸腺非依赖性抗原**（thymus independent antigen, TI-Ag）亦称 T 细胞非依赖性抗原，其刺激 B 细胞产生抗体无须 T 细胞辅助。TI-Ag 又可分为两类：①TI-1 抗原具有激活多克隆 B 细胞的作用，如细菌脂多糖（lipopolysaccharide, LPS），可刺激成熟或未成熟 B 细胞活化、增殖；②TI-2 抗原表面含多个重复 B 细胞表位，仅能刺激成熟 B 细胞活化，如肺炎球菌荚膜多糖、聚合鞭毛素等。TD-Ag 和 TI-Ag 的区别详见表 1-4。

表 1-4　TD-Ag 和 TI-Ag 特点比较

特点	TD-Ag	TI-Ag
结构特点	结构复杂，表位种类多；含 T 和 B 细胞表位	结构简单，表位种类单一，多含重复的 B 细胞表位
化学组成	多为蛋白质抗原	一般为多糖
免疫应答特点		
T 细胞依赖性	依赖	不依赖
MHC 限制性	有	无
免疫应答类型	细胞免疫和体液免疫	体液免疫
诱生的抗体类型	各类 Ig	IgM
免疫记忆	有	无

（二）根据抗原与机体的亲缘关系分类

1. 异种抗原　**异种抗原**（xenogeneic antigen）指来自不同种属的抗原。对人类而言，病原微生物及其产物、植物蛋白、用于治疗的动物免疫血清及异种器官移植物等均为重要的异种抗原。微生物结构虽简单，但其化学组成复杂，有较强的免疫原性。用于临床治疗的动物免疫血清具有双重效应，如马血清抗毒素：其所含特异性抗毒素能中和毒素，用于紧急预防或治疗病原体感染，但马血清对人而言是异种抗原，故可刺激人体产生抗马血清抗体，反复使用可致超敏反应。

2. 同种异型抗原　**同种异型抗原**（allogeneic antigen）指同一种属不同个体所具有的特异性抗原，又称同种抗原。人类重要的同种异型抗原包括红细胞血型抗原和白细胞抗原（human leukocyte antigen, HLA）（详见第四章）等。血型抗原包括 ABO 系统、Rh 系统等 40 多种血型抗原系统。

3. 自身抗原　正常情况下，机体免疫系统对自身正常组织或细胞不产生免疫应答，即处于自身耐受状态。但是在感染、理化因素、某些药物等影响下，自身组织细胞抗原发生改变和修饰，或者外伤导致免疫隔离抗原的释放，可使自身来源物质成为**自身抗原**（autoantigen），诱导特异性自身免疫应答。如隐蔽的眼晶状体蛋白释放可诱导强烈自身免疫应答导致交感性眼炎。

4. 异嗜性抗原　**异嗜性抗原**（heterophilic antigen）又称 Forssman 抗原，指一类存在于人、动物、植物、微生物等不同种属之间的共同抗原。例如，A 族溶血性链球菌表面成分与人肾小球基底膜及心肌组织具有共同抗原，故溶血性链球菌感染机体所产生的抗体可与具有共同抗原的心、肾组织发生交叉反应，导致肾小球肾炎或心肌炎；大肠埃希菌 O14 型脂多糖与人结肠黏膜具有共同抗原，感染此型大肠埃希菌可能导致人溃疡性结肠炎发生；某些变形杆菌菌株与斑疹伤寒立克次体和恙虫病立克次体有共同抗原，临床上常利用变形杆菌代替立克次体抗原进行试管凝集实验，协助诊断立克次体病，该实验称为外-斐试验（Weil-Felix test）。

（三）根据抗原获得方式分类

1. 天然抗原　指以不同方式从自然界（人、动物、植物及微生物等）获得的抗原。

2. 人工抗原　借助基因重组和化学合成而获得的抗原，如人工制备的基因重组疫苗、合成肽疫苗等。与天然抗原相比,人工抗原的优点为:可选择性获得有效抗原成分,可增加天然抗原所不具备的成分,有利于避免不良反应,利于大规模工业生产。

（四）其他分类方法

根据 TD 抗原是否由抗原提呈细胞摄取分为外源性抗原（exogenous antigen）和内源性抗原（endogenous antigen）。来源于抗原提呈细胞之外的抗原称为外源性抗原,如被吞噬的细胞或细菌、被摄取的蛋白质抗原等;由抗原提呈细胞在胞内合成的抗原称为内源性抗原,如病毒感染细胞合成的病毒蛋白、肿瘤细胞内合成的肿瘤蛋白等。

根据抗原来源及其与疾病的相关性,可分为移植抗原、肿瘤抗原、自身抗原引起超敏反应的变应原或过敏原、诱导免疫耐受的耐受原等。根据抗原的理化性质可分为颗粒性抗原、可溶性抗原、蛋白抗原、多糖抗原及多肽抗原等。

二、抗原在医药学实践中的应用

抗原被广泛应用于疾病的诊断、治疗、预防及发病机制的研究中。

1. 疾病的诊断与辅助诊断　利用抗原特异性特点,应用已知抗体检测相应抗原,或应用已知抗原检测体内相应抗体,已成为临床诊断或辅助诊断疾病的重要技术。

2. 疾病的治疗　如应用肿瘤疫苗进行肿瘤生物治疗;应用经处理抗原的减敏疗法治疗某些Ⅰ型超敏反应性疾病;口服抗原如髓磷脂碱性蛋白诱导耐受,可治疗动物实验性脱髓鞘疾病。

3. 疾病的预防　应用经灭活或减毒的病原微生物及其产物制备疫苗,或通过基因工程技术制备疫苗,接种后机体诱导产生特异性免疫应答,可用于预防感染性疾病的发生。为防治严重危害人类健康的烈性或新发现的感染性疾病(如 AIDS、禽流感、埃博拉病毒感染等),有待新型疫苗的问世。

4. 疾病发生机制研究　例如,口服磺胺类药物可能引起自身免疫性溶血性贫血等疾病的发生机制是药物作用引起了自身免疫病(详见第八章)。为深入阐明某些疾病的发病机制,有赖于深入分析特定蛋白质的免疫原性、组织分布、所诱导免疫应答的特点等。

5. 在药学方面的应用　例如可以将某些药物等小分子半抗原耦联到大分子载体上,合成人工结合的完全抗原,应用于相关药物的检测。例如对某些患者在服用药物后进行血中药物浓度检测,对运动员进行服用违禁药品检测等。

知识拓展

疫苗研制新策略

筛选免疫效应靶分子获得抗原片段已成为当代疫苗设计的关键技术,对抗原表位的研究成为设计疫苗的前提。目前已能有效地分析病原体抗原结构中的 B 细胞表位和 T 细胞表位,为疫苗设计提供了基础。制备表位疫苗的关键是确定被免疫细胞识别的特异性多肽,因此表位的鉴定是构建表位疫苗的第一步。鉴定抗原表位常用的方法有如下几种。①酶解法;②噬菌体显示肽库技术筛选模拟表位;③洗脱法:将抗原表位从 MHC 分子或单克隆抗体上洗脱下来,进行多肽测序;④合成重叠肽法:其优点是覆盖面广,漏筛的可能性小,但工作量大,花费较高;⑤计算机软件分析整个抗原基因组,将预测获得的候选表位用实验方法验证,从而快速准确地鉴定抗原表位。

第四节 非特异性免疫刺激剂

除抗原外,还存在非特异性激活 T 细胞和 B 细胞的物质,即非特异性免疫刺激剂。

一、免疫佐剂

免疫佐剂(immuno-adjuvant)指与抗原同时或预先注入机体,能增强该抗原的免疫原性或改变机体免疫应答类型的物质,简称佐剂(adjuvant)。

1. 免疫佐剂的种类

(1)化合物:包括氢氧化铝、明矾、矿物油、弗氏佐剂、脂质体以及人工合成的多聚肌苷酸,如胞苷酸(poly I:C)等。

(2)生物制剂:①经处理或改造的细菌及其代谢产物,如卡介苗、短小棒状杆菌、百日咳杆菌、霍乱肠毒素 B 亚单位、革兰氏阴性菌细胞壁成分脂多糖(LPS)和类脂 A、源于分枝杆菌的胞壁酰二肽等;②细胞因子及热休克蛋白等。

迄今为止,能安全用于人体的佐剂仅限于氢氧化铝、明矾、Poly I:C、胞壁酰二肽、细胞因子及热休克蛋白等。最常用于动物实验的佐剂是弗氏不完全佐剂(Freund incomplete adjuvant,FIA),即羊毛脂与液状石蜡的混合物;弗氏完全佐剂(Freund complete adjuvant,FCA),即弗氏不完全佐剂加卡介苗的混合物。

2. 佐剂的作用机制 ①改变抗原的物理性状,延缓抗原在体内存留时间,从而更有效刺激免疫系统;②诱导炎症反应,刺激单核-巨噬细胞系统,增强其处理和提呈抗原的能力;③刺激淋巴细胞增殖与分化,增强和扩大免疫应答的效应。

3. 佐剂的应用 ①增强特异性免疫应答,用于疫苗预防接种及制备动物抗血清;②作为非特异性免疫增强剂,用于抗肿瘤与抗感染的辅助治疗。

二、超抗原

1. 超抗原的概念 普通蛋白质抗原只能特异激活机体总 T 细胞库中百万分之一至万分之一的 T 细胞克隆。而超抗原(superantigen,SAg)是一类特殊的抗原性物质,极低剂量(1~10μg/L)即能活化大量(2%~20%)T 细胞克隆或 B 细胞克隆,诱导强烈免疫应答。其主要特性如表 1-5 所示。目前已知的超抗原主要是细菌的毒素性产物,如金黄色葡萄球菌肠毒素(staphylococcus enterotoxin,SE)A~E、表皮剥脱毒素(exfoliatin,EXT)、关节炎支原体丝裂原(mycoplasma arthritis mitogen,MAM)、小肠结肠耶氏菌膜蛋白及小鼠反转录病毒的蛋白产物等。

表 1-5 超抗原与普通抗原特点比较

特点	超抗原	普通抗原
化学性质	细菌外毒素、反转录病毒蛋白	普通蛋白质、多糖等
MHC 结合部位	非多态区	多态区肽结合槽
TCR 结合部位	Vβ	Vα、Jα 及 Vβ、Dβ、Jβ
应答特点	直接刺激 T 细胞	抗原提呈细胞处理后被 T 细胞识别
反应细胞	$CD4^+T$ 细胞	T、B 细胞
T 细胞反应频率	1/20~1/5	$1/10^6$~$1/10^4$

超抗原激活 T 细胞机制示意图(图片)

2. 超抗原的生物学意义

（1）毒性作用及诱导炎症反应：由于超抗原多为病原微生物的代谢产物，可激活大量 T 细胞克隆，导致促炎细胞因子释放，从而引起休克、多器官功能衰竭等严重临床表现(如食物中毒时金黄色葡萄球菌肠毒素所致休克)。

（2）自身免疫病：超抗原可激活体内自身反应性 T 细胞，从而导致自身免疫病。

（3）免疫抑制：受超抗原刺激而过度增殖的大量 T 细胞克隆被清除或功能上出现超限抑制，导致微生物感染后的免疫抑制状态。

（4）抗肿瘤：超抗原可激活 T 细胞，通过促进细胞毒效应或分泌多种细胞因子而杀伤肿瘤细胞，故有可能成为新一代抗肿瘤效应分子。

三、丝裂原

丝裂原(mitogen)亦称有丝分裂原，可致细胞发生有丝分裂，进而增殖。体外实验中，特定丝裂原可使静止的淋巴细胞体积增大、胞浆增多、DNA 合成增加，出现淋巴母细胞化即淋巴细胞转化(lymphocyte transformation)和有丝分裂，从而激活某一类淋巴细胞的全部克隆。

T、B 细胞表面均表达多种丝裂原受体(表 1-6)，可对丝裂原刺激产生增殖反应。据此，可在体外应用丝裂原刺激，即淋巴细胞转化实验，以检测淋巴细胞的应答能力，从而评估机体的免疫功能状态。

表 1-6　作用于人和小鼠 T、B 细胞的重要丝裂原

丝裂原	人 T 细胞	人 B 细胞	小鼠 T 细胞	小鼠 B 细胞
刀豆蛋白 A(ConA)	+	-	+	-
植物血凝素(PHA)	+	-	+	-
美洲商陆丝裂原(PWM)	+	+	+	+
脂多糖(LPS)	-	-	-	+
葡萄球菌蛋白 A(SPA)	-	+	-	-

案例

药物引起的自身免疫性溶血性贫血

患者，女，41 岁，汉族，无贫血、黄疸及药物过敏史。2018 年 10 月，因急性泌尿道感染入住妇产科医院。入院后及时给予静脉滴注氨苄西林，6g，每日一次。3 日后患者自感症状减轻，6 日后

案例分析-药物引起的自身免疫性溶血性贫血

出现头痛，发热，恶心呕吐，皮肤、巩膜黄染，小便呈浓茶色。实验室检查：血常规 Hb 60g/L，RBC $2.0×10^{12}$/L，WBC $8.0×10^{9}$/L；尿常规示肉眼血尿，潜血 3+，蛋白 3+，胆红素(-)，尿胆素(-)；肝功能：总胆红素 80.58μmol/L，结合胆红素 16.20μmol/L，非结合胆红素 64.38μmol/L；抗人球蛋白(Coombs)试验(+)；B 超示肝脾大。

【诊断】　自身免疫性溶血性贫血。

问题

1. 自身抗原产生的机制主要有哪些？

2. 结合本病例分析其发病机制？

思 考 题

1. 试述抗原的基本特性。
2. 试述抗原表位的分类与特性。
3. 简述影响抗原免疫原性的主要因素。
4. 试比较 TD-Ag 和 TI-Ag 的特点。

第一章
目标测试

（彭吉林）

第二章

抗　体

第二章
教学课件

抗体（antibody，Ab）是由 B 淋巴细胞接受抗原刺激后增殖分化为浆细胞所产生的一类可与相应抗原特异性结合的球蛋白，又称免疫球蛋白（immunoglobulin，Ig）。1937 年蒂塞利乌斯（Tiselius）用电泳的方法将血清蛋白分为白蛋白和球蛋白，证实抗体活性主要在 γ 球蛋白区，少量可延伸到 α 区和 β 区，因此抗体曾被称为 γ 球蛋白或丙种球蛋白。体内的免疫球蛋白以两种形式存在：分泌型 Ig（secreted Ig，sIg）主要存在于血液及组织液中，发挥各种免疫效应，为体液免疫的重要效应分子；膜型 Ig（membrane Ig，mIg），构成 B 细胞表面的 B 细胞受体（B cell receptor，BCR）。

第一节　抗体的结构

借助变性和非变性电泳技术，发现免疫球蛋白由重链和轻链组成；用蛋白酶水解等方法，发现免疫球蛋白由抗原结合片段和可结晶片段组成。

一、基本结构

抗体的基本结构是一个 "Y" 形的四肽链结构，由两条相同的重链和两条相同的轻链以二硫键连接而成，称为 Ig 单体。每条多肽链分别由 2~5 个约含 110 个氨基酸折叠形成的结构域（又称功能区）组成（图 2-1）。

1. 重链和轻链　Ig 重链（heavy chain，H链）由 450~550 个氨基酸残基组成，分子量约为 50~75kDa。根据 Ig 重链恒定区的氨基酸组成和排列顺序的差异，可分为 μ 链、δ 链、γ链、α 链和 ε 链，相应的 Ig 为 5 类（class）或 5个同种型（isotype），即 IgM、IgD、IgG、IgA 和IgE。

Ig 轻链（light chain，L 链）含约 210 个氨基酸残基，分子量约为 25kDa，分为 κ 链和 λ链，据此可将 Ig 分为 κ 和 λ 两型（type）。一个天然 Ig 分子两条轻链的型别相同，但同一个体内可存在分别带有 κ 链或 λ 链的抗体分

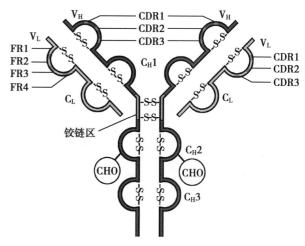

图 2-1　抗体分子的基本结构（以 IgG 为例）

子。不同种属生物体内两型轻链的比例不同,如正常人血清中 κ 型和 λ 型 Ig 浓度之比约为 2:1,而小鼠则为 20:1。

2. 可变区和恒定区　在不同抗原特异性的抗体之间,重链和轻链近氨基端(N 端)约 110 个氨基酸序列的变化较大,称为可变区(variable region,V 区),分别占重链的 1/4(或 1/5)、轻链的 1/2。重链和轻链 V 区分别称为 VH 和 VL;在 V 区以外,重链和轻链的羧基端(C 端)的氨基酸序列相对恒定,称为恒定区(constant region,C 区),分别占重链的 3/4(或 4/5)、轻链的 1/2。

重链和轻链 V 区(VH、VL)各含 3 个氨基酸组成和排列顺序高度变化的区域,称为高变区(hypervariable region,HVR)或互补决定区(complementarity determining region,CDR),分别称为 CDR1(HVR1)、CDR2(HVR2)、CDR3(HVR3),一般 CDR3 变化程度更高。VH 和 VL 的 3 个 CDR 共同组成 Ig 的抗原结合部位,识别及结合抗原,发挥免疫学效应。**V 区中 CDR 之外区域的氨基酸组成和排列顺序变化相对较低,称为骨架区(framework region,FR)**。VH 和 VL 各有 FR1、FR2、FR3 和 FR4 四个骨架区。

重链和轻链 C 区分别称为 CH 和 CL,不同型(λ 或 κ)Ig 其 CL 的长度基本一致,但不同类别 Ig,其 CH 的长度不一,IgG、IgA 和 IgD 重链 C 区有 CH1、CH2、CH3 三个结构域,IgM、IgE 重链 C 区有 CH1、CH2、CH3、CH4 四个结构域。同一种属不同个体所产生的针对不同抗原的同一类别 Ig 的 C 区氨基酸组成和排列顺序比较恒定,即免疫原性相同,但 V 区各异。IgC 区与抗体诸多生物学效应相关,如激活补体、穿越胎盘和黏膜屏障、结合细胞表面 Fc 受体从而介导调理作用、ADCC 作用和 I 型超敏反应等。

3. 铰链区　铰链区(hinge region)位于 CH1 与 CH2 之间。该区富含脯氨酸而易伸展弯曲,能改变两个 "Y" 形臂之间的距离,有利于两臂同时结合不同位置的抗原表位。铰链区易被木瓜蛋白酶、胃蛋白酶等水解,产生不同的水解片段。不同类或亚类的 Ig 铰链区不尽相同,IgD、IgG、IgA 有铰链区,其中 IgG1、IgG2、IgG4 和 IgA 的铰链区较短,而 IgG3 和 IgD 的铰链区较长,IgM 和 IgE 则无铰链区。

4. 结构域　Ig 两条重链和两条轻链均可通过链内二硫键折叠形成数个球形结构域(domain)。每个结构域约含 110 个氨基酸残基,是 Ig 发挥功能的结构基础,故又称为功能区。Ig 结构域二级结构是由多肽链折叠而成的两个反平行 β 片层(antiparallel β-sheet),两个 β 片层中心的两个半胱氨酸残基由一个链内二硫键垂直连接,形成一个 β 桶状(β barrel)结构,或称 β 三明治(β sandwich)结构。除了 Ig 分子,许多免疫分子也含有这种独特的桶状结构,这类分子统称为免疫球蛋白超家族(immunoglobulin superfamily,IgSF)成员。

轻链有 VL 和 CL 两个功能区,IgG、IgA、IgD 的重链具有 VH 和 CH1、CH2、CH3 功能区,而 IgM 和 IgE 的重链则有额外的 CH4 功能区。各功能区的功能为:①VH 和 VL 结合抗原;②CH 和 CL 具有部分同种异型的遗传标志;③IgG 的 CH2 和 IgM 的 CH3 是补体结合位点,参与活化补体;母体的 IgG 借助 CH2 通过胎盘主动传递给婴儿,发挥被动免疫作用;④IgG 的 CH3 可与单核细胞、巨噬细胞、中性粒细胞和 NK 细胞表面的 IgG 的 Fc 受体(FcγR)结合,IgE 的 CH2 和 CH3 可与肥大细胞和嗜碱性粒细胞表面 IgE 的 Fc 受体(FcεR)结合。

0202

知识拓展-
IgSF

二、J 链和分泌片

J 链(joining chain)是一富含半胱氨酸的多肽链,由 124 个氨基酸组成,分子量约为 15kDa,由浆细胞合成。J 链的主要功能是连接 Ig 单体形成二聚体或多聚体,2 个 IgA 单体由 J 链连接形成二聚体,5 个 IgM 单体由二硫键相互连接,并通过二硫键与 J 链连接形成五聚体(图 2-2)。IgG、IgD 和 IgE 常为单体,无 J 链。

分泌片(secretory piece,SP)又称为分泌成分(secretory component,SC),是分泌型 IgA(secretory immunoglobulin A,sIgA)分子上的辅助成分,为一种含糖的肽链,由黏膜上皮细胞合成和表达,又称

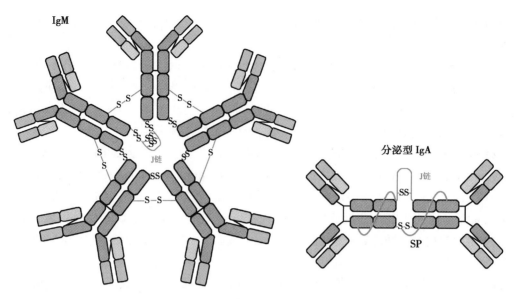

图 2-2 抗体分子的 J 链和 SP

为多聚免疫球蛋白受体(poly-Ig receptor,pIgR),以非共价形式结合 IgA 二聚体(图 2-2),使 IgA 二聚体从黏膜下通过黏膜上皮细胞转运到黏膜表面,成为分泌型 IgA,而且 SP 具有保护 sIgA 免受黏膜表面的蛋白水解酶降解的作用。

三、水解片段

一定条件下,抗体分子易被蛋白酶水解为多个片段,可借此研究 Ig 结构和功能、分离和纯化特定的抗体片段。木瓜蛋白酶(papain)和胃蛋白酶(pepsin)是最常用的两种蛋白水解酶。

木瓜蛋白酶作用于抗体铰链区二硫键连接的两条重链的近 N 端,将 Ig 裂解为两个完全相同的抗原结合片段(fragment of antigen binding,Fab)和 1 个可结晶片段(crystallizable fragment,Fc)(图 2-3)。Fab 由 1 条完整轻链和重链的 VH 和 CH1 功能区组成。1 个 Fab 段为单价,可与抗原结合但不发生凝集反应或沉淀反应;Fc 段相当于 IgG 的 CH2 和 CH3 功能区,无抗原结合活性,是 Ig 与效应分子或细胞相互作用的部位。

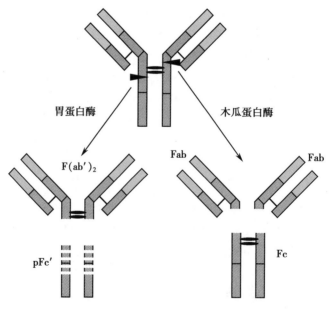

图 2-3 抗体分子的水解片段

胃蛋白酶作用于抗体铰链区二硫键所连接的两条重链的近 C 端,将 Ig 水解为一个大片段 F(ab')$_2$ 和一些小片段 pFc'。F(ab')$_2$ 由两个 Fab 及铰链区组成,为双价,可同时结合两个抗原表位,故能形成凝集反应或沉淀反应。pFc' 最终被降解,无生物学作用(图 2-3)。

胃蛋白酶水解 IgG 后得到的 F(ab')$_2$ 片段,既保留了结合相应抗原的生物学活性,又避免了 Fc 段因免疫原性可能引起的副作用,作为生物制品有较大的应用价值。例如白喉抗毒素、破伤风抗毒素经胃蛋白酶消化后精制提纯的制品,因去掉了 Ig 重链部分的 pFc' 段,有效降低了超敏反应的发生率。

第二节 抗体的异质性

抗体的异质性(heterogeneity)是指抗体在结构和功能上的不均一性或差异性。不同抗原表位刺激产生的抗体分子所识别抗原的特异性不同(V 区不同);同一抗原表位可诱生不同类型的抗体(C 区不同);Ig 结构上的异质性反映到 Ig 的抗原特异性上。多种机制导致抗体的异质性。

根据抗体重链、轻链恒定区氨基酸组成的差异,可将抗体分为不同的类和型。针对抗原产生的特异性抗体,实际上是异质性抗体的总和,其特异性由可变区决定,而 Ig 的类、型由恒定区决定。抗体亦属于蛋白质大分子,其本身也具有免疫原性,Ig 在免疫异种动物、同种异体或在自身体内可激发机体的特异性免疫应答,产生相应的抗体。用血清学的方法可以鉴定 Ig 的抗原特异性,将此称为 Ig 的血清型。根据 Ig 不同抗原决定基存在的部位以及在同种异体、异种或自体中诱导免疫应答的差别,可将 Ig 的抗原性分为同种型、同种异型和独特型抗原决定基(图 2-4)。

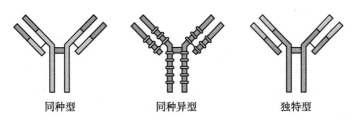

同种型　　　　　　　同种异型　　　　　　　独特型

图 2-4 抗体分子的血清型示意图

一、同种型

同种型(isotype)是指同一种属所有个体的 Ig 分子共有的抗原决定基,为种属型标志,在异种动物体内能够诱导抗体产生。同种型抗原决定基存在于 Ig 的 C 区,表现在全部 Ig 的类、亚类、型、亚型的分子上。

1. 类及亚类　在同种属所有个体同一类 Ig 中,根据其重链抗原性和二硫键的数目和位置的不同,又可分为不同的亚类。人 IgG 有 IgG1~IgG4 四个亚类;IgA 有 IgA1 和 IgA2 两个亚类。

2. 型及亚型　同一种属所有个体中,根据 Ig 轻链 C 区抗原特异性的不同,可将 Ig 分为 κ 和 λ 两型。同一型 Ig 中,根据其轻链 C 区 N 端氨基酸序列差异,又可分为亚型:如 λ 链 190 位氨基酸为亮氨酸时,称为 OZ(+);为精氨酸时,称为 OZ(−)。

二、同种异型

同种异型(allotype)指同一种属不同个体间 Ig 分子所具有的不同的抗原决定基,为个体型标志,在同种异型个体体内能够诱导抗体产生。同种异型抗原决定基存在于 IgC 区,由同一基因座的不同等位基因编码,均为共显性,如 IgG 的 Gm 型别、IgA 的 Am 型别、IgE 的 Em 型别、κ 链的 Km 型别。

三、独特型

独特型(idiotype,Id)指每种特异性 Ig 分子所特有的抗原决定基,为每个 B 细胞克隆及其产生的抗体所具有的独特型标志,独特型也包含多个表位,其表位又称独特位(idiotope),存在于 V 区(图 2-4)。独特型在自体内可刺激产生相应抗体,即抗独特型抗体(anti-idiotype antibody,AId 或 Ab2)。

第三节　抗体的生物学功能

免疫球蛋白的功能（动画）

抗体是体液免疫应答中最重要的效应分子,抗体的功能是以其各功能区的特定结构为基础的,图 2-5 概括了抗体的主要生物学功能。

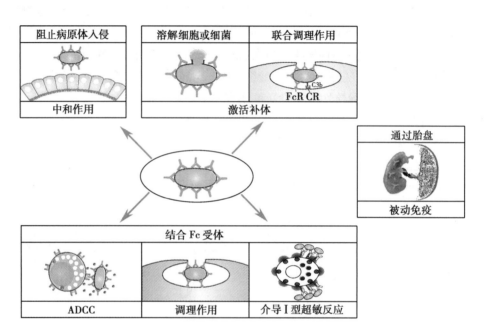

图 2-5　抗体的主要生物学功能

一、抗体的主要功能

1. 特异性结合抗原　这种功能是由 IgV 区,特别是 CDR 区所决定。不同类别 Ig 可有单体、二聚体和五聚体等形式,故其所能结合抗原表位的数目不同,Ig 单体可结合 2 个抗原表位,为双价;分泌型 IgA 为 4 价;五聚体 IgM 理论上为 10 价,但由于立体构型的空间位阻,一般只能结合 5 个抗原表位,故为 5 价。IgV 区与抗原(表位)结合所产生的效应为:①中和毒素、阻断病原入侵;②B 细胞膜表达的 Ig 为 B 细胞受体(B cell receptor,BCR),其 V 区结合抗原表位后,使 B 细胞特异性识别抗原分子。

2. 激活补体　IgG1~IgG3、IgM 与相应抗原结合后,构型发生变化,暴露 CH2 和 CH3 功能区的补体结合点,激活补体经典途径。其中 IgG1、IgG3、IgM 激活补体的能力较强,IgG2 较弱;IgG4、IgA 和 IgE 不能激活补体,但形成聚合物后可激活补体旁路途径。

3. 结合 Fc 受体　IgG、IgA、IgE 具有亲细胞特性,可通过其 Fc 段与表面具有相应受体的细胞结合,产生不同生物学作用。IgG、IgA、IgE 的 Fc 受体分别称为 FcγR、FcαR、FcεR。

(1)调理作用:调理作用(opsonization)是指抗体、补体促进吞噬细胞吞噬细菌等颗粒性抗原的作用。抗体的调理作用是指 IgG 抗体(特别是 IgG1 和 IgG3)的 Fc 段与中性粒细胞、巨噬细胞上的 FcγR 结合,从而增强吞噬细胞的吞噬作用。IgA 也具有调理作用。

（2）抗体依赖细胞介导的细胞毒作用（antibody-dependent cell-mediated cytotoxicity，ADCC）：IgG（Fab 段）与肿瘤细胞、病毒感染细胞表面的抗原（表位）结合，通过 IgFc 段与具有细胞毒作用的效应细胞（如 NK 细胞）表面相应 IgG Fc 受体（FcγR）结合，从而触发效应细胞对靶细胞的杀伤作用，称为抗体依赖细胞介导的细胞毒作用。

（3）介导 I 型超敏反应：IgE 可通过其 Fc 段与肥大细胞、嗜碱粒细胞表面相应 IgE Fc 受体（FcεR）结合，使上述细胞致敏。相同变应原再次进入机体与致敏靶细胞表面特异性 IgE 结合，即可触发靶细胞脱颗粒，释放组胺等生物活性介质，引起 I 型超敏反应。

4. 穿过胎盘和黏膜　在人体内，IgG 是唯一能通过胎盘的 Ig。胎盘母体一侧的滋养层细胞表达一种 IgG 输送蛋白，称为新生 Fc 段受体（neonatal Fc receptor，FcRn）。IgG 可选择性与 FcRn 结合，从而转移到滋养层细胞内，并主动进入胎儿血循环中。IgG 穿过胎盘的作用是一种重要的自然被动免疫机制，对于新生儿抗感染具有重要意义。

黏膜上皮细胞能将黏膜固有层浆细胞合成的 sIgA 转运至呼吸道、消化道的黏膜腔中，进而参与局部黏膜免疫。一般认为 sIgA 主要通过隔离、结合以及交联作用阻止病原体侵入上皮细胞。

各类免疫球蛋白的特征与功能（动画）

二、各类抗体的主要特性

五类 Ig 虽然都具有结合相应抗原的功能，但其在体内分布、分子结构、血清水平及生物学活性等方面又各具特点（表 2-1）。

表 2-1　人免疫球蛋白的主要理化性质和生物学功能

性质	IgM	IgD	IgG	IgA	IgE
分子量/kDa	950	184	150	160	190
重链	μ	δ	γ	α	ε
亚类数	无	无	4	2	无
C 区结构域数	4	3	3	3	4
辅助成分	J	无	无	J，SP	无
主要存在形式	五聚体	单体	单体	单体/二聚体	单体
开始合成时间	胚胎后期	任何时间	出生后 3 个月	出生后 4~6 个月	较晚
血清中 Ig 百分含量	5%~10%	0.3%	75%~85%	10%~15%	0.02%
血清含量/(mg/ml)	0.7~1.7	0.03	9.5~12.5	1.5~2.6	0.000 3
半衰期/d	10	3	23	6	2.5
抗体效价	5~10	2	2	2,4	2
胎盘转运	−	−	+	−	−
结合嗜碱性粒细胞	−	−	−	−	+
结合吞噬细胞	−	−	+	+	−
结合肥大细胞	−	−	−	−	+
结合 SPA	−	−	+	−	−
介导 ADCC	−	−	+	−	−
经典途径激活补体	+	−	+	−	−
旁路途径激活补体	−	−	IgG4+	IgA1+	−
其他作用	初次应答 早期防御 溶菌、溶血、天然 血型抗体、BCR	BCR	二次应答 抗感染、抗菌、 抗毒素、抗病毒	黏膜免疫 局部抗菌、抗病毒	过敏反应 抗寄生虫

1. IgG IgG 是血清和细胞外液中主要的抗体成分,约占血清 Ig 总量的 75%~80%。IgG 有 4 个亚类,即 IgG1、IgG2、IgG3、IgG4。其血清浓度从高到低依次为 IgG1、IgG2、IgG3、IgG4。IgG 自婴儿出生后 3 个月开始合成,3~5 岁接近成人水平。

IgG 的半衰期为 20~23 天,是再次体液免疫应答产生的主要抗体,与抗原亲和力高,在体内分布广泛,具重要免疫效应。IgG1、IgG3、IgG4 能穿过胎盘屏障,在新生儿抗感染免疫中起重要作用;IgG1、IgG2、IgG4 可以其 Fc 段与葡萄球菌蛋白 A(SPA)结合,用于纯化抗体及免疫诊断;IgG1、IgG3 可高效激活补体,并可与巨噬细胞、NK 细胞等细胞表面的 Fc 受体结合,发挥免疫调理作用、ADCC 作用等;一些自身抗体及引起 Ⅱ、Ⅲ 型超敏反应的抗体也属 IgG。

2. IgM IgM 占血清 Ig 总量的 5%~10%,血清浓度约 1mg/ml。单体 IgM 以膜结合型(mIgM)表达于 B 细胞表面,构成抗原受体(BCR);分泌型 IgM 为五聚体,不能通过血管壁,主要存在于血清中。五聚体 IgM 含 10 个 Fab 段,对具有大量重复表位的病毒颗粒、红细胞等抗原有很强的结合能力;含 5 个 Fc 段,比 IgG 更易激活补体。天然血型抗体为 IgM,ABO 血型不符的输血可发生严重的溶血反应。IgM 是个体发育中最早合成的抗体,在胚胎发育晚期的胎儿即可产生 IgM。如脐带血中 IgM 升高,提示胎儿宫内感染;IgM 也是初次体液免疫应答中最早出现的抗体,血清 IgM 的检出表明新近感染的发生,可用于感染的早期诊断。

3. IgA IgA 分为两种类型:血清型 IgA 和分泌型 IgA(sIgA)。血清型 IgA 为单体,主要存在于血清中,占血清 Ig 总量的 10%~15%;sIgA 为二聚体,由 J 链连接,并含黏膜上皮细胞合成的 SP,主要存在于乳汁、唾液、泪液和呼吸道、消化道、生殖道黏膜表面,参与局部的黏膜免疫。新生儿易患呼吸道、消化道感染可能与 sIgA 合成不足有关。婴儿可从母乳中获得 sIgA,是一种重要的天然被动免疫。

4. IgD IgD 仅占血清 Ig 总量的 0.2%,血清浓度约为 30μg/ml。IgD 分为两型:血清型 IgD 的生物学功能尚不清楚;膜结合型 IgD(mIgD)构成 BCR,为 B 细胞分化发育成熟的标志。未成熟 B 细胞仅表达 mIgM,成熟 B 细胞同时表达 mIgM 和 mIgD,被称为初始 B 细胞,活化的 B 细胞或记忆 B 细胞的 mIgD 逐渐消失。

5. IgE 正常人血清中含量最少的免疫球蛋白是 IgE,血清浓度仅为 0.3μg/ml,主要由黏膜下淋巴组织中的浆细胞分泌。IgE 相对分子量为 160kDa,其重要特征为糖含量高达 12%。IgE 具有很强的亲细胞性,其 Fc 段可与肥大细胞、嗜碱性粒细胞表面的高亲和力 FcεRⅠ结合,当结合再次进入机体的抗原后,促使这些细胞脱颗粒,释放生物活性介质,引起Ⅰ型超敏反应。此外,IgE 可能与机体抗寄生虫免疫有关。

第四节　免疫球蛋白基因结构及抗体的多样性

不同的抗体分子能够与多种多样的抗原发生反应,体现了抗体的多样性,B 细胞内编码 Ig 的基因结构特点正是产生这种多样性的基础。

Ig 轻链、重链的 C 区和 V 区分别由分布于不同染色体的多个基因片段编码,编码恒定区的基因片段为 C 基因片段(constant gene segment),编码可变区的基因片段为 V 基因片段(variable gene segment)。在 B 细胞发育成熟过程中 Ig 基因首先在 DNA 水平上进行重排,然后才能得以表达。

一、免疫球蛋白的基因库

人 Ig 重链基因(IGH)定位于第 14 号染色体长臂,跨度约 900kb,由 V、D、J 和 C 四种基因片段组成,分别以 IGHV、IGHD、IGHJ、IGHC 表示(图 2-6)。IGHV 包括 95 个 V 基因片段,其中大约有 45 个功能基因。IGHD 包括 23 个 D 基因片段,位于 IGHV 和 IGHJ 基因簇之间。IGHJ 包括 6 个 J 基因片段,位于 IGHD 下游,与下游 C 基因区相隔约 7kb。IGHC 成簇排列,跨度约 300kb,由 9 个 C 基因片段组成,

其中 *IGHM* 和 *IGHD* 紧邻 *IGHJ* 下游, *IGHD* 下游基因片段依次是 *IGHG*3、*IGHG*1、*IGHA*1、*IGHG*2、*IGHG*4、*IGHE* 及 *IGHA*2。

人 Ig 轻链基因分为 *IGL* 和 *IGK*, 分别定位于第 22 号染色体和第 2 号染色体。*IGL* 基因簇包括 60 个 *V* 基因片段(其中大约 30 个是功能基因)、7 个 *J* 基因片段和 7 个 *C* 基因片段; *IGLJ* 直接位于 *IGLC* 上游。人 *IGK* 基因簇包括 70 个 *V* 基因片段, 其中大约 35 个是功能基因。*IGKV* 下游是 5 个 *J* 基因片段和 1 个 *C* 基因片段。小鼠 λ 和 κ 基因分别定位于第 16 号和第 6 号染色体, 有 3 个 Vλ, 4 对 Jλ-Cλ; 约有 200 个 Vκ, 5 个 Jκ 和一个 Cκ。

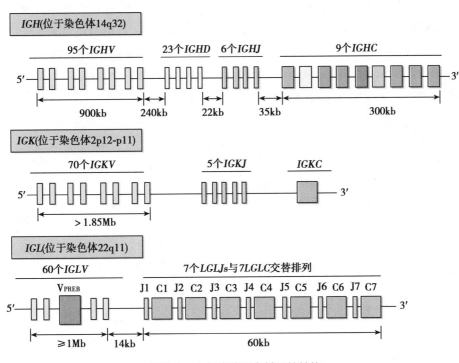

图 2-6　人免疫球蛋白基因的结构

二、免疫球蛋白 *V* 区基因重排

在 B 细胞发育过程中, 每一个 B 细胞从众多的 *V*、*D*、*J* 基因片段中, 随机选择一个 *V*、一个 *D* 和一个 *J* 基因片段, 重新连接形成一个能够编码重链 *V* 区的功能性基因单位, 这一过程称为基因重排(gene rearrangement)。重链 *V* 区基因重排后, 接着进行轻链 *V* 区基因重排。也是从众多的 *V*、*J* 基因片段中, 随机选择一个 *V* 和一个 *J* 基因片段, 重新连接形成一个能够编码轻链 *V* 区的功能性基因单位。先由 κ 基因重排, 若重排失败, 则由 λ 基因重排替补, 故免疫球蛋白的 κ 型轻链多于 λ 型。由于这种 *V* 区基因片段重排是完全随机的, 形成了组合多样性(combinatorial diversity); 而且基因片段的连接是不精确的, 即随机插入或缺失几个核苷酸, 形成了连接多样性(junctional diversity)。这些机制使每一个 B 细胞(克隆)产生的 Ig(包括 BCR 和抗体)具有自己独特的 *V* 区。

三、抗体类别转换

抗体类别转换(class switch)是指抗体可变区不变(即结合抗原的特异性相同), 但其重链类别(恒定区)发生改变。B 细胞接受抗原刺激后, 表达的抗体分子可从 IgM 类别转换为 IgG、IgA、IgE 等其他类别或亚类的 Ig。在每一个 *CH* 基因片段(Cδ 除外)上游 2~3kb 处有一段串联重复序列, 长度为 2~10kb, 称为转换位点(switch sites)或 S 区(switch region)。不同类别恒定区基因的 S 区序列各不相同, 但具有基本的共同序列 GAGCT 和 GGGGT。因类别转换发生在 S 区, 故又称为 S—S 重组

（S—S recombination）。在类别转换过程中,两个 S 区形成环状（loop）,随后发生环出现象而完成类别转换。IL-4、IL-5、IFN-γ 等细胞因子可诱导抗体的类型转换,如 IL-4 可诱导 Cμ 链向 Cγ1 转换并连续转换为 Cε、IL-5 促进 IgA 产生、IFN-γ 促进抗体向 IgG2a 和 IgG3 转换。在 B 细胞中这种类别转换可发生多次。重排后的基因产物 V 区不变,只是重链 C 区发生转换。即 Ig 的类别和亚类改变,而识别抗原的特异性不变。

第五节 人工制备抗体

在体外,抗体可作为诊断试剂用于血清学鉴定、免疫标记技术等,在体内抗体类制剂可用于体内影像诊断及疾病治疗。抗体制备技术发展经历了三个阶段:第一代为通过传统方法将用抗原免疫动物后,收集动物血清获得的多克隆抗体（polyclonal antibody,pAb）;第二代为利用 B 淋巴细胞杂交瘤技术制备的单克隆抗体（monoclonal antibody,mAb）;第三代为通过基因工程技术制备的基因工程抗体（genetic engineering antibody）。

一、多克隆抗体

传统制备抗体的方法是以相应抗原免疫动物,获得抗血清。多数天然抗原分子具有多种抗原表位,每一种表位可激活具有相应抗原受体的 B 细胞克隆产生针对这一抗原表位的抗体。因此,**将抗原注入机体后,刺激多个 B 细胞克隆所产生的抗体是针对多种抗原表位的抗体的总和,称之为多克隆抗体。** 获得多克隆抗体的途径主要有动物免疫血清、恢复期患者血清或免疫接种人群。多克隆抗体的**特点是作用全面,具有中和抗原、免疫调理、介导补体依赖的细胞毒性（complement dependent cytotoxicity,CDC）等作用,来源广泛、制备方法简便。** 但由于多克隆抗体是针对多种不同抗原表位特异性抗体的混合,因此其特异性不高、易发生交叉反应、不易大量制备,从而限制了其应用。

二、单克隆抗体

单克隆抗体的制备过程（动画）

由单一 B 淋巴细胞克隆所产生的、只作用于某一特定抗原决定基的均一抗体称为单克隆抗体（mAb）。科勒（Kohler）和米尔斯坦（Milstein）将可产生特异性抗体但短寿的免疫小鼠脾细胞（B 细胞）与无抗原特异性但长寿的恶性浆细胞瘤细胞在体外融合,建立了可产生 mAb 的杂交瘤细胞技术。融合形成的杂交细胞系称为杂交瘤（hybridoma）（图 2-7）,其不

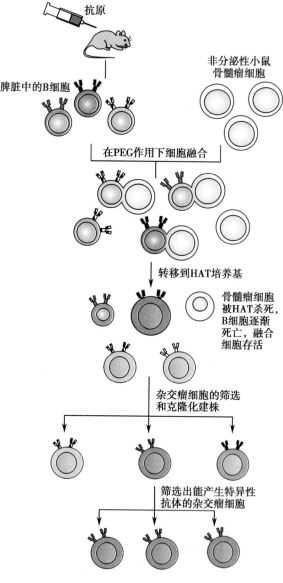

图 2-7 单克隆抗体制备示意图

仅具有骨髓瘤细胞在体外大量扩增和永生的特性,又具有免疫 B 细胞合成和分泌特异性抗体的能力。**单一抗原表位特异性 B 细胞克隆与骨髓瘤细胞融合、经过筛选和克隆化,进而获得单克隆杂交瘤细胞,其产生的抗体称为单克隆抗体。**

单克隆抗体具有纯度高、特异性强、效价高、少或无交叉反应、制备成本低等特性,现已有多种单克隆抗体制剂广泛应用于生物学、医学研究及实验诊断,如检测 ABO 血型、病毒性肝炎表面抗原、肿瘤相关抗原 erbB-2 所使用的抗体制剂。

研制成功的单克隆抗体几乎均为鼠源性,如作为导向诊断药物或治疗性药物应用于人体,可诱导人体产生人抗鼠抗体(human anti-murine antibody,HAMA)。HAMA 不仅可降低鼠源性单克隆抗体的治疗作用,而且与鼠源性单克隆抗体结合可产生类似血清病的超敏反应,并对肾脏等器官产生毒性作用;此外,完整的抗体分子的相对分子质量过大,难以穿透实体肿瘤组织达到有效的治疗浓度。上述原因限制了鼠源性单克隆抗体在疾病治疗上的广泛应用。

三、基因工程抗体

为了降低鼠源性单克隆抗体中的鼠源成分引起的免疫原性、以减少或避免 HAMA 的产生、降低抗体分子的相对分子质量,自 20 世纪 80 年代以来已制备了多种基因工程抗体。

基因工程抗体(genetic engineering antibody)是在充分认识 Ig 基因结构与功能的基础上,应用 DNA 重组和蛋白质工程技术,对 Ig 基因进行切割、拼接或修饰,重新组装表达的新型抗体分子(图 2-8)。基因工程抗体保留了天然抗体的特异性和主要生物学活性,去除或减少了无关结构,并可赋予抗体分子更多新的生物学活性,因此比天然抗体具有更广泛的应用前景。

1. **人-鼠嵌合抗体**　指通过基因工程技术将鼠源性抗体的可变区与人类抗体的恒定区融合而成的抗体。此类抗体既保持了原来鼠源单抗的特异性、亲和力,又大大减少了其对人体的免疫原性。借助这种构建嵌合抗体的方法,还可对抗体进行不同亚类的转换,从而产生特异性相同、但可介导不同效应的抗体分子,如将细胞毒性较弱的 IgG2 变成细胞毒性较强的 IgG1 和 IgG3,从而增强抗体免疫治疗的功能。

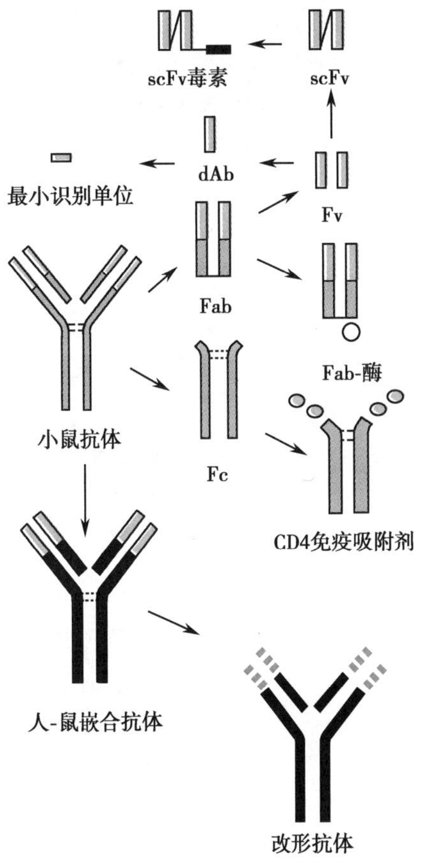

2. **改型抗体**　指以鼠单抗 V 区中互补决定区(CDR)序列取代人源抗体相应 CDR 序列,重组构成既具有鼠源性单抗特异性,又保持人抗体亲和力的 CDR 移植抗体(CDR-grafted antibody),称为改型抗体(reshaping antibody)。

图 2-8　新型基因工程抗体类型及分子片段

3. **单链抗体**　用适当的寡核苷酸接头(linker)连接轻链和重链可变区基因,使之表达单一多肽链,称为单链抗体(single chain fragment variable,scFv)。多肽链能自发折叠成天然构象,保持 FV 的特异性和亲和力。

4. **双特异性抗体(bispecific antibody,BsAb)**　又称为双功能抗体,即抗体分子中的两个抗原结合部位可分别结合两种不同的抗原表位。BsAb 的一个臂可与靶细胞表面抗原结合,而另一个臂可与效应物(药物、效应细胞等)结合,从而将效应物直接导向靶组织细胞,以便在局部聚集发挥作用。

抗体制备技术发展迅速,可通过基因工程技术对鼠源性单克隆抗体进行改造,制备出人-鼠嵌合抗体、改形抗体、Fab抗体、Fv抗体、单链抗体、单域抗体、最小识别单位、细胞内抗体等;通过噬菌体抗体库技术制备全人源抗体;转基因动物表达全人源抗体等。全人源抗体制备技术的日趋成熟将大大促进抗体药物的开发与应用。

知识拓展

基因工程药物进展及其在临床的广泛应用

基因工程药物是利用基因工程技术将目的基因导入宿主细胞,经基因克隆、重组、表达后,纯化宿主细胞的表达产物得到的药物。基因工程药物的发展进程分为三个阶段:第一阶段,是通过大肠杆菌等原核细胞来表达药用蛋白基因,但由于人类基因在细菌中不表达或表达水平较低,导致生成蛋白的生物活性较低;第二阶段,是利用哺乳动物细胞来表达药用蛋白,但由于哺乳动物细胞培养条件苛刻,生产成本较高,限制了第二代基因工程药物的产业化发展;第三阶段,随着科学技术的快速发展,基因重组和基因转移技术被应用于基因药物研发中,以哺乳动物受精卵作为宿主细胞,可使目的药用蛋白基因稳定表达和遗传。目前,基因工程药物的研究热点包括基因疫苗、反义RNA和三链DNA等。基因工程药物对于新生儿疾病筛查、疾病患者用药指导、易患疾病预防等具有重要意义。

思 考 题

1. 何为抗体的可变区和恒定区?
2. 简述抗体的基本结构。
3. 抗体的C区具有哪些功能?

第二章
目标测试

（庞   慧）

第三章

补 体 系 统

第三章
教学课件

第一节 概 述

补体(complement,C)系统包括 40 余种组分,广泛分布于血清、组织液和细胞膜表面,是一个**具有精密调控机制的蛋白反应系统**。生理条件下补体固有成分通常以无活性或酶前体形式存在,只有激活物出现并激活该系统时,补体系统才能发挥其生物学功能。补体系统不仅是机体固有免疫防御体系的重要组分,也参与适应性免疫的过程及其调节。补体缺陷、功能障碍或过度活化与多种疾病的发生和发展过程密切相关。

一、补体系统的组成

补体系统由补体固有成分、补体调节蛋白、补体受体等组成。

1. **补体固有成分** 是存在于血浆和体液中、参与补体激活级联反应的基本成分,包括经典激活途径的 C1q、C1r、C1s、C2、C4;旁路激活途径的 B 因子、D 因子和备解素(properdin,P 因子);甘露糖结合凝集素激活途径(MBL 途径)的 MBL、MBL 相关丝氨酸酶(MASP);补体活化的共同组分 C3、C5~C9。

2. **补体调节蛋白(complement regulatory protein)** 指存在于血浆中及细胞膜表面,通过调节补体激活途径中的关键酶而控制补体活化强度和范围的蛋白分子,包括血浆中 H 因子(C3b 灭活促进因子)、I 因子(C3b/C4b 灭活因子)、C1 抑制物、C4 结合蛋白、S 蛋白、羧肽酶 N(过敏毒素灭活因子)等;细胞膜表面的补体调节蛋白主要包括衰变加速因子(DAF)、膜辅助蛋白(MCP,CD46)、C8 结合蛋白(C8bp)、膜反应性溶解抑制因子(MIRL,CD59)等。

3. 补体受体(complement receptor,CR)　指存在于不同细胞膜表面、能与补体激活后所形成的活性片段相结合、介导多种生物学效应的分子,包括 CR1~CR5 及 C3aR、C4aR、C5aR、C1qR、C3eR、H 因子受体(HR)等。

二、补体系统的命名

按发现的先后顺序将补体系统的固有成分分别命名为 C1~C9,其中 C1 由 C1q、C1r、C1s 三个亚单位组成。旁路途径的成分用大写英文字母表示,如 B 因子、D 因子、P 因子。补体调节蛋白按其功能命名,如 C1 抑制物、C4 结合蛋白。补体受体多以其结合对象命名,如 C3aR、C5aR。补体成分被裂解后的片段,在其后加英文小写字母,如 C3a、C3b 等,一般以 a 和 b 分别表示小片段和大片段(C2 例外),同时有的 b 片段(如 C3b)还可进一步裂解(如 C3c、C3d),失活的补体片段在其前加英文小写字母 i 表示,如 iC3b。

三、补体系统的来源和理化特性

补体由体内多种细胞合成,肝细胞和巨噬细胞是产生补体的主要细胞。约 90% 的血浆补体成分由肝细胞产生,而在不同组织,尤其是炎症灶中,巨噬细胞是补体的主要来源。血液中的单核细胞、胃肠道、泌尿生殖道的上皮细胞、胶质细胞、肾小球细胞等也能合成补体。人类胚胎发育早期即可合成补体,出生后 3~6 个月达到成人水平。

补体成分均为糖蛋白,约占血清总蛋白量的 5%~6%。大部分以无活性的酶原形式存在。补体的性质极不稳定,对热特别敏感,56℃、30 分钟即被灭活。室温下补体也会很快失去活性,故补体应保存在 -20℃ 以下或冷冻干燥保存。

第二节　补体系统的激活途径

生理情况下,补体固有成分以无活性的酶原形式存在于体液中。在相关激活物作用下,补体成分按一定顺序通过级联酶促反应而被激活,产生具有生物学活性的产物。补体的激活途径主要有经典途径、旁路途径和甘露聚糖结合凝集素途径。尽管以上三条途径的启动机制有所不同,但均具有共同的终末途径,即膜攻击复合物(membrane attack complex,MAC)的形成及其溶解靶细胞效应。

一、经典途径

经典途径(classical pathway)指以抗原-抗体复合物为主要激活物,使补体固有成分以 C1、C4、C2、C3、C5~C9 顺序发生酶促级联反应的过程(图 3-1)。因该途径的激活有赖于特异性抗体的存在,

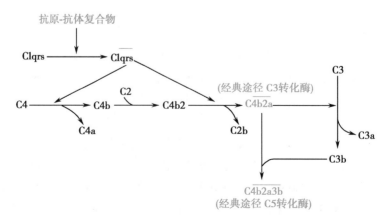

图 3-1　补体激活经典途径示的前端反应示意图

故主要在感染后期或恢复期发挥重要的抗感染作用。

参与该途径的补体成分依次为 C1、C4、C2、C3、C5~C9。C1 通常以复合大分子的形式存在于血浆中,包括 1 个 C1q、2 个 C1r 和 2 个 C1s。C1q 为六聚体蛋白,其氨基端呈束状,羧基端由异源三聚体组成的球形结构呈放射状排列,构成 C1q 分子的头部,即 C1q 与 Ig 结合的部位。C1r 和 C1s 为单链蛋白质。C2 血浆浓度很低,是补体活化级联酶促反应的限速成分。C3 是血浆中浓度最高的补体成分,是三条补体激活途径的共同组分,C3 的裂解是补体活化级联反应中的枢纽性步骤。

1. **激活物质**   激活物主要是与抗原结合的 IgG1~IgG3、IgM 分子。不同类型抗体活化 C1q 的能力由高到低依次为 IgM>IgG3>IgG1>IgG2,IgG4 无激活经典途径的能力。

2. **激活过程**   参与经典激活途径的补体成分为 C1~C9,整个激活过程可人为地分为识别阶段、活化阶段和膜攻击阶段。

（1）识别阶段:IgG/IgM 类抗体与相应抗原结合后,暴露抗体分子上 CH2/CH3 区的补体结合位点,C1q 与 2 个以上 Fc 段补体结合位点结合可发生构型改变,使与 C1q 结合的 C1r 活化,活化的 C1r 激活 C1s,后者具有丝氨酸蛋白酶活性,此即活化的 C1 复合物。

（2）活化阶段:即 C3 转化酶和 C5 转化酶的形成阶段。在 Mg^{2+} 存在下,活化 C1 中的 C1s 将 C4 裂解成 C4a 和 C4b 两个片段。其中小片段 C4a 释放至液相,大片段 C4b 则结合于细胞表面,形成固相的 C4b,未与细胞膜结合的 C4b 在液相中很快被灭活;C2 与细胞膜表面 C4b 形成复合物,被 C1s 裂解而产生 C2a 和 C2b;其中小片段 C2b 释放至液相,大片段 C2a 与细胞膜表面 C4b 结合成 C4b2a 复合物,此即经典途径 C3 转化酶。C3 转化酶使 C3 裂解为 C3a 和 C3b,小片段 C3a 释放至液相,大片段 C3b 与 C4b2a 中 C4b 结合形成 C4b2a3b 复合物,即经典途径 C5 转化酶,引起共同的末端效应。

二、旁路途径

旁路途径（alternative pathway）又称替代激活途径,不依赖于抗体,而由微生物或外源异物直接激活 C3,在 B 因子、D 因子和 P 因子参与下,形成 C3 与 C5 转化酶的级联酶促反应过程（图 3-2）。由于不依赖于特异性抗体,旁路途径是微生物感染早期的重要非特异性防线。

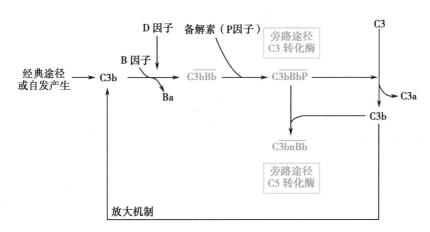

图 3-2　旁路途径激活过程示意图

1. **激活物质**   旁路途径的激活物质是为补体激活提供保护性环境和接触表面的成分,如某些细菌、内毒素、酵母多糖、葡聚糖、真菌以及异种哺乳动物细胞等。

2. **激活过程**   C3 是启动旁路途径的关键分子。在生理条件下,血清中的 C3 受蛋白酶作用可缓慢而持续地裂解,产生低水平的 C3b。液相中的 C3b 大多数被多种调节蛋白（如 H 因子、I 因子、DAF、MCP、CR1 等）降解、灭活;而结合于病原微生物细胞表面的 C3b 不能被有效灭活,可与 B 因子结合,结合的 B 因子被 D 因子裂解为 Ba 和 Bb,Bb 仍与 C3b 结合,形成 C3bBb（旁路途径 C3 转化酶）。

结合于激活物表面的 C3 转化酶可使 C3 大量裂解,产生更多的 C3b。C3b 与 C3bBb 结合为 C3bBb3b (或 C3bnBb),即旁路途径的 C5 转化酶。C5 转化酶裂解 C5,其后的末端通路与经典途径完全相同。

旁路途径中,备解素(P)可结合细菌表面,稳定 C3b 与 Bb 结合形成 C3 转化酶,防止其被降解。结合于激活物表面的 C3bBb 可裂解更多 C3 分子,新生的 C3b 又可与 Bb 结合为新的 C3bBb,形成旁路激活的正反馈放大效应。

三、MBL 途径

MBL 途径又称甘露聚糖结合凝集素途径,是指血浆中甘露聚糖结合凝集素(mannose binding lectin,MBL)直接识别多种病原微生物表面的 N-氨基半乳糖或甘露糖残基,进而依次活化 MASP1、MASP2、C4、C2、C3,形成与经典途径相同的 C3 与 C5 转化酶的级联酶促反应过程(图 3-3)。该途径不依赖抗体,也是机体感染早期的重要非特异性防御机制。

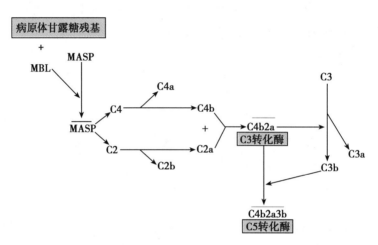

图 3-3 补体激活的 MBL 途径示意图

1. 激活物 MBL 途径激活物主要是病原微生物表面的甘露糖、岩藻糖和 N-氨基半乳糖残基,它们可直接识别结合血浆中的 MBL 启动该途径。

2. 激活过程 在病原微生物感染早期,体内巨噬细胞和中性粒细胞产生 TNF-α、IL-1 和 IL-6 等细胞因子,诱发机体急性期反应,肝细胞合成、分泌急性期蛋白,其中参与补体激活的有 MBL 和 C 反应蛋白。MBL 是一种钙依赖性糖结合蛋白,属于胶原凝集素家族,它与 C1q 结构类似,可与细菌的甘露糖残基结合,胶原凝集素家族的成员在固有免疫中发挥重要的抗感染作用。MBL 首先与细菌甘露糖残基结合,然后活化 MBL 相关的丝氨酸蛋白酶(MBL associated serine protease,MASP)。其中活化的 MASP2 类似 C1s 的作用方式,可水解 C4 和 C2,进而形成 C3 转化酶,此后的过程与经典途径相同。活化的 MASP1 则可直接裂解 C3 生成 C3b,参与和增强旁路途径酶促级联反应。

四、补体活化的共同末端效应

补体活化的经典途径、旁路途径和 MBL 途径共同的末端效应即膜攻击复合物(MAC)形成,引起靶细胞溶解。补体三条激活途径示意图见图 3-4。

在 C5 转化酶(C4b2a3b 或 C3bnBb)作用下,C5 裂解为 C5a 和 C5b 两个片段。这是补体级联反应中的最后一个酶促步骤,此后的过程只涉及完整蛋白的结合与聚合。其中小分子 C5a 释放至液相,具有过敏毒素活性和趋化作用;C5b 结合于细胞表面并依次与 C6、C7、C8 结合,形成 C5b678 复合物,使细胞膜出现损伤。在此基础上,C5b678 复合物可进一步促进多个 C9 分子聚合形成 C5b6789n 复合物,即 MAC。MAC 可插入细胞膜脂质双层并附着于细胞表面,使细胞溶解。MAC 在细胞膜上形

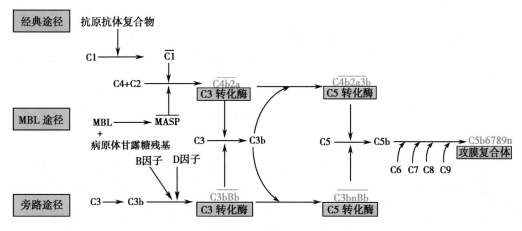

图 3-4　补体三条激活途径示意图

成一个内径约 11nm 的亲水性穿膜孔道,水、离子及可溶性小分子等可经此孔道通过,而蛋白质类大分子无法逸出,最终导致胞内渗透压降低,而使细胞肿胀破裂。

五、补体三条激活途径的比较

补体的三条激活途径既有共同之处,又有各自特点。三条途径均有多种激活物,经典途径以抗原抗体复合物为主,旁路途径和 MBL 途径则以病原微生物细胞为主。旁路途径和 MBL 途径在初次感染或感染的早期发挥重要作用,而经典途径在再次感染或感染后期发挥重要作用(表 3-1)。

表 3-1　三条补体活化途径的比较

特点	经典途径	旁路途径	MBL 途径
主要激活物	IC	微生物颗粒或外源性异物颗粒	病原体表面的特殊糖结构
识别分子	C1q	无	MBL 或 FCN
参与成分	C1~C9	C3、C5~C9、B 因子、D 因子、P 因子	除 C1 外所有补体固有成分
C3 转化酶	C4b2a	C3bBb	C4b2a、C3bBb
C5 转化酶	C4b2a3b	C3bBb3b	C4b2a3b、C3bBb3b
作用及意义	参与适应性免疫,在感染后期发挥防御作用	参与固有免疫,在早期抗感染过程中发挥作用	参与固有免疫,在早期抗感染过程中发挥作用

第三节　补体活化的调控

补体系统的激活为一种级联酶促反应,活化过程受多种调节蛋白的严密控制,以保证补体活化适度有序,从而在不损伤自身组织细胞的情况下,协助免疫细胞或其他免疫分子发挥免疫效应,产生对机体有益的免疫防御作用,有效维持机体的自身稳定。补体调节蛋白及其主要作用见表 3-2。

表 3-2　补体调节蛋白及其主要作用

补体调节蛋白	主要作用的靶分子	主要作用
可溶性补体调节蛋白		
C1 抑制物(C1INH)	C1r、C1s、MASP	使 C1 酯酶失活,阻止 C4b2a、C4b2a3b 的形成
C4 结合蛋白(C4bp)	C4b	抑制 C4b2a、C4b2a3b 形成与活性

续表

补体调节蛋白	主要作用的靶分子	主要作用
I 因子(If)	C4b、C3b	抑制 C4b2a、C4b2a3b、C3bBb、C3bBb3b 形成与活性
H 因子(Hf)	C3b	抑制 C3bBb、C3bBb3b 形成与活性
S 蛋白(SP)	C5b67	抑制 MAC 形成
羧肽酶 N	C3a、C5a	使 C3a、C5a 丧失过敏毒素活性
膜结合型补体调节蛋白		
衰变加速因子(DAF)	C4b、C3b	抑制 C4b2a、C4b2a3b、C3bBb、C3bBb3b 形成与活性
膜辅助蛋白(MCP)	C4b、C3b	抑制 C4b2a、C4b2a3b、C3bBb、C3bBb3b 形成与活性
补体受体 1(CR1)	C4b、C3b	抑制 C4b2a、C4b2a3b、C3bBb、C3bBb3b 形成与活性
膜反应性溶解抑制物(MIRL)	C5b678	抑制 MAC 形成

第四节　补体的生物学作用

补体活化的共同终末效应是在细胞膜上组装 MAC,介导细胞溶解效应。同时,补体活化过程中产生的多种裂解片段,通过与细胞膜相应受体结合而介导多种生物学功能。

1. 细胞毒作用　补体活化的共同终末效应的意义有:参与宿主抗细菌(主要是 G⁻ 细菌)、抗病毒(有包膜病毒如流感病毒、HIV 等)及抗寄生虫等防御机制;参与机体抗肿瘤效应;在某些病理情况下可引起机体自身细胞破坏,导致组织损伤与疾病(如血型不符输血后出现的溶血反应以及自身免疫病等)。

2. 调理作用　补体激活过程中产生的 C3b、C4b 及 iC3b 均是重要的调理素(opsonin),它们与某些细菌或颗粒性抗原结合后,通过与吞噬细胞表面 CR1、CR3、CR4 结合而促进其吞噬作用,即补体介导的调理作用。此效应是机体抵御全身性细菌和真菌感染的主要机制之一。

3. 清除循环免疫复合物　可溶性抗原-抗体复合物活化补体后,所产生的 C3b、C4b 可与免疫复合物共价结合,通过 C3b、C4b 与表达 CR1、CR3 的红细胞、血小板黏附,将免疫复合物转运至肝、脾脏,被巨噬细胞清除,此为免疫黏附(immune adherent),是机体清除循环免疫复合物的重要机制。

4. 炎症介质作用　补体活化过程中可产生多种具有炎症介质作用的活性片段,如 C3a、C5a 和 C4a 具有过敏毒素(anaphylatoxin)样的作用,可与肥大细胞或嗜碱性粒细胞表面 C3aR、C5aR 和 C4aR 结合,使上述细胞脱颗粒,释放组胺等血管活性介质,引发局部炎症反应。此外 C5a 对中性粒细胞等有很强的趋化作用,可吸引中性粒细胞向炎症部位移行、聚集,从而增强局部炎症反应。

5. 参与适应性免疫　补体活化产物、补体受体及补体调节蛋白可通过不同机制参与适应性免疫应答,如补体介导的调理作用可促进抗原提呈细胞摄取和提呈抗原;与抗原结合的 C3d 可介导 BCR 与 CR2/CD19/CD81 复合物交联,促进 B 细胞活化;补体调节蛋白 CD55、CD46 和 CD59 能介导细胞活化信号,参与 T 细胞活化;FDC 表面的 CR1 和 CR2 可将免疫复合物固定于生发中心,从而诱导和维持记忆 B 细胞参与免疫记忆等。

6. 补体系统与其他酶系统的相互作用　补体系统与体内凝血系统、纤溶系统和激肽系统存在密切关系。四个系统的活化均依赖多种成分级联的蛋白酶裂解作用,且均借助丝氨酸蛋白酶结构域发挥效应,如 C1 INH 不仅调节 C1 的酶活性,也可抑制激肽释放酶、血浆纤溶酶、凝血因子Ⅺ和凝血因子Ⅶ。某些疾病状态下如弥散性血管内凝血,四个系统的伴行活化具有重要病理生理意义。

第五节　补体系统异常与疾病

补体遗传性缺陷、功能障碍或过度活化均可参与某些疾病的发生发展过程。伴随某些疾病的发生,补体含量会出现明显的升高或降低。

一、补体遗传性缺陷

1. 补体成分的缺陷　几乎所有的补体成分均可发生遗传缺陷,从而影响机体的防御功能。补体固有成分缺陷时,如 C3 缺乏可导致严重的反复感染;补体后续成分 C5~C9 中任何一种组分缺陷均可影响 MAC 的形成;并由此导致患者因不能有效清除体内病原菌而发生严重感染,其中以奈瑟菌感染最为常见。

2. 补体调节分子缺陷　C1 抑制物缺陷时不能有效抑制 C1 的活化,导致 C2 持续过度裂解,具有激肽样作用的 C2b 大量产生,增加血管通透性,引起常见的补体缺陷病——遗传性血管神经性水肿。患者表现为反复发作的皮肤黏膜水肿,若水肿发生于喉头可导致窒息而死。I 因子和 H 因子缺陷使 C3 转化酶生成失控,血中 C3 因大量裂解,含量极度下降,引起严重的细菌反复感染。当膜结合型调节分子(DAF、MCP、HRF 和 CD59)缺陷时不能阻止自身细胞表面 C3 转化酶和 MAC 的形成,细胞因自身保护机制被破坏而易被溶解,由于红细胞对补体的溶解作用特别敏感,常反复发生溶血,患者表现阵发性夜间血红蛋白尿。

3. 补体受体缺陷　如红细胞表面 CR1 表达减少,可致循环 IC 清除障碍,常引起某些自身免疫病,如系统性红斑狼疮(systemic lupus erythematosus,SLE)。CR3 与 CR4 缺陷时,常导致反复发作的化脓性感染。

二、补体含量的改变

补体含量或活性的升高常见于急性炎症和组织损伤,如急性风湿热、结节性多动脉炎、皮肌炎、心肌梗死、痛风等。

补体的含量降低常见于因合成不足而下降,如肝硬化、慢性活动性肝炎等严重肝脏疾病;因消耗增多而下降,如严重烧伤和系统性红斑狼疮、急性链球菌感染后肾小球肾炎、类风湿关节炎等自身免疫病。

三、补体与感染性疾病

补体在机体抵御病原微生物感染中发挥重要作用。某些情况下,病原微生物可借助补体受体入侵细胞,主要有:①病原微生物表面与 C3b、iC3b、C4b 等补体片段结合,通过 CR1、CR2 而进入细胞,使感染扩散。②某些微生物可以补体受体或以补体调节蛋白作为受体而入侵细胞;如 EB 病毒以 CR2 为受体,麻疹病毒以 MCP 为受体,柯萨奇病毒和大肠杆菌以 DAF 为受体等。

此外,补体调控蛋白参与肿瘤的免疫逃逸,使肿瘤逃避补体攻击。这可能是肿瘤细胞抵抗治疗的机制之一。补体系统与疾病关系的研究使得补体相关的靶向生物治疗策略也由此产生。

案例

获得性 C1 抑制因子缺乏症(遗传性血管神经性水肿)

患者,男,10 岁。主诉:4 年以来反复出现浮肿,近 6 日加重入院。患者于 4 年前无明显诱因出现反复水肿,多发生于手、足和颜面部,5~7 次/年,每次发作持续 3~4 日。患者无传染病接触史及食物和药物过敏史。其母亲及哥哥有类似症状,哥哥9岁时死于该病引起的呼吸窘迫,其父体健。

体格检查:T 36.8℃,P 105 次/min,Bp 105/70mmHg;眼睑、口唇轻度水肿,为非凹陷性水肿。

实验室检查:血细胞计数、尿液分析、肝肾功能均正常。血浆 C4 值减至 0.62mol/L(参考值 0.97~2.43mol/L)。C1 酯酶抑制因子(C1INH)为 30%(参考值 70%~130%)。

初步诊断:遗传性血管神经性水肿。

问题

1. 该病发生机制是什么?

2. C1INH 下降主要影响补体哪个激活途径?

案例解析-
遗传性血
管神经性
水肿

思 考 题

1. 简述补体的来源、组成和理化特性。
2. 简述补体三条途径的激活过程。
3. 简述补体的生物学功能。

第三章
目标测试

(官 杰)

第四章

主要组织相容性复合体及其编码的抗原

第四章
教学课件

同一种属的不同个体所携带的遗传基因绝大多数都一样，而不一样基因编码的抗原则为多态性抗原。各种多态性抗原的组合成为每个个体独特性的组织标记，同时，也造成了同种移植的排斥反应，成为器官移植难以逾越的屏障。这些引起排斥反应的抗原就是移植抗原，也就是组织相容性抗原，其中引起快而强烈排斥反应的，则是主要组织相容性抗原。编码这些主要组织相容性抗原的基因即主要组织相容性复合体（major histocompatibility complex，*MHC*），是一组与免疫应答密切相关、决定移植组织是否相容、紧密连锁的基因群。哺乳动物都有 *MHC*。小鼠的 *MHC* 称为 *H-2* 基因复合体；人的 *MHC* 称为人类白细胞抗原（human leukocyte antigen，*HLA*）复合体，其编码产物称为 HLA 分子或 HLA 抗原。*HLA* 不仅与免疫应答密切相关、决定同种移植的排斥反应，而且与很多免疫相关性疾病关联，并发现与某些药物所引起的严重不良反应关系密切。

知识拓展

MHC 的发现

乔治·斯内尔（George D. Snell）将移植时引起排异的抗原命名为组织相容性抗原，并指出了 H-2 是小鼠的主要组织相容性抗原，这是最早发现的 *MHC*；让·多塞（Jean Dausset）于 1958 年首次发现了人细胞表面的 HLA；巴鲁赫·贝纳塞拉夫（Baruj Benacerraf）于 1963 年发现了免疫应答基因（immune response gene，Ir），该基因与 *MHC* 基因紧密连锁。由于这三位科学家对 *MHC* 的贡献一起获得了 1980 年的诺贝尔生理学或医学奖。

第一节 *HLA* 复合体及其遗传特征

1999 年 *Nature* 杂志刊登了 *HLA* 基因组全部序列。*HLA* 复合体位于第 6 号染色体短臂 6p21.31，全长 3 600kb，224 个基因座位，其中 128 个为有功能基因座，可表达蛋白分子。*HLA* 复合体包括 *HLA* I 类、II 类和III 类基因区（图 4-1）。呈现 *HLA* 基因的多态性、单体型和连锁不平衡等遗传特征。

一、*HLA* 复合体的结构

（一）*HLA* I 类基因区

HLA I 类基因区，根据基因编码产物与功能的不同可分为经典和非经典 *HLA* I 类基因（图 4-1）。

1. 经典 *HLA* I 类基因　又称为 *I a* 基因，由 *HLA-A*、*HLA-B* 和 *HLA-C* 基因座位组成，具有高度多

41

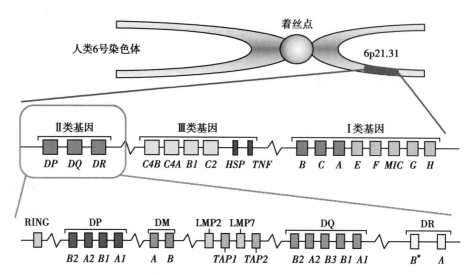

图 4-1   *HLA* 复合体结构示意图

态性,分别编码 HLA-A、HLA-B 和 HLA-C 分子的 α 链,而其 β 链则由第 15 号染色体上的基因编码,HLA I 类分子主要参与内源性抗原的提呈和调控适应性免疫应答。

2. 非经典 *HLA I* 类基因   又称为 *I b* 基因,包括 *HLA-E*、*HLA-F*、*HLA-G*、*MICA/B* 等基因座位,其多态性有限,分别编码 HLA-E、HLA-F、HLA-G、MICA/B 分子等,与免疫调控相关。如 HLA-E 分子是 NK 细胞表面 C 型凝集素受体家族的专一性配体,可抑制 NK 细胞对自身细胞的杀伤作用;HLA-G 分子主要分布于母胎界面绒毛外滋养层细胞,在母胎免疫耐受形成中发挥重要作用;MIC A/B 分子在细胞应急时表达,能够与杀伤细胞活化受体结合,活化某些固有免疫细胞。

(二) *HLA II* 类基因区

HLA II 类基因区,根据基因编码产物与功能的不同可分为经典和非经典 *HLA II* 类基因(图 4-1)。

1. 经典 *HLA II* 类基因   由 *HLA-DR*、*HLA-DQ* 和 *HLA-DP* 基因座位组成,每个基因座位包括 A、B 两种基因座位,分别编码 HLA II 类分子 α 链和 β 链,具有高度多态性,主要参与外源性抗原的提呈和调控适应性免疫应答。

2. 非经典 *HLA II* 类基因   主要包括 *HLA-DM* 基因、*HLA-DO* 基因、*TAP* 基因,其多态性有限或无多态性。*HLA-DM* 基因编码产物参与外源性抗原的加工;*HLA-DO* 基因编码产物通过抑制 HLA-DM 分子而对外源性抗原的加工和提呈发挥负调控作用。*TAP* 基因包括 *TAP1* 基因和 *TAP2* 基因,其编码产物参与内源性抗原的加工。

(三) *HLA III* 类基因区

HLA III 类基因区位于 *I* 类基因区与 *II* 类基因区之间,其基因编码产物参与固有免疫应答、免疫调节以及炎症与应激反应等(图 4-1)。

1. 炎症相关基因   如 *TNF* 基因家族,编码炎症因子 TNF-α、TNF-β 和 LTB 等;热休克蛋白(heat shock protein,HSP)基因家族,编码应激相关蛋白 HSP70 等。

2. 补体相关基因   如 *C2*、*C4A*、*C4B* 和 *Bf* 等基因,编码相应的补体成分。

二、*HLA* 复合体的遗传特征

HLA 复合体的遗传特征包括 *HLA* 基因的高度多态性、单体型和连锁不平衡等。其中,*HLA* 基因的多态性是最重要的遗传学特征。

(一) *HLA* 基因的高度多态性

多态性(polymorphism)指在随机群体中同一基因座位存在两个以上不同等位基因的现象。高度多态性是由于在群体中各个 *HLA* 基因座位上存在众多复等位基因及其共显性表达所致。*HLA* 复合体含多个不同 *HLA* I 类和 II 类基因座位,其编码产物的结构和功能相似(如 *HLA* I 类基因座位有 *HLA-A*、*HLA-B* 和 *HLA-C*),并同时发挥功能,此谓多基因性(polygeny)。*HLA* 复合体的多态性反映了群体中各座位等位基因数量众多,而 *HLA* 复合体的多基因性则体现同一个体中发挥相似功能的 *HLA* 基因座位有多个。

1. 复等位基因(multiple allele)　群体中同一基因座位的不同等位基因系列称为复等位基因,*HLA* 复合体的多数基因座位均有复等位基因。在随机人群中很难找到完全相同的 *HLA* 表型,这是 *HLA* 基因多态性复杂的最根本原因。

2. 多基因性(polygeny)　即 *HLA* 复合体含多个结构和功能相似的基因座位。如 *HLA* I 类基因座位有 *HLA-A*、*HLA-B* 和 *HLA-C*,*HLA* II 类基因座位有 *HLA-DR*、*HLA-DQ* 和 *HLA-DP*,其编码的产物在结构、功能和分布相似,但不完全相同。

3. 共显性表达(co-dominant expression)　指个体来自父母的两条同源染色体上同一基因座的每一等位基因均为显性基因,均能编码和表达各自的 HLA 分子,增加了个体的 MHC 分子多态性。

截至 2017 年 9 月,已发现 *HLA* 等位基因数为 17 331 个,其中等位基因数量最多的座位是 *HLA-B*(4 859 个)、*HLA-A*(3 997 个)、*HLA-C*(3 605 个)、*HLA-DRB1*(2 122 个)和 *DQB1*(1 152 个)(表 4-1)。随着对人群调查的增多以及检测方法改进,发现的基因数量也不断增多。

表 4-1　*HLA* 已获正式命名的等位基因数(数据采自 2017 年 9 月)

基因种类	经典 I 类基因			经典 II 类基因							免疫功能相关基因				其他*	合计
基因座位	*A*	*B*	*C*	*DRA*	*DRB1*	*DRB3*	*DQA1*	*DQB1*	*DPA1*	*DPB1*	*E*	*G*	*MICA*	*MICB*		
基因数	3 997	4 859	3 605	7	2 122	145	92	1 152	56	942	26	56	106	42	124	17 331

注:* 包括 *DRB4-DRB9*、*DOA/DOB*、*DMA/DMB*、*TAP1/TAP2*,以及 *C2/C4A/C4B/Bf* 等。

HLA 复合体的多基因性和多态性的生物学意义在于:多态性对于群体、多基因对于个体,这些特性极大地扩展了对不同病原体抗原提呈和产生应答的范围,使其适应多变的病原体环境,有利于维持种群的生存与延续。另外,*HLA* 多态性也给临床选择 HLA 配型合适的组织器官供者带来了极大的困难。

(二) *HLA* 基因的单体型

HLA 基因单体型(haplotype)指在同一条染色体上紧密连锁的各个 *HLA* 座位上等位基因的组合,在遗传过程中作为基本的遗传单位由亲代传给子代,很少发生同源染色体交换。

(三) *HLA* 基因的连锁不平衡

在群体中,各个 *HLA* 座位的等位基因非随机性组合形成单体型。如果 *HLA* 各基因座的等位基因随机组合构成单体型,则某一单体型出现的频率应等于组成该单体型各基因频率的乘积。但实际上,某些基因更多地连锁在一起,而另一些基因连锁较少。这种单体型基因并非随机分布的现象称为连锁不平衡(linkage disequilibrium)。由于连锁不平衡,使得人群中实际存在的 *HLA* 单体型频率高于或低于理论值,连锁不平衡的机制尚不清楚。

第二节　HLA 抗原及其功能

HLA I 类抗原(HLA I 类分子)和 HLA II 类抗原(HLA II 类分子)的结构和分布的差异反映其在免疫应答中的作用各异。

一、HLA 抗原的分子结构

借 X 射线晶体衍射技术,已揭示了 HLA I 类抗原和 HLA II 类抗原的三维结构,为认识其分子结构与生物学功能奠定了基础。

(一) HLA I 类分子的结构

HLA I 类分子广泛分布于体内各种有核细胞表面,由重链(α)和轻链(β)组成。

1. **重链**　又称 α 链,为跨膜蛋白,分为胞外段、跨膜段和胞内段。胞外段有三个结构域(α1、α2 和 α3),其中远膜端 α1 和 α2 结构域共同构成的抗原结合槽(antigen-binding groove or antigen-binding cleft)具有高度的多态性。重链抗原结合槽两端闭合,可接纳的抗原肽长度有限,仅为 8~10 个氨基酸残基(图 4-2)。近膜端的 α3 结构域氨基酸序列高度保守,是与 T 细胞表面 CD8 分子结合的部位。

2. **轻链**　又称 β 链,即 β2 微球蛋白(microglobulin,β2m),由第 15 号染色体的基因编码,为非跨膜蛋白,无多态性(图 4-2)。β2m 和 α 链均含 Ig 结构域样结构,属于免疫球蛋白超家族(IgSF)成员,β2m 以非共价键与 α3 相互作用,参与维持 HLA I 类分子天然构型的稳定性。

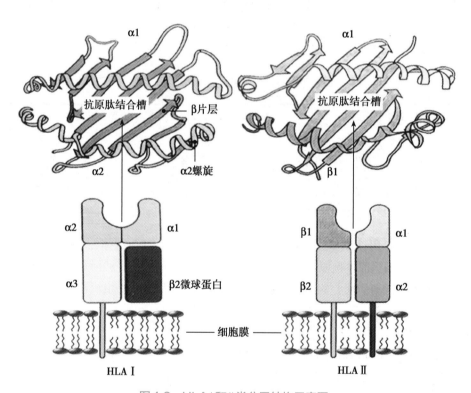

图 4-2　HLA I 和 II 类分子结构示意图

(二) HLA II 类分子的结构

HLA II 类分子分布相对局限,主要见于专职性抗原提呈细胞(professional antigen presenting cell)表面,如 B 细胞、单核/巨噬细胞和树突状细胞。另外,在炎症介质和细胞因子的刺激下,内皮细胞和某些上皮细胞也能诱导表达 HLA II 类分子,人活化的 T 细胞亦表达 HLA II 类分子。

HLA II 类分子亦由 α 链和 β 链组成。两条肽链结构相似,均为跨膜成分,分为胞外段、跨膜段和胞内段。两者胞外段分别含 α1、α2 和 β1、β2 结构域。α1 和 β1 位于远膜端,共同构成抗原结合槽,具有高度的多态性。由于抗原结合槽的两端开放,故可容纳 13~17 个或更多氨基酸残基的抗原肽段(图 4-2)。α2 和 β2 结构域靠近胞膜,β2 结构域是与 T 细胞表面 CD4 分子结合的部位。HLA II 类分子亦属于 IgSF 成员。

二、MHC-抗原肽复合物

T 细胞抗原受体不能识别单独的抗原,只能识别 MHC-抗原肽复合物。APC 摄取和加工抗原,通过其 MHC 分子的抗原结合槽与抗原肽结合,形成 MHC-抗原肽复合物,提呈给 T 细胞供 TCR 识别。MHC 分子与抗原肽结合是有效提呈抗原的重要前提。

抗原肽与 MHC 分子结合成复合物时,并不是整个抗原肽段与 MHC 分子的抗原肽结合槽结合,而是通过两个或两个以上的氨基酸残基与 MHC 分子抗原肽结合槽相结合,这些氨基酸称为锚定残基(anchor residue),MHC 分子抗原结合槽中与抗原肽锚定残基相结合的特定位点称为锚定位(anchor site)(图 4-3)。能与同一 MHC 分子相结合的不同抗原肽,其锚定残基相同或相似,则为共同模体(consensus motif)。以小鼠 H-2K^d(MHC I 类分子之一,有两个锚定位,即第 2、9 位。)结合的 9 个氨基酸残基抗原肽为例,第 2 位锚定残基皆为酪氨酸(Y),第 9 位则为相似的缬氨酸(V)、异亮氨酸(I)或亮氨酸(L),共同基序为 xYxxxxxxV/I/L,其中,x 代表任意氨基酸残基。因此,符合特定长度而且具有所需锚定残基的肽段可结合至同一 MHC 分子,而不同的 MHC 分子由于锚定位不同或要求的锚定残基不同,决定了其可与不同特征的肽段相结合。

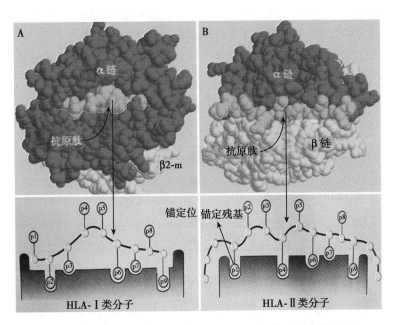

图 4-3　抗原肽与 HLA I 类分子(A)和 II 类分子(B)结合的锚定位

三、MHC 的生物学功能

经典 MHC I、II 类分子通过提呈抗原肽而激活 T 细胞,启动适应性免疫应答;非经典 MHC I、II 类分子以及 MHC III 类分子主要参与固有免疫应答和免疫调节。

(一)参与适应性免疫应答

1. T 细胞激活　在 APC 内,经加工的抗原肽与含相应锚定位点的 HLA I 或 II 类分子结合,形成 MHC-抗原肽复合物。该复合物被转运至细胞膜,提供给 T 细胞的 TCR 识别。此外,胸腺细胞必须与表达 MHC I 或 II 类分子的胸腺上皮细胞接触才能分化成 CD8$^+$ 或 CD4$^+$T 细胞。

(1)MHC I 类分子途径:内源性抗原,如病毒感染细胞所合成的病毒蛋白和肿瘤细胞合成的肿瘤蛋白等,在胞浆内加工形成的抗原肽则与 MHC I 类分子结合,形成 MHC-抗原肽复合物。该复合物被转运至细胞膜,供 CD8$^+$T 细胞识别,即 MHC I 类分子途径。

(2)MHC II 类分子途径:外源性抗原,如细菌、微生物蛋白等来源于抗原提呈细胞外的抗原,在

APC 内被降解成多肽,与 MHC II 类分子结合为稳定的复合物,提呈至 APC 表面,供 CD4⁺Th 细胞识别,即 MHC II 类分子途径。

2. MHC 限制性   在 TCR 特异性识别 APC 所提呈的抗原肽过程中,必须同时识别与抗原肽结合成复合物的 HLA 分子,才能产生 T 细胞激活信号,即 MHC 限制性(MHC restriction)。这种限制不仅存在于细胞毒性 T 细胞(cytotoxic T lymphocyte,CTL)特异性识别、杀伤靶细胞的过程中,也存在于 Th 细胞与其他免疫细胞之间(如 Th 细胞与 APC,Th 细胞与 B 细胞)相互作用的过程中。MHC 限制性可以理解为 T 细胞识别抗原的特异性不仅取决于抗原肽本身的性质,而且还取决于提呈该抗原肽的 MHC 分子型别。

(二)参与固有免疫应答

1. 调控炎症反应   HLA III 类基因编码炎症因子、补体成分和热休克蛋白等,参与炎症反应和杀伤病原体。

2. 调节杀伤细胞活性   细胞表达 MHC I 类分子(包括 Ia 和 Ib 分子)能够与许多免疫细胞(例如 NK、γδT 细胞等)表达的抑制性受体(KIR)和活化受体(KAR)结合,调控免疫细胞的活化状态。例如,细胞受刺激后可表达 MICA 和 MICB 分子,与 NK 细胞或 γδT 细胞的活化受体(NKG2D)结合,启动活化信号;NK 细胞表达的抑制性受体(NKG2A)的配体是细胞表面自身 MHC I 类分子(包括 Ia 和 Ib 分子),二者结合可启动抑制信号。正常细胞均表达自身 MHC I 类分子,故 NK 细胞不活化。病毒感染细胞、肿瘤细胞表面 MHC 分子表达减少、缺失或结构改变,此时 KIR 信号缺失,故 NK 细胞被激活。

HLA I 和 II 类分子的结构、分布和功能各有特点,两者的比较见表 4-2。

表 4-2   HLA I、II 类分子的结构、分布和功能

HLA 分子	分子结构	肽结合域	细胞分布	功能
I 类分子	α 链 45kDa (β₂m 12kDa)*	α1+α2	所有有核细胞	识别和提呈内源性抗原肽,与 CD8 分子结合,对 CTL 的识别起限制作用
II 类分子	α 链 35kDa β 链 28kDa	α1+β1	抗原提呈细胞 活化的 T 细胞	识别和提呈外源性抗原肽,与 CD4 分子结合,对 Th 细胞的识别起限制作用

注:*β₂m 编码基因在 15 号染色体,其余在 6 号染色体。

第三节   *HLA* 在医药学中的意义

HLA 不仅决定人类同种异体组织、器官移植排斥反应,而且其表达异常也可引发某些自身免疫性或内分泌性疾病;同一基因座上 *HLA* 等位基因的差别还可导致个体易感某些疾病和发生药物不良反应。

一、*HLA* 与组织、器官移植

同种异体间器官移植成功与否,在很大程度上取决于供、受者间 *HLA* 等位基因的匹配程度,即组织相容程度。供、受者间的 *HLA* 相似度越高,移植成功的可能性越大。同卵双胎兄弟姊妹之间进行移植时几乎不发生排斥反应;亲代与子代之间有一条 *HLA* 单体型相同,移植成功的可能性也较大;而在无任何亲缘关系的个体之间进行器官移植时存活率较低。在骨髓移植中,为预防严重的移植物抗宿主反应(graft versus host reaction,GVHR),最好从同胞中选择 *HLA* 完全相同的个体作为供者。在组织、器官移植中,*HLA-A*、*HLA-B* 和 *HLA-DRB1* 等基因的匹配比其他基因显得更为重要。

组织相容程度依据供者和受者的 *HLA* 型别,PCR 基因分型技术、计算机网络的应用以及骨髓库的建立,都提高了 *HLA* 相匹配供、受者选择的准确性和效率。此外,测定血清中可溶性 HLA 分子的含量,有助于监测移植物的排斥危象。

二、*HLA* 与临床疾病

1. *HLA* 与疾病易感性　迄今为止,已发现 500 余种免疫相关性疾病与 *HLA* 关联,以自身免疫病为主,也包括一些肿瘤和传染性疾病。例如,约 90% 强直性脊柱炎(ankylosing spondylitis,AS)患者携带 *HLA-B27*,而正常人群小于 9%。因此,*HLA-B27* 的检出可作为诊断强直性脊柱炎的参考指标。如表 4-3 所示,同一基因座上 *HLA* 等位基因的差异可导致个体对某些疾病易感性不同。

表 4-3　*HLA* 与疾病的相关性

疾病	HLA 分型	相对危险性(RR)
强直性脊柱炎	B27	87.4
赖特综合征(Reiter syndrome)	B27	30.0
青少年类风湿关节炎	B27	24.0
胰岛素依赖型糖尿病	DR3/DR4	20.0
发作性睡眠	DR2	20.0
肺-肾综合征	DR2	15.9
疱疹性皮炎	DR3	15.4
寻常天疱疮	DR4	14.4
亚急性甲状腺炎	B35	13.7
乳糜泻	DR3	10.8
急性前葡萄膜炎	B27	10.4
白塞病(Behçet's disease)	B51	10.0
特发性血色素沉着病	A3	8.2
原发性慢性肾上腺皮质功能减退症	DR3	6.8
重症肌无力	DR4	6.4
	DR3	2.5
	B8	2.7
银屑病关节炎	B17	6.0
系统性红斑狼疮	DR3	5.8
恶性贫血	DR5	5.4
多发性硬化症	DR2	4.1
突眼性甲状腺肿	DR3	3.7
桥本甲状腺炎	DR5	3.2
霍奇金病	A1	1.4

注:RR>1 时,该疾病与 HLA 分型关联;RR 值越大,患病的危险性越大。

2. HLA I 类分子表达异常　肿瘤细胞所表达的 HLA I 类分子在 CD8⁺CTL 应答中发挥重要作用。已发现许多恶性肿瘤细胞 HLA I 类分子表达低下或缺如,肿瘤抗原的加工和提呈不足,特异性 CD8⁺T 细胞的活化障碍,肿瘤细胞最终发生免疫逃逸(sneaking through)。实验研究证明,通过转染 *HLA I* 类基因,增强肿瘤细胞 HLA I 类分子的表达,可促进 CTL 杀瘤效应。

3. HLA Ⅱ类分子表达异常　某些自身免疫性疾病靶器官的组织细胞可异常表达 HLA Ⅱ类分子，如格雷夫斯病患者的甲状腺上皮细胞、原发性胆管肝硬化患者的胆管上皮细胞和 1 型糖尿病患者的胰岛 β 细胞等均可出现 HLA Ⅱ类抗原异常表达，从而有可能将自身抗原提呈给 Th 细胞，产生自身免疫应答，导致自身免疫性疾病。

案例

MHC Ⅱ类［基因］缺陷

　　小美，6 个月，患上肺炎，并伴有严重的咳嗽和发烧。血和痰细菌培养阴性，气管抽吸物显示存在大量的肺孢子虫感染。接受抗肺孢子虫药物喷他脒治疗后，康复。

　　疫苗接种情况：接受脊髓灰质炎疫苗和百白破三联疫苗的常规免疫。体外使用破伤风类毒素刺激，发现 T 细胞在体外对破伤风类毒素无反应。同种异体 B 细胞存在时，其增殖正常。

　　实验室检查：采集小美外周血，PHA 刺激外周血单个核细胞，T 细胞增殖与正常相比略高；然而小美的 T 细胞不能对特定的抗原刺激产生反应；同时检测发现其血清免疫球蛋白非常低。IgG 水平均为 960mg/L（正常 4 000~6 000mg/L），IgA 为 60mg/L（正常 600~3 800mg/L），IgM 为 300mg/L（正常 400~3 450mg/L）。

　　在外周血白细胞计数 20 000/μl（正常范围 4 000~7 000/μl），82% 为中性粒细胞，6% 为单核细胞，2% 为嗜酸性粒细胞，10% 为淋巴细胞。CD8$^+$T 细胞占淋巴细胞 34%，而 CD4$^+$T 细胞占淋巴细胞 10%；CD8$^+$T 细胞数量正常，为 680/μl，CD4$^+$T 细胞 <200/μl。因其 CD8$^+$T 细胞数量正常，PHA 刺激时 T 细胞增殖正常，因而被诊断为轻度免疫缺陷。

　　检测其 HLA 发现，无法进行 DR 分型；体外检测 B 细胞发现，B 淋巴细胞表面不表达 *HLA-DQ* 以及 *HLA-DR*。

　　诊断：小美被诊断为 *MHC Ⅱ类［基因］* 缺陷。

　　问题

　　1. 该患者血液中缺少 CD4$^+$T 细胞的原因？

　　2. 该患者血液中免疫球蛋白水平低的原因？

　　3. 在 SCID 患者中，淋巴细胞不能对有丝分裂刺激作出反应，虽然小美最初被认为患有 SCID，但这个诊断被排除了，那么如何解释她对 PHA 和异体刺激的正常反应？

　　4. 如果把其他人的皮肤移植到小美前臂上，她是否会发生免疫排斥？

案例分析-MHC Class Ⅱ缺陷

三、HLA 与药物不良反应

　　随着基因检测技术不断发展，药物不良反应（adverse drug reaction，ADR）与基因多态性的关联研究取得明显进展。临床上，迟发型超敏反应常由治疗痛风类药物和抗癫痫类药物等引发，包括斑丘疹（maculopapule）、药物超敏综合征（drug-induced hyper-sensitivity syndrome，DIHS）、伴嗜酸性粒细胞增多性全身症状的药物反应（drug reaction with eosinophilia and systemic symptoms，DRESS）、药物性肝损伤（drug-induced liver injury，DILI），以及导致严重皮肤损害的史-约综合征（Stevens-Johnson syndrome，SJS）和中毒性表皮坏死松解症（toxic epidermal necrolysis，TEN），后者病死率高达 60%。

　　近来发现阿巴卡韦（abacavir）与组织相容性等位基因 *HLA-B*5701* 非共价连接，改变了抗原结合槽的形状和化学特性，从而改变了内源性抗原肽结合 *HLA-B*5701* 的能力。通过这种方式，阿巴卡韦引导选择新的内源性抗原肽，最终导致免疫反应显著异常。美国食品药品管理局（Food and Drug

Administration，FDA）甚至已批准在阿巴卡韦和卡马西平药品标签中增加建议在用药前对 *HLA-B* 等位基因进行分型的信息。目前已发现多种药物不良反应与 *HLA* 等位基因密切相关（表 4-4）。

表 4-4　*HLA* 与药物不良反应的相关性

药物治疗	疾病	不良反应	关联 *HLA* 等位基因
卡马西平（carbamazepine）	癫痫	SJS/TEN DIHS/DRESS	*HLA-B*1502*
苯妥英（phenytoin）	癫痫	SJS/TEN	*HLA-B*1502*
别嘌呤醇（allopurinol）	痛风	SJS/TEN DIHS/DRESS	*HLA-B*5801* *HLA-B*1801*
阿巴卡韦（abacavir）	艾滋病	DIHS/DRESS	*HLA-B*5701*
氟氯西林（flucloxacillin）	细菌感染	DILI	*HLA-B*5701*
青霉素类药物（penicllin drugs）	细菌感染	皮疹	*HLA-DR9* *HLA-A2*
磺胺甲噁唑（sulfamethoxazole）	细菌感染	固定型药疹	*HLA-A30* *HLA-B13* *HLA-Cw6*
左旋咪唑（levamisole）	寄生虫感染	中性粒细胞缺乏症	*HLA-B27*
氯氮平（clozapine）	精神失常	中性粒细胞缺乏症	*HLA-B38* *HLA-DR4* *HLA-DR2*
昔康类药物（oxicams）	风湿性关节痛	SJS/TEN	*HLA-A2* *HLA-B12*
阿司匹林（aspirin）	缺血性心脏病 心脑血管栓塞	皮疹、哮喘	*HLA-DPB1* 0301* *HLA-DRB1* 1302*
肼苯哒嗪（hydralazine）	高血压	荨麻疹、红斑狼疮	*HLA-DR4*

DIHS：药物超敏综合征；DRESS：伴嗜酸性粒细胞增多性全身症状的药物反应；DILI：药物性肝损伤；SJS：史-约综合征；TEN：中毒性表皮坏死松解症。

　　此外，研究还提示某些抗肿瘤药物（如紫杉醇、多西紫杉醇、吉西他滨、诺维木、顺铂、5 氟尿嘧啶和表柔比星等）引起的毒副作用与患者的 *HLA-DRB1* 和 *HLA-DQB1* 等位基因关联。青霉素类药物导致过敏反应的易感基因可能是 *HLA-DR9*。

思　考　题

1. 简述 HLA Ⅰ 和 HLA Ⅱ 类分子的结构、分布和功能。
2. 简述 *HLA* 复合体的基因组成及其遗传特征。

第四章
目标测试

（陈雪玲）

第五章

细胞因子和免疫细胞膜分子

学习要求

1. **掌握** 细胞因子的概念及共同特点、生物学作用;白细胞分化抗原、表面标记、黏附分子的概念;细胞膜分子的 CD 命名方法。
2. **熟悉** 细胞因子的来源、分类及细胞因子受体的分类;免疫相关细胞膜分子的功能。
3. **了解** 细胞因子在疾病发生、发展及治疗中的作用;细胞膜分子的分类及其临床应用。

免疫应答的启动、维持和调节有赖于细胞之间的相互作用。细胞间相互作用既可以通过细胞分泌的可溶性分子如细胞因子,与靶细胞表达的受体结合后发生,也可通过细胞表达的膜分子相互结合,介导细胞-细胞直接接触来进行。本章主要介绍在免疫应答和调控中,介导免疫细胞之间相互作用的细胞因子和免疫细胞膜分子。

第一节 细 胞 因 子

细胞因子(cytokine,CK)是指细胞在受刺激后合成并分泌的一类小分子多肽或糖蛋白,通过结合靶细胞表达的受体后介导多种生物学活性。一般以可溶性蛋白的形式存在于组织间质和体液中,某些细胞因子(如 TNF-α 等)也可以跨膜分子的形式表达于产生细胞的表面。

细胞因子可通过与靶细胞表面相应受体结合而发挥广泛的生物学效应。具有调节固有免疫应答和适应性免疫应答、介导炎症反应、促进造血功能和刺激细胞活化、增殖、分化等多种生物学功能。基因工程重组表达的细胞因子,以及针对细胞因子或其受体的单克隆抗体作为新型生物制剂,在治疗免疫缺陷、自身免疫和肿瘤等疾病方面具有广阔的应用前景。

一、细胞因子分类

体内多种细胞可产生细胞因子,主要产生细胞因子的细胞包括以下几类。①免疫细胞:是细胞因子的主要来源,如活化的 T/B 淋巴细胞、NK 细胞、单核/巨噬细胞;②免疫相关细胞:如血管内皮细胞、表皮细胞及成纤维细胞;③某些肿瘤细胞:如白血病、淋巴瘤、骨髓瘤细胞,以及其他某些实体瘤细胞。

自 1957 年发现干扰素(interferon,IFN)以来,已有 200 余种细胞因子被陆续发现。细胞因子必须与相应受体结合,才能活化细胞信号转导途径,诱导核内相关基因转录,发挥各类细胞因子的生物学活性。细胞因子种类很多,其分类方法尚不统一。细胞因子根据其结构与功能分类,一般分为以下六类,即白细胞介素、干扰素、肿瘤坏死因子、集落刺激因子、趋化因子和生长因子。

1. **白细胞介素(interleukin,IL)** 最初是指由白细胞产生并介导白细胞间相互作用的细胞因子。后来发现,其他细胞也可产生白细胞介素,如基质细胞、内皮细胞、成纤维细胞和神经细胞等。目前已发现 40 种白细胞介素(IL-1~IL-40),参与免疫调节、造血、炎症反应等过程(见表 5-1)。

表 5-1　常见白细胞介素及其基本特点

名称	主要产生细胞	主要功能
IL-1	单核巨噬细胞	①作用于内皮细胞,促使其增强,介导白细胞黏附分子的表达;②介导炎症反应,引起发热,促进肝脏合成急性时相反应蛋白;③直接或间接诱导 IL-6 的产生;④促进骨髓生成中性粒细胞和血小板
IL-2	活化 T 细胞	①促进 T 细胞存活及功能发挥;②刺激经抗原活化的 T 细胞存活、增殖和分化;③促进 NK 细胞的增殖和分化
IL-3	活化 T 细胞	①刺激造血干细胞增殖分化;②促进肥大细胞增殖分化
IL-4	活化 T 细胞	①促进 B 细胞增殖分化与产生 IgE,抑制 Th1 细胞和肥大细胞,促进 Th2 分化;②上调 APC 表面 MHC Ⅱ类分子,增强抗原提呈作用
IL-5	Th2 细胞	①进嗜酸性粒细胞增殖分化;②促进 B 细胞增殖分化和产生 IgA
IL-6	Th2 细胞	①促进 T、B 细胞增殖分化,促进 Th17 分化;②介导炎症反应,引起发热,刺激急性期蛋白产生;③促进肿瘤细胞生长
IL-7	胸腺基质细胞	①促进未成熟 T、B 细胞发育分化;②促进 CTL 增殖分化、增强其杀伤活性
IL-8	单核巨噬细胞	①化中性粒细胞、嗜碱性粒细胞和 T 细胞;②激活中性粒细胞
IL-9	T 细胞	①维持和促进活化 T 细胞生长;②促进 B 细胞增殖分化和产生抗体
IL-10	Th2 细胞	①促进 B 细胞增殖分化和产生抗体;②抑制 Th1 细胞应答;③抑制巨噬细胞抗原提呈作用
IL-11	骨髓基质细胞	刺激造血干细胞增殖分化
IL-12	单核巨噬细胞	激活 NK 细胞,诱导 Th0 细胞分化为 Th1 细胞
IL-13	活化 T 细胞	①促进 B 细胞增殖分化;②双向调节巨噬细胞功能
IL-14	T 细胞	促进活化 B 细胞增殖分化
IL-15	单核巨噬细胞	①刺激活化 T、B 细胞增殖分化;②诱导 NK 细胞生成并增强其杀伤活性;③趋化 T 细胞
IL-16	CTL 细胞	趋化 CD4$^+$T 细胞,单核细胞和嗜酸粒细胞
IL-17	Th17 细胞	诱导成纤维细胞,分泌 IL-6、IL-8 等细胞因子
IL-18	单核巨噬细胞	诱导活化 T 细胞和 NK 细胞产生 IFN-γ

2. 干扰素(interferon,IFN)　是最早发现的细胞因子,因具有干扰病毒的感染和复制特性而得名。根据干扰素来源和理化性质不同,一般分为两型:Ⅰ型干扰素,包括 IFN-α、IFN-β、IFN-ε、IFN-ω、IFN-κ;Ⅱ型干扰素即 IFN-γ。近年也将 IL-28/29 划为Ⅲ型干扰素,包括 IFN-λ1(IL-29)、IFN-λ2(IL-28a)、IFN-λ3(IL-28b)以及近年发现的 IFN-λ4。

IFN-α 主要由浆细胞样树突状细胞、淋巴细胞和单核/巨噬细胞产生,有 13 个亚型。IFN-β 主要由成纤维细胞和病毒感染的细胞产生。Ⅰ型干扰素主要以抗病毒作用为主,具有如下功能:诱导体内组织细胞产生抗病毒蛋白,干扰病毒复制,抑制病毒感染和扩散;激活 NK 细胞,增强机体抗病毒和抗肿瘤作用;提高靶细胞表面 MHC Ⅰ类分子表达水平,有助于 CTL 细胞对病毒感染细胞的杀伤。

IFN-γ 又称为免疫干扰素,由活化的免疫细胞产生。主要以免疫调节作用为主,具有如下功能:诱导初始 T 细胞分化为 Th1 细胞,增强细胞免疫功能;促进抗原提呈细胞表达 MHC Ⅰ/Ⅱ类分子,提高抗原提呈能力;激活巨噬细胞和 NK 细胞,增强机体抗感染和抗肿瘤作用;抑制 Th2 细胞增殖分化,对体液免疫应答具有负向调节作用。

与Ⅰ型干扰素类似,Ⅲ型干扰素 IFN-λ 主要功能是抗病毒作用,但其作用主要集中在上皮组织局部,诱导炎症和免疫病理程度轻。

3. **肿瘤坏死因子（tumor necrosis factor，TNF）家族**　肿瘤坏死因子TNF因最初发现其能使肿瘤细胞发生出血坏死而得名。该家族包括30个成员，根据其来源和理化性质不同分为TNF-α和TNF-β（又名淋巴毒素）两类，前者由巨噬细胞、肥大细胞产生，后者由淋巴细胞产生。TNF的主要作用是活化巨噬细胞、粒细胞、杀伤性CD8[+]T细胞，促进白细胞和内皮细胞黏附分子的表达，诱导急性期反应。

4. **集落刺激因子（colony stimulating factor，CSF）**　是指能够刺激多能造血干细胞和不同发育分化阶段的造血祖细胞增殖、分化的细胞因子。最初发现此类细胞因子能在半固体培养基中刺激造血细胞形成不同集落，因而得名。根据刺激血细胞的种类不同，分为以下几类。①粒细胞集落刺激因子（granulocyte-CSF，G-CSF）：由巨噬细胞、成纤维细胞产生，促进粒细胞的分化成熟，刺激干细胞分裂、分化；②巨噬细胞集落刺激因子（macrophage CSF，M-CSF）：由单核细胞、内皮细胞产生，促进巨噬细胞的分化成熟；③粒细胞-巨噬细胞集落刺激因子（granulocyte-macrophage CSF，GM-CSF）：由T细胞、巨噬细胞产生，促进粒细胞的增殖，促进巨噬细胞的分化成熟；④干细胞因子（stem cell factor，SCF）：由基质细胞、成纤维细胞等产生，促进造血干细胞和造血祖细胞的分化；⑤红细胞生成素（erythropoietin，EPO）：由肾基底膜间质细胞产生，促进红细胞的分化成熟。另外IL-3可作用于多种早期造血祖细胞，因此也具有集落刺激因子的功能。

5. **趋化因子（chemokine）**　亦称为趋化性细胞因子，是一类对不同靶细胞具有趋化作用的细胞因子。趋化因子可由白细胞和某些组织细胞分泌，包括60多个成员，分子量多为8~10kDa。大部分趋化因子家族成员分子含4个保守的半胱氨酸（cysteine，C），根据其氨基端（N端）半胱氨酸的排列方式，可分为CXC、CC、C和CX3C四个亚家族：CXC亚家族，其N端含C—X—C（X为任意氨基酸）；CC亚家族，其N端含C—C；C亚家族，其N端仅含一个C；CX3C亚家族，其N端有一个C—3个其他任意氨基酸-半胱氨酸序列。各类趋化性细胞因子主要成员及生物学作用见表5-2。

表5-2　趋化因子家族

种类	名称	主要生物学作用
CXC	IL-8	趋化激活中性粒细胞，刺激血管生成
CC	MIP-1α	抗病毒，与HIV-1竞争结合受体，促进Th1反应
	MIP-1β	与HIV-1竞争结合受体
	MCP-1	激活巨噬细胞，刺激嗜碱性粒细胞释放组胺，促进Th2反应
	RANTES	刺激嗜碱性粒细胞脱颗粒，激活T细胞
C	XCL-1	淋巴细胞的移行
CX3C	CX3CL1	白细胞和内皮细胞的黏附

6. **生长因子（growth factor，GF）**　指一类可促进相应细胞生长和分化的细胞因子。其种类较多，包括转化生长因子β（transforming growth factor-β，TGF-β）、表皮生长因子（epithelial growth factor，EGF）、血管内皮细胞生长因子（vascular endothelial cell growth factor，VEGF）、成纤维细胞生长因子（fibroblast growth factor，FGF）、神经生长因子（nerve growth factor，NGF）、血小板源生长因子（platelet-derived growth factor，PDGF）等，其中TGF-β是一种对免疫细胞具有负向调节作用的多功能细胞因子，可抑制多种免疫细胞的增殖、分化和介导多种其他生物学效应。

二、细胞因子的共同特点

细胞因子种类繁多，各类细胞因子有其特有的分子结构、理化性质和生物学功能，但也具有某些共有特性，简述如下。

1. **多为小分子多肽**　细胞因子分子量为 8~30kDa。

2. **高效性**　细胞因子与其受体以高亲和力结合,体内极微量细胞因子(pmol)即能产生明显的生物学效应。

3. **以自分泌(autocrine)、旁分泌(paracrine)或内分泌(endocrine)形式发挥作用**　细胞因子与其产生细胞的细胞膜上特异性受体结合而发挥生物学效应,即为自分泌作用;细胞因子与其产生细胞的旁邻细胞膜上特异性受体结合而发挥生物学效应,即为旁分泌作用;细胞因子与机体远处组织中靶细胞上的特异性受体结合而发挥生物学效应,即为内分泌作用。大多数细胞因子以自分泌或旁分泌方式发挥作用。少数细胞因子如 IL-1、TNF-α、TGF-β、EPO 和 M-CSF 等也可通过内分泌方式作用于远处的靶器官和靶细胞。

4. **多效性、重叠性、拮抗性、协同性**　一种细胞因子可作用于不同的靶细胞,产生不同的生物学效应,称为细胞因子的多效性。不同细胞因子可作用于同一种细胞,产生相同或相似的生物学效应,称为细胞因子的重叠性。一种细胞因子可抑制其他细胞因子的功能,表现拮抗性。一种细胞因子可增强另一种细胞因子的功能,表现协同性。见图 5-1。

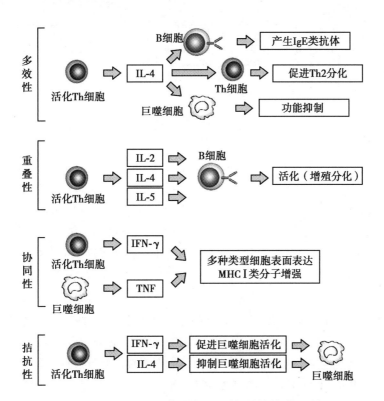

图 5-1　细胞因子的多效性、重叠性、拮抗性、协同性

5. **短暂性**　某些细胞因子在激活物作用于细胞后,激活细胞因子基因表达,经转录、翻译、合成后立即分泌至细胞外发挥作用并很快降解。此过程具有短暂性和自我调控的特点,一旦刺激消失,细胞因子合成也随之停止。一些细胞因子如 IL-1、IL-6、TNF-α 等在发挥作用的同时,也能诱导负反馈信号,从而负调终止细胞因子信号。

6. **网络性**　细胞因子的生物学作用极为复杂,在体内各种细胞因子可相互刺激、彼此约束,形成复杂而有序的细胞因子网络对免疫应答进行调节,维持免疫系统的稳态平衡。

三、细胞因子受体

细胞因子受体(cytokine receptor,CKR)均为跨膜蛋白,由胞外段、跨膜区和胞浆区组成,其胞膜外区可识别相应的细胞因子,胞浆区可启动受体激活后的信号传导。可根据参与细胞信号转导的肽链、胞外段的结构特征等对细胞因子受体进行分类。细胞因子受体一般含两个或两个以上的亚单位,有的亚单位是某类细胞因子专用,有的却是多种细胞因子共用。根据细胞因子受体胞外段结构特点,可将细胞因子受体分为以下五个家族(图5-2)。

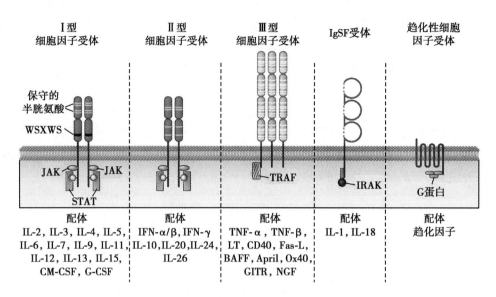

图5-2 细胞因子受体示意图

1. I型细胞因子受体家族 亦称为造血因子受体家族(hemopoietin family receptors)。该类受体胞外区有一个或多个高度保守的半胱氨酸残基和一个 WSXWS 结构域(W 代表色氨酸,S 代表丝氨酸,X 代表任一氨基酸)。主要有 IL-2R~7R、IL-9R、IL-11R、IL-13R、IL-15R、G-CSFR、GM-CSFR 等。

2. II型细胞因子受体家族(干扰素受体家族) 该类受体与 I 型细胞因子受体类似,胞外区含有保守的半胱氨酸残基,但无 WSXWS 结构域。包括各种干扰素受体及 M-CSFR、IL-10R 等。

3. III型细胞因子受体家族 即肿瘤坏死因子受体超家族(tumor necrosis factor receptor superfamily,TNFRSF),该类受体胞外区含有若干约由 40 个氨基酸残基组成的富含半胱氨酸的结构域,胞内区具有可以诱导细胞凋亡或/和刺激基因表达的信号机制。主要包括 TNF-α/βR 以及其他重要的膜分子(如 CD40、CD27 及死亡受体 Fas、DR4、DR5 等)。TNFRSF 多以同源三聚体发挥作用。

4. 免疫球蛋白超家族受体(IgSF) 属 Ig 超家族,其受体的胞外段有一个或几个 Ig 的结构域样结构。包括 IL-1R1、IL-1R2、IL-18R、M-CSFR、SCFR 等。

5. 趋化性细胞因子受体家族 该类受体为 G 蛋白偶联受体,是含有七个跨膜区段的单链分子,多数趋化性细胞因子受体可与不同的趋化性细胞因子结合。包括 CCR1~11、CXCR1~5、CR1 与 CX3CR1 等。

某些细胞因子受体还以可溶性方式存在于血液及其他体液中,称为可溶性细胞因子受体。它来自膜受体的脱落或由细胞分泌,可与膜上的相同受体竞争配体,从而抑制相应细胞因子的生物活性,如 sIL-1R、sIL-2R、sTNFR 等。检测某些可溶性细胞因子受体水平有助于某些疾病的诊断及病程发展和转归的监测。

此外,一些细胞因子受体存在天然拮抗剂,可抑制相应细胞因子的生物学作用,如单核-巨噬细胞可产生 IL-1 受体拮抗剂(IL-1Ra),与 IL-1 竞争结合 IL-1 受体,从而抑制 IL-1 的生物学活性。有些病毒可产生细胞因子结合蛋白,抑制细胞因子与相应的受体结合从而干扰机体的免疫功能,如人类疱疹病毒 8 型可产生 IL-6 类似物和趋化因子 MIP-I、MIP-II类似物。

四、细胞因子的生物学作用

细胞因子种类繁多,生物学作用复杂,不同细胞因子的作用既有特殊性又有重叠性,既有协同性又有拮抗性,但其生物学作用具有某些共同特性。

1. 参与免疫功能的调节

(1)参与免疫细胞的分化和发育:骨髓微环境中的多能造血干细胞在不同细胞因子(如 IL-7 等)精确调控下,分化为不同谱系的免疫细胞;起源于骨髓的前 T 细胞和前 B 细胞分别在胸腺与骨髓中分化、发育成熟,多种细胞因子构成的局部微环境起重要作用;外周组织中免疫细胞的进一步分化,也有赖于细胞因子参与,如 IL-4、GM-CSF 等可诱导单核细胞分化为树突状细胞、IFN-γ 促进 Th0 细胞分化为 Th1 细胞、IL-4 促进 Th0 细胞分化为 Th2 细胞、IL-6 可促进 Th0 细胞分化为 Th17 和 Tfh 细胞。

(2)参与免疫应答和免疫调节:细胞因子参与免疫应答的全过程,涉及抗原提呈和淋巴细胞的活化、增殖、分化、效应等。例如,IFN-γ 等可诱导抗原呈递细胞表达 MHC I/II 类分子,促进抗原呈递;IL-1、IL-2、IL-4、IL-5、IL-6、IL-10、IL-21 等可分别促进 T/B 细胞活化、增殖、分化;Th1 细胞主要产生 IL-2、IFN-γ、TNF-β,参与细胞免疫,介导迟发型超敏反应性炎症;Th2 细胞主要产生 IL-4、IL-5、IL-10、IL-13 和 IL-25 等介导抗胞外病原体免疫;Tfh 细胞能分泌 IFN-γ、IL-4、IL-17、IL-10 和 IL-21 等,参与体液免疫,刺激 B 细胞增殖、分化为浆细胞并产生抗体,以及介导生发中心内的抗体类别转换等。

(3)参与固有免疫:多种细胞因子通过激活相关固有免疫细胞而间接发挥效应。例如,IL-2、IL-12、IL-15 等可促进 NK 细胞对病毒感染细胞的杀伤活性;IL-1、TNF、IFN-γ 等可激活单核/巨噬细胞,增强其吞噬和杀伤功能;IL-1、IL-6、TNF-α 和 IFN-γ 可促进肝细胞合成多种急性期蛋白(acute phase protein),促进对病原体的清除。某些细胞因子可直接发挥效应,如干扰素可抑制病毒复制;TNF 可直接杀伤肿瘤细胞。

2. 参与炎症反应　TNF、IL-1、IL-6、IFN-γ 和趋化因子等被称为促炎细胞因子(pro-inflammatory cytokine),它们直接或间接参与炎症反应,有利于机体抑制和清除病原微生物,同时介导病理性损伤。

3. 刺激造血　骨髓和胸腺微环境中产生的细胞因子尤其是集落刺激因子对调控造血细胞的增殖和分化起关键作用。IL-3 和干细胞因子等主要作用于多能造血干细胞和多种定向的祖细胞;GM-CSF 可作用于髓样细胞前体以及多种髓样谱系细胞;G-CSF 主要促进中性粒细胞生成,促进中性粒细胞吞噬功能和 ADCC 活性;M-CSF 促进单核-巨噬细胞的分化和活化;IL-7 是 T 细胞和 B 细胞发育过程中早期促分化因子;红细胞生成素促进红细胞生成;血小板生成素和 IL-11 促进巨核细胞分化和血小板生成。

4. 调节细胞凋亡　细胞因子可直接、间接诱导或抑制细胞凋亡。TNF 在体外可诱导肿瘤细胞、树突状细胞、病毒感染细胞的凋亡;IL-2、TNF、IFN-γ 可通过促进 Fas 分子的表达,间接促进细胞凋亡。在胸腺细胞凋亡过程中多种细胞因子参与调节,如 IL-1、IL-2、IL-3、IL-6 等抑制细胞凋亡,而 IL-10、TGF-β 则促进细胞凋亡。

5. 促进创伤修复　多种细胞因子在组织修复中起重要作用。如 TGF-β 可通过刺激成纤维细胞和成骨细胞促进损伤组织的修复;VEGF 促进血管和淋巴管的生成;FGF 促进多种细胞增殖,有利于慢性软组织溃疡的愈合;EGF 促进上皮细胞、成纤维细胞和内皮细胞的增殖,促进皮肤溃疡和创口的愈合。

6. 参与神经-内分泌-免疫网络调控　细胞因子与神经肽、神经递质、激素均是神经-内分泌-免疫网络的关键信息分子,参与对机体整体生理功能的调节。细胞因子可促进或抑制神经细胞分化、成熟、再生、移行以及神经递质、内分泌激素的释放;反之,神经系统和内分泌系统也可抑制或促进细胞因子的合成和分泌。

第二节　免疫细胞膜分子

在不同的细胞之间或细胞与其微环境之间相互作用时,细胞表面膜分子发挥不可或缺的作用。

一、白细胞分化抗原、表面标记和 CD 命名

在细胞分化、成熟和发挥功能的过程中,不同谱系(lineage)、不同发育阶段,甚至由于不同功能状态,其表面表达的膜分子会发生变化。这些分子最早发现于白细胞,且与白细胞分化密切相关,故被称为白细胞分化抗原(leukocyte differentiation antigen,LDA)。其后发现,LDA 广泛存在于各种细胞表面,不仅表达于白细胞,也可表达于其他血细胞谱系(如红系和巨核细胞/血小板)以及非造血细胞(如血管内皮细胞、成纤维细胞、上皮细胞、神经内分泌细胞等)表面。LDA 多为跨膜蛋白或糖蛋白,含胞膜外区、跨膜区和胞质区;某些 LDA 以糖基磷脂酰肌醇(glycosylphosphatidylinositol,GPI)连接方式锚定于细胞膜。少数 LDA 是碳水化合物。

LDA 的鉴定依赖于单克隆抗体。但由不同实验室制备、用于鉴定 LDA 的单克隆抗体其名称不同,故所分析和鉴定的 LDA 名称各异,导致同一 LDA 可能有不同命名,给研究和交流造成不便。1982 年召开的国际人类白细胞分化抗原协作组会议,决定应用以单克隆抗体鉴定为主的聚类分析法,将不同实验室所鉴定、具有明确编码基因及表达细胞种类的同一分化抗原归为同一分化群(cluster of differentiation,CD),亦以分化群英文缩写 CD 加阿拉伯数字进行统一命名。所以 CD 是一个细胞膜分子(或 LDA)的命名系统,迄今已命名至 CD370。

由于不同谱系、不同发育阶段、不同功能状态的细胞表达不同的膜分子,这些膜分子不仅是细胞发挥功能的分子基础,而且还可对细胞膜分子进行检测和鉴定,能够了解细胞的谱系、发育阶段和功能状态,所以又称为细胞表面标记(surface marker)。例如 T 细胞表达 CD3,CD3 表达与否能够区分 T 细胞与其他细胞谱系;CD1 在未成熟 T 细胞表达,成熟 T 细胞不表达,CD1 表达与否能够区分成熟与未成熟 T 细胞;T 细胞活化后表达 CD25,CD25 表达与否能够区分活化与静止 T 细胞。人常见免疫细胞表达的膜分子列于表 5-3。

表 5-3　人常见免疫细胞表达的膜分子

细胞	表达膜分子
T 细胞	CD2、CD3、CD4、CD5、CD8、CD28、CD152(CTLA-4)、CD154(CD40L)、CD278(ICOS)
B 细胞	CD19、CD20、CD21、CD40、CD79a(Igα)、CD79b(Igβ)、CD80(B7-1)、CD86(B7-2)
巨噬细胞	CD14、CD35(CR1)、CD64(FcγR I)
血小板	CD36、CD41(整合素 αⅡb)、CD42a-CD42d、CD51(整合素 αv)、CD61(整合素 β3)、CD62P(P 选择素)
NK 细胞	CD16(FcγRⅢ)、CD56(NCAM-1)、CD94、CD158(KIR)、CD161(NKR-P1A)
内皮细胞	CD105(TGF-βRⅢ)、CD106(VCAM-1)、CD140(PDGFR)、CD144(VE 钙黏素)
树突状细胞	CD83、CD80、CD86、CD85(ILT/LIR)、CD25(IL-2Rα)、CD95(Fas)、CD116-CDw137、CD178(FasL)、CD183(CXCR3)、CD184(CXCR4)、CD195(CCR5)
干细胞/祖细胞	CD133、CD243
造血干细胞	CD34、CD117
红细胞	CD233-CD242

大部分膜分子为单体结构,某些(如 CD3、CD8、CD95 等)为多聚体分子。膜分子具有细胞表面跨膜分子的典型结构:①胞外区,通常含 1 个至数个结构、功能各异的结构域,介导与相应配体/受体

结合;②跨膜区,为疏水结构,大部分膜分子是单次跨膜分子,某些(如 CD81)是多次跨膜分子;③胞内区,含不同信号转导基序,如 CD3、CD28、CD19、CD21 胞内段含免疫受体酪氨酸活化基序(ITAM),通过胞内酪氨酸磷酸化级联反应,传递 T/B 细胞特异性活化信号。

不同膜分子因结构差别导致生物学作用各异,例如:①某些膜分子(如 CD21)主要作为受体,其胞外段较长,胞内段则很短,无信号转导功能,需借助 CD19 分子传递 B 细胞活化信号;②某些膜分子(如 CD3 复合物的 ζ 链)主要参与信号转导,则含较长胞内段而胞外段极短。

二、免疫细胞膜分子的生物学作用

免疫细胞膜分子(简称免疫膜分子、膜分子)的作用特点主要为:①通过受体-配体相互作用的方式发挥功能,介导细胞-细胞间或细胞-活性分子(如抗原)间生物学效应;②膜分子功能涉及受体/配体特异性结合以及信号转导两个方面,某些膜分子兼具两种功能,某些膜分子则仅具有结合配体或传递活化信号的单一功能,有赖于膜分子间紧密耦联而发挥效应,如 CD21 与 CD19 分子耦联参与 B 细胞活化。

免疫细胞膜分子种类繁多,具有极为多样的生物学功能,不仅在免疫识别、活化和效应阶段发挥重要作用,且广泛参与免疫细胞分化、发育、增殖、成熟及凋亡等过程。这里仅举例说明免疫细胞膜分子的生物作用。

1. 参与免疫细胞黏附的膜分子　介导细胞与细胞之间或细胞与细胞外基质(extracellular matrix,ECM)之间相互接触和结合的细胞膜分子,常被称为细胞黏附分子(cell adhesion molecule,CAM)。

CAM 多为跨膜糖蛋白,广泛分布于几乎所有细胞表面。黏附分子以配体-受体结合的形式发挥作用,参与细胞识别、信号转导以及细胞活化、增殖、分化与移动等,是免疫应答、炎症反应、凝血、创伤愈合以及肿瘤转移等一系列重要生理与病理过程的分子基础。根据黏附分子的结构特点,将其分为整合素家族(integrin family)、选择素家族(selectin family)、免疫球蛋白超家族(IgSF)、黏蛋白样家族(mucin-like family)、钙黏蛋白或钙黏素(cadherin)等,但还有一些黏附分子(如 CD44)尚未归类。

不同的免疫细胞之间或免疫细胞与细胞外基质之间的黏附具有重要的生物学意义,这里仅用炎症反应时的免疫细胞渗出和淋巴细胞归巢为例加以说明。

炎症过程的重要特征之一是白细胞渗出,即白细胞与血管内皮细胞黏附、穿越血管内皮细胞并向炎症部位渗出。该过程的重要分子基础是白细胞与血管内皮细胞间黏附分子的相互作用。不同白细胞的渗出过程或在渗出的不同阶段,所涉及的黏附分子不尽相同。例如,炎症发生初期,中性粒细胞表面 CD15s(SLex)可与血管内皮细胞表面 E-选择素结合而黏附于管壁;随后,在血管内皮细胞表面的膜结合型 IL-8 诱导下,已黏附的中性粒细胞 LFA-1 和 Mac-1 等整合素分子表达上调,与内皮细胞表面由促炎因子诱生的 ICAM-1 相互结合,从而对中性粒细胞与内皮细胞紧密黏附和穿越血管壁到达炎症部位发挥关键作用(图 5-3)。淋巴细胞的黏附、渗出过程与中性粒细胞相似,但参与的黏附分子有所不同。

淋巴细胞可借助黏附分子从血液回归至淋巴组织,此为淋巴细胞归巢(lymphocyte homing)。介导淋巴细胞归巢的黏附分子称为淋巴细胞归巢受体(lymphocyte homing receptor,LHR),包括 L-选择素、LFA-1、CD44 等。LHR 的配体称为地址素(addressin),主要表达于血管(尤其是淋巴结高内皮小静脉,HEV)内皮细胞表面,如外周淋巴结地址素(PNAd)、黏膜地址素细胞黏附分子(MadCAM-1)、ICAM-1、ICAM-2 等。通过 LFA-1/ICAM-1、L-选择素/PNAd、CD44/MadCAM-1、LFA-1/ICAM-1 等相互作用,介导淋巴细胞黏附并穿越 HEV 管壁回归至淋巴结中,继而再经淋巴管、胸导管进入血液,进行淋巴细胞再循环。

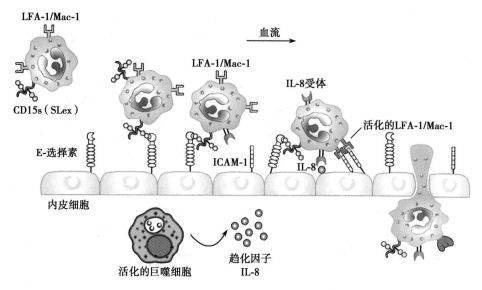

图5-3　黏附分子参与中性粒细胞黏附和浸润

2. 参与免疫细胞识别、活化

（1）参与T、B细胞识别的膜分子：T细胞和B细胞识别抗原是适应性免疫应答的关键环节，涉及的膜分子主要包括CD3、CD4、CD8、CD2、CD79a（Igα）、CD79b（Igβ）、CD19、CD21、CD81等。参与T、B细胞识别的膜分子见表5-4，作用机制详见第六章。

表5-4　参与T细胞和B细胞识别与信号转导的膜分子

膜分子	功能
CD2	亦称为绵羊红细胞受体（SRBC-R）或淋巴细胞功能相关抗原2（LFA-2），配体为LFA-3（CD58），参与T细胞黏附与活化；与SRBC-R结合形成E花环，可用于T细胞功能分析
CD3	由多条肽链组成，胞浆区含免疫受体酪氨酸活化基序（ITAM），与TCR结合形成TCR-CD3复合物，负责转导TCR识别抗原所产生的活化信号
CD4	为单链跨膜糖蛋白，主要表达于辅助T（Th）细胞，是Th细胞TCR识别抗原的共受体，与MHCⅡ分子的β2结构域结合，参与TCR识别抗原的信号转导。CD4分子也是人类免疫缺陷病毒（HIV）的受体
CD8	为α链和β链组成的异二聚体，主要表达于细胞毒性T（CTL/Tc）细胞，是CTL识别抗原的共受体，与MHCI分子的α3结构域结合，参与CTL识别抗原的信号转导
CD79a/CD79b（Igα/Igβ）	与B细胞表面BCR（mIgM）结合形成BCR复合物，传递BCR识别抗原的第一信号
CD19/CD21/CD81	三者组合成复合物，表达于成熟B细胞表面，以非共价键结合形成BCR共受体复合物，能加强由BCR复合物转导的信号，提高B细胞对抗原刺激的敏感性。CD21为EB病毒的受体；CD81为HCV的受体

（2）参与T、B细胞活化的膜分子：T、B细胞活化有赖于其细胞表面膜分子为其提供共刺激或共抑制信号，参与的主要CD分子主要包括CD28、CD152（CTLA-4）、CD278（ICOS）、CD279（PD1）、CD154（CD40L）等，这些分子的主要功能参见表5-5。其中多种CD分子以黏附分子对形式（如CD28/B7、LFA-1/ICAM-1、CD2/LFA-3、CD4/MHCⅡ类分子、CD8/MHCⅠ类分子、CD40/CD40L等）分别向T、B细胞提供共刺激信号，此乃T细胞活化的必要前提。共刺激分子缺如或功能低下可导致T/B细胞失能（anergy）。T、B细胞共刺激分子见表5-5，作用机制详见第六章。

表5-5 为 T、B 细胞活化提供共刺激信号的膜分子

CD 分子	功能
CD28	为 α 链和 β 链组成的异二聚体,与 CD80/CD86(B7-1/B7-2)结合,为 T 细胞活化提供正性共刺激信号,即第二信号
CD152	亦称细胞毒性 T 细胞抗原 4(CTLA-4),主要表达于活化 T 细胞表面,与 CD80/CD86(B7-1/B7-2)结合,为活化 T 细胞提供抑制性信号
CD278	亦称为诱导性共刺激分子(ICOS),表达于活化的 T 细胞(主要是 Tfh),是再次免疫应答 T 细胞活化的主要依赖信号,通常在 CD28 后发挥作用,诱导 IL-10 产生,促进 B 细胞分化为记忆细胞和浆细胞,参与 B 细胞产生抗体的类别转换
CD279	亦称为程序性死亡分子 1(PD-1),主要表达于活化的 T 细胞,与其配体 PDL-1/PDL-2 结合,为 T 细胞提供抑制信号,抑制 T 细胞增殖和 IL-10、IFN-γ 的产生,维持机体免疫自稳,通常是在 CD152 后发挥作用
CD154	即 CD40 的配体(CD40L),主要表达于活化的 T 细胞上,与 B 细胞上的 CD40 结合为 B 细胞活化提供第二信号,促进 B 细胞活化和抗体类别转换

3. 参与免疫细胞的效应 在免疫应答的效应阶段,T\B 细胞发挥其效应有赖于膜分子介导。

(1)介导 T 细胞效应的膜分子:以 CTL 介导靶细胞凋亡为例,CD95(Fas/APO-1)和 CD178(Fas 配体,FasL)是介导凋亡的主要膜分子。Fas 也称为"死亡受体",可组成性或诱导性表达于活化的 T/B 细胞、NK 细胞、单核细胞、胸腺细胞等细胞表面。Fas 主要以膜受体形式存在,其胞内区含由 60~70 个氨基酸组成的死亡结构域(death domain,DD)。FasL 主要分布于活化的 T 细胞表面。活化的 T 细胞表面 FasL 与靶细胞表面 Fas 结合,可经由 Fas 胞内区 DD 传递死亡信号,形成死亡诱导信号复合物(death-inducing signaling complex,DISC),活化 Caspase8,通过级联反应,诱导表达 Fas 的靶细胞凋亡。Fas 介导的细胞凋亡在淋巴细胞分化、发育、增殖、杀伤、免疫调节中均发挥重要作用。

(2)介导 B 细胞效应的膜分子:此类膜分子包括补体受体、细胞因子受体、免疫球蛋白 Fc 受体(表5-6)等。这里 Ig Fc 受体为例说明,B 细胞应答的效应分子是 Ig,Ig Fc 受体种类繁多,表达于多种免疫细胞表面,通过与 IgG/IgA/IgE 的 Fc 段结合而发挥重要的生理、病理学效应功能。

表5-6 免疫球蛋白 Fc 段受体

CD 分子	功能
CD64	即 FcγRⅠ,主要表达于单核-吞噬细胞和 DC,是高亲和力 IgGFcR,能介导 ADCC、促进吞噬细胞的吞噬和对 IL-1 的分泌
CD32	即 FcγRⅡ,为低亲和力受体,能介导 ADCC、介导母体 IgG 通过胎盘,促进吞噬作用
CD16	即 FcγRⅢ,是低亲和力 IgGFc 受体,可促进吞噬、介导 ADCC
CD89	即 FcαR,为 IgAFc 段中亲和力受体,可介导 ADCC、促进吞噬和对炎症因子的释放
CD23	即 FcεRⅡ,为 IgEFc 段低亲和力受体,膜型的 CD23 与 IgE 或 IgE 复合物结合可抑制 B 细胞合成 IgE
FcεRI	为 IgE 高亲和力受体,主要分布于肥大细胞和嗜碱性粒细胞表面,参与 I 型超敏反应的发生

第三节 细胞因子、免疫细胞膜分子在临床医药学中的应用

细胞因子和免疫细胞膜分子的作用具有双重性。在生理条件下,通过多种机制发挥免疫调节、刺

激造血、促进炎症反应及诱导细胞凋亡等多种生物学效应,产生对机体有利的作用;而在某些特定条件下,又可导致某些疾病,介导对机体有害的病理学作用。多种疾病在发生发展过程中细胞因子水平和免疫细胞膜分子表达发生变化,亦可作为疾病辅助诊断指标之一。

一、参与疾病发生

1. 炎症相关性疾病   细胞因子和免疫细胞膜分子在一定条件下也参与多种疾病的发生。在多种感染性及非感染性疾病中,如移植物抗宿主病、急性呼吸窘迫综合征、脓毒血症、系统性炎症反应综合征和流感等,机体可在短时间内分泌大量的多种细胞因子,如不加控制,可引起肺水肿、肺泡出血、急性肺炎、组织损伤和坏死,以及多器官功能衰竭。这种由大量多种细胞因子引起的致死性的全身免疫反应,又称为细胞因子风暴(cytokine storm)。

在类风湿关节炎、强直性脊柱炎、银屑病关节炎和银屑病患者体内均可检测到高水平 TNF-α,拮抗 TNF-α 的生物制剂具有一定的治疗作用。多种趋化因子促进类风湿关节炎、肺炎、哮喘和过敏性鼻炎的发展。体内 Th2 细胞功能异常升高,合成分泌大量 IL-4 可诱导 B 细胞产生特异性 IgE 类抗体,引发 I 型超敏反应。

黏附分子也参与某些自身免疫病的组织损伤。例如,类风湿关节炎患者 T 细胞 CD2、LFA、VLA 等黏附分子表达明显上调,炎症部位淋巴细胞、单核细胞、粒细胞可表达 CD44、L-选择素等归巢受体,并产生大量细胞因子作用于内皮细胞,促使其 ICAM-1、CD31 等表达升高,从而促进白细胞与内皮细胞黏附及穿越血管壁,促进淋巴细胞、单核/巨噬细胞、粒细胞等向关节滑囊浸润,最终导致局部关节炎症病变加重、组织增生、血管翳形成和功能损害。此外,患者关节滑膜液中多种可溶性黏附分子水平升高。

2. 免疫缺陷病   某些细胞因子受体缺陷可引发免疫缺陷病,如 IL-2 和 IL-4 共同受体 γ 链基因突变可导致重症联合性免疫缺陷病。黏附分子表达缺陷与某些免疫缺陷病的发生有关。例如,白细胞黏附缺陷症(leukocyte adhesion deficiency,LAD)是一种罕见的常染色体隐性遗传病,其临床特征是反复发生难以治愈的感染。LAD 可分为 LAD-1、LAD-2 两型:LAD-1 型患者的 β2 链基因突变,使白细胞 CD11/CD18 表达缺陷,以致白细胞不能与血管内皮细胞表面 ICAM-1 结合,不能穿越血管壁渗出至炎症部位;LAD-2 型患者白细胞不表达 SLex、CD15 和 CLA,故不能与血管内皮细胞表面 E-选择素结合,同样也不能向炎症部位渗出。血小板功能不全是因血小板表达 gpⅡb/Ⅲa 缺陷所致,患者血小板不能活化,故出血时间延长,易引起出血。

人 CD4 分子是 HIV 受体,HIV 感染导致的获得性免疫缺陷综合征(acquired immunodeficiency syndrome,AIDS)可使 CD4$^+$T 细胞病变,其特征之一是发生细胞融合而形成多核巨细胞(合胞体),继而细胞死亡。在合胞体形成过程中,LFA-1(CD11a/CD18)参与 HIV 感染和细胞融合的早期阶段,有助于病毒在细胞间传播,抗 CD11a 或抗 CD18 单抗可干扰 HIV 感染和 HIV 诱发的细胞融合。

3. 介导移植排斥反应   整合素、选择素、黏蛋白样家族和 IgSF 成员参与移植排斥反应发生,其机制为:介导白细胞向移植部位浸润;提供 T 细胞激活的共刺激信号;诱导效应 T 细胞形成并介导效应细胞杀伤移植物靶细胞等。联合应用抗 LFA-1(CD11a/CD18)单抗和免疫抑制剂,可延长骨髓移植患者存活期;抗 ICAM-1 单抗与环孢素 A 联合使用,可延长猴同种异体肾移植的存活期。此外,检测患者血中可溶性 ICAM-1(sICAM-1)和可溶性 VCAM-1(sVCAM-1)水平,可作为监测移植排斥反应的指标。

4. 肿瘤发生、发展   某些肿瘤细胞可通过分泌 TGF-β 和 IL-10 等细胞因子,抑制机体的免疫功能,与肿瘤免疫逃逸有关;黑色素瘤、宫颈癌、膀胱癌、浆膜细胞瘤细胞可产生高水平 IL-6,IL-6 以自分泌形式促进肿瘤细胞生长。细胞膜分子也通过不同的机制影响肿瘤的发生和发展。

黏附分子与肿瘤

黏附分子通过不同机制参与肿瘤发生、发展和转移。①肿瘤细胞表达黏附分子表达异常。例如,人肠癌、乳腺癌等多种肿瘤细胞上皮钙黏素(E-cadherin)表达明显减少或缺失,此与肿瘤细胞恶性程度显著相关。肿瘤发生早期,其整合素表达降低,有利于肿瘤细胞从瘤体脱落和扩散;肿瘤细胞进入血循环,其整合素表达增多,能促进瘤细胞黏附血管内皮细胞,继而发生转移。②肿瘤细胞内黏附分子定位异常。例如,E-cadherin 分子在正常上皮组织主要分布于细胞相邻的侧面,而某些上皮组织起源的肿瘤细胞其 E-cadherin 表达于细胞顶部,此种分布异常使该分子难以介导细胞间相互附着,这可能是肿瘤细胞易与原发肿瘤脱离并转移的机制之一。③肿瘤细胞表达黏附分子种类异常。例如,人结肠癌细胞高表达 CD15,通过与血管内皮细胞表达的 E-选择素结合,参与癌细胞血行转移。④黏附分子参与机体抗瘤免疫效应。黏附分子介导 CTL、NK 细胞、巨噬细胞等效应细胞与肿瘤细胞黏附。例如 ICAM-1、LFA-1、CD2、LFA-3、CD8 及 MHC I 类分子等参与 CTL 杀伤肿瘤细胞;某些肿瘤细胞黏附分子表达缺失或下降,可逃避效应细胞的杀伤作用,从而使肿瘤细胞得以逃避免疫攻击。

二、在疾病诊断中的应用

病原体感染机体后,可诱导一些致炎性因子在不同组织表达水平升高。胸水中 IL-6、TNF-α 和 IFN-γ 水平对于结核感染具有重要辅助诊断和预后具有重要参考价值。血清中 IL-6、TNF-α 和 IL-1β 水平对于新生儿脓毒症辅助诊断和预后具有重要参考价值。系统性红斑狼疮患者血清中 IFN-α 水平升高,IFN-α 下游众多靶基因表达上调,也具有辅助诊断参考价值。

分析 HIV 患者 CD4$^+$ 细胞绝对数和 CD4$^+$T 细胞与 CD8$^+$T 细胞的比值,对于辅助诊断和判断 HIV 患者的病情有重要的参考价值。正常人 CD4$^+$T 细胞与 CD8$^+$T 细胞的比值为 1.7~2.0,当 HIV 感染后该比值迅速下降,甚至倒置。通常患者外周血中 CD4$^+$T 细胞数目降至 200 个/µl,提示病情恶化。

此外,免疫荧光标记的 CD 单克隆抗体与流式细胞术联合在白血病、淋巴瘤的临床免疫学分型中被广泛应用。

三、在疾病预防和治疗中的应用

1. 细胞因子、细胞因子受体相关生物制品　鉴于细胞因子具有多种生物学功能并参与多种疾病的发生、发展,故应用细胞因子或其拮抗剂治疗疾病成为人们关注的热点。

利用生物工程技术研制开发的重组细胞因子、细胞因子抗体和细胞因子受体拮抗蛋白已获得广泛的临床应用,为多种疾病如恶性肿瘤、某些炎症性疾病、感染性疾病的辅助治疗提供了新型生物制剂。美国 FDA 批准上市的部分细胞因子及其受体相关的生物制剂见表 5-7。

表 5-7   部分细胞因子及其受体相关的生物制剂

分类	名称	通用名	批准年份	治疗疾病
重组细胞因子	重组 α 干扰素	IFN-α	1986	毛细胞白血病
		Roferon	1986	Kaposi 肉瘤
	重组促红细胞生成素（EPO）	Epoetin alfa	1989	慢性肾衰竭及抗药物引起的重度贫血
	重组 G-CSF	Filgrastim	1990	肿瘤化疗后白细胞减少
	重组 GM-CSF	Sargramostim	1991	肿瘤化疗后白细胞减少
	重组干扰素 γ-1b	Interferon γ-1b	1991	慢性肉芽肿病
	重组干扰素 β-1b	Interferon β-1b	1993	化疗引起的血小板减少
抗细胞因子/受体单克隆抗体	人鼠嵌合抗 TNF-α 单克隆抗体	Infliximab	1998	类风湿关节炎、强直性脊柱炎、克罗恩病
	人鼠嵌合抗 IL-2 受体 α（CD25）单克隆抗体	Basiliximab	1998	器官移植后的免疫排斥反应
	抗 HER2 受体单克隆抗体	Trastuzumab	1998	乳腺癌、胃癌
	抗 IFN-α 受体单克隆抗体	Adalimumab	2002	类风湿关节炎
	抗 EGFR 嵌合抗体	Cetuximab	2004	结直肠癌和头颈部肿瘤等
	抗 VEGF 人源抗体	Bevacizumab	2004	转移性结肠癌和非小细胞肺癌等
	抗 IFN-α 受体单克隆抗体	Golimumab	2009	类风湿关节炎
	抗 IL-1β 单克隆抗体	Canakinumab	2009	Cryopyrin 相关周期性综合征（CAPS）
	抗 IL-12 和 IL-23 共同亚单位 p40 单克隆抗体	Ustekinumab	2009	银屑病、银屑病关节炎、克罗恩病
	抗 IL-6R 单克隆抗体	Tocilizumab	2010	类风湿关节炎
	抗 RANKL 单克隆抗体	Denosumab	2010	骨质疏松症
	抗 BLys/BAFF 单克隆抗体	Belimumab	2011	系统性红斑狼疮、狼疮性肾炎
	人鼠嵌合抗 IL-6 单克隆抗体	Siltuximab	2014	多中心卡斯尔曼病
	抗 IL-5 单克隆抗体	Mepolizumab	2015	嗜酸性哮喘、慢性鼻窦炎伴鼻息肉
	抗 IL-17A 单克隆抗体	Secukinumab	2015	斑块状银屑病、强直性脊柱炎
	抗 IL-2 受体 α（CD25）单克隆抗体	Daclizumab	2016	多发性硬化症
	抗 IL-17A 单克隆抗体	Ixekizumab	2016	银屑病、银屑病关节炎
	抗 IL-5Rα 单克隆抗体	Benralizumab	2017	哮喘
	抗 IL-6R 单克隆抗体	Sarilumab	2017	类风湿关节炎
	抗 IFN-α 受体单克隆抗体	Anifrolumab	2021	系统性红斑狼疮
其他融合蛋白	IL-1Ra 白介素 1 受体拮抗剂	Anakinra	2001	类风湿关节炎
	TNF 受体 2-Fc 融合蛋白	Etanercept	1998	类风湿关节炎
	IL-1R/IL-RAcp 胞外段-FC 融合蛋白	Rilonacept	2008	Cryopyrin 相关周期性综合征（CAPS）
	聚乙二醇化人源化抗 TNF-α 单克隆抗体 Fab 片段	Certolizumab	2008	克罗恩病、类风湿关节炎

2. 靶向免疫膜分子药物 靶向免疫膜分子的一些单克隆抗体在临床治疗多种肿瘤取得了显著效果,如抗 PD-1、PDL-1 单克隆抗体已被批准广泛应用于临床治疗黑色素瘤、转移性非小细胞肺癌(non-small cell lung carcinoma,NSCLC)、膀胱癌、头颈部鳞状细胞癌(head and neck squamous cell carcinoma,HNSCC)、难治性霍奇金淋巴瘤(Hodgkin lymphoma,HL),以及复发性局部晚期或转移性食管鳞状细胞癌。抗 CD3、抗 CD25 等单克隆抗体作为免疫抑制剂在临床上用于防治移植排斥反应的发生,取得了明显的疗效。如体内应用 CD3 单克隆抗体,可与 T 细胞上的 CD3 分子结合,通过经典途径激活补体清除成熟的 T 细胞,进而减轻移植物抗宿主病的发生。此外,抗 CD20 单克隆抗体用于治疗恶性 B 细胞淋巴瘤,取得了显著效果。

思 考 题

1. 简述细胞因子的分类和共同特点。
2. 举例说明细胞因子的临床应用。
3. 简述白细胞分化抗原、细胞表面标记和黏附分子的基本概念,细胞膜分子的检测和命名方法。
4. 黏附分子可分为哪几类? 主要有哪些功能?

第五章
目标测试

(杨想平)

第六章

免 疫 细 胞

第六章
教学课件

学习要求

1. **掌握** 免疫细胞概念与种类;T 细胞、B 细胞主要表面分子;T 细胞亚群主要功能;NK 细胞功能及特点;APC 细胞的概念、种类。
2. **熟悉** 造血干细胞特性;NK 细胞的杀伤机制;树突状细胞、单核/巨噬细胞的特点及主要生物学功能。
3. **了解** T 细胞在胸腺内发育(阳性选择和阴性选择);B 细胞的分化发育。

免疫细胞(immunocyte)泛指所有参与免疫应答或与免疫应答有关的细胞及其前体,主要包括淋巴细胞、抗原提呈细胞、粒细胞、肥大细胞和红细胞及其前体造血干细胞。免疫细胞根据其功能可分为两大类:①固有免疫细胞,包括吞噬细胞、各类粒细胞、单核巨噬细胞、树突状细胞、NK 细胞、固有样淋巴细胞(NKT 细胞、γδT 细胞、B1 细胞),以及其他参与免疫应答和效应的细胞(如肥大细胞、血小板、红细胞等);②T 细胞和 B 细胞,分别表达特异性抗原识别受体(TCR/BCR),是参与适应性免疫应答的关键细胞。两类免疫细胞相互作用,彼此调控,共同执行机体免疫系统的功能。

第一节 造血干细胞

造血干细胞(hemopoietic stem cell,HSC)是存在于造血组织及血液中的原始造血细胞,是机体各种血细胞的共同来源。造血干细胞具有多种分化潜能,因此又称为多能造血干细胞。造血干细胞在人胚胎 2 周时出现于卵黄囊,4 周时开始转移至胚肝,5 个月时骨髓开始造血,出生后骨髓成为造血干细胞的主要来源。成人造血干细胞主要分布在红骨髓、脾脏及淋巴结,其中以红骨髓最为重要。

造血干细胞包括三种处于不同分化水平的细胞,即原始造血干细胞或称多能干细胞、定向干细胞(committed stem cell)及其成熟的子代细胞。机体在整个生命过程中能始终保持造血能力,原因在于原始造血干细胞具有自我更新和定向分化潜能。

在骨髓微环境中造血干细胞分化为**髓样干细胞(myeloid progenitor)**和**淋巴样干细胞(lymphoid progenitor)**,即为定向干细胞,髓样干细胞可分化为红系干细胞、粒细胞-单核细胞系干细胞、巨核干细胞,并进一步分化为粒细胞、巨噬细胞、树突状细胞、肥大细胞、红细胞及血小板等血细胞;淋巴样干细胞可分化为前体 B 细胞(pro-B)和前体 T 细胞(pro-T),它们分别在骨髓和胸腺内发育为成熟 B 细胞和 T 细胞(图 6-1)。

人造血干细胞的主要表面标记为 CD34 和 c-kit(CD117),并表现为谱系阴性(Lin$^-$)。应用抗 CD34 单克隆抗体可从人骨髓细胞分离 CD34$^+$ 造血干细胞。

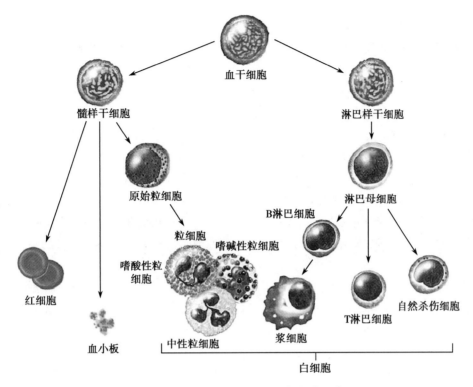

图 6-1 骨髓造血干细胞的分化与发育示意图

第二节 固有免疫细胞

固有免疫细胞是指主要参与固有免疫应答的细胞,主要包括单核/巨噬细胞、树突状细胞、NK 细胞、中性粒细胞、嗜酸性粒细胞、嗜碱性粒细胞和肥大细胞等。固有免疫细胞不表达特异性抗原识别受体,可通过吞饮、吞噬和模式识别受体或有限多样性抗原识别受体对病原体及其感染细胞、衰老损伤和畸变细胞表面有些共有特定表位分子进行识别结合等方式摄取抗原,产生非特异性抗感染、抗肿瘤等免疫保护作用,同时参与适应性免疫应答的启动和效应过程。还有一类淋巴细胞,如 NKT 细胞、γδT 细胞、B1 细胞,由于表达的抗原受体多样性有限,对抗原的应答无记忆性,也被认为是参与固有免疫应答的细胞。

一、吞噬细胞

吞噬细胞(phagocyte)包括两类,即中性粒细胞(小吞噬细胞)及单核/巨噬细胞(大吞噬细胞)。两类吞噬细胞对入侵体内的微生物可极快速地产生应答,尤以巨噬细胞的作用更为持久,是参与晚期固有免疫的主要效应细胞。吞噬细胞发挥功能涉及定向迁移、识别、吞噬和杀伤等环节。

（一）中性粒细胞

中性粒细胞(neutrophil)广泛分布于骨髓、血液和结缔组织,成人外周血中性粒细胞占白细胞总数的 55%~70%,浓度为（2~7.5）×10^9/L,其寿命短、更新快、数量多。

1. 来源　粒细胞来自**髓样干细胞**,依据其形态和胞质颗粒染色的不同分为中性粒细胞、嗜酸性粒细胞、嗜碱性粒细胞三类。在骨髓的微环境下,在粒细胞集落刺激因子的作用下分化出中性粒细胞,从骨髓释放入血,存活期为 2~3 日。粒-单祖细胞在 GM-CSF、IL-3、IL-5、TGF-β 等细胞因子的作用下分化为嗜酸性粒细胞或嗜碱性粒细胞,发育成熟,释放进入血液。

2. 生物学功能 中性粒细胞胞质内有中性颗粒,其内含多种溶酶体酶,如组织蛋白酶、溶菌酶、磷酸酶、过氧化氢酶和多种水解酶等。这些酶类参与中性粒细胞的生物学功能,也可介导某些病理损伤。中性粒细胞处于机体防御病原体的第一线,炎症发生时,大量中性粒细胞趋化至炎症部位,其作用为:吞噬病原体;释放溶酶体酶,水解胞内细菌和组织碎片,防止病原微生物在体内扩散;释放多种细胞毒性分子,发挥杀伤作用;解体的中性粒细胞释放溶酶体酶类,溶解周围组织而形成脓肿;释放花生四烯酸、嗜酸性粒细胞趋化因子、激肽原酶、白三烯等,参与炎症反应。

(二) 单核/巨噬细胞

单核/巨噬细胞(monocyte/macrophage)由血液中单核细胞和组织器官中巨噬细胞所组成,表达特征性表面标记 CD14 分子,并表达模式识别受体、MHC Ⅱ/Ⅰ 类分子等多种类型的受体/膜分子,胞质中富含溶酶体颗粒。单核/巨噬细胞具有很强的变形运动、吞噬杀伤和抗原提呈能力,在固有免疫和适应性免疫应答中均具有重要作用。此外,活化的 T 细胞产生的 Th1 型细胞因子可激活单核/巨噬细胞,显著增强其杀伤和清除病原微生物的功能,参与适应性细胞免疫的效应阶段。

1. 来源与分布 单核/巨噬细胞来源于骨髓的髓样干细胞,经单核母细胞、前单核细胞分化为成熟的单核细胞;其表面表达模式识别受体、MHC Ⅱ 类分子等多种受体和膜分子。单核细胞离开骨髓进入血液,在血液中仅存留 12~24 小时,再进入肝、脾、淋巴结及结缔组织等器官组织中,并进一步分化为巨噬细胞(Mφ),其寿命可达数月。组织中的巨噬细胞因所在器官不同及形态上呈现的差异而具有不同名称,如肝脏中的库普弗细胞(Kupffer cell)、肺泡中的尘细胞(dust cell)、骨组织中的破骨细胞和神经组织中的小胶质细胞等。

2. 单核/巨噬细胞表面受体 单核/巨噬细胞可表达多种受体。

(1)模式识别受体:如 Toll 样受体、甘露糖受体、清道夫受体等,通过这些受体,单核/巨噬细胞可识别病原相关分子模式或损伤相关分子模式产生固有免疫应答,有效地吞噬、杀伤、清除病原微生物及体内出现的衰老损伤、坏死、凋亡细胞。

(2)调理性受体:如 IgG Fc 受体、C3b/C4b 受体,可在抗体或补体的作用下促进和激活单核/巨噬细胞的吞噬活性。

(3)细胞因子受体:如 MCP-1R、M-CSFR、GM-CSFR 等,在相应细胞因子的作用下单核/巨噬细胞趋化到炎症病灶处,活化并完成吞噬、杀伤消化、清除病原体的免疫作用。

3. 单核/巨噬细胞的免疫学功能 单核/巨噬细胞具有重要的生物学作用,不仅参与固有免疫,而且也是适应性免疫应答中的一类重要细胞。

(1)吞噬杀伤病原体:单核/巨噬细胞胞质溶酶体中含有氧依赖和非氧依赖两种杀菌系统及多种水解酶。当病原微生物侵入机体后,在激发适应性免疫应答以前即可被单核/巨噬细胞吞噬、消化清除,这是机体固有免疫防御机制的重要环节。

(2)清除损伤、衰老细胞及肿瘤细胞:单核/巨噬细胞可清除损伤、变性和衰老细胞;在 Th1 细胞的作用及 LPS 或 IFN-γ 等细胞因子的刺激下活化,可有效杀伤胞内寄生菌和肿瘤细胞;可通过 ADCC 效应杀伤病毒感染细胞和肿瘤细胞,故单核/吞噬细胞又被称为机体的清道夫。

(3)抗原提呈:巨噬细胞可经吞噬、胞饮或受体介导的胞吞作用等方式摄取抗原,将抗原加工处理,在 IFN-γ 等细胞因子作用下,巨噬细胞表达 MHC Ⅰ/Ⅱ 类分子和共刺激分子的水平显著提高,将处理的抗原以抗原肽-MHC 分子复合物的形式提呈给效应 T 细胞,发挥专职性 APC 的作用(详见"三、抗原提呈细胞")。

(4)免疫调节:活化的巨噬细胞可以分泌多种细胞因子参与免疫调节。如分泌的 IL-1、IFN-γ 可以上调 APC 表达 MHC 分子,TNF-α 可促进 CTL 细胞的活化和分化,IL-12、IL-18 可激活 NK 细胞,IL-10 可抑制单核/巨噬细胞和 NK 细胞的过度激活等。

二、自然杀伤细胞和固有样淋巴细胞

(一)自然杀伤细胞

自然杀伤细胞(natural killer cell,NK)是不同于 T、B 细胞的第三类淋巴细胞,它们不表达特异性抗原识别受体,在其胞浆内有许多嗜苯胺颗粒,故又称为大颗粒淋巴细胞。NK 细胞无须抗原致敏即可直接杀伤某些靶细胞,包括肿瘤细胞以及病毒感染的细胞。因此,NK 细胞具有抗肿瘤、抗感染、免疫调节等功能。此外,NK 细胞亦参与移植排斥反应、自身免疫病和超敏反应的发生。

1. 来源与分布　NK 细胞来源于骨髓淋巴样干细胞,在骨髓或胸腺中分化成熟,主要分布于骨髓、外周血、肝脏、脾脏、肺脏和淋巴结。目前将具有 TCR^-、mIg^-、$CD56^+$、$CD16^+$ 表型的淋巴样细胞鉴定为人 NK 细胞。

2. NK 细胞识别靶细胞的受体　NK 细胞可杀伤病毒感染细胞和突变的肿瘤细胞,而对宿主的正常组织细胞一般无胞毒作用,即具有识别正常与异常组织细胞的能力。NK 细胞表面具有杀伤细胞活化性受体(killer activatory receptor,KAR)和杀伤细胞抑制性受体(killer inhibitory receptor,KIR)。KAR 是可激发 NK 细胞杀伤作用的受体;KIR 是能够抑制 NK 细胞杀伤作用的受体。

人类 NK 细胞表面的 KAR 能广泛识别并结合分布于自身组织细胞、病毒感染细胞和某些肿瘤细胞表面的糖类配体,以及某些自身成分,如抗原抗体复合物中 IgG 的 Fc 段、细胞应急时表达的 MICA/B。IgG 的 Fc 段受体 FcγRⅢ(CD16)是人类 NK 细胞表面的 KAR 之一,其胞浆区含有免疫受体酪氨酸活化基序(immunoreceptor tyrosine-based activation motif,ITAM),可介导活化信号的传递。当 FcγRⅢ 与抗原抗体复合物中 IgG 的 Fc 段结合后,可通过胞浆内 ITAM 传递激活信号,使 NK 细胞活化并产生杀伤作用,即 ADCC 效应。NK 细胞表面 KIR 所产生的抑制信号能够调节其杀伤作用。NK 细胞 KIR 胞浆区含免疫受体酪氨酸抑制基序(immunoreceptor tyrosine-based inhibitory motif,ITIM),可识别自身组织细胞表面 MHCⅠ类分子,并通过胞浆内 ITIM 启动并传递抑制信号,阻断 NK 细胞活化,使之丧失杀伤活性。

KAR 和 KIR 的平衡调节 NK 细胞对靶细胞的杀伤作用:KAR 与靶细胞表面相应糖类配体结合,通过 ITAM 信号转导途径产生杀伤作用;KIR 与细胞表面 MHCⅠ类分子结合,可产生杀伤抑制信号,该信号在胞内起主导作用,能阻断杀伤活化信号的传递。宿主自身组织细胞表面均表达 MHCⅠ类分子,故 KIR 介导的抑制性作用占主导地位,表现为 NK 细胞失活,自身组织细胞不被破坏。病毒感染细胞和肿瘤细胞表面 MHCⅠ类分子表达减少、缺失或结构发生改变,可影响 NK 细胞 KIR 对相应配体的识别,使 KAR 的作用占主导地位,表现为 NK 细胞活化,使靶细胞溶解破坏或发生凋亡(图 6-2)。NK 细胞表达 Fc 受体,可通过特异性抗体识别靶细胞介导 ADCC 效应杀伤相应靶细胞。

3. NK 细胞的杀伤机制　NK 细胞与靶细胞密切接触,可通过不同途径发挥杀伤效应,其主要机制是:①通过释放穿孔素和颗粒酶引起靶细胞溶解;②通过 Fas/FasL 途径引起靶细胞凋亡;③释放细胞因子,如 NK 细胞毒因子和 TNF 等,通过与靶细胞表面相应受体结合而杀伤靶细胞。

4. NK 细胞的生物学功能

(1)抗肿瘤和抗感染作用:NK 细胞可杀伤 MHCⅠ类分子发生变异或丢失的肿瘤细胞或病毒感染的靶细胞,在免疫监视和清除胞内病原体感染中发挥重要作用。

(2)免疫调节作用:NK 细胞活化后通过分泌 IFN-γ、TNF-α 和 IL-2 增强 T 细胞介导的细胞免疫应答,促进 Th1 细胞活化。

(二)固有样淋巴细胞

固有样淋巴细胞(innate-like lymphocyte,ILL)是体内存在的一小群淋巴细胞,来源于共同淋巴

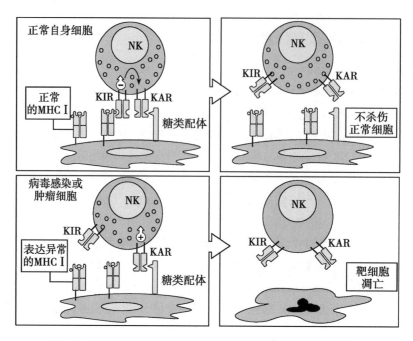

图6-2　KAR和KIR的平衡调节NK细胞对靶细胞的杀伤作用

样前体细胞(common lymphoid progenitor,CLP),具有固有类细胞特征的淋巴细胞,包括B1细胞、γδT细胞和NKT细胞。ILL按其发育应属于适应性免疫系统的细胞,但它们的功能更接近固有免疫系统的细胞。

1. NKT细胞　NKT细胞组成性表达CD56(小鼠NK1.1)和TCR-CD3复合受体。NKT细胞表面TCR表达密度相对较低,多样性有限,通常识别MHC样分子CD1所提呈的磷脂和糖脂类抗原,不受经典MHC分子限制。NKT细胞在胸腺内分化发育,成熟后主要分布在肝脏、胸腺、外周淋巴器官等。NKT细胞在接受抗原刺激后可迅速产生多种细胞因子,如IL-4、IL-10及IFN-γ,具有免疫调节作用和非特异性杀伤效应。

2. γδT细胞　γδT细胞多为CD4⁻CD8⁻双阴性细胞(部分为CD8⁺),仅占外周血成熟T细胞的5%~10%,其广泛分布于皮肤和黏膜下,或存在于胸腺内。其TCR多样性有限,主要发挥非特异性杀伤功能,参与机体针对某些病原体的免疫防御、抗肿瘤作用。

3. B1细胞　B1细胞即CD5⁺B细胞,是个体发育中出现较早的"原始"B细胞。成熟的B1细胞主要定居于腹腔、胸腔以及肠壁固有层,属具有自我更新能力的长寿B细胞。其BCR缺乏多样性,抗原识别谱较窄,主要针对属于TI抗原的多糖类物质,尤其是某些菌体表面共有的多糖抗原如肺炎球菌荚膜多糖等,以及某些变性的自身抗原如变性红细胞、变性Ig、ssDNA等。B1细胞主要产生IgM类的低亲和力抗体;不发生抗体类别转换;一般无免疫记忆性。B1细胞主要承担腹腔、胸腔部位的早期抗感染免疫和清除变性自身抗原(维持免疫自稳)等重要生物学功能。

三、抗原提呈细胞

抗原提呈细胞(antigen-presenting cell,APC)是指能够加工、处理抗原,并将抗原肽提呈给抗原特异性T淋巴细胞的一类免疫细胞。APC与T淋巴细胞之间膜蛋白的结合,是T淋巴细胞活化、增殖、发挥效应的始动因素。APC可分为两类:①专职APC(professional APC),包括巨噬细胞、树突状细胞和B细胞,它们均组成性表达MHCⅡ类分子和T细胞活化所需的共刺激分子及黏附分子,具有显著的抗原摄取、加工、处理与提呈功能;②非专职APC(non-professional APC),包括内皮细胞、上皮细胞和成纤维细胞等,其在某些因素刺激下可表达MHCⅡ类分子,并具有一定的抗原提呈功能。另外,所有表达 MHC I 类分子的有核细胞均可提呈内源性抗原,广义上也属于 APC。

(一)单核吞噬细胞系统

单核吞噬细胞系统(mononuclear phagocyte system,MPS)包括骨髓内的前单核细胞(pre-monocyte)、外周血中的单核细胞(monocyte,Mon)和组织内的巨噬细胞(macrophage,Mφ)。它们是机体重要的免疫细胞,具有抗感染、抗肿瘤、参与免疫应答和免疫调节等多种生物学功能。由于此类细胞具有黏附玻璃及塑料表面的特性,故又称黏附细胞(adherent cell)。

1. **单核吞噬细胞的来源和主要特征** 单核吞噬细胞由骨髓干细胞衍生而来。骨髓中的髓样干细胞受骨髓微环境的作用发育成前单核细胞。前单核细胞在单核细胞诱生因子刺激下,发育成单核细胞,并不断进入血流。单核细胞在血液中仅存留数小时至数日,即移行到全身各组织器官内,发育为 Mφ。定居在组织中的 Mφ 一般不再返回血流,它们可在组织间隙中自由移动成为游动的 Mφ,或在组织中成为固定的 Mφ。不同器官组织中的 Mφ 其名称各异,如库普弗(kupffer)细胞(肝)、小胶质细胞(脑)、肺泡巨噬细胞、破骨细胞(骨组织)等(表 6-1)。Mφ 的寿命长达数月以上,其形态较大,表面皱褶多,内含溶酶体,具有黏附能力及强大的吞噬能力。

表 6-1 正常组织中的单核吞噬细胞

组织部位	细胞名称
骨髓	干细胞→单核母细胞→前单核细胞→
骨髓和血液	单核细胞→
各种组织	巨噬细胞:组织细胞(结缔组织)、枯否细胞(肝)、破骨细胞(骨)、肺泡巨噬细胞(肺)、游走及固定巨噬细胞(淋巴结)、小胶质细胞(神经组织)、游走及固定巨噬细胞(脾)、固定巨噬细胞(骨髓)、腹腔巨噬细胞(腹膜腔)、胸腔巨噬细胞(胸膜腔)、组织细胞(皮肤)、滑膜 A 型细胞(关节)

注:→指分化顺序,即从骨髓到血液再到各种组织相应的名称。

(1)表面标记:Mφ 表达 MHC I 类和 II 类抗原,其中 MHC II 类抗原的表达可受多种因素影响,且与 Mφ 功能状况有关。Mφ 表面还表达 FcR、C3bR、细胞因子受体等,这些受体与 Mφ 吞噬、识别抗原以及 ADCC 等功能有密切关系。

(2)酶和分泌产物:单核吞噬细胞能产生多种酶类分布在胞内外,如各种溶酶体酶、溶菌酶、髓过氧化物酶等。巨噬细胞还可产生和分泌多种生物活性物质,如各种单核因子、激素样物质、凝血因子等。此外,巨噬细胞还产生某些非肽类的小分子活性因子,如一氧化氮(nitric oxide,NO)等。这些酶类和分泌产物与 Mφ 的多种生物功能有关,诸如 Mφ 可杀灭被吞噬的病原体,参与免疫应答以及免疫调节作用等。

2. **Mφ 主要生物学功能** 体内 Mφ 一般处于静止状态。病原体或细胞因子等可激活 Mφ,并使 Mφ 功能明显增强。Mφ 的主要生物学功能有以下几点。

(1)抗原提呈作用:Mφ 是一类重要的专职抗原提呈细胞,可摄取、加工、处理抗原,并将抗原肽-MHC II 类分子复合物提呈给 CD4$^+$T 细胞。

(2)吞噬杀伤作用:巨噬细胞具有很强的吞噬和杀伤能力,是参与机体非特异性免疫防御的重要免疫细胞。巨噬细胞可作为效应细胞直接消除各种异物和胞内寄生的病原体。

(3)免疫调节:Mφ 通过提呈抗原、产生和分泌各种细胞因子(如 IL-1、IL-3、IL-6、TNF-α、IFN-α、IFN-γ 和 IL-10 等)、某些神经肽(β-内啡肽)及激素(促肾上腺皮质激素)等,参与免疫应答和免疫调节。

(4)抗肿瘤作用:巨噬细胞本身抗肿瘤作用微弱,但经细菌脂多糖或 IFN-γ、GM-CSF 等细胞因子作用激活后,胞内的溶酶体数目和蛋白水解酶浓度均显著升高,分泌功能增强,能有效杀伤肿瘤细胞。巨噬细胞也可在肿瘤特异性抗体参与下,通过 ADCC 效应杀伤肿瘤细胞。

（5）参与和促进炎症反应:在病原体及其产物或某些趋化因子等作用下,Mφ 可移行/浸润至炎症部位,在发挥杀灭和清除病原体的同时也参与炎症损伤。其机制为产生组织蛋白酶与弹力酶、溶酶体酶外漏以及分泌各种炎症介质（IL-1、IL-8、TNF-α 等）。

（二）树突状细胞

树突状细胞（dendritic cell,DC） 因其成熟时伸出许多树突样或伪足样突起而得名,是已知功能最强的抗原提呈细胞。DC 可通过胞饮作用摄取抗原异物,或通过其树突捕获和滞留抗原异物。体内 DC 的数量较少,但分布很广,其最大的特点是能够显著刺激初始 T 细胞增殖,是机体适应性免疫应答的始动者。

来源于骨髓的 DC 前体经血循环进入非淋巴组织,分化为非成熟的 DC,定居于上皮组织、胃肠道、生殖和泌尿生殖道、呼吸道以及肝、心、肾等实质脏器的间质。非成熟的 DC 具有很强的摄取、处理和加工抗原的能力,但其提呈抗原的能力很弱。在微环境中炎性因子（如 TNF-α、IL-1）和抗原物质刺激下,DC 逐渐成熟,并通过输入淋巴管进入局部淋巴结。在 DC 成熟过程中,其功能发生变化,即捕获和处理抗原的能力逐渐降低,但呈递抗原的能力则明显增强,表现为共刺激分子表达水平升高,产生 IL-1 等细胞因子的能力增强。未成熟 DC 与成熟 DC 生物学特性差异见表6-2。

表6-2　未成熟 DC 与成熟 DC 比较

特点	未成熟 DC	成熟 DC
主要功能	摄取、处理抗原	提呈抗原
存在部位	非淋巴组织、器官	外周淋巴组织
半衰期/h	~10	~100
表达 MHC II 类分子（数量/细胞）	~10^6	~7×10^6
表达共刺激分子和黏附分子	-/低	++
表达 FcR、CR、TLR、甘露糖受体	++	-
产生细胞因子	TNFα、IL-1、IL-6、IL-15	IL-12、IL-4、IL-18 等
表达趋化因子受体	CCR1、CCR2、CCR5、CXCR1、CXCR2	CCR7、CXCR4

DC 广泛分布于机体所有组织和器官中,根据其分布部位不同可分为三类:①淋巴样组织中的DC,包括滤泡 DC、并指状 DC 和胸腺 DC;②非淋巴样组织中 DC,包括朗格汉斯细胞和间质 DC;③循环 DC。不同部位的 DC 其生物学特征及其命名各异。

DC 的生物学功能包括以下几点。①抗原提呈,激活初始 T 细胞:身体各处表皮部位的未成熟朗格汉斯细胞摄取抗原,迁移到淋巴结 T 细胞富含区并成熟为并指状细胞,并指状细胞高表达 MHC II 类分子和共刺激分子,可将抗原肽-MHC II 类分子复合物提呈给 T 细胞并激活 T 细胞;②参与 T 细胞分化、发育:胸腺 DC 在胸腺细胞的阳性选择及阴性选择中起着重要作用,它可清除自身反应性胸腺细胞和诱导 T 细胞失能;③参与 B 细胞发育、分化及激活:处于外周淋巴器官 B 细胞依赖区的 DC 在B 细胞的发育、分化、激活以及记忆 B 细胞的形成和维持中起重要作用;④参与免疫调节:DC 通过分泌不同细胞因子及改变其膜表面共刺激分子表达,可调节 Th 亚群分化、发育,并影响特异性免疫应答类型和强度;⑤诱导免疫耐受。

（三）其他抗原提呈细胞

某些细胞在通常情况下并不表达MHCⅡ类分子,亦无抗原提呈能力,但在炎症过程中,或接受某些活性分子(如IFN-γ)的刺激,也可表达MHCⅡ类分子并能处理和呈递抗原,这些细胞被称为非专职APC,包括血管内皮细胞、各种上皮细胞和间质细胞、皮肤的成纤维细胞等。非专职APC可能参与炎症反应或某些自身免疫病的发生。例如,人静脉内皮细胞受IFN-γ刺激可表达MHCⅡ类分子并能呈递抗原,从而介导细胞免疫应答;甲状腺滤泡上皮细胞在某些情况下表达MHCⅡ类分子,参与自身免疫性甲状腺炎的发生。

> **知识拓展**
>
> ### 树突细胞疫苗技术
>
> 2011年,拉尔夫·斯坦曼因发现树突细胞及其在获得性免疫中的作用而获得诺贝尔生理学或医学奖。他凭借自己研发的树突细胞疗法治疗自己的恶性胰腺癌,将生命由预期的数月延长到四年。癌症患者的免疫力低下,体内的树突细胞数量减少,因此,获得足够数量的树突细胞是战胜癌症的关键之一。树突细胞疫苗技术的原理是通过从人体采取原始的单核细胞,利用尖端技术培养,使单核细胞变为能够识别癌细胞的树突细胞,扩增培养后,作为疫苗经上臂或大腿根部靠近丰富淋巴结等位置回输给患者。

四、其他免疫相关细胞

除上述细胞外,红细胞、各类粒细胞、肥大细胞等均参与免疫应答,也属免疫细胞。

1. **嗜酸性粒细胞** 来自骨髓中的髓样干细胞,在骨髓中发育成熟。嗜酸性粒细胞占血液白细胞总数的1%~3%。具有一定的吞噬杀菌能力,表面表达IgG的Fc受体(FcγR)和补体C3b受体(CR1),与相应配体结合后,可通过释放碱性蛋白、嗜酸性阳离子蛋白和过氧化物酶等机制发挥效应。嗜酸性粒细胞在抗蠕虫感染中起重要作用。

2. **嗜碱性粒细胞** 来自骨髓中的髓样干细胞,在骨髓中发育成熟。嗜碱性粒细胞存在于血液中,仅占白细胞总数的0.2%。其表面表达过敏毒素C3a/C5a受体和高亲和力IgE的Fc受体(FcεR)。嗜碱性粒细胞通过其表面受体与相应配体结合并交联而被激活,合成并释放炎性介质(如组胺、白三烯、前列腺素D2等)和促炎性细胞因子(IL-1、IL-8和TNF-α等)诱发炎症反应。嗜碱性粒细胞也参与Ⅰ型超敏反应,在诱导抗寄生虫应答中起重要作用。

3. **肥大细胞** 来源于髓样干细胞,但从骨髓中释放的肥大细胞并未成熟,需要迁移到组织中进一步分化发育为成熟的肥大细胞。肥大细胞主要分布于皮肤、呼吸道、胃肠道黏膜下结缔组织和血管壁周围组织中,其膜表面表达受体及作用机制同嗜碱性粒细胞。机体的肥大细胞在免疫调节、抗感染和超敏反应性疾病中发挥重要作用。

4. **红细胞** 髓样干细胞首先分化为巨核/成红祖细胞,其在红细胞生成素(erythropoietin,EPO)和干细胞因子(stem cell factor,SCF)的作用下经历原红细胞、早幼红细胞、中幼红细胞、晚幼红细胞,脱去胞核形成网织红细胞,进入血液最终发育为成熟的红细胞;红细胞可表达补体受体,并借此与抗原-抗体-C3b复合物结合,此即免疫黏附,其生物学意义为促进吞噬和清除循环免疫复合物,红细胞可结合、固定、聚集IC或微生物,并将后者递交给吞噬细胞,从而避免抗原-抗体复合物沉积于血管壁而致病。

5. **血小板** 髓样干细胞首先分化为巨核/成红祖细胞,在血小板生成素(thrombopoietin,TPO)和其他细胞因子(如IL-6、IL-11等)的作用下形成巨核细胞,胞膜凹陷、分离脱落,释放进入血循环成为血小板。血小板（platelet）除凝血作用外，还参与免疫应答和炎症反应。例如，多种免疫病理过程导致内皮细胞损伤，血小板黏附并聚集在受损的血管内皮细胞表面，释放含血清素和纤维蛋白原的颗粒，从而增强毛细血管通透性、激活补体并吸引白细胞，并参与微血栓形成，进一步加重组织损伤。

第三节　T、B 淋巴细胞

淋巴细胞（lymphocyte）是构成免疫系统的主要细胞类别，成人体内约有 10^{12} 个淋巴细胞。淋巴细胞主要分布于淋巴器官、淋巴组织及外周血中，淋巴细胞约占外周血白细胞总数的 30%。淋巴细胞是复杂的异质性细胞群体，根据其表型和功能特征可分为不同类别，如 T 淋巴细胞、B 淋巴细胞、NK 细胞等，这些细胞还可进一步分为若干亚群。淋巴细胞及其亚群在免疫应答过程中相互协作、相互制约，共同完成对抗原物质的识别、应答和清除，从而维持机体内环境稳定。

一、T 淋巴细胞

T 淋巴细胞（T lymphocyte）即胸腺依赖性淋巴细胞（thymus-dependent lymphocyte），简称 T 细胞，是一类功能极为活跃的细胞群体，能介导细胞免疫应答，并在针对 TD-Ag 诱导的体液免疫应答中发挥重要辅助及调节作用。T 细胞来源于造血干细胞，在胸腺中发育成熟。外周血中，T 细胞约占淋巴细胞总数的 60%。

（一）T 细胞的分化发育

骨髓造血干细胞分化为淋巴样干细胞，进一步分化成祖 T 细胞和祖 B 细胞。祖 T 细胞随血液循环到达胸腺，经历 TCR 基因重排表达、阳性选择和阴性选择，逐渐分化、发育为成熟 T 细胞。成熟 T 细胞表达功能性 TCR，属 CD4 或 CD8 单阳性细胞，具有 MHC 限制性识别能力和自身耐受性。在胸腺中各个发育阶段的 T 细胞又称为胸腺细胞（thymocyte）。

1. T 细胞 TCR 基因重排　早期胸腺细胞位于胸腺浅皮质区，染色体上编码 TCR 的 V 区基因为基因片段，必须经过重排才能形成能够编码 V 区基因，其重排过程与 Ig 的 V 区基因重排类似（见第二章）。这一阶段的胸腺细胞既不表达 TCR-CD3 复合物，即 TCR⁻、CD3⁻，也不表达其辅助受体 CD4、CD8 分子，即 CD4⁻、CD8⁻，称为双阴性细胞（double negative cell，DN）。在胸腺微环境中的胸腺基质细胞（thymic stromal cell，TSC）、细胞因子及胸腺激素作用下，TCR 的 V 区基因片段发生重排，开始是 β 链，随后是 α 链 V 区基因片段发生重排，此时胸腺细胞逐渐向深皮质区迁移。重排完成后，胸腺细胞表达 TCR-CD3 复合物，即 TCR⁺、CD3⁺，又表达其辅助受体 CD4、CD8 分子，即 CD4⁺、CD8⁺，称为双阳性细胞（double positive cell，DP）。

2. T 细胞发育的阳性和阴性选择　由于 TCR 基因片段重排是完全随机的，通过组合多样性、连接多样性等机制，每一个胸腺细胞产生的 TCR 具有自己独特的 V 区。虽然这样随机形成的 V 区保证了 TCR 的多样性，但其中存在无用的 TCR（不能与自身 MHC 分子结合），甚至有害的 TCR（与自身 MHC-抗原肽复合物高亲和力结合），表达 TCR 的双阳性细胞必须经过阳性和阴性选择，才能发育为成熟 T 细胞。

阳性选择（positive selection）：若胸腺皮质中 DP 细胞不能与胸腺基质细胞（胸腺上皮细胞和树突状细胞）表面 MHC 分子结合，则发生凋亡；只有当 DP 细胞以适当亲和力与基质细胞表面 MHC 分子结合时才能存活，并转变为单阳性细胞（single positive cell，SP），上述过程称为阳性选择。若 DP 细胞与 MHC I 类分子结合，则分化为 CD4⁻CD8⁺ SP 细胞；若 DP 细胞与 MHC II 类分子结合，则分化为 CD4⁺CD8⁻ SP 细胞。约 95% 的 DP 细胞因不能与 MHC-抗原肽复合物以适当的亲和力结合而发生凋亡。通过阳性选择，CD4⁻CD8⁺ 和 CD4⁺CD8⁻ T 细胞分别获得 MHC I 类分子和 MHC II 类分子限制性的识别能力。

阴性选择 (negative selection)：经历阳性选择的 T 细胞离开深皮质区,向胸腺皮质与髓质交界处迁移,与高表达 MHC-自身肽复合物的 DC 和巨噬细胞接触。单阳性 T 细胞若能与 MHC-自身肽复合物高亲和力结合,即被诱导凋亡或失能(anergy);反之,则能继续分化、发育为仅识别外来抗原的 T 细胞。该过程即胸腺细胞的阴性选择,是机体清除自身反应性 T 细胞从而获得自身耐受性的关键步骤(图 6-3)。

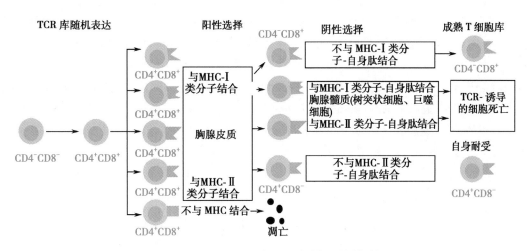

图6-3 T 细胞在胸腺中的阳性选择和阴性选择

经历上述阳性和阴性选择,胸腺细胞分化、发育为具有 MHC 限制性、可识别"非己"抗原的 CD4$^+$CD8$^-$ 或 CD4$^-$CD8$^+$ 单阳性细胞,即具有免疫功能的成熟 T 细胞,进而离开胸腺移居于外周淋巴器官。

(二) T 细胞的表面标记

T 细胞的表面标记是指存在于 T 细胞表面的膜分子,它们是 T 细胞识别抗原、与其他免疫细胞相互作用以及接收信号刺激并产生应答的物质基础,亦是鉴别和分离 T 细胞的重要依据。

1. TCR-CD3 复合物 T 细胞抗原受体(T cell antigen receptor,TCR)是 T 细胞表面特异性识别和结合抗原的结构,是所有 T 细胞的特征性表面标记。在 T 细胞表面,TCR 与 CD3 分子呈非共价键结合,形成 TCR-CD3 复合物(图 6-4),T 细胞通过 TCR 特异性识别抗原肽-MHC 分子复合物(peptide-MHC,p-MHC),并通过 CD3 分子向细胞内传递信号。TCR 包括 TCRαβ 和 TCRγδ 两类,分别由 α、β 链和 γ、δ 链组成。TCR 每一肽链由 V 区和 C 区组成,TCR 的群体数目高达 10^{15}~10^{18},构成了 TCR 的多样性。CD3 分子由 γ、δ、ε、ζ、η 五种肽链组成,通过盐桥与 T 细胞受体 TCR 形成 TCR-CD3 复合物,分布于所有成熟 T 细胞和部分胸腺细胞表面。CD3 分子的主要功能是参与向细胞内转

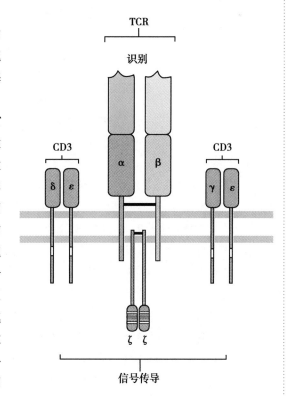

图6-4 TCR-CD3复合物结构示意图

导 TCR 特异性识别抗原所产生的活化信号,促进 T 细胞活化。CD3 分子胞浆区含 ITAM,TCR 识别或结合由 MHC 分子提呈的抗原肽后,导致 ITAM 所含酪氨酸磷酸化,可活化相关激酶,将识别信号转入 T 细胞内。CD3 肽链缺陷或缺失,将引起 T 细胞活化缺陷。

2. 辅助受体   CD4 和 CD8 分子是 TCR 的辅助受体。

CD4 分子:CD4 分子为单链跨膜糖蛋白。在外周血和淋巴器官中,CD4⁺T 细胞主要为辅助性 T 细胞(helper T cell,Th)。CD4 分子是 T 细胞受体(TCR)识别抗原的共受体,其膜外区与抗原提呈细胞(APC)表面 MHC II 类分子的非多态区结合,增强 TCR 与相应 p-MHC 分子复合物结合后的信号转导(图 6-5)。CD4 分子亦是人类免疫缺陷病毒(human immunodeficiency virus,HIV)包膜蛋白 gp120 的受体,故 HIV 可选择性感染 CD4⁺T 细胞,导致获得性免疫缺陷综合征(acquired immunodeficiency syndrome,AIDS)的发生。

CD8 分子:CD8 分子是双链的细胞表面跨膜糖蛋白,由 α 链和 β 链借二硫键连接的异源二聚体。CD8 主要表达于细胞毒 T 细胞(cytotoxic T lymphocyte,CTL 或 Tc)表面。CD8 分子是 T 细胞识别抗原的共受体,其 α 链膜外区能与 MHC I 类抗原非多态区的 α3 区结合,可增强 TCR 与相应 p-MHC 分子复合物结合后的信号转导(图 6-5)。

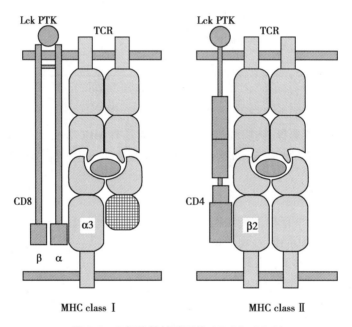

图 6-5　T 细胞的辅助受体 CD4 和 CD8

3. 共刺激分子   T 细胞的活化需要双信号,即除了获得抗原刺激信号(亦称第一信号)以外,还需获得共刺激信号,亦称协同刺激信号或第二信号。介导第二信号的分子统称为共刺激分子或协同刺激分子。T 细胞通过 TCR 与 MHC-抗原肽复合物结合获得第一信号,抗原提呈细胞表面的共刺激分子与 T 细胞表面的共刺激分子结合产生共刺激信号,参与 T 细胞的活化与增殖。如果仅存在第一信号而缺乏第二信号,可导致 T 细胞的失能或凋亡。

CD28:CD28 分子是借二硫键相连的同源二聚体,属 IgSF 成员。在外周血淋巴细胞中,几乎所有的 CD4⁺T 细胞和 50% 的 CD8⁺T 细胞表达 CD28。CD28 分子胞浆区可与多种信号分子相连,能转导 T 细胞活化的辅助信号,也称协同刺激信号或第二信号。CD28 的配体是 B7 家族分子,包括 B7-1(CD80)和 B7-2(CD86),此类分子主要表达于 B 细胞和 APC 表面。CD28 和 B7-1/B7-2 是一组最重要的协同刺激分子,它们之间的结合能提供 T 细胞活化所必需的协同刺激信号,这是 APC 与 T 细胞、T 细胞与 B 细胞间相互作用的重要分子基础。

CD152：又称细胞毒 T 细胞抗原 4（cytotoxic T lymphocyte antigen 4，CTLA-4），为同源二聚体，主要表达于活化 T 细胞。CD152 与 CD28 有一定的同源性，其配体也是 B7-1 和 B7-2。CD152 亦具有信号转导功能，但所起效应与 CD28 相反，其与 B7-1/B7-2 结合能抑制活化 T 细胞扩增，对 T 细胞介导的免疫应答起负调节作用，故 CD152 属于抑制性受体。

CD154：又称 CD40 配体（CD40 ligand，CD40L），属于 TNF 超家族成员，主要表达于活化 T 细胞表面。CD154 作用于 B 细胞表面的 CD40 分子，促进 B 细胞的增殖、分化、抗体生成和类别转换，参与记忆 B 细胞的产生。

4. 其他相关的重要分子

（1）CD2 分子：又称淋巴细胞功能相关抗原 2（lymphocyte function associated antigen 2，LFA-2）或绵羊红细胞受体（sheep erythrocyte receptor），为跨膜单链分子，表达于 T 细胞、胸腺细胞和 NK 细胞。人 CD2 分子的配体是 CD58（LFA-3），其主要作用为：①CD2 与 CD58 结合，能增强 T 细胞与 APC 或靶细胞间黏附，促进 T 细胞对抗原识别和 CD3 所介导的信号转导；②$CD2^+$ 胸腺细胞与 $CD58^+$ 胸腺基质细胞结合，可能为早期胸腺细胞的活化和分化提供信号；③CD2 分子可直接介导 T 细胞的旁路活化，即 T 细胞在没有 TCR-CD3 信号时，某些抗 CD2 抗体与该分子结合，能活化 T 细胞，使其增殖并分泌细胞因子。

（2）CD95 和 CD178：CD95 也称为 Fas 受体，CD178 也称为 Fas 配体（FasL）表达于活化 T 细胞表面。通过 FasL/Fas 结合可导致活化 T 细胞凋亡或诱导靶细胞的凋亡。

（3）细胞因子受体（CKR）：多种细胞因子可参与调节 T 细胞的活化、增殖和分化。细胞因子通过与 T 细胞表面的相应受体结合而发挥调节作用，包括 IL-1R、IL-2R、IL-4R、IL-6R 及 IL-7R 等。CD25 即 IL-2Rα，参与组成高亲和力 IL-2R（αβγ），是活化 T 细胞的表面标记。

（4）丝裂原受体：T 细胞表达某些丝裂原受体，如刀豆素 A（concanavalin A，ConA）、植物血凝素（phytohemagglutinin，PHA）和美洲商陆丝裂原（pokeweed mitogen，PWM）等的受体。体外检测机体细胞免疫功能时，可应用 PHA 等刺激人外周血 T 细胞，以观察 T 细胞增殖水平，此称为淋巴细胞转化试验。

（5）MHC 分子：所有 T 细胞均表达 MHC I 类分子，人 T 细胞被激活后还可表达 MHC II 类分子，故后者亦可视为 T 细胞活化标志。MHC 抗原参与 T 细胞对抗原肽的识别与提呈过程。

（三）T 细胞亚群及其功能

T 细胞是高度不均一的细胞群体，且不断在体内更新，在同一时间可以存在不同发育阶段或功能的亚群，目前分类原则和命名尚未完全统一。但根据其表面标记及功能特点，可分为不同亚群（图 6-6）。各亚群 T 细胞有各自功能特点，共同完成免疫应答并发挥免疫调节功能。值得注意的是不同亚群 T 细胞的功能特征与其表达的表面标记密切相关，故检测 T 细胞表面标记有助于判断不同的 T 细胞亚群。

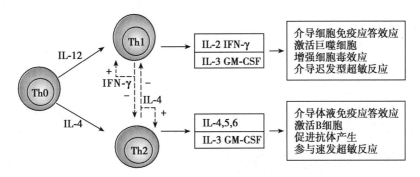

图 6-6　Th1/Th2 细胞分化及其功能

1. **根据 TCR 二肽链构成**　分为 TCRαβ⁺ T 细胞（αβT 细胞）和 TCRγδ⁺T 细胞（γδT 细胞），二者均为 CD2⁺CD3⁺。

（1）αβT 细胞：是参与机体免疫应答的主要 T 细胞群体。成熟的 αβT 细胞多为 CD4⁺ 或 CD8⁺ SP 细胞，占外周血成熟 T 细胞的 90%～95%。能识别由抗原提呈细胞提呈的 MHC-抗原肽分子复合物，主要执行特异性免疫功能。

（2）γδT 细胞：多为 CD4⁻CD8⁻ 双阴性细胞（部分为 CD8⁺），仅占外周血成熟 T 细胞的 2%～7%，其广泛分布于皮肤和黏膜下，或存在于胸腺内，属于固有免疫细胞。

2. **根据 CD4 分子与 CD8 分子的表达**　按 CD 表型不同将人成熟 T 细胞分为 CD2⁺CD3⁺CD4⁺ CD8⁻ 和 CD2⁺CD3⁺CD4⁻ CD8⁺ T 细胞，简称为 CD4⁺ T 细胞和 CD8⁺ T 细胞。二者均表达 TCRαβ，但所识别的抗原肽及提呈抗原肽的 MHC 分子类别不同。

（1）CD4⁺ T 细胞：其识别抗原受 MHC Ⅱ类分子限制，激活后主要通过分泌多种细胞因子而发挥效应。

CD4⁺T 细胞根据其所产生细胞因子种类及对各种细胞因子的反应性和介导的免疫效应不同，还可分为 Th0、Th1、Th2、Th3、Tfh、Th9 和 Th17 等。

不同 CD4⁺Th 细胞亚群所分泌的细胞因子谱及特征性转录因子各异，早期曾认为不同 CD4⁺Th 细胞亚群均为终末分化细胞，但随着新亚群不断被发现，T 细胞功能亚群并非终末分化的 T 细胞，它们在特定微环境中仍可被重新塑型为其他亚型。例如，TGF-β 和 IL-4 可诱导 Th2 细胞重新塑型为 Th9 细胞。某些亚群可发生相互转化，如 Th17 细胞和 Treg 细胞、Th1 细胞和 Th2 细胞可相互作用与转化。

（2）CD8⁺ T 细胞：其 TCR 识别靶细胞（如病毒感染细胞、肿瘤细胞等）表面的 p-MHC Ⅰ类分子复合物。CD8⁺ 细胞主要是一类具有杀伤活性的效应细胞，称为细胞毒性 T 细胞（cytotoxicity T lymphocyte，CTL 或 cytotoxic T cell，Tc）。其杀伤机制为：①分泌穿孔素（perforin）、颗粒酶（granzyme）等直接杀伤靶细胞；②通过高表达 FasL 导致 Fas 阳性的靶细胞凋亡；③通过分泌 TNF 等细胞因子发挥杀伤效应。CTL 主要参与抗病毒免疫、抗肿瘤免疫及移植排斥反应。

3. **根据免疫功能不同**　分为辅助性 T 细胞、细胞毒性 T 细胞、调节性 T 细胞和迟发型超敏反应 T 细胞。

（1）辅助性 T 细胞：Th 细胞通过合成和分泌细胞因子发挥对 T、B 淋巴细胞应答的辅助及效应功能。根据产生的细胞因子和免疫效应的不同，Th 细胞分为 Th1、Th2、Th17 和 Tfh 等亚类，均来自 Th0 细胞。

Th1 细胞：主要分泌 IL-2、IL-12、GM-CSF、IFN-γ 和 TNF-β/α 等，介导局部炎症有关的免疫应答，参与细胞免疫及迟发型超敏反应性炎症的形成，故称为炎症性 T 细胞或迟发型超敏反应 T 细胞（delayed type hypersensitivity T lymphocyte，T_{DTH}）。Th1 细胞在抗胞内病原体（病毒、细菌及寄生虫等）感染中发挥重要作用。过度的 Th1 细胞应答可引起器官特异性自身免疫性疾病，主要为 CD4⁺Th1 细胞。

Th2 细胞：Th2 细胞主要分泌 IL-4、IL-5、IL-10、IL-13 和 IL-25，在抗胞外病原体感染中发挥重要作用。在对蠕虫感染和环境变应原的应答中，主要是 Th2 细胞参与。过度的 Th2 细胞应答可能在遗传易感的过敏性特应症中起重要作用。

两类 Th 细胞对细胞因子的反应性各异：IL-12 可诱导 Th1 细胞分化，但抑制 Th2 细胞增殖；IL-4 诱导 Th2 细胞分化，但可抑制 Th1 细胞功能；IL-2 则可同时引起 Th1 和 Th2 细胞增殖（图 6-6）。微环境中的细胞因子调控 Th1 和 Th2 细胞分化具有重要的临床意义。已发现某些临床疾病的发生是由于 Th1 和 Th2 失衡（或称偏移）。因此，通过改变局部（病灶）微环境细胞因子组成，可能成为对某些疾病进行干预的有效策略。

Tfh 细胞:CD4$^+$ 滤泡辅助性 T 细胞(T follicular helper cell,Tfh),可分泌 IL-21、IL-10 和低水平 IFN-γ,是不同于 Th1/Th2/Th17 的一类 T 细胞亚群,迁移并定位于淋巴滤泡,通过 CD40 和 ICOS(CD278)分别与 B 细胞表面的 CD40 和 ICOS 配体(ICOSL、CD275)结合,所分泌的 IL-21 在刺激 B 细胞的增殖、分化以及免疫球蛋白类别的转换中起重要作用。因此,Tfh 细胞是主要负责辅助 B 细胞的 T 细胞亚群。由于 IL-21 是 Tfh 细胞执行效应功能的主要细胞因子,因此又称为 Tfh 细胞表达的辅助性细胞因子。

Tfh 细胞表达高水平的 IL-6R 和 IL-21R,参与 Tfh 自分泌 IL-21 的功能,通过诱导 Tfh 细胞分化,促进 Tfh 细胞表面 CXCR5 的表达,诱导 Tfh 细胞 ICOS 表达,发挥 Tfh 细胞辅助 B 细胞的功能。IL-21 缺陷小鼠 Tfh 细胞发育障碍。BCL6 可能是控制初始 T 细胞分化为 Tfh 细胞的转录因子。

目前认为:Tfh 细胞是辅助 B 细胞的主要 T 细胞功能亚群。但是,Th1 细胞、Th2 细胞等 T 细胞亚群及其分泌的细胞因子也参与辅助 B 细胞活化和 Ig 类别转换。例如,①IL-4 对初始 B 细胞的作用强于对记忆 B 细胞的作用;②IL-10 优先促进生发中心 B 细胞和记忆 B 细胞分化为 Ig 分泌细胞;③IL-21 在 B 细胞对 TD 抗原的初始/再次免疫应答及体液免疫长期维持中均发挥重要作用。

(2)细胞毒性 T 细胞:细胞毒性 T 细胞(cytotoxic T lymphocyte,CTL)亦称杀伤性 T 细胞(killer T cell),主要为 CD8$^+$T 细胞。

(3)调节性 T 细胞:调节性 T 细胞(regulatory T cell,Treg)是 CD4$^+$细胞中高表达 IL-2Rα(CD25)、胞内表达 Foxp3 转录因子的具有免疫抑制功能的 T 细胞亚群,约占外周血 CD4$^+$T 细胞的 5%~10%,另外 CD8$^+$T 细胞也存在 Treg 细胞。Treg 可在胸腺分化发育成熟后迁移至外周血,通常称为自然调节 T 细胞(natural Treg,nTreg),亦可通过外周初始 T 细胞在 TGF-β 等细胞因子诱导下分化发育而成,称为适应性或诱导型调节 T 细胞(adaptive Treg/inducible Treg,aTreg/iTreg)。Treg 细胞在维持机体内环境稳定、肿瘤免疫监视、诱导移植耐受及自身免疫病发生中发挥重要作用。因此,基于 Treg 细胞的干预策略具有重要临床意义。例如,增强 Treg 细胞功能,有利于防治自身免疫病、超敏反应性疾病及移植排斥反应;通过抑制 Treg 细胞功能,可增强机体对所接种疫苗的免疫应答或促进机体抗肿瘤免疫效应。

4. 根据对抗原的应答及活化状态   分为初始 T 细胞、活化 T 细胞和记忆性 T 细胞。

(1)初始 T 细胞(naive T cell):胸腺中发育成熟的 T 细胞转移到淋巴结、脾等外周淋巴组织,在没有接触特异性抗原刺激前,处于相对静止状态,称为初始 T 细胞。初始 T 细胞表达 CD45RA 分子和高水平 L-选择素(CD62L)。

(2)效应性 T 细胞(effector T cell):特异性抗原选择性激活某些特异性 TCR 的初始 T 细胞克隆,并在周围微环境的影响下分化成为效应 T 细胞如 Th1、Th2、CTL、Tfh 等,发挥细胞免疫功能。效应 T 细胞表达 CD45RO 分子和高水平的 IL-2R。

(3)记忆性 T 细胞(memory T cell):抗原初次进入机体后,刺激初始 T 细胞活化。大部分活化的初始 T 细胞分化成效应 T 细胞,一小部分分化为记忆 T 细胞。记忆性 T 细胞主要在再次免疫应答过程中起作用。

二、B 淋巴细胞

B 淋巴细胞(B lymphocyte)简称 B 细胞,由哺乳动物骨髓或鸟类法氏囊中的淋巴样前体细胞分化成熟而来。成熟 B 细胞主要定居于淋巴结皮质浅层的淋巴小结和脾脏红髓及白髓的淋巴小结内。在外周血中,B 细胞约占淋巴细胞总数的 10%~15%。B 细胞是体内产生抗体(免疫球蛋白)的细胞,主要执行体液免疫,并具有抗原提呈功能。

（一）B 细胞的分化发育

B 细胞的分化、发育可分为抗原非依赖和抗原依赖两个阶段：来源于骨髓淋巴干细胞的祖 B 细胞，在骨髓内分化、发育为成熟 B 细胞，此为中枢发育；成熟 B 细胞迁移至外周淋巴组织，经抗原刺激分化为可产生抗体的浆细胞，此为外周发育（图 6-7）。

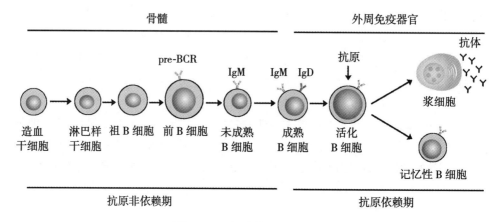

图 6-7 B 细胞的分化与发育

1. **中枢发育** 骨髓中祖 B 细胞在骨髓内经历祖 B 细胞、前 B 细胞、未成熟 B 细胞等阶段而发育为成熟 B 细胞，此过程亦称 B 细胞发育的抗原非依赖期。B 细胞中枢发育经历 BCR V 区基因重排表达，以及阴性选择等，逐渐分化、发育为成熟 B 细胞，此过程与骨髓造血微环境密切相关，尤其骨髓基质中细胞因子和黏附分子是参与 B 细胞发育的关键因素。

B 细胞中枢发育的阴性选择：①凡 BCR 可高亲和力结合多价自身抗原（多为膜结合抗原）的 B 细胞克隆，即发生凋亡而被删除；②BCR 与单价可溶性抗原结合，启动胞内抑制信号，可导致自身反应性 B 细胞克隆失能或忽视；③凡 BCR 不能与自身抗原结合的 B 细胞克隆，则将发育成熟，形成能识别外来抗原的众多特异性 B 细胞克隆。异常情况下，自身反应性 B 细胞若逃逸上述选择而存活，则将导致自身免疫病发生。

2. **外周发育** 成熟 B 细胞迁移、定居于外周免疫器官。若接受抗原刺激，B 细胞即增殖、分化为浆细胞并产生抗体，此即 B 细胞的外周发育，亦称 B 细胞发育的抗原依赖期，此分化过程有赖于 T 细胞辅助。成熟 B 细胞接受外来抗原刺激，在外周淋巴组织内大部分 B 细胞发生凋亡，仅部分 B 细胞继续分化发育，发生体细胞高频突变、Ig 亲和力成熟（affinity maturation）和类别转换（class switching），可高亲和力结合抗原从而避免凋亡，并最终形成浆细胞和记忆性 B 细胞。

（二）B 细胞的表面标记

1. **BCR-Igα/Igβ 复合物** B 细胞抗原受体（B cell antigen receptor，BCR）是嵌入细胞膜类脂分子中的膜免疫球蛋白（mIg），是 B 细胞特异性识别抗原表位的分子基础，也是 B 细胞重要的特征性表面标记，可用荧光素标记的抗 Ig 抗体进行检测、鉴别。mIg 的类别随 B 细胞发育阶段而异：未成熟 B 细胞仅表达 IgM；成熟 B 细胞同时表达 IgM 和 IgD；接受抗原刺激后，B 细胞 mIgD 很快消失；记忆 B 细胞不表达 mIgD。mIg 与 2 个 Igα（CD79a）/Igβ（CD79b）异二聚体通过非共价键结合为 BCR-Igα/Igβ 复合物（图 6-8），其功能类似于 TCR-CD3 复合物：BCR 特异性识别抗原分子的 B 细胞表位；Igα 和 Igβ 将 BCR 的特异性识别信号传递至胞内。

2. **辅助受体** CD19/CD21/CD81 是 BCR 识别抗原辅助受体。B 细胞表面的 CD19 与 CD21、CD81 以非共价键相连，形成一个 B 细胞特异的多分子活化辅助受体，即共受体，其作用是增强 B 细胞对抗原刺激的敏感性。其中，CD21 又称补体受体 2（CR2），可与抗原表面黏附的补体片段 C3d 结合介导 CD19 与 BCR 交联,CD19 的胞质段可传递信号,而 CD81 则起到稳定 CD19 和 CD21 的作用。CD81 也是丙型肝炎病毒 HCV 的受体。

3. **共刺激分子**　有 CD40 和 CD80(B7-1)/CD86(B7-2)。

CD40:是 B 细胞活化过程中最重要的共刺激分子,与活化 T 细胞表面 CD40L(CD154)结合,对激活 B 细胞并阻止 B 细胞凋亡具有重要意义。

CD80(B7-1)/CD86(B7-2):表达于 B 细胞及其他抗原提呈细胞表面,可与 T 细胞表面的 CD28 或 CTLA-4 分子结合,为 T 细胞提供共刺激信号(即 T 细胞活化的第二信号或抑制信号)。

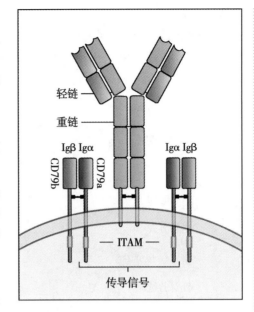

图6-8　BCR-Igα/Igβ复合物示意图

4. **其他相关的重要分子**

(1) 细胞因子受体:B 细胞表面可表达 IL-1R、IL-2R、IL-4R、IL-5R、IL-6R、IL-7R 及 IFN-γR 等,细胞因子通过与 B 细胞表面的相应受体结合而参与调节 B 细胞活化、增殖、分化及分泌抗体的类别转换。

(2) 补体受体:多数 B 细胞表面表达可与补体 C3b 和 C3d 结合的受体,分别称为 CR1 和 CR2(即 CD35 和 CD21)。CR 与相应配体结合后,可促进 B 细胞活化。CR2 也是 EB 病毒受体,在体外可用 EB 病毒感染 B 细胞,使之转化为 B 淋巴母细胞系,从而达到永生化(immortalized),实验室用于单克隆抗体的制备。

(3) Fc 受体:多数 B 细胞表达 IgG Fc 受体(FcγR),可与免疫复合物中的 IgG Fc 段结合,有利于 B 细胞捕获和结合抗原,并促进 B 细胞活化和抗体产生。B 细胞表面还表达 FcαR 和 FcμR。活化 B 细胞表面可表达 FcεRⅡ受体(CD23),与 B 细胞分化增殖密切相关。

B 细胞表达的 IgG Fc 受体ⅡB(FcγRⅡB),是 B 细胞表面主要的抑制性受体,其胞内段含 ITIM,通过受体交联可启动抑制性信号,抑制 B 细胞活化和抗体的产生。

(4) 丝裂原受体:多种丝裂原可与 B 细胞表面丝裂原受体结合,使之被激活并增殖分化为 B 淋巴母细胞,可用于检测 B 细胞功能状态。美洲商陆丝裂原(pokeweed mitogen,PWM)对 T 细胞和 B 细胞均有致有丝分裂作用;脂多糖(lipopolysaccharide,LPS)是常用的小鼠 B 细胞丝裂原。

(5) MHC 分子:B 细胞组成性表达 MHCⅠ类和Ⅱ类分子,发挥抗原提呈功能。

(6) CD20:表达于早期 B 细胞和成熟 B 细胞,分化为浆细胞后表达消失,可参与跨膜 Ca²⁺ 流动,调节 B 细胞增殖、分化。抗 CD20 可交联 CD20,启动凋亡信号,临床可用于治疗非何杰金 B 细胞淋巴瘤。

(三) B 细胞亚群及功能

根据是否表达 CD5 分子,可将人 B 细胞分为 B1(CD5⁺)和 B2(CD5⁻)细胞(表 6-3)。

1. **B1 细胞**　B1 细胞在机体内出现较早,是由胚胎期或出生后早期的前体细胞分化而来,其发生不依赖于骨髓细胞,属固有免疫细胞。

2. **B2 细胞**　B2 细胞即通常所称的 B 细胞,是参与体液免疫应答的主要细胞类别。它是由骨髓中多能造血干细胞分化而来,是比较成熟的 B 细胞,在体内出现较晚,定位于淋巴器官。成熟 B 细胞大多处于静止期,在抗原刺激及 Th 细胞辅助下,被激活成为活化的 B 细胞,经历细胞增殖、抗原选择、免疫球蛋白类别转换、细胞表面某些标志的改变以及体细胞突变,最终分化为浆细胞,即抗体形成细胞。B2 细胞可产生高亲和力抗体,行使体液免疫功能。此外,B2 细胞还具有抗原提呈和免疫调节功能。

　　B 细胞也是一类重要的专职 APC。在再次免疫应答中,尤其是抗原浓度较低的情况下(0.001mg/L),B 细胞显示高效的提呈作用。此外,B 细胞也可通过胞饮作用(pinocytosis)将异物抗原吞入胞内。

表 6-3　B1 细胞和 B2 细胞生物学特征比较

性质	B1 细胞	B2 细胞
CD5 的表达	阳性	阴性
产生时间	早,胎儿期	晚,出生后
更新方式	自我更新	骨髓造血干细胞分化发育
自发性 Ig 产生	高	低
针对的抗原	多糖类	蛋白质类
抗原特异性	低	高
分泌的 Ig 类型	IgM 为主	IgG 为主
体细胞突变频率	低/无	高
免疫记忆	无或少	有

案例

免疫细胞疗法治疗肺癌

案例解析-
免疫细胞
疗法治疗
肺癌

　　2014 年 3 月,65 岁的林先生连续咳血且服药未缓解,检查结果显示是Ⅳ期肺腺癌,由于林先生年龄较大,无法手术,也无法进行靶向治疗,只能接受化疗。又因不能承受病痛以及化疗的副作用,开始选择免疫细胞疗法。在经过 1 个疗程以及 5 次防复发治疗后,CT 显示原发性病灶已经完全消失,肿瘤缩小了 90%,肿瘤标志物由 1890 下降到 10。

　　问题

　　1. 什么是免疫细胞疗法?

　　2. 免疫细胞疗法的原理和基本过程是什么?

思 考 题

1. 简述固有免疫应答的组织屏障及其作用。
2. 简述固有免疫应答的作用时相及其主要作用。
3. 简述模式识别受体及其种类。
4. 简述病原相关模式及其种类。
5. 简述固有免疫应答和适应性免疫应答的主要特点和相互关系。
6. T 细胞和 B 细胞有哪些重要的表面标记?

7. 简述 T、B 细胞的亚群及功能。

第六章
目标测试

（马广强）

第七章

免疫应答及其调节

第七章
教学课件

学习要求

1. **掌握** 免疫应答的类型;固有免疫应答与适应性免疫应答的主要特点;内源性抗原与外源性抗原的提呈途径;T细胞介导的细胞免疫应答和B细胞介导的体液免疫应答的过程;抗体产生的一般规律。
2. **熟悉** 脂类抗原经CD1分子提呈途径以及抗原的交叉提呈;B细胞对TI抗原的免疫应答。
3. **了解** 免疫耐受的机制;不同层面的免疫调节等。

第一节 免疫应答概述

免疫应答(immune response)指机体免疫系统识别和清除"非己"物质的过程。正常情况下,可保护机体免遭外来病原体的侵袭,并清除体内突变、衰老及凋亡的细胞;但异常情况下,也可导致自身损伤、免疫缺陷等病理情况。

一、免疫应答的类型和特点

根据免疫应答启动的时相、参与的细胞、识别的特点、激活的方式以及效应机制的不同,可将其分为固有免疫应答(innate immune response)和适应性免疫应答(adaptive immune response)两类。

1. 固有免疫应答 指生物在长期种群进化过程中逐渐形成并赋予机体与生俱来的非特异性免疫反应,即天然免疫应答(natural immune response)或非特异性免疫应答(nonspecific immune response)。固有免疫激活迅速,可直接清除病原体,在识别和排除病原体的入侵过程中发挥着重要的天然防御作用。其主要特征是:①先天固有,稳定遗传;②能够区分"自己"与"非己",特异性有限;③快速发挥免疫效应;④无典型的免疫记忆。固有免疫通过识别"自己"与"非己"成为机体抵御病原体侵袭的第一道防线,并参与适应性免疫应答。

固有免疫与适应性免疫紧密联系,两者互为补充,协同作用。固有免疫系统由体内外屏障结构、固有免疫细胞和固有免疫分子构成,在适应性免疫建立前发挥抗感染和抗肿瘤作用。

2. 适应性免疫应答 指机体接触抗原后针对特定抗原产生的特异性免疫应答,即获得性免疫应答(acquired immune response)或特异性免疫应答(specific immune response),是抗原特异性免疫细胞受抗原刺激后活化、增殖、分化,并产生一系列免疫生物学效应的全过程。机体感染病原微生物就会获得对该种病原微生物的特异性免疫力,这种免疫力有的是终身的,有的是短暂的。其主要特征是:①接触病原体后产生;②具有高度特异性,更有效地识别"自己"和"非己"抗原物质;③产生免疫效应具有潜伏期;④有免疫记忆,亦可形成免疫耐受。

适应性免疫应答根据其参与成分与效应机制不同,可分为T细胞介导的细胞免疫应答和B细胞介导的体液免疫应答。免疫应答的类型取决于抗原的质和量,以及机体免疫功能状态和反应性。正常情况下,机体能识别"非己"抗原并产生免疫应答,以抵御外源性抗原的侵袭,而对自身抗原呈现无免疫应答状态,即免疫耐受(immunological tolerance),以保护自身组织细胞免遭损伤;在某些特定条件下,抗原也可诱导免疫系统对其产生免疫耐受。

适应性免疫应答与固有免疫应答的主要特征比较见表 7-1。

表 7-1　适应性免疫应答与固有免疫应答的主要特征

特征	固有免疫	适应性免疫
获得方式	通过遗传先天获得	通过感染个体后天建立
参与应答的细胞	黏膜和上皮细胞、吞噬细胞、NK 细胞、NKT 细胞、γδT 细胞、B1 细胞	αβT 细胞、B2 细胞、抗原提呈细胞
应答时效	即刻至 96 小时内,作用时间短	96 小时后,作用时间长
应答特点	先天获得,无须抗原刺激 非特异性 不涉及免疫细胞增殖分化 应答迅速 无免疫记忆	依赖于抗原刺激 特异性 特异性细胞克隆增殖和分化 应答速度较慢 有免疫记忆
刺激应答的物质	病原体或组织损伤相关分子模式	非己蛋白质抗原
识别分子	模式识别受体	TCR、BCR
相互关系	是适应性免疫应答的基础	可增强固有免疫应答

二、免疫应答的基本过程

以适应性免疫应答为例,其通常发生于外周免疫器官如淋巴结和脾脏等,可分为感应阶段、增殖和分化阶段、效应阶段,三个阶段是紧密相关和不可分割的连续过程(图 7-1)。

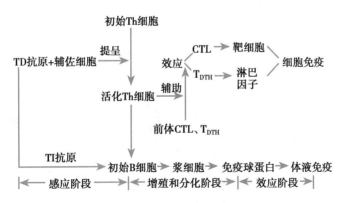

图 7-1　适应性免疫应答的基本过程

1. 感应阶段　是指 APC 摄取、加工、处理并提呈抗原供 T/B 细胞的抗原识别受体特异性识别抗原的过程,此阶段也称为抗原识别阶段。

2. 增殖和分化阶段　是指 T/B 细胞特异性识别抗原后,在共刺激分子协同作用下,发生活化和克隆增殖,进而分化为效应细胞(如效应 T 细胞或浆细胞),并分泌效应分子(如细胞因子和抗体)的过程。在此阶段,接受抗原刺激而活化的部分 T、B 细胞可中止分化,转变为记忆细胞。记忆细胞再次接触相同抗原时,可迅速增殖、分化为效应 T 细胞和浆细胞。

3. 效应阶段　是指免疫效应细胞和效应分子共同发挥作用,产生体液免疫和细胞免疫应答的阶段。其结果是清除"非己"抗原物质或诱导免疫耐受,从而维持机体正常生理状态;病理情况下也可能引发免疫相关疾病。

第二节　固有免疫应答

固有免疫应答主要由组织屏障、固有免疫细胞和固有免疫分子组成。固有免疫应答出现在机体抗感染免疫应答的初始阶段,在抗原入侵前就已存在。在应答的过程中,固有免疫细胞和分子即刻识别入侵的病原体及其产物、体内衰老损伤或突变的细胞,迅速活化、吞噬、杀伤并清除这些"非己"的抗原性异物,发挥免疫防御、免疫监视和免疫自稳的保护作用。

一、固有免疫系统的构成

(一)组织屏障及其作用

1. 皮肤黏膜及其附属成分　由致密的鳞状上皮细胞组成的皮肤和黏膜上皮组织共同构成机体的物理屏障——机械阻挡病原体入侵的第一道防线。呼吸道上皮纤毛的定向摆动和黏膜表面分泌液的冲洗作用有助于清除黏膜表面的病原体。皮肤和黏膜上皮细胞分泌液中含有多种抑菌或杀菌物质,如皮脂腺分泌的不饱和脂肪酸和汗液中的乳酸、胃肠道中的胃酸和溶菌酶等则构成机体的化学屏障,可有效杀伤黏膜表面的病原体。此外,寄居在皮肤和黏膜表面的正常菌群可竞争吸收营养物质和分泌抗菌活性物质,抑制致病菌的增殖和侵袭,从而构成机体抵抗病原体感染的微生物屏障。

2. 体内屏障　突破皮肤和黏膜进入机体循环系统的病原体,可被血脑屏障和血胎屏障阻挡,防止病原体对中枢神经系统和胎儿的感染。血脑屏障由软脑膜、脑毛细血管和毛细血管外覆盖的星形胶质细胞构成,能阻挡血液中的病原体和大分子的毒性物质进入脑组织,婴幼儿因血脑屏障发育不完全而容易发生中枢神经系统感染。血胎屏障由母体子宫内膜的基蜕膜和胎儿的绒毛膜共同组成,可防止母体中感染的病原体和有害物质进入胎儿体内。但血胎屏障对大多数病毒无阻挡能力,尤其是妊娠早期的血胎屏障发育不完善,母体若此时感染风疹病毒和巨细胞病毒,可导致胎儿畸形或流产、早产、死胎,或出生后严重智障和多脏器损伤等。

(二)固有免疫细胞及其作用

固有免疫细胞是固有免疫应答的主体,主要由树突状细胞、单核/巨噬细胞、粒细胞、NK 细胞、NKT 细胞、γδT 细胞、B1 细胞、固有淋巴样细胞和肥大细胞等组成。固有免疫细胞不表达识别特异性抗原的受体,而表达模式识别受体(pattern recognition receptor,PRR),可通过 PRR 与病原相关分子模式(pathogen associated molecular pattern,PAMP)或损伤相关分子模式(damage associated molecular pattern,DAMP)相结合,识别"自己"与"非己",活化固有免疫细胞,发挥抗感染、抗肿瘤的作用。

1. 模式识别受体　是指存在于固有免疫细胞或分子中的一类能够直接识别和结合病原微生物共有的保守成分或宿主受损细胞释放某些特定分子的受体,主要包括 Toll 样受体(Toll-like receptor,TLR)、清道夫受体(scavenger receptor,SR)、甘露糖受体(mannose receptor,MR)、磷脂酰丝氨酸受体(phosphatidyl serine receptor,PSR)、甘露糖结合凝集素(mannose-binding lectin,MBL)、脂多糖结合蛋白(lipopolysaccharide binding protein,LBP)和 C 反应蛋白(C reactive protein,CRP)等。

2. 病原相关分子模式　是指病原微生物表面共有的、高度保守的分子结构,为模式识别受体结合的配体分子。其主要包括①细菌胞壁的某些糖类和脂类成分,如革兰氏阴性杆菌的脂多糖(lipopolysaccharide,LPS)、革兰氏阳性菌的磷壁酸(teichoic acid)和肽聚糖(peptidoglycan,PGN)、细菌和真菌的甘露糖、分枝杆菌和螺旋体的脂蛋白和脂肽,以及鞭毛素等;②细菌胞核成分及病毒产物,如非甲基化寡核苷酸 CpG DNA、单链 RNA、双链 RNA 等。因宿主细胞不产生 PAMP,故 PAMP 成为固有免疫系统区分"自己"与"非己"物质的结构标志。PRR 特有的识别与激活方式使得数量有限的模式识别受体可识别种类众多的 PAMP。

3. 损伤相关的分子模式　各种原因(如炎症、损伤、缺氧、应激等)造成的组织损伤,都可向细胞间隙或血液循环释放某些内源性分子,即DAMP。由受损或坏死细胞被动释放,或者由细胞受刺激后主动分泌,例如高迁移率族蛋白B1(high mobility group protein B1,HMGB1)、热休克蛋白(heat shock protein,HSP)、尿酸、IL-33、IL-1等。DAMP在炎症和组织损伤时被迅速释放,亦称警报素(alarmins)。如同PAMP,固有免疫细胞表面PRR也可识别DAMP,从而启动固有免疫,在宿主防御反应和组织修复中发挥重要作用。

(三) 固有免疫分子及其作用

这里介绍体液中的固有免疫分子,主要包括补体、细胞因子和急性期反应蛋白,它们能够介导早期抗感染和炎症反应。

1. 补体系统　补体系统是参与固有免疫应答的重要免疫效应分子。在正常生理状况下,血清中的补体成分都是以无活性的前体存在。在适应性免疫应答尚未建立的感染早期,补体系统可通过旁路途径和甘露糖结合凝集素途径激活,最终发挥溶菌、溶细胞效应。在补体活化过程中产生的裂解片段,如C3a、C5a和C4a具有趋化作用和过敏毒素作用,可吸引和活化固有免疫细胞,介导炎症反应;C3b/C4b具有免疫黏附和免疫调理的作用,可促进吞噬细胞吞噬、清除病原体和抗原-抗体复合物等。

2. 细胞因子　细胞因子同时参与和调控固有免疫应答和适应性免疫应答。在固有免疫应答中,趋化因子IL-8、MCP-1和MIP-1α能募集、活化巨噬细胞介导炎症应答;IFN-γ、TNF-α、IL-12和GM-CSF可激活巨噬细胞和NK细胞,杀伤肿瘤细胞和病毒感染的细胞;IFNα/β可诱导细胞产生抗病毒蛋白,抑制病毒的复制和扩散等。

3. 急性期反应蛋白　在感染早期,活化的巨噬细胞产生的TNF-α、IL-1β和IL-6可诱导肝脏产生急性期蛋白,包括CRP、MBL和纤维蛋白原等,参与固有免疫应答。

4. 抗菌肽和溶菌酶　抗菌肽是一种能非特异杀伤多种细菌、某些真菌、病毒、寄生虫、甚或肿瘤细胞的小分子碱性多肽,如防御素就是其主要成员之一;溶菌酶是体液、外分泌液和溶酶体中广泛存在并能破坏 G^+ 菌细胞壁的不耐热碱性蛋白。

二、固有免疫应答的作用时相

病原体初次侵入机体时,固有免疫应答迅速被激活。按照免疫分子和细胞的激活及其发挥效应的顺序,可将固有免疫应答过程分为三个连续的阶段。

1. 瞬时固有免疫应答阶段　发生在感染4小时之内。包括皮肤黏膜的屏障作用,屏障结构被突破后激活的补体旁路途径和MBL途径对病原体的裂解作用,补体活化产物对巨噬细胞的趋化和增强吞噬杀菌能力,以及局部巨噬细胞活化后产生的趋化和促炎细胞因子以吸引中性粒细胞进入感染灶吞噬、杀伤病原体等。中性粒细胞是机体抗细菌和真菌的主要效应细胞,大部分细菌性感染终止于此期。

2. 早期固有免疫应答阶段　发生在感染后4~96小时。持续感染产生的炎性介质进一步募集周围固有免疫细胞参与炎症反应;各种炎性介质使局部的血管扩张、通透性增大,增强和扩大炎症反应;刺激骨髓释放大量中性粒细胞入血增强杀菌能力;刺激肝细胞合成CRP、MBL入血,激活补体的MBL途径杀伤病原体;在趋化因子的作用下募集NK细胞、NKT细胞和γδ-T细胞到感染部位,有效杀伤病原体或感染细胞。B1细胞经细菌多糖刺激,产生低亲和力的IgM抗体参与体液免疫。

3. 适应性免疫应答诱导阶段　发生在感染96小时之后。活化的巨噬细胞和经抗原刺激的未成熟DC捕获的抗原,迁移到外周免疫器官,并逐步分化为成熟DC,作为APC以抗原肽-MHC(peptide-MHC,pMHC)复合物的形式提呈给T细胞,从而启动适应性免疫应答。

三、固有免疫应答的特点

1. 固有免疫细胞主要是通过模式识别受体直接识别病原微生物共有的分子模式分子产生免疫应答。这些模式分子结构在机体正常细胞上不表达,却广泛存在于多种病原体及其产物如病原相关分子模式,存在于病毒感染细胞和肿瘤细胞表面如损伤相关分子模式。这也赋予了固有免疫系统识别"自己"和"非己"的能力。

2. 固有免疫细胞表面有多种趋化因子和细胞因子的受体,可被迅速募集和激活,通过"集中优势兵力"在感染灶杀伤清除病原体。固有免疫细胞直接被活化,不需要经过克隆扩增和分化的过程;动员快,可在接触病原体及其产物 0~96 小时内发挥作用。

3. 固有免疫细胞寿命较短,一般不形成免疫记忆。因此,固有免疫应答维持时间短,无再次免疫应答。

4. 固有免疫细胞参与固有免疫和适应性免疫应答的全过程,产生的不同细胞因子可以调控适应性免疫应答的类型、强度和持续时间。

四、固有免疫应答与适应性免疫应答的关系

固有免疫应答既是适应性免疫应答的启动者,又是适应性免疫应答的效应组成部分,参与适应性免疫应答的全过程。固有免疫与适应性免疫紧密联系,两者互为补充,协同作用。

1. 固有免疫应答启动适应性免疫应答　在感染部位被抗原激活的未成熟 DC 可迁移到外周淋巴器官,分化为成熟 DC,激活初始 T 细胞,活化的巨噬细胞可进一步激活 T 细胞,启动适应性免疫应答。

2. 固有免疫应答调节适应性免疫应答的类型　固有免疫细胞表面的 PRR 识别不同病原体的 PAMP 而被激活,可产生不同类型的细胞因子,诱导初始 T 细胞分化为不同亚群,决定细胞免疫和体液免疫的比例和强度。

3. 固有免疫应答协助适应性免疫细胞/分子发挥作用　固有免疫细胞激活后表面黏附分子和趋化因子受体表达,以及各种细胞因子的释放可以协助效应 T 细胞进入感染部位或肿瘤组织发挥杀伤作用。补体成分可协助抗体行使溶菌、溶细胞的功能。

4. 适应性免疫细胞/分子增强固有免疫应答　效应 T 细胞可通过释放细胞因子活化固有免疫细胞,如增强巨噬细胞和 NK 细胞的吞噬、杀伤活性等。

第三节　T 细胞介导的细胞免疫应答

细胞免疫应答是指由胸腺发育成熟的初始 T 细胞(naive T cell)通过其表面 TCR 特异性识别抗原提呈细胞(APC)表面的抗原肽-MHC 复合物,进而活化、增殖与分化为效应 T 细胞后,通过多种机制清除抗原,维持免疫稳态的反应过程。在此过程中,部分 T 细胞可分化为记忆性 T 细胞(memory T cell,Tm),为再次接触特异性抗原后的快速应答做准备。

一、抗原的加工和提呈

T 细胞的 TCR 仅识别与 MHC 分子结合成复合物的抗原肽:CD4$^+$T 细胞识别 APC 表面的抗原肽-MHCⅡ类分子复合物;CD8$^+$T 细胞识别靶细胞表面的抗原肽-MHCⅠ类分子复合物。APC 将胞浆内产生的或摄入胞内的抗原消化、降解为一定大小的抗原肽片段,以适合与胞内 MHC 分子结合,此过程称为抗原加工(antigen processing)或抗原处理。抗原肽与 MHC 分子结合为复合物,并表达在细胞表面以供 T 细胞识别,此过程称为抗原提呈(antigen presenting)。针对抗原性质和来源不同,APC 通过四条不同的途径对抗原进行加工和提呈:①内源性抗原提呈途径,亦称 MHCⅠ类分子途径或胞

质溶胶途径;②外源性抗原提呈途径,亦称 MHCⅡ类分子途径或溶酶体途径;③MHC 分子交叉提呈抗原;④CD1 分子提呈途径,主要提呈某些脂类抗原。APC 的种类及其特点见第六章,内源性和外源性抗原的特点见第一章。

(一) MHCⅠ类分子抗原提呈途径

内源性抗原在有核细胞胞浆内被处理和转运,其在多种酶和 ATP 作用下与泛素(ubiquitin)结合,泛素化的内源性抗原以线形进入蛋白酶体(proteasome)。蛋白酶体具有酶活性的组分主要是两种低分子量多肽(low molecular weight peptide,LMP),即 LMP2(B1i)和 LMP7(B5i)。经蛋白酶体降解的抗原肽段进入内质网(endoplasmic reticulum,ER)与 MHCⅠ类分子结合,该过程依赖于 ER 的抗原加工相关转运体(transporter associated with antigen processing,TAP)。胞浆中的抗原肽与 TAP 胞浆区结合后,以 ATP 依赖的方式,使 TAP 异二聚体结构改变,孔道开放,抗原肽通过孔道进入 ER 腔。TAP 可选择性转运含 8~12 个氨基酸并适于 MHCⅠ类分子结合的抗原肽。

MHCⅠ类分子 α 链和 β2m 在 ER 中合成,并与伴侣蛋白(chaperone)如钙联蛋白和钙网蛋白等结合。伴侣蛋白参与 α 链折叠并保护其不被降解,参与 α 链与 β2m 组装成完整 MHCⅠ类分子以及参与 MHCⅠ类分子与 TAP 的结合。在 ER 中,MHCⅠ类分子与抗原肽结合为抗原肽-MHCⅠ类分子复合物,再经高尔基复合体转运至细胞膜表面,提呈给 CD8⁺T 细胞识别(图 7-2)。

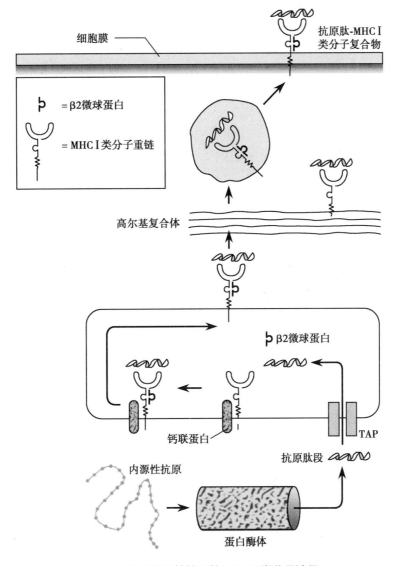

图7-2　提呈内源性抗原的 MHCⅠ类分子途径

某些外源性抗原如分枝杆菌抗原和肿瘤抗原,可从内体/溶酶体中逸出而进入胞质,或某些外源性抗原直接穿越胞膜而进入胞质,使外源性抗原按内源性抗原提呈途径被加工和处理。

(二) MHC Ⅱ类分子抗原提呈途径

APC通过吞噬、吞饮或受体介导的内吞作用(endocytosis)或内化作用(internalization)摄入外源性抗原。被摄入的外源性抗原由胞膜包裹,在胞内形成内体(endosome),向胞浆深处移行与溶酶体融合为内体/溶酶体。后者含组织蛋白酶、过氧化氢酶等多种酶类,呈酸性环境,可使抗原蛋白降解为含10~30个氨基酸的肽段,适合与MHCⅡ类分子结合。

MHCⅡ类分子α链和β链在粗面ER中合成并折叠成异二聚体,插入粗面ER膜,与Ⅰa相关恒定链(Ia-associated invariant chain,Ii)结合为(αβIi)₃九聚体。ER内合成的MHCⅡ分子通过高尔基复合体转运形成MHCⅡ类分子腔室(MHC class Ⅱ compartment,MⅡC),含外来抗原多肽的内体/溶酶体可与MⅡC融合。随后,酸性蛋白酶将Ii降解,仅在抗原肽结合槽中残留一小肽段,称为MHCⅡ类分子相关的恒定链多肽(class Ⅱ-associated invariant chain peptide,CLIP)。

MHCⅡ类分子α1和β1功能区形成抗原肽结合槽,其两端为开放结构,与之结合的最适多肽约含13~18个氨基酸。在MⅡC中,占据MHCⅡ类分子抗原肽结合槽的CLIP被抗原肽所置换而形成抗原肽-MHCⅡ类分子复合物,随MⅡC转运至APC表面,供CD4⁺T细胞识别(图7-3)。

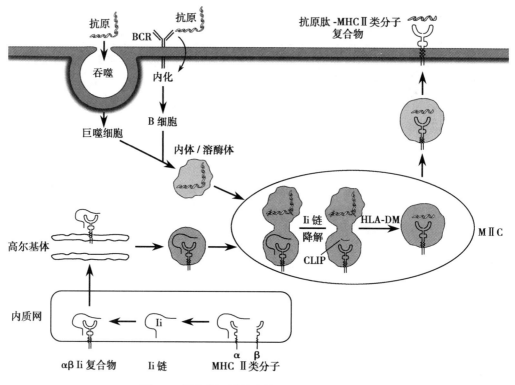

图7-3　提呈外源性抗原的MHCⅡ类分子途径

(三) 其他抗原提呈途径

APC能将外源性抗原通过MHCⅠ类分子途径提呈给CD8⁺T细胞,也可以将内源性抗原通过MHCⅡ类分子途径提呈给CD4⁺T细胞,即抗原的交叉提呈(cross-presentation)。脂类抗原如分枝杆菌胞壁成分,可通过APC细胞表面的CD1分子提呈给特定的细胞,如CD4⁻CD8⁻T细胞或NKT细胞等。

二、T细胞对抗原的识别

外源性抗原如病原体及其产物,被APC摄取,通过溶酶体将抗原降解成肽段,与MHCⅡ类分子结合成复合物,提呈给 CD4+T 细胞识别。内源性抗原如肿瘤抗原和病毒感染细胞表达的抗原,则被宿主细胞胞质内的蛋白酶体系统降解为肽段,与 MHC I 类分子结合成复合物,提呈给 CD8+T 细胞识别。T 细胞通过其与 APC 表面多种受体与配体分子间的相互作用识别特异性的抗原,形成免疫突触(immunological synapse),以维持和加强 TCR 与 pMHC 复合物的亲和力,提供 T 细胞活化刺激信号(图 7-4)。

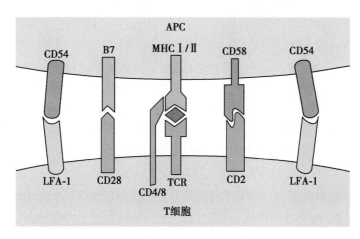

图 7-4 T 细胞与 APC 相互作用

1. TCR 特异性识别抗原 进入淋巴结深皮质区的初始 T 细胞与 APC 随机接触,通过两者表面黏附分子间的相互作用,使 T 细胞与 APC 发生短暂、可逆性结合,有利于 TCR 从 APC 表面大量 pMHC 复合物中选择识别特异性抗原肽,同时识别自身的 MHC。

2. CD4/CD8 参与识别抗原 T 细胞表面 CD4 或 CD8 分子是 TCR 识别抗原的共受体。两者分别与 APC 表面 MHC II 类或 I 类分子结合,可提高 TCR 与特异性 pMHC 复合物的亲和力,增强 T 细胞对抗原刺激的敏感性。

三、T 细胞的活化、增殖和分化

T 细胞的活化有赖于双信号分子的刺激,是 T 细胞活化的基础。活化的 T 细胞在 IL-2 等多种细胞因子的作用下增殖并分化成为效应或记忆性 T 细胞。

(一)T 细胞的活化

T 细胞接受抗原刺激后,需要双信号和细胞因子的作用才能够完全活化。

1. T 细胞活化的第一信号 TCR 特异性识别 APC 所提呈的 pMHC 复合物,CD4 或 CD8 与 MHC II 或 I 类分子结合,引起 TCR 交联产生抗原识别信号,即第一激活信号。同时,CD4 或 CD8 尾部相连的蛋白酪氨酸激酶被激活,引发 CD3 胞内段 ITAM 中的酪氨酸磷酸化,启动信号转导的激酶级联反应,最终导致一系列转录因子、细胞因子及其受体的表达。

2. T 细胞活化的第二信号 APC 和 T 细胞表面多对共刺激分子如 B7/CD28 或 ICAM-1/LFA-1 和 LFA-3/CD2 等的结合,可向 T 细胞提供第二激活信号,即共刺激信号(co-stimulating signal),从而使 T 细胞完全活化。CD28/B7 为重要的共刺激分子,其主要作用是促进 IL-2 基因转录和稳定 IL-2 mRNA,从而促进 IL-2 合成。在缺乏共刺激信号的情况下,IL-2 合成受阻,则抗原刺激不能激活特异性 T 细胞,导致 T 细胞失能(anergy)。激活的专职 APC 高表达共刺激分子,而正常组织和静止的 APC 则不表达或低表达共刺激分子。缺乏共刺激信号使自身反应性 T 细胞处于无能状态,从而有利于维持自身免疫耐受。因此,提供 T 细胞第二信号诱导 T 细胞活化,或阻断第二信号诱导 T 细胞失能(图 7-5),已成为临床干预某些免疫病理过程如肿瘤、移植排斥反应及自身免疫病的重要策略。

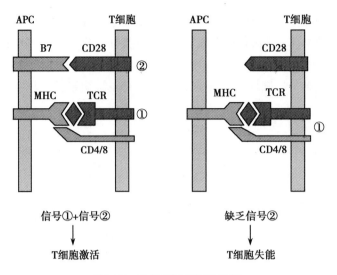

图7-5　T细胞活化的双信号

CTLA-4与CD28高度同源,与B7分子的亲和力是CD28的20倍。CD28/B7参与T细胞的激活,但在T细胞激活后CTLA4表达则增加,后者与B7分子结合可启动抑制性信号,从而制约T细胞克隆过度增殖,以维持免疫应答的自稳状态(图7-6)。此外,活化的T细胞可高表达死亡受体Fas及其配体(FasL),引发活化诱导的细胞死亡,这有助于清除自身反应性T细胞,终止免疫应答。

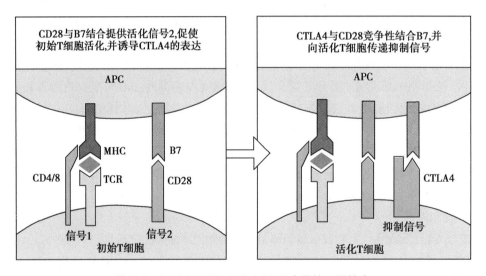

图7-6　CD28/B7和CTLA4/B7介导的不同效应

3. 细胞因子参与T细胞的活化　除了双信号刺激,T细胞充分活化还有赖于多种细胞因子的参与。例如活化的T细胞分泌IL-2,是T细胞充分活化所必需的细胞因子;IL-12等细胞因子也在T细胞活化中发挥重要作用。

（二）T细胞的增殖和分化

活化的T细胞迅速进入细胞周期,通过有丝分裂而大量增殖,并分化为效应T细胞,然后离开淋巴器官随血液循环到达感染部位发挥作用。多种细胞因子参与T细胞增殖和分化过程,其中以IL-2最为重要。静止的T细胞仅表达低亲和力的IL-2R($\beta\gamma$);活化的T细胞可表达高亲和力的IL-2R($\alpha\beta\gamma$)并分泌IL-2。自分泌和旁分泌的IL-2与T细胞表面IL-2R结合,介导T细胞增殖和分化。此外,IL-4、IL-12和IL-15等细胞因子也在T细胞增殖和分化中发挥重要作用。

1. CD4⁺T 细胞的增殖和分化 局部微环境中存在的细胞因子种类是调控初始 T 细胞分化的关键因素,例如 IL-12 可促进 Th0 定向分化为 Th1;IL-4 可促进 Th0 分化为 Th2 细胞;IL-21 可促进 Th0 分化为 Tfh;IL-2 和 TGF-β 可促进 Th0 细胞分化为 Treg;IL-6 和 TGF-β 可促进 Th0 分化为 Th17;IL-6 和 TNF-α 可促进 Th0 分化为 Th22 等。

2. CD8⁺T 细胞的增殖和分化 初始 CD8⁺T 细胞可通过 Th 细胞依赖或非依赖的方式激活,增殖并分化为细胞毒性 T 细胞(cytotoxic T lymphocyte,CTL):通常情况下,CD8⁺T 细胞作用的靶细胞一般仅低表达或不表达共刺激分子,不能激活初始 CD8⁺T 细胞,而需要 APC 和 CD4⁺T 细胞的辅助;少数情况下。如病毒感染的 DC,由于其高表达共刺激分子,可直接刺激 CD8⁺T 细胞合成 IL-2,促使 CD8⁺T 细胞自身增殖,而无须 Th 的辅助。

四、T 细胞的效应及其机制

初始 T 细胞接受抗原刺激后增殖、分化为效应 T 细胞,包括 CD4⁺T 细胞分化的辅助性 T 细胞(Th)和 CD8⁺T 细胞分化的细胞毒性 T 细胞(CTL)等。不同类型效应 T 细胞作用于不同靶细胞,其生物学效应及其机制迥异(图 7-7)。

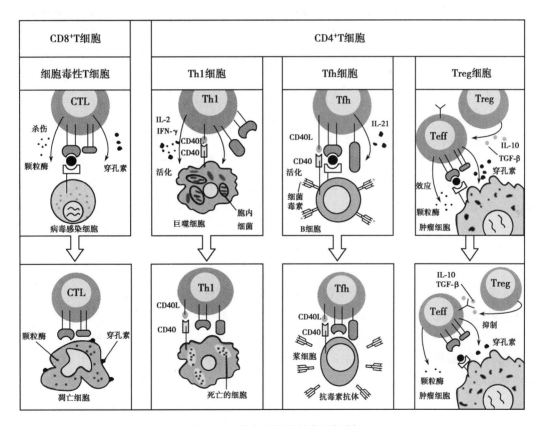

图 7-7 效应 T 细胞的作用机制

(一)CTL 介导的细胞毒效应

CTL 主要杀伤细胞内寄生病原体(病毒、某些胞内寄生菌等)的宿主细胞和肿瘤细胞等。CTL 多为 CD8⁺T 细胞,可识别 MHC I 类分子提呈的抗原。约 10% 的 CTL 为 CD4⁺T 细胞,可识别 MHC II 类分子提呈的抗原。CTL 可高效、特异地杀伤靶细胞,而不损害正常组织。本节重点介绍 CD8⁺CTL 的细胞毒性效应。

1. 效-靶细胞的结合与极化 CTL 高表达黏附分子,可有效结合表达相应配体的靶细胞。一旦 TCR 遭遇特异性 pMHC,TCR 的激活信号可增强效-靶细胞表面黏附分子对的亲和力,并在细胞接触部位形成免疫突触,CTL 的 TCR 与靶细胞表面 pMHC I 特异性结合,TCR 和 CD4/CD8 向效-靶细胞接触部位聚集,导致 CTL 极化(polarization),即细胞骨架(如肌动蛋白、微管)、高尔基复合体及胞浆颗粒等均向效-靶细胞接触部位重排,从而保证 CTL 释放的非特异性效应分子定向作用于所接触的靶细胞,而不影响邻近正常细胞。

2. CTL 特异性杀伤靶细胞　CTL 主要通过以下两条途径特异性杀伤靶细胞。

(1)穿孔素/颗粒酶途径:穿孔素(perforin)的生物学效应类似于补体激活所形成的膜攻击复合体。穿孔素单体可插入靶细胞膜,在钙离子存在的情况下,聚合成内径为 16nm 的孔道,使水、电解质迅速进入细胞,导致靶细胞肿胀、崩解。颗粒酶(granzyme)是一类丝氨酸蛋白酶,它随 CTL 脱颗粒而出胞,通过穿孔素在靶细胞膜上所形成的孔道进入靶细胞,通过激活天冬氨酸蛋白水解酶(caspase)系统而介导靶细胞凋亡。

(2)TNF 与 FasL 途径:CTL 可分泌 TNF-α、TNF-β 及表达膜型 FasL 和可溶性 FasL(sFasL)。这些效应分子可分别与靶细胞表面的 TNFR 和 Fas 结合,通过激活胞内半胱天冬酶(caspase)系统介导靶细胞凋亡。

(二) Th 介导的免疫效应

CD4⁺T 细胞识别抗原后,发生活化,增殖分化为 Th1、Th2、Treg、Tfh、Th17 等效应 T 细胞亚群,介导不同的免疫效应。

1. Th1 介导的迟发型超敏反应　某些胞内寄生的病原体,如结核分枝杆菌和麻风杆菌,可在巨噬细胞的吞噬小体内生长,逃避特异性抗体和 CTL 的攻击,但可以被 Th1 活化的巨噬细胞和释放的各种活性因子清除和杀伤。在抗原存在的局部,Th1 识别抗原后,释放 IL-2、IFN-γ 和 LT 等多种细胞因子,造成以单个核细胞(包括淋巴细胞和巨噬细胞)浸润为主要特征的慢性渗出性炎症,即迟发型超敏反应(delayed-type hypersensitivity,DTH)。

(1)Th1 对巨噬细胞的作用:Th1 可产生多种细胞因子,通过多途径促进巨噬细胞功能。

1)诱生和募集巨噬细胞:①Th1 分泌 IL-3 和 GM-CSF,促进骨髓造血干细胞分化为巨噬细胞;②Th1 分泌 TNF-α、淋巴毒素-α(lymphotoxin-α,LT-α)和单核细胞趋化因子-1(monocyte chemokine-1,MCP-1)等,可分别诱导血管内皮细胞高表达黏附分子,促进单核细胞和淋巴细胞黏附于血管内皮,趋化其穿越血管壁,移行至感染灶。

2)激活巨噬细胞:Th1 与巨噬细胞所提呈的特异性抗原结合,通过分泌 IFN-γ 激活巨噬细胞,或通过 Th1 表面 CD40L 与巨噬细胞表面 CD40 结合,其信号促进巨噬细胞活化,从而清除胞内病原体。活化的巨噬细胞通过不同机制杀伤胞内寄生的病原体,例如产生 NO 和超氧离子;促进溶酶体与吞噬体融合;合成并释放各种抗菌肽和蛋白酶等。

活化的巨噬细胞高表达 B7 和 MHC II类分子,其抗原提呈能力显著增强,有助于 CD4⁺T 细胞的分化。此外,活化的巨噬细胞分泌 IL-12 和 IFN-γ,也能促进 Th0 向 Th1 细胞分化,增强 Th1 的免疫效应。

(2)Th1 对淋巴细胞的作用:Th1 分泌 IFN-γ 和 IL-2 等细胞因子,可促进 T 细胞和 NK 细胞的活化与增殖;分泌 IFN-γ 可辅助 B 细胞产生具有调理作用的抗体,发挥中和作用,阻止病毒在细胞间扩散。

(3)Th1 对中性粒细胞的作用:Th1 产生 LT-α 和 TNF-α,可活化中性粒细胞,促进其杀伤病原体。

2. Th2 辅助体液免疫应答等效应

(1)辅助体液免疫应答:Th2 主要通过分泌 IL-4 辅助和促进 B 细胞增殖和分化为浆细胞,产生 IgG 和 IgE。前者参与抵抗胞外病原体的感染,后者介导超敏反应的发生。

(2)抗寄生虫感染:Th2 主要通过分泌 IL-5 诱导嗜酸性粒细胞活化,在抗寄生虫感染中发挥重要的作用。

（3）抑制巨噬细胞：Th2 通过分泌的 IL-4、IL-10 和 IL-13 抑制巨噬细胞的活化。

3. Treg　该细胞通过分泌的 IL-10 和 TGF-β 引发效应 T 细胞免疫无能，抑制效应 T 细胞的 IL-2 表达，弱化 APC 对效应 T 细胞的刺激信号；通过 CTLA4 信号干扰 APC 的代谢。

4. Tfh　Tfh 通过分泌的 IL-10 和 IL-21 促进 B 细胞的增殖、分化和抗体的生成。因此，Tfh 是辅助 B 细胞免疫应答的重要 T 细胞亚群。

5. Th17　这种细胞分泌 IL-17、IL-6 和 TNF-α 等细胞因子，可募集和活化中性粒细胞，参与中性粒细胞的增殖、分化，促进树突状细胞的成熟，也能协同刺激 T 细胞的活化。IL-17 可诱导促炎细胞因子（如 IL-6、IL-21、IL-22、TNF）、趋化因子（如 MCP1、MIP2）和基质金属蛋白酶的表达，引发炎性细胞浸润和组织破坏等局部炎症反应。

6. Th22　Th22 主要通过分泌细胞因子 IL-22 和 TNF-α 参与自身免疫病如银屑病、类风湿关节炎、炎症性肠炎及肿瘤的发生。

五、T 细胞介导的免疫应答发挥的主要作用

1. 抗感染　T 细胞效应主要针对胞内寄生的病原体，包括某些细菌、病毒、真菌及寄生虫等，为机体抗胞内感染的主要防御机制。

2. 抗肿瘤　T 细胞介导的细胞免疫也针对细胞性抗原，在机体抗肿瘤中发挥关键作用，其机制包括 CTL、巨噬细胞和 NK 细胞的特异或非特异性杀瘤效应以及细胞因子直接或间接的杀瘤效应等。

3. 免疫损伤　Th1 可介导迟发型超敏反应、移植排斥反应、某些（器官特异性）自身免疫病等病理过程的发生和发展。

第四节　B 细胞介导的体液免疫应答

体液免疫应答（humoral immune response）是指成熟 B 细胞在外周淋巴组织中接受抗原刺激后，发生活化、增殖，并最终分化为浆细胞，分泌特异性抗体发挥免疫效应的过程。此过程中主要的免疫效应分子是活化 B 细胞产生的特异性抗体，因其存在于体液中，故名体液免疫应答。能够活化 B 细胞的抗原有多种，根据其活化机理的不同分为胸腺依赖性抗原（TD-Ag）和胸腺非依赖性抗原（TI-Ag），其中，TD-Ag 活化 B 细胞需要 Th 细胞的辅助。

一、B 细胞对 TD 抗原的应答

（一）B 细胞对 TD 抗原的识别

B 细胞针对 TD-Ag 的应答须抗原特异性 T 细胞辅助。与 TCR 不同，BCR 分子可变区能直接识别天然抗原决定基。BCR 识别并结合特异性抗原的生物学意义为：①启动 B 细胞激活的第一信号；②B 细胞属专职 APC，BCR 通过与特异性抗原结合，可将其内化并降解为肽段，形成抗原肽-MHC Ⅱ 类分子复合物，继而向抗原特异性 Th 细胞提呈抗原，借此获得 Th 细胞辅助（图 7-8）。

必须指出的是：虽然抗原特异性 B 细胞与 Th 细胞所识别的表位不同，但两者须识别同一抗原的 B 细胞表位和 T 细胞表位才能相互作用，此现象称为联合识别（linked recognition）。

（二）特异性 B 细胞的活化

如同 T 细胞活化，B 细胞活化也需双信号；B 细胞充分活化和增殖同样有赖于细胞因子参与。

1. B 细胞活化的第一信号　特异性 BCR 直接识别天然抗原的 B 细胞表位，所产生的识别信号由 Igα/Igβ 传入 B 细胞内。

B 细胞表面的 BCR 共受体复合物（CD21-CD19-CD81）在 B 细胞活化过程中发挥如下重要作用：①使 B 细胞对抗原刺激的敏感性增强；②对结合有补体片段的免疫复合物或抗原，BCR 可特异性识

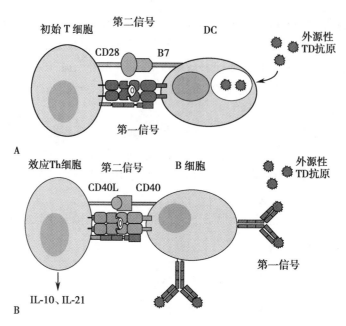

图 7-8　B 细胞对 TD 抗原的识别

注：A. 初始 Th 细胞的 TCR 识别 APC（主要是 DC）所提呈的特异性 pMHC，并分化为效应 Th 细胞；B. 初始 B 细胞的 BCR 直接识别天然抗原的 B 细胞表位，效应 Th 细胞识别 B 细胞提呈的特异性 pMHC。

别其中的抗原组分，而 BCR 共受体复合物中的 CD21 可与补体片段（如 C3d）结合，通过受体/共受体交联，使 CD19 胞内段相连的酪氨酸激酶和 Igα/Igβ 相关的酪氨酸激酶发生磷酸化，通过一系列级联反应，促进相关基因表达，使 B 细胞激活和增殖。

2. B 细胞活化的第二信号　B 细胞激活有赖于 T 细胞辅助。通过 B 细胞与 Th 细胞间复杂的相互作用（图 7-8），获得其活化所必需的共刺激信号。初始 Th 细胞特异性识别 APC（主要是 DC）所提呈的特异性 pMHC 而被激活，在外周淋巴组织（如淋巴结等）的 T 细胞区增殖，并分化为效应 Th 细胞。效应 Th 细胞识别 B 细胞提呈的特异性 pMHC，Th 细胞表面 CD40L 可与这个 B 细胞表面 CD40 结合，向 B 细胞提供共刺激信号。其主要效应为：促进 B 细胞进入增殖周期；使 B 细胞表达 B7 分子增加，以及促进抗体类别转换。

3. 细胞因子的作用　巨噬细胞分泌的 IL-1 和 Tfh 细胞分泌的 IL-10、IL-21 等细胞因子也参与 B 细胞活化，诱导 B 细胞依次表达 IL-2R 及其他细胞因子受体，与 Th 细胞分泌的相应细胞因子发生反应。细胞因子的参与是 B 细胞充分活化和增殖的必要条件。

在 B 细胞激活过程中，极化现象有助于保证 Th 细胞与 B 细胞相互作用的特异性。Th 细胞 TCR 与 B 细胞提呈的抗原特异性结合，使 Th 细胞骨架系统和分泌装置均向与 B 细胞接触的部位发生极化，加上黏附分子环绕抗原特异性结合部位相互作用，在 Th 细胞和 B 细胞间形成紧密连接（免疫突触），使 Th 细胞分泌的细胞因子（IL-10、IL-21 等）被局限在两者接触的狭小空间，以维持局部高浓度。由于活化的 B 细胞才表达相应细胞因子受体，故 Th 细胞分泌的细胞因子仅能作用于抗原特异性 B 细胞。

（三）B 细胞在生发中心的增殖、分化和转归

1. 抗原特异性 B 细胞的增殖和分化　活化的 B 细胞在 IL-2、IL-4、IL-5、IL-10 和 IL-21 等细胞因子的作用下，增殖、分化为能产生 IgM 类抗体的浆细胞，浆细胞多在 2 周内发生凋亡。此条途径通过产生特异性抗体，提供即刻的防御性反应；另一部分 B 细胞（包括 T 细胞）迁移至附近的 B 细胞区（即初级淋巴滤泡），继续增殖并形成生发中心（次级淋巴滤泡）。此途径在慢性感染或宿主再次感染中

提供更为有效的应答。

2. B细胞在生发中心的增殖和分化　生发中心里主要是增殖的B细胞,约10%为抗原特异性T细胞,即Tfh细胞。生发中心的重要性在于为B细胞提供合适的发育微环境:①生发中心的滤泡树突状细胞(follicular DC,FDC)通过其表面Fc受体和补体受体,将抗原和免疫复合物长期滞留在其表面,可持续向B细胞提供抗原信号;②B细胞摄取、处理、提呈抗原,激活Tfh细胞;③活化的Tfh细胞通过其表面CD40L及所分泌的多种细胞因子,辅助B细胞增殖和分化。

B细胞在生发中心内与DC、Tfh细胞发生复杂的相互作用,抗原特异性B细胞发生克隆增殖。在此过程中,B细胞中编码抗体可变区和抗体恒定区的基因会发生变化,导致抗体亲和力成熟和抗体类别转换。最终分化为浆细胞及长寿命记忆性B细胞。

(1)抗体亲和力成熟(affinity maturation):随着抗原的刺激,B细胞产生的抗体与抗原结合的亲和力逐渐增强的现象。抗体V区基因的体细胞高频突变及阳性选择是抗体亲和力成熟的主要机制有两点。①体细胞高频突变(somatic hypermutation),Ig重链和轻链V区基因的核苷酸突变率极高(约$1/10^3$),是形成抗体多样性的主要机制之一。②阳性选择,由于体细胞高频突变,导致BCR的特异性或亲和力发生改变,从而形成多样性B细胞克隆,其中BCR不能结合或仅能低亲和力结合抗原(由FDC提供抗原)的B细胞克隆发生凋亡而被清除,少数能与抗原高亲和力结合的B细胞被阳性选择存活,进入下一轮增殖。

体细胞高频突变和阳性选择反复进行,使生发中心的大多数B细胞克隆被清除,仅少数表达高亲和力BCR的特异性B细胞克隆得以存活并扩增,产生的抗体与抗原结合的亲和力增高,形成抗体亲和力成熟的现象。

(2)抗体类别转换(class switch):指抗体可变区不变,即结合抗原的特异性不变,但其重链类别发生改变,从IgM向其他类别或亚类Ig转换,使抗体生物学效应呈现多样性。抗体类别转换主要由Ig重链恒定区基因重组所致(见第二章)。

3. B细胞在生发中心的转归　B细胞在生发中心经历克隆增殖后,可分化为以下两类细胞。

(1)浆细胞(plasma cell,PC):生发中心中的部分B细胞分化为抗体形成细胞,即浆细胞。这些细胞停止分裂,可高效合成、分泌抗体。

(2)记忆性B细胞(memory B cell,Bm):生发中心的部分B细胞可分化为记忆性B细胞。记忆性B细胞为长寿命、低增殖细胞,表达膜Ig,但不能大量产生抗体。它们离开生发中心后参与淋巴细胞再循环,一旦再次遭遇同一特异性抗原,即迅速活化、增殖、分化,产生大量高亲和力特异性抗体。

二、体液免疫应答的一般规律

病原体初次侵入机体所引发的应答称为初次免疫应答(primary immune response)。在初次免疫应答的晚期,随着抗原被清除,多数效应T细胞和浆细胞均发生死亡,同时抗体浓度逐渐下降。但是,应答过程中所形成的记忆性T细胞和B细胞具有长寿命而得以保存,一旦再次遭遇相同抗原刺激,记忆性淋巴细胞可迅速、高效、特异地产生应答,即再次免疫应答(secondary response)。

(一)初次免疫应答

机体初次接受抗原刺激后,抗体产生的过程可人为划分为四个阶段。①潜伏期(lag phase):历时2~3周,其长短受机体状况、抗原的性质及其进入机体的途径等因素影响,在此期间体内不能检出抗体;②对数期(log phase):抗体水平呈指数增长;③平台期(plateau phase):抗体水平相对稳定,到达平台期所需时间及平台期的抗体水平和持续时间,依抗原不同而异;④下降期(decline phase):由于抗体被降解或与抗原结合而被清除,体内抗体水平逐渐下降。

初次应答主要产生IgM类抗体,应答后期可因类别转换产生少量IgG,所产生抗体总量及其与抗原的亲和力均较低。

(二) 再次免疫应答

相应抗原再次侵入机体,免疫系统可迅速、高效地产生特异性应答。由于记忆性 B 细胞表达高亲和力 BCR,可竞争性结合低剂量抗原而被激活,故仅需很低抗原量即可有效启动再次免疫应答。再次应答过程中,记忆性 B 细胞作为 APC 摄取、处理抗原,并将抗原肽提呈给记忆性 Th 细胞。激活的 Th 细胞所表达的多种膜分子和细胞因子又作用于记忆性 B 细胞,使之迅速增殖并分化为浆细胞,合成和分泌抗体。

由于记忆性 B 细胞在初次应答的生发中心已经历体细胞高频突变、阳性选择(即抗体亲和力成熟)及抗体类别转换,故再次免疫应答过程及所产生的抗体具有如下特征:①应答迅速而持久,其潜伏期明显缩短,迅速到达平台期,下降期平缓;②应答强度高,其平台期抗体水平比初次应答高 10 倍以上,且持续时间长;③再次应答的抗体类别主要是 IgG;④再次免疫应答产生的抗体亲和力明显高于初次应答。

三、B 细胞对 TI 抗原的应答

某些细菌多糖、聚合蛋白以及脂多糖属于胸腺非依赖性抗原(TI-Ag),它们能直接激活静止的 B 细胞,而无须 Th 细胞辅助,一般发生于胸腺依赖性抗原诱导适应性免疫应答之前,在感染初期即可产生特异性抗体,从而在抵御某些细胞外病原体中发挥重要作用。但是,由于没有 T 细胞辅助,TI 抗原应答不能诱导抗体亲和力成熟和记忆 B 细胞产生。根据激活 B 细胞方式不同,可将 TI 抗原分为 TI-1 抗原和 TI-2 抗原(图 7-9)。

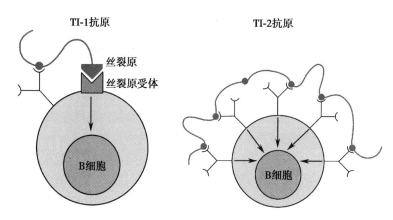

图 7-9　B 细胞对 TI 抗原的识别

1. B 细胞对 TI-1 抗原的应答　TI-1 抗原亦称 B 细胞丝裂原,通过与 B 细胞膜上相应的丝裂原受体结合,可直接诱导 B 细胞增殖。

(1) 高剂量 TI-1 抗原:可非特异性激活多克隆 B 细胞。如 LPS,可与 B 细胞膜上 LPS 结合蛋白结合,并与 B 细胞表面 CD14 结合,继而启动信号转导通路,导致 B 细胞活化。

(2) 低剂量 TI-1 抗原:仅激活表达特异性 BCR 的 B 细胞,因为仅此类 B 细胞可从低浓度抗原中竞争性结合到足够量的抗原,从而被激活。

2. B 细胞对 TI-2 抗原的应答　TI-2 抗原如细菌荚膜多糖,含高密度重复性 B 细胞表位,可使抗原特异性 B 细胞的 BCR 广泛交联进而激活 B 细胞,由于 TI-2 抗原不易被降解,故可使抗原信号延长。但过度交联可使成熟 B 细胞产生耐受。TI-2 抗原应答也可能接受 T 细胞辅助,但其机制尚不清楚。

四、B 细胞应答的效应

B 细胞应答的主要效应分子为特异性抗体,抗体分子可通过多种机制发挥生理性免疫效应,以清除非己抗原,如中和毒素、调理吞噬、激活补体、ADCC 及 sIgA 阻止抗原入侵局部黏膜细胞等作用。

第五节　免疫应答的调节

一、免疫耐受

免疫耐受(immunological tolerance)指机体免疫系统接触某种抗原后所表现出的特异性免疫无应答或低应答,是实现机体免疫自稳功能的一个重要机制。免疫耐受可先天形成,如机体对自身组织抗原的自身耐受;也可后天获得,如人工接种某种抗原后诱导的获得性耐受。诱导耐受形成的抗原称为耐受原(tolerogen)。同一抗原物质在不同情况下可为耐受原或免疫原,取决于抗原的理化性状及剂量、免疫途径、机体的遗传背景和生理状态等因素。

免疫耐受实质是免疫应答,因此具有与正性免疫应答相同的特点,即须抗原的诱导,具有抗原特异性和免疫记忆性。免疫耐受的特异性是指机体仅对某一特定抗原无应答或低应答,但对其他抗原仍保持正常免疫应答能力。因此,免疫耐受有别于免疫抑制或免疫缺陷所致的非特异性免疫无反应,因后者对各种抗原均呈无应答或低应答。

(一) 免疫耐受诱导条件和形成机制

免疫耐受的诱导取决于抗原与机体两方面因素,其机制尚未完全阐明,可能涉及克隆清除、克隆禁忌、抑制性细胞的作用和独特型网络调节等。

1. 免疫耐受诱导条件

(1)抗原因素:免疫耐受为抗原特异性,抗原是诱导免疫耐受的重要因素。抗原诱导耐受的相关条件包括抗原性质、剂量、接种途径及刺激的持续时间等。

1)抗原性质:宿主间遗传背景接近、分子量小、结构简单的抗原,易诱发免疫耐受。颗粒性大分子蛋白质易被 APC 摄取、处理和有效提呈,为良好免疫原;而可溶性小分子抗原易成为耐受原。

2)抗原剂量:适当的抗原剂量免疫机体易诱导正性免疫应答,而过低或过高剂量抗原刺激则可能诱导免疫耐受:低剂量抗原可诱导 T 细胞低带耐受(low zone tolerance),高剂量抗原可诱导 T、B 细胞高带耐受(high zone tolerance)。致耐受所需抗原剂量因抗原种类、动物种属及年龄等而异。TI 抗原可诱导 B 细胞高带耐受;低、高剂量 TD 抗原均易诱导耐受。

3)抗原进入机体途径:通常,经口服和静脉注射抗原最易诱导免疫耐受;皮下及肌内注射易诱导正性免疫应答。口服抗原诱导耐受的机制之一是胃肠道消化作用可能使抗原大分子降解而降低其免疫原性。

4)其他因素:抗原辅以佐剂易诱导正性免疫应答,与免疫抑制措施联合使用则可能诱导耐受。

(2)机体因素:机体免疫功能状态、免疫系统发育成熟程度、遗传背景等在很大程度上影响免疫耐受形成。胚胎期或新生期个体的免疫系统发育不成熟,易产生免疫耐受;免疫功能成熟的成年个体则不易诱导耐受。大、小鼠在各时期均易诱导耐受,而兔、猴及有蹄类动物一般在胚胎期才能诱导免疫耐受。单独应用抗原难以诱导健康成年个体产生耐受;联合应用放射线照射、抗淋巴细胞抗体等免疫抑制手段或免疫抑制剂,人为破坏已成熟的淋巴系统,造成类似新生期的免疫不成熟状态,可促进免疫耐受的诱导。

2. 免疫耐受形成机制

(1)中枢免疫耐受:此种耐受的形成与 T、B 细胞在中枢免疫器官中的发育、成熟有关。不成熟 T 细胞在胸腺内发育过程中经历阴性选择获得中枢耐受性,而未成熟 B 细胞则在骨髓中通过克隆清除、受体编辑和失能等机制形成中枢免疫耐受。1945 年欧文(Owen)观察到异卵双胎小牛因胎盘血管相互融合构成了嵌合体后,尽管两头牛血型不同,但是对对方血细胞不发生排斥反应。当相互进行皮肤移植时,受者牛对移植物耐受。由此,伯内特(Burnet)提出克隆选择学说,在尚未发育成熟的胚胎期的自身免疫应答细胞在发育过程中接触自身抗原后,发生克隆性清除,最终形成对自身抗原的耐受。其后,彼得·梅达瓦(P.B. Medawar)证明新生期接触同种异型抗原也可形成免疫耐受。

诺萨尔(Nossal)于1974年提出B细胞克隆流产学说,其要点是:在骨髓B细胞发育早期,若前B细胞在发育为成熟B细胞之前接触抗原,则B细胞发育终止,导致B细胞中枢耐受。次年,委特塔(Vitetta)补充这一学说,提出BCR(mIgM)抑制机制,认为未成熟B细胞表面的mIgM接触抗原将产生胞内抑制信号,抑制mIgM继续表达,不再对相应抗原产生应答,形成克隆失能。

(2)外周免疫耐受:通过中枢耐受机制尚不能完全被清除的自身反应性T、B细胞克隆,可能在外周免疫器官被清除或丧失功能。参与外周耐受的机制包括共刺激信号缺乏导致克隆失能(clonal anergy);自身抗原剂量极低或与TCR或BCR亲和力极低致信息转导通路关闭引起免疫忽视(immunological ignorance);启动凋亡程序导致活化诱导的细胞死亡(activation-induced cell death,AICD);调节性T细胞以及独特型网络的负调节作用等。

T细胞克隆失能是外周耐受的重要机制。T细胞活化依赖于双信号:抗原肽-MHC分子复合物与TCR结合提供第一信号;APC表面B7与T细胞表面CD28相互作用提供共刺激信号即第二活化信号。若缺失共刺激信号,T细胞即使接触抗原也不被活化,而处于无反应性的失能状态。处于静息状态的APC即使可能提呈自身抗原肽-MHC复合物,但是不能表达协同刺激分子,从而导致自身抗原特异性T细胞失能,处于耐受状态。

外周B细胞可由于mIgM表达被抑制而致克隆失能。B细胞在外周免疫器官生发中心内发生抗原受体编辑(receptor editing)是清除自身抗原特异性B细胞克隆的另一重要机制。自身反应性B细胞在被自身抗原刺激后重新启动免疫球蛋白基因重排,重排另一个轻链基因,形成表达新BCR的B细胞克隆,不再对自身抗原产生应答,该过程即为抗原受体编辑。事实上B细胞的中枢耐受和外周耐受机制中均存在抗原受体编辑机制。

(二)免疫耐受的建立、维持和终止

免疫耐受可在特定情况下建立和维持,也可因耐受诱导条件消失而被终止。抗原和机体因素是决定耐受发生、维持和终止的关键因素。

1. 免疫耐受的建立和维持　　耐受原持续存在是维持免疫耐受的首要条件。实验性免疫耐受模型中停止给予耐受原可使耐受逐渐消失,持续存在的耐受原可使免疫耐受得以维持和加强。自身组织细胞、病毒、细菌等耐受原可长期存在于体内,故已建立的免疫耐受不易消退。机体在免疫未成熟的胚胎期或新生期给予耐受原,或成年期联合应用免疫抑制剂致免疫低下,均有助于免疫耐受的建立和维持。

2. 免疫耐受的终止　　免疫耐受可因耐受原在体内逐渐被清除而自发性终止。机体对自身抗原所建立的天然耐受在某些情况下可被终止,导致自身免疫病,例如机体组织受损而暴露隐蔽抗原;自身抗原分子结构因药物、病毒感染等因素发生改变;与自身抗原有交叉成分的外来抗原侵入机体等。据此,改变耐受原分子结构或置换半抗原载体,将这些经改造的物质给予机体,可特异性终止已建立的耐受。在新型疫苗的分子设计中,如何打破某些病原体慢性感染所致的免疫耐受,已成为研制治疗性疫苗的重点方向。构建成分相似而具有不同分子结构或构象的疫苗,或改变抗原的提呈途径,从而有可能终止耐受,重建机体对抗原的特异性正性免疫应答。

(三)研究免疫耐受的意义

免疫耐受的建立与终止与临床疾病的发生、发展与转归密切相关。在正常生理条件下,机体应对自身组织细胞产生免疫耐受,而对外来的病原或突变肿瘤细胞则需打破耐受、产生应答。对于前者,若无耐受形成,则致自身免疫病;对于后者,若形成耐受,则致感染、肿瘤的发生。对于临床治疗而言,对自身免疫病,应建立免疫耐受,减轻机体免疫系统对自身组织的攻击;对于感染、肿瘤,则应诱导、增强免疫应答,达到抗感染、抗肿瘤的效应。因此,利用免疫原建立或打破机体的免疫耐受可作为临床免疫相关性疾病的有效预防与治疗策略。目前,已有该治疗方法开始应用于临床疾病的治疗,例如口服热休克蛋白 65(heat shock protein 65,HSP65),能够诱生 Treg 细胞,对类风湿关节炎有一定治疗效果;利用针对 CTLA-4、PD-1 等分子的抗体阻断免疫抑制分子对免疫应答的抑制作用,在大规模肿瘤免疫治疗的临床试验中显示出令人鼓舞的疗效。

二、免疫调节

免疫调节(immune regulation)是指在免疫应答过程中免疫细胞间、免疫细胞与免疫分子间以及免疫系统与其他系统间相互作用,构成一个相互协调与制约的网络,感知免疫应答并实施调控,以控制免疫应答的类型和强度,维持机体内环境的稳定。免疫分子和免疫细胞在整体和群体水平参与免疫调节。首先,不同个体对同一抗原的免疫应答能力存在差异,说明机体免疫应答受遗传(基因)控制。不同种群对不同抗原的免疫应答各异,取决于群体水平 BCR 或 TCR 受体库多样性,也与 MHC 等位基因(或单元型)多态性相关。在诸多遗传因素中,MHC 是调控免疫应答质和量的关键分子。MHC 编码产物可调节 T 细胞发育、T 细胞对抗原的识别,由于群体中 MHC 具有高度多态性,故可在群体水平上实现对免疫应答的调控。

免疫分子如抗原、抗体、补体、细胞因子、受体等均可通过不同机制参与对免疫应答的调节。例如,特异性抗原刺激产生的抗体可对体液免疫应答产生负反馈调节作用,因为抗原-抗体复合物易被吞噬清除,降低了抗原对免疫活性细胞和免疫记忆细胞的刺激作用,而且抗原诱导产生的血清中的抗体与 BCR 竞争与抗原的结合,从而抑制 B 细胞获得第一活化信号进而抑制抗体的产生,例如发生新生儿溶血病时,在分娩后 72 小时内给初产妇注射 Rh 抗体,可有效预防再妊娠时发生新生儿溶血病;模式识别受体 TLR 与病原体 PAMP 结合后引起的炎症反应如果强度过高会损伤机体,机体会负反馈调节 TLR 介导的信号强度,抑制炎症介质的释放。

免疫细胞本身的活化也受到精准的调控,例如 NK 细胞表面有活化性受体和抑制性受体分别向胞内传递活化信号和抑制性信号。在细胞内活化性受体通过激活蛋白酪氨酸激酶(protein tyrosine kinase,PTK)传递活化信号,而抑制性受体通过招募蛋白酪氨酸磷酸酶(protein tyrosine phosphatase,PTP)传递抑制信号。T 细胞通过获得活化双信号被激活,24 小时后,抑制性分子 CTLA-4 表达,后者与协同刺激分子 B7 高亲和力结合,开启了 T 细胞活化后的反馈调节。B 细胞则通过 FcγRⅡ-b 受体实施对特异性体液应答的反馈调节。抗原-抗体复合物通过抗原表位与 BCR 结合,抗体 IgG 的 Fc 段与同一 B 细胞的抑制性受体 FcγRⅡ-b 结合,产生抑制信号,终止 B 细胞增殖分化和产生抗体。

各种免疫细胞可以通过分泌细胞因子或直接接触,直接或间接调控免疫应答。T 细胞是重要的免疫调节细胞,特定 T 细胞亚群的免疫调节作用取决于机体病理生理状况以及 T 细胞所处微环境(细胞因子组成、膜分子表达、靶细胞类型等)。Th1 分泌 IL-2、IFN-γ 促进 Th0 分化为 Th1 细胞,Th2 分泌 IL-4、IL-10 促进 Th0 分化为 Th2 细胞,TGF-β、IL-6、IL-23 促进 Th0 分化为 Th17 细胞,IL-6、IL-21 促进 Th0 分化为 Tfh 细胞。体内还存在一类抑制免疫应答的调节性 T 细胞亚群,包括调节性 T 细胞(regulatory T cell,Treg),以及由抗原诱导而生成的 Tr1 细胞和 Th3 细胞。这些调节性 T 细胞亚群可通过直接接触、分泌抑制性细胞因子等途径抑制效应 T 细胞的活化、增殖和效应,维持自身免疫耐受。活化的 T 细胞可借助所表达的 FasL 与自身或邻近活化的 T、B 细胞表面 Fas 结合,介导细胞凋亡即活化诱导的细胞死亡(activation-induced cell death,AICD),通过负调节作用以维持免疫自稳。NKT 细胞可识别 APC 或胃肠道黏膜上皮细胞表面通过 CD1 分子所提呈的抗原而被激活,分泌 IFN-γ、IL-4、IL-21 等,继而调节 Th1、Th2 和 Tfh 细胞分化,参与黏膜免疫。

机体接受抗原刺激后,针对该抗原的特异性 B 淋巴细胞克隆增殖,产生大量抗体(即独特型抗体 Ab1),后者作为抗原,诱导产生抗独特型抗体(anti-idiotype antibody,AId)。作为负反馈因子,AId 中的 Ab2α(Ab1 的骨架区诱导产生的 Ab2 又称 Ab2α)可抑制 Ab1 分泌并调节抗原特异性淋巴细胞克隆应答;而 Ab2β(Ab1 上与抗原表位结合的部位诱导产生的 Ab2 又称 Ab2β)作为抗原内影像,可模拟抗原,增强、放大抗原的免疫效应,这就是独特型-抗独特型网络的免疫调节。

研究发现,体内也存在一类抑制免疫应答的调节性 B 细胞(regulatory B cell,Breg)亚群,可通过产生 IL-10 或 TGF-β 等抑制过度炎症反应,并可介导免疫耐受。Breg 细胞在某些慢性炎性疾病(如肠炎、类风湿关节炎、多发性硬化症)、感染和肿瘤等发生、发展中起重要调节作用。

免疫系统行使功能时往往与神经和内分泌系统通过神经纤维、神经递质、激素和细胞因子发生相互作用,形成神经-内分泌-免疫调节网络,从整体水平调节免疫应答神经细胞及内分泌细胞能够通过分泌神经递质或内分泌激素作用于免疫细胞发挥免疫调节功能。例如,紧张和精神压力可加速免疫相关疾病的进程,而内分泌失调也影响免疫性疾病的发生和发展。免疫细胞不但通过分泌 IL-1、IL-6、TNF-α 等细胞因子作用于神经元或内分泌细胞,还可以通过分泌激素或神经肽调控神经-内分泌系统。

案例

案例分析

　　篾匠刘师傅在干活时不慎被竹屑击中左眼,导致眼内容物溢出,在治疗过程中发现右眼也出现炎症反应。
　　问题
　　1. 刘师傅右眼发生炎症的机制是什么?
　　2. 应采取哪些措施以预防右眼炎症的发生?

思 考 题

1. 固有免疫细胞如何区别"自己"与"非己"?
2. 试述 T 细胞介导的细胞免疫应答的过程和机制。
3. 试述 B 细胞对 TD 抗原应答的过程和机制。
4. 机体免疫系统如何对自身正常成分产生免疫耐受?

第七章
目标测试

(邢飞跃　黎明)

第八章

超 敏 反 应

第八章
教学课件

　　超敏反应（hypersensitivity）是指接触某些抗原后，机体发生的导致生理功能紊乱和/或组织细胞损伤的适应性免疫应答。

　　根据发生机制和临床疾病特点，超敏反应可分为四型：Ⅰ型（速发型）、Ⅱ型（细胞毒型）、Ⅲ型（免疫复合物型）、Ⅳ型（迟发型）。Ⅰ型、Ⅱ型和Ⅲ型超敏反应均由抗体介导，可经血清被动转移；Ⅳ型超敏反应由T细胞介导，可经T淋巴细胞被动转移。

第一节　Ⅰ型超敏反应

　　Ⅰ型超敏反应（type Ⅰ hypersensitivity）又称速发型超敏反应（immediate hypersensitivity），亦称过敏反应（anaphylaxis），可发生于局部，也可发生于全身。其特点是：①反应发生迅速，消退也迅速；②由IgE抗体介导，多种生物活性介质参与反应；③以生理功能紊乱为主；④有明显的个体差异和遗传倾向。根据Ⅰ型超敏反应发生的快慢，可分为速发相反应和迟发相反应。速发相反应指接触变应原后数秒钟内发生，表现为毛细血管扩张，血管通透性增加，平滑肌收缩，腺体分泌增加；迟发相反应指变应原刺激后 4~6 小时发作，以局部嗜酸性粒细胞等细胞浸润为特征。

一、发生机制

（一）参与成分

　　1. 变应原　变应原（allergen）是指能诱导机体产生特异性 IgE 抗体，引起速发型超敏反应的抗原物质。引起Ⅰ型超敏反应的变应原多为水溶性小分子物质，分子量为 10~40kDa。临床常见的变应原主要有：①吸入性变应原，如花粉颗粒、尘螨及其排泄物、真菌、动物皮屑或羽毛等。这类变应原在低剂量（5~10ng/d）时易诱发反应。②食入性变应原，如花生、奶、蛋、鱼、虾、蟹等。这类变应原在高剂量（10~100g/d）时才诱发反应。③某些药物或化学物质，如青霉素、链霉素、磺胺、水杨酸盐、有机碘、麻醉药物等。这些物质进入机体后，可作为半抗原与某种组织蛋白结合成为完全抗原而诱发反应。④其他变应原：近年来研究发现某些酶类物质可作为变应原引发Ⅰ型超敏反应，如尘螨中的半胱氨酸蛋白酶可引起呼吸道超敏反应；蜂毒中的磷脂酶 A2、透明质酸酶、磷酸酶和蜂毒肽等是引起局部或全身超敏反应的变应原；细菌酶类物质如枯草菌溶素可引起支气管哮喘等。

2. IgE 抗体　IgE 主要由呼吸道、消化道黏膜固有层淋巴组织中的浆细胞合成分泌,变应原主要也是经这些部位进入体内,因此呼吸道和消化道是 I 型超敏反应的好发部位。游离的 IgE 半衰期很短(2.5 日),正常人血清浓度极低。但特应性素质个体通过对变应原发生体液免疫应答,在 Th2 细胞分泌的 IL-4 作用下,分化的 B 细胞经历类别转换,导致浆细胞分泌高水平的 IgE 抗体。IgE 属于亲细胞抗体,可与不同细胞表面的 IgE Fc 受体(FcεR)结合。现已证明有两种 IgE Fc 受体,即 FcεR I 和 FcεR II。FcεR I 为高亲和性受体,FcεR II 为低亲和性受体。两种受体表达于不同细胞,其中 FcεR I 在肥大细胞和嗜碱性粒细胞高水平表达。当 IgE 与肥大细胞和嗜碱性粒细胞表面的 FcεR I 结合后,其半衰期延长,并使机体处于致敏状态。

3. 效应细胞　肥大细胞(mast cell)和嗜碱性粒细胞(basophil)在静息状态下表达高亲和力 FcεR I,可结合 IgE 抗体。肥大细胞主要存在于呼吸道和消化道黏膜上皮和皮肤下的结缔组织中,嗜碱性粒细胞通常存在于外周血中。两种细胞胞质中含有大量嗜碱性颗粒,当相应变应原与细胞表面的 IgE 特异性结合时,IgE 使细胞膜上 FcεR I 发生交联,信号转导入细胞可导致细胞脱颗粒,释放组胺、白三烯和嗜酸性粒细胞趋化因子等生物活性介质,发挥生物学效应。此外,嗜酸性粒细胞可通过释放大量致炎介质(如白三烯、血小板活化因子)并合成多种毒性物质(如主要碱性蛋白、阳离子蛋白、神经毒素、嗜酸性粒细胞过氧化物酶等)而参与迟发相反应。

4. 生物活性介质　肥大细胞和嗜碱性粒细胞可释放多种生物活性介质。一类介质是预先合成并储存于颗粒中的,如组胺、激肽原酶、肝素、胰蛋白酶等;另一类介质是新合成的,如花生四烯酸、白三烯(leukotriene,LT)以及前列腺素 D2(prostaglandin D2,PGD2)等。组胺是速发相反应的主要介质,主要作用是:促进毛细血管扩张、血管通透性增大;刺激支气管、胃肠道等处的平滑肌收缩;促进黏膜腺体分泌。激肽原酶作用于血浆激肽原,使之生成激肽,其中缓激肽的作用与组胺类似。白三烯是迟发相反应的主要介质,经花生四烯酸酯氧合酶途径形成,其作用与组胺相似,但可引起支气管平滑肌更强烈、更持久的收缩。前列腺素是花生四烯酸经环氧合酶途径形成的产物,作用与组胺类似。

5. 细胞因子　肥大细胞和嗜碱性粒细胞可分泌多种细胞因子参与 I 型超敏反应的炎症过程,如 TNF-α 参与过敏性休克;IL-4 和 IL-13 促进 B 细胞产生 IgE 抗体;IL-3、IL-5、和 GM-CSF 等介导不同的生物学效应。

（二）发生过程

I 型超敏反应的发生可分为致敏阶段和激发阶段。

1. 致敏阶段　指变应原进入体内,诱发 IgE 的产生,后者结合到靶细胞膜上的过程。变应原进入机体,刺激皮下或黏膜下抗原特异性 B 细胞活化增殖分化为浆细胞,产生 IgE 类抗体。IgE 通过其 Fc 段与肥大细胞和嗜碱性粒细胞表面的 FcεR I 结合,此时这些细胞称为致敏靶细胞,机体处于致敏状态。致敏状态可维持数月甚至更长时间,如长期不再接触相同变应原,致敏状态则逐渐消失。

2. 激发阶段　指相同变应原再次进入体内,与致敏靶细胞表面的 IgE 结合,通过 IgE 将 FcεR I 交联,信号转导入细胞,最终导致靶细胞脱颗粒,释放生物活性介质,引起局部或全身反应的过程。多价变应原与致敏靶细胞表面两个或两个以上 IgE 分子结合,使 FcεR I 交联聚集是触发靶细胞脱颗粒的关键(图 8-1)。脱颗粒(degranulation)指致敏靶细胞内含组胺的嗜碱性颗粒膜与细胞膜融合,颗粒内容物迅速溶解并分泌至细胞外的过程。脱颗粒的机制是:FcεR I 的交联聚集,通过其 γ、β 链 C 端 ITAM 的磷酸化,经细胞内信号转导途径启动钙库释放 Ca^{2+},胞浆 Ca^{2+} 浓度升高,使肌球蛋白磷酸化,导致脱颗粒和新介质的合成释放。释放的生物活性介质作用于相应的靶器官,表现出相应的临床症状(图 8-2)。

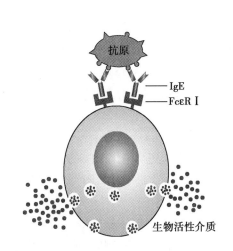

图 8-1　变应原与 IgE 介导的 FcεR I 交联

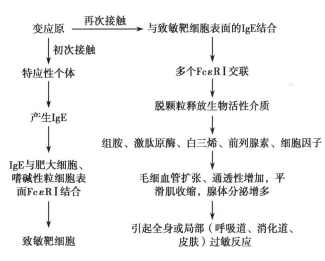

图 8-2　I 型超敏反应发生机制示意图

迟发相反应的特征是速发相反应之后出现的炎性细胞浸润,可致鼻黏膜、皮肤和肺部的持续性炎症。发生机制与以下因素有关:白三烯、前列腺素等介质参与引起迟发相反应;肥大细胞释放的细胞因子的直接作用,如 IL-4 促进 IgE 的产生、IL-5 趋化与活化嗜酸性粒细胞、TNF-α 促进炎症反应;肥大细胞释放的趋化因子介导的淋巴细胞、嗜酸性粒细胞、中性粒细胞和嗜碱性粒细胞的局部渗出。迟发相反应引起的变应性炎症如反复发作,可导致组织损伤(增生性炎症)。

（三）引起 I 型超敏反应发生的遗传因素和环境因素

I 型超敏反应的发生与个体的遗传因素和所处的外界环境密切相关。对变应原易

I 型超敏反应的发生机制(动画)

发生 IgE 型抗体应答者,称为特应性(atopy)素质个体。Ⅰ型超敏反应有明显的个体差异,常发生在特应性素质个体,特别是花粉症和哮喘患者。研究表明,单亲为特应性素质个体,子女有 30% 的概率发生过敏症;双亲为特应性素质个体,子女有 50% 的概率发生过敏症。Ⅰ型超敏反应性疾病是多基因参与的复杂疾病,如 HLA 基因、β2 肾上腺素能受体基因以及编码 IL-4、IL-5 等细胞因子的基因,与Ⅰ型超敏反应性疾病密切相关。儿童哮喘发生的易感性因素分析研究表明,环境因素和遗传因素同样重要。

二、常见疾病

(一) 过敏性休克

过敏性休克是最严重的Ⅰ型超敏反应性疾病,属于全身过敏性反应。患者在接触变应原后数分钟内出现休克症状,如抢救不及时可导致死亡。能够引起过敏性休克的变应原包括某些药物、血清、某些食物(如花生)和蜂毒等。

1. 药物过敏性休克　以青霉素过敏性休克最常见,此外头孢菌素、链霉素、普鲁卡因等也可引起。青霉素是半抗原,其降解产物青霉噻唑醛酸或青霉烯酸可与体内组织蛋白结合成为完全抗原,刺激机体产生特异性 IgE。IgE 与肥大细胞和嗜碱性粒细胞表面 FcεRⅠ结合,使机体致敏。当机体再次接触青霉素降解物时,变应原通过与靶细胞表面的 IgE 结合,触发过敏反应,重者因血容量下降、循环衰竭而休克。临床发现少数人初次注射青霉素时也发生过敏性休克,这可能与吸入空气中青霉菌孢子或曾经使用过被青霉素污染的注射器等医疗器械而使机体处于致敏状态有关。

2. 血清过敏性休克　一些患者接受动物免疫血清制剂(如破伤风抗毒素、白喉抗毒素等)进行治疗或紧急预防疾病时,因其曾注射过免疫血清制剂而已经致敏,再次注射时可发生过敏性休克。

(二) 呼吸道过敏反应

1. 支气管哮喘　过敏性哮喘为最常见呼吸道过敏反应,好发于儿童和青壮年,发生机制包括速发相和迟发相。大多数患者因吸入或食入变应原后发生支气管平滑肌痉挛,同时因炎症反应使支气管管壁增厚而致呼吸困难。部分患者为非特异支气管高反应性,常由冷空气刺激和运动诱发。

2. 过敏性鼻炎　患者常因吸入花粉、尘螨、真菌等引起,鼻黏膜出现以嗜酸性粒细胞浸润为主的炎症,表现为流涕、喷嚏等。

(三) 消化道过敏反应

患者肠黏膜防御功能减弱,常伴有蛋白水解酶缺乏,某些食物蛋白未完全消化即被吸收,从而作为变应原诱发消化道过敏反应。患者因食入鱼、虾、蟹、奶、蛋等食物后发生过敏性胃肠炎,可出现恶心、呕吐、腹痛、腹泻等症状。

(四) 皮肤过敏反应

因摄入药物、食物、花粉等变应原,或因肠道寄生虫感染引起,主要表现为荨麻疹、湿疹和血管神经性水肿等。

三、防治原则

Ⅰ型超敏反应的防治主要针对变应原和机体免疫状态两个方面:一是尽可能寻找变应原,避免再次接触;二是依据发生机制,通过切断或干扰某些环节,达到防治目的。

(一) 寻找变应原,避免再次接触

通过询问疾病史,如是否患过过敏性疾病等,了解患者可能接触的变应原。对可疑变应原、待用的药物或免疫血清制剂可通过皮肤试验确定患者是否已致敏。查明变应原,避免再次接触是预防Ⅰ型超敏反应最有效的方法。

皮肤试验(简称皮试)是在皮内注射少量变应原,若机体处于致敏状态,皮下结缔组织中的致敏靶

细胞将发生脱颗粒,释放血管活性介质,20分钟内注射局部会出现红肿,此为阳性反应。常用的皮试包括青霉素皮肤试验、动物免疫血清皮肤试验和植物花粉等变应原点刺试验(prick test)。青霉素皮肤试验阳性者不能使用青霉素,需换用其他抗生素;动物免疫血清皮肤试验阳性者可采用脱敏疗法;变应原点刺试验阳性者可采用减敏疗法。

(二) 脱敏疗法和减敏疗法

在使用动物免疫血清时,若皮试验呈阳性反应,可采用小剂量、短间隔、多次注射的方法进行脱敏(desensitization)治疗。血清注射间隔为20~30分钟。其机制可能是小剂量变应原进入体内与致敏靶细胞结合后,刺激后者释放的生物活性介质不足以引起明显症状。短期内小量多次注射变应原可使致敏靶细胞内活性介质逐渐被消耗,此后大量注射变应原便不会发生超敏反应。

对于经皮肤试验已明确,但又难以避免接触的变应原(如植物花粉、尘螨等),可采用减敏疗法,即小量、多次反复皮下注射变应原抽提物或重组变应原,降低患者对相应变应原的反应性。减敏疗法的机制可能是:①改变抗原进入体内途径,诱导机体产生 IgG 类抗体,降低 IgE 抗体应答的水平;②IgG 类抗体与相应变应原结合,阻断变应原与致敏靶细胞上 IgE 结合。

(三) 治疗

1. 抑制生物活性介质合成和释放的药物　色甘酸钠可稳定细胞膜,防止靶细胞脱颗粒。阿司匹林为环氧合酶抑制剂,可抑制前列腺素等介质的合成。肾上腺素、异丙肾上腺素等能激活腺苷环化酶,增加 cAMP 合成。甲基黄嘌呤、氨茶碱等可抑制磷酸二酯酶活性,阻止 cAMP 分解,从而提高细胞内 cAMP 水平,抑制细胞脱颗粒。

2. 生物活性介质的拮抗剂　苯海拉明等为组胺拮抗剂,通过与组胺竞争结合效应细胞膜上组胺受体而发挥抗组胺作用。新一代的抗组胺药物有氯雷他定、西替利嗪、咪唑斯汀。阿司匹林为缓激肽拮抗剂。

3. 改善效应器官反应性的药物　肾上腺素可解除支气管平滑肌痉挛,还能收缩毛细血管,升高血压,因此用于缓解哮喘症状和抢救过敏性休克。葡萄糖酸钙等钙制剂和维生素 C 可降低毛细血管通透性,减轻皮肤和黏膜的炎症反应。

4. 免疫治疗　治疗 I 型超敏反应性疾病的免疫生物疗法包括:①将发挥佐剂作用的 IL-12 等分子与变应原共同使用,可改变机体对该变应原的免疫应答类型,诱导 Th2 型免疫应答向 Th1 型转换,下调 IgE 的产生;②将编码变应原的基因与 DNA 载体重组制备 DNA 疫苗进行预防接种,可成功诱导 Th1 型免疫应答;③使用人源化抗 IgE 单抗、抗 IL-5 单抗可降低血液 IgE 和嗜酸性粒细胞水平,治疗持续性哮喘;④应用可溶性重组 IL-4R 阻断 IL-4 的生物活性。

第二节　Ⅱ型超敏反应

Ⅱ型超敏反应(type Ⅱ hypersensitivity)又称**细胞毒型超敏反应**(cytotoxic type hypersensitivity),是由 IgG 或 IgM 抗体与靶细胞表面的抗原结合,在补体、吞噬细胞和 NK 细胞参与下,引起细胞溶解或组织损伤的病理性免疫应答。

一、发生机制

(一) 引起Ⅱ型超敏反应的抗原

诱发Ⅱ型超敏反应的抗原都存在于靶细胞膜上,或是靶细胞自身成分,或是外源性抗原吸附于靶细胞。①ABO、Rh 等血型抗原和 HLA 抗原;②吸附于靶细胞表面的药物或微生物等外源性抗原;③由微生物感染、药物等因素所致改变的自身抗原;④外源性抗原与正常组织细胞之间存在的共同抗原。

（二）参与的抗体

针对上述抗原,机体产生的抗体主要是 IgG 和 IgM。在Ⅱ型超敏反应中,IgM 抗体主要是针对 ABO 血型抗原的天然抗体,而针对其他抗原的抗体则以 IgG 为主。

（三）靶细胞损伤机制

以下途径可引起靶细胞的损伤,针对不同抗原可能会以某一途径为主(图 8-3)。

1. 补体介导的细胞溶解　IgG 和 IgM 抗体与靶细胞表面的抗原结合后通过经典途径激活补体,形成攻膜复合体,直接导致靶细胞的溶解。

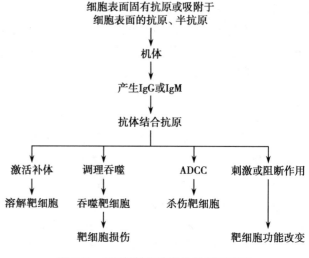

图 8-3　Ⅱ型超敏反应发生机制示意图

Ⅱ型超敏反应的发生机制(动画)

2. 吞噬作用　补体活化的产物 C3a、C5a,一方面可趋化中性粒细胞到达反应局部;另一方面还刺激肥大细胞、嗜碱性粒细胞分泌趋化因子,进一步促进吞噬细胞在局部聚集。结合于靶细胞表面的补体 C3b 片段和抗体 IgG 的 Fc 段可发挥调理作用,促进吞噬细胞的吞噬功能,使靶细胞被吞噬溶解。

3. ADCC　IgG 类抗体与靶细胞上的抗原结合,其 Fc 段与具有杀伤活性的细胞(如 NK 细胞)表面 IgG 的 Fc 受体结合,介导 ADCC 效应,溶解破坏靶细胞。

二、常见疾病

1. 输血反应　人类有 20 多个血型系统,输血反应常见于 ABO 血型不符的输血。ABO 天然血型抗体是 IgM,A 型血个体血液含有抗 B 抗体,B 型血个体血液中含有抗 A 抗体。若误将 A 型血输给 B 血型的个体,由于 A 型血红细胞表面有 A 抗原,B 型血个体血液中含有天然抗 A 抗体,两者结合后激活补体系统,导致输入的红细胞被溶解。输血反应患者可出现发热、恶心、呕吐、低血压等症状。

2. 新生儿溶血病　症状较重的新生儿溶血病多由母胎间 Rh 血型不符引起。Rh 血型抗原(D 抗原)主要由 RhD 基因编码,有很强的免疫原性。血型为 Rh⁻ 母亲因分娩、流产(首次妊娠的胎儿为 Rh⁺ 血型)或输血等原因,曾接受 Rh⁺ 血液的 D 抗原刺激,体内已产生 IgG 类抗 Rh 抗原的抗体。如果已产生 Rh 抗体的母亲再次妊娠,胎儿血型若仍为 Rh⁺,则 IgG 类 Rh 抗体可通过胎盘进入胎儿体内,与 Rh⁺ 红细胞结合。在吞噬细胞、NK 细胞、补体的参与下,胎儿红细胞溶解破坏,引起流产或胎儿出生后表现新生儿溶血病。患儿出现黄疸、贫血、肝脾肿大等症状。分娩后 72 小时内给初产妇注射 Rh 抗体,及时清除进入母体的 Rh⁺ 红细胞,可有效预防再妊娠时发生新生儿溶血症。母胎 ABO 血型不符的新生儿溶血病更为多见,但症状较轻。

3. 自身免疫性溶血性贫血　可由药物、感染引起,或患自身免疫病时自然发生。如服用甲基多巴类药物,或机体感染某些病毒(流感病毒、EB 病毒)后,可使自身红细胞膜表面的成分发生改变,刺激机体产生抗红细胞的 IgG 类抗体。IgG 类自身抗体可通过调理作用、激活补体等机制使红细胞溶解破坏,引起自身免疫性溶血性贫血。

4. 药物过敏性血细胞减少症　包括药物性溶血性贫血、粒细胞减少症和血小板减少性紫癜。药物及其代谢产物可通过以下途径引起血细胞损伤。①半抗原型:药物半抗原结合血细胞后刺激机体产生抗体,该抗体与血细胞上的相应药物结合,激活补体溶解血细胞;②免疫复合物型:药物与相应抗体结合形成免疫复合物,再与表达 FcγR 的血细胞结合,激活补体介导血细胞损伤;③自身免疫型:药物改变血细胞的抗原成分,致机体产生自身抗体,介导血细胞损伤。青霉素、奎宁、磺胺、奎尼丁等损伤血细胞的机制多为半抗原型或免疫复合物型,而甲基多巴和磷脂酰甘油引起的损伤机制则为自身免疫型。

5. 肺-肾综合征　　本病病因尚未确定,可能与遗传、病毒感染、吸入有机溶剂和吸烟等因素有关。由于机体产生针对肾小球基底膜和肺泡基底膜成分的自身抗体,其与相应抗原结合后通过激活补体或调理作用,导致肾小球和肺泡的损伤,患者主要表现肾炎和/或肺出血症状。

6. 特殊的Ⅱ型超敏反应　　某些抗细胞表面受体的自身抗体与受体结合后不引起细胞溶解,而是导致受体相关的细胞功能紊乱。①甲状腺功能亢进(Graves 病):该病患者体内可产生针对甲状腺细胞表面促甲状腺激素(thyroid stimulating hormones,TSH)受体的 IgG 类自身抗体。该抗体与 TSH 受体结合,刺激甲状腺细胞持续分泌甲状腺素,引起甲状腺功能亢进。②重症肌无力:该病患者体内生成抗乙酰胆碱受体的自身抗体,该抗体与乙酰胆碱受体结合可影响乙酰胆碱的功能,导致乙酰胆碱受体数量减少,以致肌无力。

第三节　Ⅲ型超敏反应

Ⅲ型超敏反应(type Ⅲ hypersensitivity)又称免疫复合物型超敏反应(immune complex type hypersensitivity)或血管炎型超敏反应,主要特点是由中等大小的可溶性抗原-抗体复合物沉积于局部或全身多处毛细血管基底膜,通过激活补体,并在血小板、中性粒细胞、嗜碱性粒细胞等效应细胞参与下,引起以充血水肿、局部坏死和中性粒细胞浸润为特征的炎症反应和组织损伤。

一、发生机制

(一) 免疫复合物的形成

血液中游离存在的可溶性抗原与抗体结合可形成免疫复合物(immune complex,IC)。抗原持续存在是形成 IC 的先决条件。抗原抗体数量相当时,会形成大分子 IC,易被吞噬清除;抗原或抗体量过剩则形成小分子 IC,为可溶性,不易沉积致病;只有抗原量稍多于抗体量时才会形成中等大小的 IC,可能沉积于不同组织的血管壁。

(二) 免疫复合物的沉积

IC 沉积是Ⅲ型超敏反应发生的始动因素,中等大小 IC 沉积的条件和沉积的部位与以下因素有关。

1. 血管通透性增高　　IC 在血管通透性增大时能穿过血管内皮细胞间隙沉积于血管基底膜。IC 通过以下方式促使血管通透性增大:①补体激活后产生的 C3a、C5a 片段具有过敏毒素作用,可使肥大细胞、嗜碱性粒细胞释放组胺、5-羟色胺等血管活性物质和趋化因子;②IC 可与血小板的 FcγR 受体结合,使其活化并释放组胺。

2. 解剖学和血流动力学等因素　　循环中的 IC 容易沉积在局部血压高、血流出现涡流的组织,如肾小球毛细血管的血压为其他部位的 4 倍以上,眼的睫状体、脉络膜丛等也有类似情况。此外,带正电荷的 IC 易沉积在带负电荷的肾小球基底膜,类风湿因子(rheumatoid factor,RF)形成的 IC 易沉积在关节滑膜。

3. 影响免疫复合物正常清除率的因素　　正常情况下 IC 主要通过补体的免疫黏附作用和吞噬细胞的吞噬作用加以清除。如果出现补体功能障碍或补体缺陷,吞噬细胞功能异常或缺陷,都会影响 IC 的清除,促进 IC 沉积。

(三) 组织损伤

IC 在血管壁的沉积并非组织损伤的直接原因,而是始动因素。IC 可通过以下途径造成组织损伤(图 8-4)。

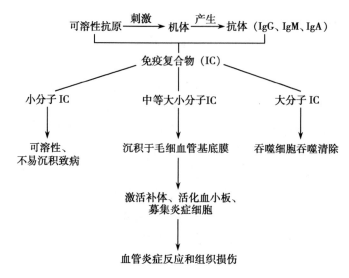

图 8-4 Ⅲ型超敏反应发生机制示意图

1. 补体的作用 IC 通过经典途径激活补体,产生补体裂解片段 C3a 和 C5a。C3a、C5a 与肥大细胞或嗜碱性粒细胞上的受体结合,使其释放组胺等炎性介质,导致局部毛细血管通透性升高,渗出增多,出现水肿。C5a 还可趋化中性粒细胞至 IC 沉积部位发挥作用。

2. 中性粒细胞的作用 IC 在局部沉积后,通过多种途径产生多种炎症介质。例如,激活补体产生 C5a 和 C3a;活化肥大细胞等产生趋化因子;活化巨噬细胞产生 IL-1、TNF-α 等。在这些因子的共同作用下,中性粒细胞在局部大量聚集,在吞噬免疫复合物的同时,释放大量溶酶体酶,引起血管炎及局部组织损伤。

3. 血小板的作用 IC 与血小板结合,一方面使其释放血管活性胺,加重局部水肿,促进 IC 进一步沉积;另一方面聚集的血小板形成微血栓,引起局部缺血、出血和坏死,加重组织损伤。

4. 血管活性胺类物质的作用 IC 通过激活补体和活化血小板以产生血管活性胺,使血管通透性增大。其后果是进一步促进 IC 的沉积,使局部水肿并促进炎性渗出。

二、常见疾病

Ⅲ型超敏反应引起的疾病可见于以下情况。①持续性感染:如麻风、疟疾、登革热、病毒性肝炎等患者体内存在持续性低剂量抗原释放,且抗体应答弱,易形成中等大小的 IC;②自身免疫病:类风湿关节炎和系统性红斑狼疮患者体内补体、吞噬细胞和红细胞不能有效清除 IC。

(一) 局部免疫复合物病

1. 实验性局部免疫复合物病 1903 年阿图斯(Arthus)发现用马血清经皮下免疫家兔数周后,当再次注射相同马血清时,注射局部出现水肿、出血、坏死等剧烈炎症反应,称为 Arthus 反应。

2. 人类局部免疫复合物病 胰岛素依赖型糖尿病患者因多次注射胰岛素后体内产生胰岛素抗体,抗原抗体结合形成的 IC 可引起注射局部出现红肿、出血和坏死。农民肺患者因吸入真菌或含有嗜热放线菌的有机粉尘,诱导机体产生 IgG 类抗体,与抗原结合形成的 IC 可沉积于肺泡壁,引起变应性肺泡炎。

(二) 全身免疫复合物病

1. 血清病 因一次性大量注射免疫动物血清,1~2 周后患者出现皮疹、发热、关节肿痛、蛋白尿等症状,称为血清病。这是由于患者体内产生的抗异种血清抗体与残留的动物血清结合,形成 IC 并沉积,引起全身免疫复合物病。血清病具有自限性,停用血清后症状可自行消退。大量使用青霉素、磺胺类等药物的患者可出现血清病样反应,称为药物热。

2. **链球菌感染后肾小球肾炎** 多发生在 A 族溶血性链球菌感染后 2~3 周,因链球菌胞壁抗原与相应抗体形成 IC,沉积于肾小球基底膜,导致肾小球肾炎。免疫复合物引起的肾炎也可由其他病原体如肺炎链球菌、乙型肝炎病毒或疟原虫感染后引起。

3. **类风湿关节炎** 可能因微生物感染使体内 IgG 分子变性,刺激体内产生抗变性 IgG 的自身抗体。此类自身抗体以 IgM 为主,也可是 IgG 或 IgA,临床称类风湿因子(rheumatoid factor,RF)。变性 IgG 和类风湿因子结合形成的 IC 沉积于关节滑膜,引起类风湿关节炎。

第四节 Ⅳ型超敏反应

Ⅳ型超敏反应(type Ⅳ hypersensitivity)又称迟发型超敏反应(delayed type hypersensitivity,DTH),是效应 T 细胞再次接触相同抗原后引发以单核细胞、巨噬细胞和淋巴细胞浸润为主的病理性免疫应答。其特点是:①反应发生迟缓,一般在再次接触抗原后 48~72 小时出现;②抗体和补体不参与反应;③由炎症性细胞因子引起的以单个核细胞浸润为主的炎症。

一、发生机制

Ⅳ型超敏反应与 T 细胞介导的细胞免疫应答发生机制基本一致,是同一过程的两个方面,后者属于保护性免疫应答,而前者则导致免疫病理损伤(图 8-5)。诱发Ⅳ型超敏反应的抗原主要有细胞内寄生的细菌、真菌、病毒、寄生虫及细胞抗原(如肿瘤抗原、移植抗原)和某些化学物质等。

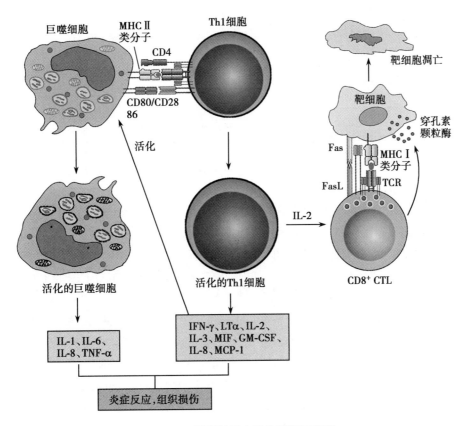

图 8-5 Ⅳ型超敏反应发生机制示意图

(一)效应 T 细胞和记忆 T 细胞的产生

进入体内的抗原经 APC 加工处理,被呈递给 T 细胞,使 T 细胞活化。活化的 T 细胞在 IL-2、IL-12、IFN-γ 等细胞因子作用下,大部分增殖分化为效应 T 细胞,即 CD4$^+$Th1 和 CD8$^+$CTL,部分 T 细胞

IV型超敏反应的发生机制（动画）

分化成为记忆 T 细胞。该过程为致敏阶段,需 10~14 日。

(二)效应 T 细胞引起炎症反应和细胞毒作用

抗原致敏的 T 细胞或抗原特异性记忆 T 细胞再次接触相同抗原,可分化成效应 T 细胞,在 24~72 小时引发炎症反应,此为激发阶段。

1. CD4$^+$Th1 细胞　效应 Th1 细胞接触抗原后释放多种细胞因子,如 IFN-γ、TNF-α、LT-α、IL-3、MCP-1 等。IFN-γ 和 TNF-α 可使巨噬细胞活化,活化的巨噬细胞释放的 TNF-α、IL-1 为重要炎症介质,可促进血管内皮细胞表达黏附分子,有利于血液中的单核细胞、淋巴细胞进入抗原所在局部,加重炎症反应。巨噬细胞在局部释放的溶酶体酶可导致组织损伤。

2. CD8$^+$CTL 介导的细胞毒作用　CTL 与靶细胞相互作用后活化,通过释放穿孔素、颗粒酶等介质导致靶细胞的溶解破坏和凋亡;或通过其表面表达的 FasL 与靶细胞表面的 Fas 结合,导致靶细胞凋亡。

二、常见疾病

IV型超敏反应的常见疾病可分为三种类型(表 8-1)。

表 8-1　迟发型超敏反应的三种表现类型

类型	接触型	结核菌素型	肉芽肿型
抗原	镍盐、铬酸盐、染料、药物等	皮内注射结核菌素	细胞内感染病原体
反应发生时间	48~72 小时	48~72 小时	21~28 日
组织学改变	首先表现为淋巴细胞浸润,后巨噬细胞浸润;表皮水肿	单核细胞、淋巴细胞、巨噬细胞浸润	巨噬细胞、表皮样细胞、多核巨细胞为核心,周围纤维化
临床表现	湿疹	局部红肿硬结	结核病、麻风、血吸虫病、类肉瘤病等

1. 接触型超敏反应　指接触化学品、药物等半抗原后,发生以湿疹为特征的接触性皮炎。引起接触型迟发型超敏反应(contact delayed type hypersensitivity)的物质多为小分子半抗原,如镍盐、铬酸盐、染料、油漆、化学品和某些药物(磺胺和青霉素),它们穿过表皮与体内蛋白结合而成为完全抗原,通过皮肤朗格汉斯细胞完成抗原呈递。皮肤角质细胞产生的多种细胞因子发挥重要作用,如 TNF-α、IL-3 能活化朗格汉斯细胞,使其向淋巴结移行,并促进其表达 MHC Ⅱ类分子,增强抗原呈递作用。接触抗原 48~72 小时后,因抑制性介质(如前列腺素 E)和抑制性细胞因子(如 TGF-β、IL-10)参与调节,炎症逐渐缓解。

2. 结核菌素型超敏反应　指用结核菌素(tuberculin)做皮肤试验,感染结核分枝杆菌者的注射局部出现红肿、硬结,是局部炎症反应的表现。结核菌素试验广泛用于结核病的辅助诊断、判断卡介苗接种效果以及辅助判断机体细胞免疫水平等。

3. 肉芽肿型超敏反应　许多慢性病常出现肉芽肿型超敏反应(granulomatous hypersensitivity),如分枝杆菌、原虫、真菌感染以及某些自身免疫病。表皮样细胞和多核巨细胞是肉芽肿病变中的典型细胞,前者是活化的巨噬细胞受细胞因子的刺激演变而成,后者由多个表皮样细胞通过细胞膜融合而成。病理改变以上述两种细胞和巨噬细胞为核心,周围由成纤维细胞环绕,并伴随有淋巴细胞浸润。

第五节　各型超敏反应特征比较与相互关系

一、各型超敏反应的特征比较

各型超敏反应的发生机制及参与成分均不同,甚至同一成分所表现的作用也不相同(表8-2)。

表8-2　各型超敏反应的主要特征比较

特征	Ⅰ型	Ⅱ型	Ⅲ型	Ⅳ型
抗原	吸入性、食入性变应原和药物	靶细胞膜抗原 药物吸附靶细胞	可溶性抗原	化学物质、细胞 内寄生病原体
抗体	IgE	IgG、IgM	IgG、IgM	抗体不参与
补体作用	不参与	细胞溶解作用为主	过敏毒素作用与趋化作用为主	不参与
主要 效应细胞	肥大细胞、嗜碱 性粒细胞	吞噬细胞、 NK细胞	血小板、中性 粒细胞	T细胞、 巨噬细胞
常见疾病	过敏性休克 过敏性鼻炎 过敏性哮喘 荨麻疹	输血反应 新生儿溶血病 药物过敏性血细 胞减少症	Arthus反应 血清病 链球菌感染后 肾小球肾炎	接触性皮炎 肉芽肿

二、各型超敏反应与疾病发生发展的关系

四种类型的超敏反应是根据发生机制和参与成分不同而划分的,但临床上某些疾病可由几种类型超敏反应介导发生。例如肾小球肾炎,可由Ⅱ型或Ⅲ型超敏反应介导发生。因自身抗体损伤肾小球基底膜引起的肾小球肾炎属Ⅱ型超敏反应,约占该病患者的5%;大部分肾小球肾炎属于Ⅲ型超敏反应,是由免疫复合物沉积引起,如系统性红斑狼疮、血清病、疟疾或病毒感染后的肾炎均属此类。

药物引起的超敏反应十分常见。轻者发生药疹、药物热、接触性皮炎;重者发生严重的血细胞减少症、剥脱性皮炎、过敏性休克。因变应原进入体内的途径不同,同一变应原对同一个体或不同个体诱发的超敏反应类型各异。如青霉素常引起过敏性休克、荨麻疹、哮喘等Ⅰ型超敏反应;长期大剂量静脉注射,可因Ⅱ型超敏反应引起溶血性贫血;也可引起局部类Arthus反应和关节炎等Ⅲ型超敏反应;多次涂抹皮肤,可由Ⅳ型超敏反应引起接触性皮炎。磺胺、巴比妥类药物也有类似情况(表8-3)。

表8-3　常用药物所致的超敏反应

超敏反应	疾病/症状	青霉素	磺胺	巴比妥
Ⅰ型	过敏性休克	++	−	−
	荨麻疹	+++	+++	+
	哮喘	+	−	+
Ⅱ型	溶血性贫血	++	−	+
	粒细胞减少症	−	+++	+
	血小板减少症	−	+	+

续表

超敏反应	疾病/症状	青霉素	磺胺	巴比妥
Ⅲ型	局部类 Arthus 反应	++	+	-
	关节炎	+	+	+
	发热	+	+	+
Ⅳ型	接触性皮炎	++	+	+++
	剥脱性皮炎	+	+	++

案例

第八章
超敏反应
案例解析

小王因手部受伤导致细菌感染，便自带青霉素到私人诊所，要求医师给予注射。恰巧接诊医师是其邻居。医师要为其做皮试，他说："我昨天用过青霉素，不必做皮试，出问题我自己承担。"在未做皮试的情况下医师给小王肌内注射青霉素 80 万 U。刚注射完药物，小王便大汗淋漓、颜面苍白、四肢抽搐、呼吸困难，继而昏迷，在送往上级医院途中死亡。

问题

1. 小王死亡的病因是什么，该病的发病机制如何？
2. 本案例中，小王和医师都有哪些过错，如何避免？

思 考 题

1. 简述青霉素过敏性休克的发病机制及防治原则。
2. 简述药物性溶血性贫血的发病机制。
3. 简述血清病的发病机制。

第八章
目标测试

（孙世杰）

第九章

免疫学应用

学习要求

1. **掌握** 免疫学检测的原理和常用方法。
2. **熟悉** 人工自动免疫和人工被动免疫特点。
3. **了解** 免疫学新技术及其应用。

第九章
教学课件

随着免疫学理论和技术方法的发展,免疫学在生物学、医学、药学等领域中的应用日渐广泛。本章主要介绍免疫检测、免疫预防和免疫治疗,以及免疫学在医药学领域中的应用。

第一节　免疫学检测

一、免疫学检测原理

免疫学检测原理融合了免疫学、细胞生物学和分子生物学的理论和技术,可对抗原、抗体、免疫细胞及其相关免疫分子等进行定性或定量检测。抗原与抗体是免疫学检测技术中两大重要因素,在抗原抗体反应体系中,可用已知抗体检测未知抗原,也可用已知抗原检测未知抗体,可根据检测目的,选择不同的实验方法,本节主要介绍免疫学检测原理及常用的免疫学检测方法。

(一) 抗原抗体反应的特异性

抗原抗体反应的特异性是指抗原与相应抗体之间所发生的特异性结合反应。即一种抗原一般只能与由其刺激所产生的相应抗体结合,也称为专一性。抗原抗体反应的过程是经过一系列的化学和物理变化,包括抗原抗体特异性结合和非特异性促凝聚两个阶段,为非共价可逆性的结合,并受到其空间构型、亲和力程度以及反应条件的影响。例如适宜的温度、酸碱度、离子强度等能促进抗原抗体分子的紧密接触,增强分子间引力,促进分子结合,此外抗原抗体浓度比例也会影响实验结果。

由于抗体主要来源于血清,因此含有某种抗体的血清又称为**抗血清**(antiserum),而将体外抗原抗体反应称为**血清学反应**(serological reaction)。人接种疫苗、感染病原微生物或用已知抗原免疫动物后,机体均会产生特异性抗体并存在于血清中,该抗体称为第一抗体(简称一抗)。由于 Ig 有同种型抗原特异性,将人 Ig 免疫动物,或将动物 Ig 免疫异种动物可制备相应抗抗体,又称第二抗体(简称二抗)。例如,用某种细菌免疫家兔制备的抗血清含有一抗,而将兔血清 Ig 免疫绵羊又可制备出羊抗兔 Ig 血清,即二抗。在检测标本中某种细菌时,可单独使用一抗,因为一抗与该细菌抗原的结合是特异的;也可在使用一抗与细菌抗原结合后再加入标记的二抗,通过二抗与一抗特异性结合,来检测一抗所识别的细菌性抗原。

(二) 抗原抗体反应的可见性

抗原抗体结合后有明显的复合物形成,并肉眼可见,称为可见性。可见性与抗原抗体反应的结合价有关。天然抗原分子表面一般有多种、多个抗原表位,可提供多个抗体分子结合的部位,而抗原能与抗体分子结合的功能性表位的总数,即为抗原的结合价。抗体分子若是单体 Ig 则仅有两个 Fab,能结合两个相同的抗原表位,为二价。只有抗原抗体相互交叉连接成网络状复合物,反应体系中基本无游离的抗原或抗体时,才会形成肉眼可见的免疫复合物。若在反应过程中,抗原抗体的比例不适合,任何一方过剩则以非结合的游离状态存在,结果只有小分子的复合物形成,不能被肉眼观察到,难以判定结果。因此,在进行凝集反应或沉淀反应时,确定抗原抗体的最适比例非常重要。此外,还可借助标记技术或无关载体来提高抗原抗体反应的灵敏度,帮助结果的判定。

二、抗原抗体反应的基本检测方法

根据抗原的性质、出现结果的现象、参与反应的成分不同,可将抗原抗体反应分为凝集反应、沉淀反应、补体参与的反应、免疫标记技术等。

(一)凝集反应

颗粒性抗原(细菌、红细胞或表面带有抗原的乳胶颗粒等)与相应抗体结合后,在一定条件下可形成凝集颗粒称为**凝集反应**(agglutination)(图 9-1)。习惯上将参与凝集反应的抗原称为凝集原,而抗体称凝集素。

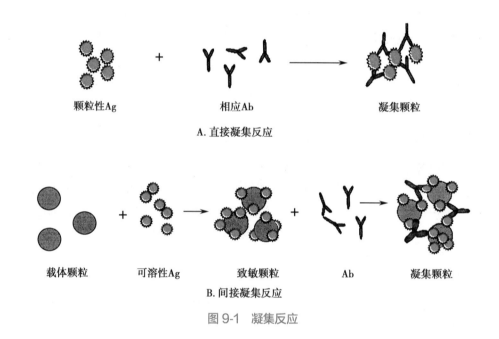

颗粒性Ag　　　　　相应Ab　　　　　凝集颗粒

A. 直接凝集反应

载体颗粒　　可溶性Ag　　致敏颗粒　　Ab　　凝集颗粒

B. 间接凝集反应

图 9-1　凝集反应

1. **直接凝集**　将细菌或红细胞与相应抗体直接反应,出现细菌凝集或红细胞凝集现象。按照测定方法可分为玻片法和试管法,前者是一种定性实验,如 ABO 血型鉴定、未知细菌的鉴定等,后者是一种定量实验的经典方法,可用已知抗原来检测待检血清中未知抗体及其含量,用于协助临床诊断或供流行病学调查研究,如诊断伤寒、副伤寒的**肥达试验**(Widal test)、布氏病的**瑞特试验**(Wright test)。

2. **间接凝集**　将可溶性抗原(或抗体)先吸附于一种与免疫无关的、一定大小的颗粒状载体表面,然后与相应抗体(或抗原)反应,在电介质存在下,即可发生凝集现象,称为间接凝集反应。载体微球可用天然的微粒性物质,如人(O 型)和动物(绵羊、家兔等)的红细胞、活性炭颗粒或硅酸铝颗粒等;也可用人工合成或天然高分子材料制备,如聚苯乙烯胶乳微球等。由于载体颗粒增大了可溶性抗原的反应面积,当颗粒上的抗原与微量抗体结合后,更容易出现肉眼可见的反应,敏感性比直接凝集反应高。

(二)沉淀反应

可溶性抗原(细菌培养滤液、细胞或组织的浸出液、血清蛋白等)与相应抗体在一定条件下出现沉淀物的现象,称为**沉淀反应**(precipitation)。沉淀反应的抗原可以是多糖、蛋白质、类脂等。由于抗原分子小,单位体积内含有的抗原量比抗体多,做定量实验时,为了不使抗原过剩需要进行稀释,并以抗原的稀释度作为沉淀反应的效价。习惯上将参与沉淀反应的抗原称为沉淀原,而抗体称为沉淀素。沉淀反应的实验方法大体可分为琼脂扩散法、环状法、絮状法三种基本类型。琼脂扩散法应用广泛,包括单向琼脂扩散、双向琼脂扩散、免疫电泳等。实验中大多用半固体琼脂凝胶为介质进行琼脂扩散或免疫扩散,即可溶性抗原与抗体在凝胶中扩散到比例适合处相遇即形成肉眼可见的白色沉淀线或沉淀环。

1. 单向琼脂扩散(single immunodiffusion)　在含有特异抗体的琼脂板中打孔,并在孔中加入定量的抗原,当抗原在琼脂中向周围扩散后与琼脂中含有的抗体相结合,即形成白色沉淀环,其直径或面积与抗原浓度成正相关。同时用标准抗原或国际参考蛋白制成标准曲线,即可用以定量检测未知标本的抗原浓度(g/L 或 U/ml)。应用此实验方法可检测正常人群或患者血清中 IgG、IgA 及 IgM 的水平。

2. 双向琼脂扩散(double immunodiffusion)　将抗原与抗体分别加于琼脂凝胶孔中,二者自由向四周扩散,在抗原抗体相遇处形成沉淀线(图 9-2)。当抗原、抗体存在多个反应系统时,可呈现多条沉淀线,依据沉淀线的形状、条数、清晰度及位置可分析抗原与抗体结合的性质,如数量、特异性等。

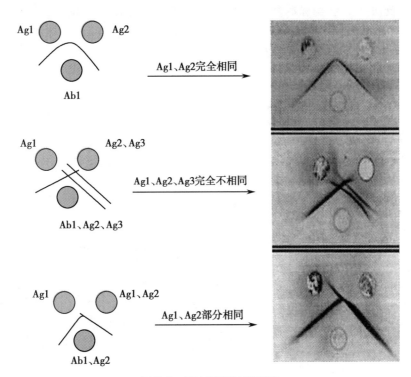

图 9-2　双向琼脂扩散图谱

3. 免疫电泳(immunoelectrophoresis)　免疫电泳是将凝胶电泳与双向免疫扩散两种技术相结合的一种实验方法。可先将血清标本进行凝胶电泳,在电场作用下标本中各组分因电泳迁移率不同而分成区带,然后沿电泳平行方向将凝胶挖一个沟槽,将抗体加入沟槽内,使抗原与抗体相互扩散而形成弧状沉淀线。根据沉淀线的数量、位置及形状,与正常血清形成的沉淀弧数量、位置和形状比较,可分析待测标本中所含抗原组成的定性检测。该法常用于血清蛋白种类分析,以观察 Ig 的异常增多或缺失。如多发性骨髓瘤及性联低丙种球蛋白血症的诊断。

4. 免疫比浊法(immunoturbidimetry)　免疫比浊法是传统免疫沉淀法与比浊法的结合,其原理是当抗原抗体形成免疫复合物时,使反应液出现浊度,采用浊度计进行测定。当抗原或抗体某种浓度固定时,形成的免疫复合物量是随着待测样品中未知抗原或抗体量的增加而增加,反应液的浊度也随之增加。依据投射光路分为投射免疫比浊法和散射免疫比浊法。该测定方法简便快速,可取代单向琼脂扩散测定血清中的 Ig 含量。

（三）免疫标记技术

免疫标记技术（immunolabelling technique）即用荧光素、放射性核素、酶、发光剂或电子致密物质（胶体金、铁蛋白）作为示踪剂物质,标记抗体或抗原而进行的抗原抗体反应,是应用较广泛的免疫学检测技术。标记物与抗体或抗原连接后不改变其免疫特性,并能提高检测方法的灵敏度,具有快速、定性或定量,甚至定位等优点。

1. 免疫荧光法（immunofluorescence,IF）　首先将荧光物质标记在抗原（或抗体）上,通过免疫反应检测未知的抗体（或抗原）,如果二者对应则形成带有荧光物质的免疫复合物,在荧光显微镜下可见荧光。常用的荧光素有**异硫氰酸荧光素**（fluorescein isothiocyanate,FITC）和**藻红蛋白**（phycoerythrin,PE）,前者发黄绿色荧光,后者发红色荧光。

（1）直接荧光法:将荧光素标记在相应抗体上,直接与相应抗原反应。其优点是方法简便、特异性高、非特异性荧光染色少。缺点是敏感性偏低,而且每检查一种抗原就需要制备一种荧光抗体。此法常用于细菌、病毒等微生物的快速检查和肾炎活检、皮肤活检的免疫病理检查（图 9-3）。

（2）间接荧光法:用一抗与标本中的抗原结合,再用荧光素标记的二抗染色（图 9-3）。该法敏感性比直接法高,制备一种荧光素标记的二抗可用于多种抗原的检测,但非特异性荧光亦增多。可用于肺炎支原体抗体、自身免疫病的抗核抗体等检测。

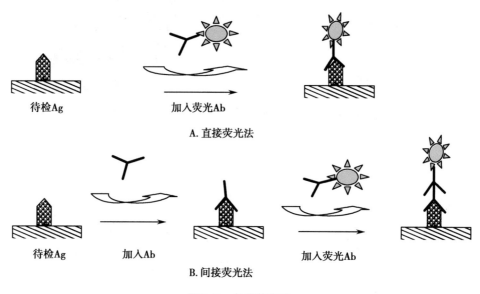

图 9-3　免疫荧光法

2. 酶免疫测定（enzyme immunoassay,EIA）　此法是用酶标记的抗体进行的抗原抗体反应。它将抗原抗体反应的特异性与酶催化作用的高效性相结合,当酶标记物与待测样品中相应的抗原或抗体相互作用时,可形成酶标记抗原抗体复合物。利用复合物上标记的酶催化底物显色,其颜色深浅与待测样品中抗原或抗体的量相关。可根据显色情况直接观察结果,也可用酶标测定仪测定**光密度**（optical density,OD）值以反映抗原或抗体的含量,敏感度可达 ng/ml 甚至 pg/ml 水平。常用于标记的酶有**辣根过氧化物酶**（horseradish peroxidase,HRP）、**碱性磷酸酶**（alkaline phosphatase,AP）等。常用方法有酶联免疫吸附实验和酶免疫组化法,前者可测定可溶性抗原或抗体,后者可测定组织中或细胞表面的抗原。

酶联免疫吸附实验（enzyme-linked immunosorbent assay,ELISA）基本方法是将已知的抗原或抗体吸附在固相载体（聚苯乙烯微量反应板）表面,使抗原抗体反应在固相表面进行,并用洗涤法将没有与固相载体结合的抗体(或抗原)去掉。其原理为:利用标记技术将酶标记到抗体(或抗原)上,使待检物中相应的抗原(或抗体)与酶标记抗体(或抗原)发生特异性反应。在遇到相应的酶底物时,酶能高效、专一地催化和分解底物,生成具有颜色的产物。根据颜色的深、浅可以判断待检物中有无特异的抗原(抗体)以及量的多少。该方法可对待检样品进行定性和定量分析;同时具有微量、特异、高效、经济、简便等优点,因此是一种广泛应用于生物和医学领域的微量测定技术。ELISA 方法很多,以下为几种基本方法的简介。

(1)间接 ELISA 法:用已知抗原包被固相,加入待检血清标本(一抗),再加酶标记二抗,加底物观察显色反应,用于测定特异性抗体(图9-4)。

(2)双抗体夹心法:将已知抗体包被在酶标板上,加入待检标本,标本中若含有相应抗原即与固相载体上抗体结合,洗涤去除未结合成分,加入该抗原特异的酶标记抗体,洗去未结合的酶标记抗体,加底物后显色(图9-4)。一般而言,包被抗体和酶标记的抗体是识别同一抗原上的不同抗原表位的两种抗体,该方法常用于测定大分子抗原。

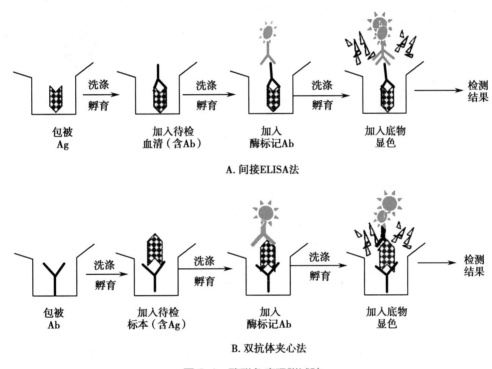

图9-4 酶联免疫吸附试验

(3)BAS-ELISA:**生物素-亲和素系统(biotin avidin system,BAS)**是一类生物反应放大技术。**生物素(biotin)**是广泛分布于动植物体内的一种生长因子,以辅酶形式参与各种羧化酶反应,故称辅酶 R 或维生素 H。**亲和素(avidin)**存在于卵白蛋白中,对生物素有高度的亲和力。生物素容易与蛋白质(如抗体)共价结合,若再与结合了酶的亲和素分子结合,既可起到放大作用,又可显色指示反应。在生物素-亲和素系统中利用生物素-亲和素-酶的连接关系追踪生物素标记抗体所识别的抗原,进一步提高了检测的灵敏度。生物素也可结合核苷酸,除用于抗原抗体检测外,还用于 DNA 和 RNA 的测定。因此 BAS 既可用于微量抗原、抗体及受体的定量、定性检测及定位观察研究,亦可制成亲和介质用于反应体系中反应物的分离、纯化。

(4)**酶联免疫斑点试验(enzyme-linked immunospot assay,Elispot assay)**:其原理类似于 ELISA 法,将免疫细胞孵育在已经包被有对应细胞因子抗体的硝酸纤维素膜或**聚偏二氟乙烯膜**(polyvinylidene fluoride,PVDF),孵育一定时间之后,去除细胞,加入酶标记二抗,最后通过膜显色之后,有细胞分泌过该细胞因子的地方,就会形成显色斑点(图9-5)。主要用于效应细胞分泌细胞因子的动态测定,避免了生物活性测定法中多种细胞因子相同生物活性的干扰。在分泌相应细胞因子的细胞所在局部呈现有色斑点,一个斑点表示一个分泌相应细胞因子的细胞,通过计数可推算出分泌某种细胞因子的细胞频率。实验结果可在显微镜下观察或使用酶联免疫斑点自动图像分析仪进行计数分析。

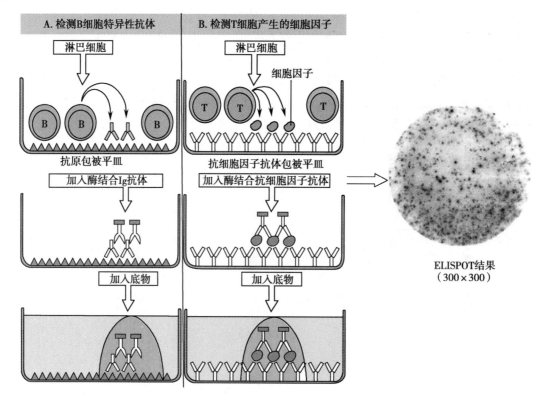

图9-5　ELISPOT示意图

（5）**免疫组化技术**（immunohistochemistry technique,IHC）:是用标记的特异性抗体(或抗原)对组织内抗原(或抗体)的分布进行组织和细胞原位检测的技术。现有酶免疫组化(辣根过氧化物酶标记)、免疫金组化(胶体金颗粒标记)、免疫电镜技术(铁蛋白、胶体金、过氧化物酶标记)等。凡是组织细胞内具有抗原性的物质,如肽类、激素、神经递质、细胞因子、受体、表面抗原等均可用免疫组化技术测定,目前在医学研究中被广泛应用。

3. **放射免疫测定法**（radioimmunoassay,RIA）　是用放射性核素标记抗原或抗体进行免疫学检测的技术。用于标记的放射性核素有 ^{125}I 和 ^{131}I,采用的方法分液相法和固相法。常用于微量物质测定,如胰岛素、生长激素、甲状腺素、孕酮等激素,还有吗啡、地高辛等药物以及 IgE 等测定。本法敏感性高,测定结果可达 ng 至 pg 水平。

4. **化学发光免疫分析**（chemiluminescence immunoassay,CLIA）　即用发光物质(如吖啶酯、鲁米诺等)标记抗原或抗体,以检测样品中抗体或抗原含量。发光物质在反应剂激发下生成激发态中间体,当激发态中间体回到稳定的基态时发射出光子,用自动发光分析仪能接收光信号,通过测定光子的产量,以反映待检样品中抗体或抗原含量。该法灵敏度高于放射免疫测定法,常用于各种抗原、半抗原、抗体、激素、酶、脂肪酸、维生素和药物等检测。

5. **免疫胶体金技术**（immunological colloidal gold technique,ICS）　用胶体金标记抗体或抗原,以检测组织切片或细胞标本中的未知相应抗原或抗体的方法称为免疫胶体金技术。胶体金是由氯金酸（$HAuCl_4$）在还原剂如白磷、抗坏血酸、枸橼酸钠、鞣酸等作用下,聚合成为特定大小的金颗粒,并由于静电作用成为一种稳定的胶体状态。胶体金在弱碱环境下带负电荷,可与蛋白质分子的正电荷基团形成牢固结合,由于这种结合是静电结合,所以不影响蛋白质的生物特性。胶体金还可以与许多其他生物大分子结合,如 SPA、PHA、ConA 等。根据胶体金的物理性状(如高电子密度、颗粒聚集后成红色),可标记大分子(如白蛋白、免疫球蛋白、糖蛋白、激素等),广泛地应用于各种液相免疫测定和固相免疫分析以及流式细胞术等免疫学领域。

6. **免疫印迹法**(Western blotting) 与 Southern 或 Northern 杂交方法类似,但采用的是**聚丙烯酰胺凝胶电泳**(polyacrylamide gel electrophoresis,PAGE),被检测物是蛋白质,探针是抗体,显色用标记的二抗。经过 PAGE 分离的蛋白质样品,转移到固相载体(例如硝酸纤维素薄膜)上,固相载体以非共价形式吸附蛋白质,且能保持电泳分离的多肽类型及其生物学活性不变。以固相载体上的蛋白质或多肽作为抗原与对应的抗体起免疫反应,再与酶或同位素标记的第二抗体结合,经过底物显色或放射自显影以检测电泳分离的特异性目的蛋白成分。

7. **流式细胞微球芯片捕获技术** 又称**流式细胞术微球捕获技术**(cytometric bead array,CBA),将不同的生物探针标记在各种带有荧光的人工微球上,以微球为载体检测培养液、血清、血浆及体液中各种可溶性蛋白和细胞因子。由于将探针固定在微球上的思路与固相芯片技术非常类似,区别是反应和检测均在液相中进行,所以该技术又称液相芯片技术。具有高通量、灵活、快速、准确、重复性好和操作简便等众多优点,可建立蛋白质和核酸等生物分子的高通量检测平台。

此外,在高通量检测方法中还包括蛋白质芯片技术、抗体芯片技术等,可广泛用于传染病、肿瘤、遗传病及心血管疾病等检测。

三、免疫细胞的测定

检测各群体淋巴细胞的数量与功能,是观察机体免疫状态的重要手段。外周血是患者主要的检测标本,实验动物可取胸腺、脾脏、淋巴结等作为标本进行测定。

（一）免疫细胞的分离与类型测定

1. **外周血单个核细胞**(peripheral blood mononuclear cell,PBMC) 的分离采用密度梯度分离法,根据白细胞本身比重的差别分离各种细胞。淋巴细胞分离液是由聚蔗糖和泛影葡胺按一定比例混合制成,分子量大而无化学活性,20℃时比重约为 1.077。淋巴细胞比重与之相近,而红细胞与多核细胞比重约为 1.092,通过离心即可将淋巴细胞分离出来。死细胞经伊红或锥虫蓝染色着色,无光泽,体积稍大;而活细胞不着色,折光性强,体积较小。分离 PBMC 常用此法,分离细胞纯度可达 95%。

2. 淋巴细胞群、亚群的分离由于淋巴细胞的异质性,可借助于其表面标志的差异将其分为不同的细胞群和亚群。

（1）磁珠分离法:是利用**免疫磁珠**(immunomagnetic bead,IMB) 分离技术进行细胞分离的方法。IMB 是特异性抗体与磁性微粒的交联物,可通过磁珠上的特异性抗体识别并结合表达相应膜抗原的细胞。应用磁场,可分离结合 IMB 的细胞。如采用抗 CD3 特异性抗体 IMB 可分离 T 淋巴细胞。

（2）**流式细胞术**(flow cytometer,FCM):是借助荧光激活细胞分选器(fluorescence activated cell sorter,FACS)对免疫细胞及其他细胞进行快速准确鉴定、分类及分选的技术。其工作原理为经荧光染色或标记的单细胞悬液放入样品管中,被高压压入充满鞘液的流动室内,在鞘液的包裹和推动下,细胞被排成单列,以一定速度从流动室喷口喷出。在流动室的喷口上配有一个超高频压电晶体,其充电后振动,使喷出的液流断裂为均匀的液滴,待测细胞就分散在液滴中。将液滴充以正负电荷,当液滴流经带有几千伏的偏转板时,在高压电场的作用下偏转,落入各自的收集容器中,从而实现对细胞的分离。此外,可借助光电效应,微滴通过电场时出现不同偏向,因此可分类收集所需的细胞群或亚群。该技术能以每秒约 50 000~200 000 个细胞的速度无菌收集细胞,一般一次分选细胞纯度在 95% 以上,而且可保持细胞活性,以供进一步研究使用。常用直接或间接免疫荧光法检测淋巴细胞的表面标志,鉴定细胞的群、亚群。如 CD4$^+$ 和 CD8$^+$T 细胞亚群,以及表达 mIgD、mIgM 的 B 细胞等。此外,流式细胞术还可用于细胞增殖、细胞凋亡与细胞毒效应测定。

（3）抗原肽-MHCⅠ四聚体技术:**四聚体（tetramer）技术**原理是用生物素化的抗原肽-MHCⅠ分子复合物与荧光标记的亲和素结合,由 1 个亲和素可结合 4 个生物素分子,能使 4 个抗原肽-MHCⅠ分子复合物形成一个复合体,将该复合体标记荧光素后,即成抗原特异性四聚体。该四聚体能与样品中的特异性 CTL 结合,而且同时结合一个 T 细胞表面的多个 TCR,亲和力明显提高。通过 FCM 检测即可确定待检标本中抗原特异性 CTL 的频率。

（二）T 细胞功能测定

1. T 细胞增殖实验　又称 T 淋巴细胞转化实验。T 细胞在体外经丝裂原如 PHA、ConA 等激活,细胞代谢和形态相继变化,在 24~48 小时细胞内蛋白质和核酸合成增加,使 T 淋巴细胞发生一系列增殖的变化,如细胞体积增大、细胞质增多、出现空泡、核仁明显、核染色质疏松、DNA 合成增加等现象,由淋巴细胞转变为淋巴母细胞。因此,该方法又称为淋巴细胞转化实验。据此可判断出淋巴细胞对有关刺激的反应性与功能状态,常用的方法如下。

（1）^{3}H-TdR 掺入法:在 PBMC 中加入 PHA 共同培养,终止培养前 8~15 小时加入氚标记的胸腺嘧啶核苷（^{3}H-TdR）,由于 ^{3}H-TdR 能掺入细胞合成的 DNA 中,细胞增殖水平越高,掺入的放射性核素越多。培养结束后收集细胞,用液体闪烁仪测定样品的放射活性,反映细胞的增殖活性。该法灵敏度较高,应用广泛,但需同位素测定仪器,且易有放射性污染。

（2）MTT 法:又称 MTT 比色法,是一种检测细胞存活和增殖的方法。MTT 化学名 3-（4,5-二甲基-2-噻唑）-2,5-二苯基四氮唑溴盐。其检测原理为活细胞线粒体中的琥珀酸脱氢酶能使外源性 MTT 还原为不溶性的蓝紫色结晶甲瓒（formazan）并沉积在细胞中,而死细胞无此功能。二甲基亚砜（dimethylsulfoxide,DMSO）能溶解细胞中的甲瓒,用酶联免疫检测仪在 490nm 波长处测定其光吸收 OD 值,可间接反映活细胞数量。该法也用于某些细胞因子活性的测定（细胞因子依赖的细胞株增殖法）。MTT 法敏感性虽不及 ^{3}H-TdR 掺入法,但操作简便,无放射性污染。缺点是由于 MTT 经还原所产生的甲瓒产物不溶于水,须被溶解后才能检测,因此影响实验结果。

（3）CCK-8 法或称 WST-8 法:是一种改良的 MTT 法。CCK-8 试剂中含有 WST-8,化学名是2-（2-甲氧基-4-硝基苯基）-3-（4-硝基苯基）-5-（2,4-二磺酸苯）-2H-四唑单钠盐,在电子载体 1-甲氧基-5-甲基吩嗪鎓硫酸二甲酯（1-Methoxy PMS）的作用下,被细胞线粒体中的脱氢酶还原为具有高度水溶性的黄色甲瓒产物,所生成甲瓒物的数量与活细胞的数量成正比。用酶标测定仪在 450nm 波长处测定其光吸收 OD 值,可间接反映活细胞数量。CCK-8 法与 MTT 法比较更加简便易行,因形成高度水溶性的黄色甲瓒产物,不需要 DMSO 的溶解过程,因此减少了实验的误差性。

2. 细胞毒实验　CTL、NK 细胞对靶细胞有直接杀伤作用,可根据待检效应细胞的性质,选用相应的靶细胞,如肿瘤细胞、移植供体细胞等作为靶细胞。

（1）^{51}Cr 释放法:用 Na$_2$^{51}CrO$_4$ 标记靶细胞,若待检效应细胞能杀伤靶细胞,则 ^{51}Cr 从靶细胞内释出。以 γ 计数仪测定释放出的 ^{51}Cr 放射活性,靶细胞溶解破坏越多,^{51}Cr 释放越多,上清液的放射活性越高。应用公式可计算出待检细胞的杀伤活性。

（2）凋亡细胞检测法:靶细胞被 CTL 杀伤后,可发生细胞凋亡,DNA 广泛断裂。检查靶细胞凋亡的方法较多,包括免疫学方法、生物化学与分子生物学方法,以及形态学方法,如**脱氧核苷酸缺口末端标记技术（terminal dUTP nick end labeling,TUNEL）**和流式细胞术等。

（三）B 细胞功能测定

1. 免疫球蛋白测定　通过测定 Ig 含量以了解 B 细胞分泌功能变化,可采用单向琼脂扩散法、ELISA、速率比浊法等测定标本中 IgG、IgM、IgA 等含量。

2. 溶血空斑实验（hemolytic plaque assay,HPA）　用于抗体形成 B 细胞测定,即测定针对

绵羊红细胞（SRBC）抗原所产生的抗体形成细胞数目。其基本原理是抗体形成细胞分泌的 Ig 与 SRBC 上的抗原结合，在补体参与下，出现溶血反应。方法是将吸附有已知抗原的 SRBC、待检 B 细胞、补体及适量琼脂糖液混合，倾注平皿，温育 1~3 小时后，肉眼可见有分散的溶血空斑出现，每一空斑中央含一个抗体形成细胞，计算空斑数量即为抗体形成细胞数，此外，也可用 ELISPOT 法检测特异抗体形成细胞。

（四）免疫分子测定

1. 免疫球蛋白、补体分子测定　Ig 含量测定同 B 细胞功能测定。补体含量测定包括含量高的补体成分（如 C3、C4、B 因子等），可用免疫比浊法；其他含量低的补体可用 ELISA、RIA 等方法。血清总补体活性测定常采用 50% 补体溶血法（CH50）。

2. 细胞因子检测　细胞因子的检测有助于了解其在免疫调节中的作用，鉴定分离的淋巴细胞，监测某些疾病状态的细胞免疫功能，如根据培养的 $CD4^+T$ 细胞分泌的细胞因子确定细胞亚群，产生 IL-12、IFN-γ 为 Th1，产生 IL-4、IL-10 为 Th2，产生 IL-17 为 Th17。细胞因子的检测方法可采用 ELISPOT、ELISA 法、生物活性测定法、聚合酶链反应（PCR）等。

3. 表面标记、表面受体和黏附分子的检测　用已知的抗 CD 单抗、表面受体和黏附分子抗体可鉴定细胞表面相应膜分子，常用间接免疫荧光法、流式细胞术等。某些可溶性的 CD 分子、表面受体和黏附分子的检测可采用 ELISA 法等测定。

四、免疫学检测技术在医学中的应用

免疫学检测技术与临床医学关系密切，可用于相关疾病的诊断与鉴别诊断，对疾病的发展过程、疗效观察及预后判定有重要意义。

1. 感染性疾病　各种病原体感染后，在体外应用已知抗原或抗体可检出体内特异抗体或抗原组分，如志贺菌属、沙门菌属、霍乱弧菌属等感染的检测，以及病毒性抗原和抗体等检测。

2. 肿瘤　如癌胚抗原的检出与结肠癌和肺癌有关；甲胎蛋白的检出与原发性肝癌有关；前列腺特异性抗原的检出与前列腺癌有关；细胞表面标记的检测有助于淋巴瘤、白血病的诊断与分型；在肿瘤的影像学诊断中，采用放射性核素标记的单克隆抗体可协助确定肿瘤的原发部位及其转移病灶。

3. 免疫缺陷病　抗体、补体含量的测定有助于性联低丙种球蛋白血症、抗体缺陷、补体缺陷的诊断；免疫细胞的鉴定、计数以及功能检测有助于免疫细胞缺陷类疾病的诊断与鉴别诊断。

4. 超敏反应性疾病与自身免疫病　变应原及相关抗体的检测有助于 I 型超敏反应的诊断，抗球蛋白试验可辅助诊断自身免疫性溶血型贫血；抗核抗体的检测有助于系统性红斑狼疮的诊断；类风湿因子的检测有助于类风湿关节炎的诊断。利用 HLA 与某些自身免疫病的相关性，通过测定 HLA 型别对相关疾病可进行辅助诊断，如 HLA-B27 与强直性脊柱炎相关。

五、免疫学检测技术在药学研究中的应用

免疫学检测技术已渗透到药学、中药学等各个领域，而免疫药理学是药理学的一个重要分支学科。随着免疫学理论和技术的迅速发展，已成为药学及中药学研究领域不可缺少的先进技术。

1. T 淋巴细胞克隆技术　凭借 T 细胞克隆技术，可获得遗传背景一致且 T 细胞受体均一的单克隆 T 细胞群体，极大地方便了对各种 T 细胞特性、功能、结构、分类及遗传方面的研究，尤其可作为药物研究的 T 细胞模型，进行药物的筛选研究。

2. 免疫细胞表面标记测定技术　在免疫药理学研究中，对 CD 抗原的检测与分析是重要的环节。借此可探讨药物对免疫细胞的分化发育、活化及数量变化，以及细胞亚群等影响，从而对药物的免疫药理效应作出重要评价。

3. 免疫细胞模型与药物筛选技术　随着高通量药物筛选的需要，免疫细胞模型发挥着重要作

用。例如,应用 T 细胞模型初筛抗人免疫缺陷病毒药物;应用肥大细胞模型筛选抗 I 型超敏反应性药物等。

第二节　免疫预防

免疫预防(immunoprophylaxis)包括人工自动免疫和人工被动免疫,是采用人工方法将抗原(疫苗、类毒素等)或抗体(免疫血清、丙种球蛋白等)制备成各种制剂,接种于人体,使其获得特异性免疫功能,以达到预防或治疗某些疾病的目的(表 9-1)。

表 9-1　人工自动免疫和人工被动免疫特点

项目	人工自动免疫	人工被动免疫
接种物质	抗原	抗体、细胞因子
接种次数	1~3 次	1 次
生效时间	2~3 周	立即
维持时间	数月至数年	2~3 周
主要用途	预防	治疗和紧急预防

一、人工主动免疫

人工主动免疫(artificial active immunization)使用的抗原制剂为疫苗,接种机体后使之产生特异性免疫应答过程,类似感染的发生,从而达到预防感染的目的。现代疫苗已从预防制剂扩展到治疗性疫苗制剂。从类型上可分为传统疫苗和新型疫苗。

1. 传统疫苗　用于预防微生物感染的疫苗,包括以下几类。

(1)灭活疫苗(inactivated vaccine):又称死疫苗(dead vaccine),选用免疫原性强的病原体,经人工大量培养后,用理化方法灭活制成。灭活疫苗主要诱导特异抗体的产生,为了维持血清抗体水平,常需多次接种。常用的灭活疫苗有伤寒、百日咳、霍乱、钩端螺旋体病、流感、狂犬病、乙型脑炎疫苗等。

(2)减毒活疫苗(live-attenuated vaccine):是用减毒或无毒力的活病原微生物制成。传统的制备方法是将病原体在培养基或动物细胞中反复传代,使其失去毒性,但保留免疫原性。活疫苗接种如同隐性感染,病原体在体内有一定的生长繁殖能力,一般只需接种一次。活疫苗优势是免疫效果良好、持久,除诱导机体产生体液免疫外,还可产生细胞免疫,经自然感染途径接种还可诱导黏膜局部免疫形成;其不足之处有毒力回复突变的可能、不易保存等,故制备和鉴定必须严格,免疫缺陷者不能接种活疫苗。常用的制剂有卡介苗、麻疹活疫苗、脊髓灰质炎活疫苗等。

(3)类毒素(toxoid):细菌的外毒素经 0.3%~0.4% 甲醛处理后失去毒性保留免疫原性而制成,接种后能诱导机体产生抗毒素。常用制剂有破伤风类毒素、白喉类毒素。

2. 新型疫苗

(1)亚单位疫苗(subunit vaccine):是去除病原体中与激发保护性免疫无关的甚至有害的成分,保留有效免疫原成分所制备的疫苗。

(2)结合疫苗(conjugate vaccine):细菌荚膜多糖属于 T 细胞非依赖性抗原,不需 T 细胞辅助而直接刺激 B 细胞产生 IgM 类抗体,不产生记忆细胞,也无 Ig 的类别转换,对婴幼儿的免疫效果很差。结合疫苗系将细菌荚膜多糖的水解物与白喉类毒素通过化学连接,为细菌荚膜多糖提供蛋白质载体,使其成为 T 细胞依赖性抗原。结合疫苗能被 T、B 细胞联合识别,B 细胞产生 IgG 类抗体,获得了良好的免疫效果。目前已获准使用的结合疫苗有脑膜炎球菌疫苗和肺炎链球菌疫苗等。

（3）**合成肽疫苗**（synthetic peptide vaccine）：根据有效免疫原性肽段的氨基酸序列，设计和合成的免疫原性多肽，以期用最小的肽段激发有效的特异性免疫应答。目前研究较多的是抗病毒和抗肿瘤多肽疫苗。

（4）**重组抗原疫苗**（recombinant antigen vaccine）：是利用 DNA 重组技术制备的只含保护性抗原的纯化疫苗。此类疫苗不含活的病原体和病毒核酸，安全有效，成本低廉。目前获准使用的有乙型肝炎疫苗、口蹄疫疫苗和莱姆病疫苗等。

（5）**重组载体疫苗**（recombinant vector vaccine）：将编码病原体有效免疫原的基因插入载体（减毒的病毒或细菌疫苗株）基因组中，接种后，随疫苗株在体内的增殖而表达相应的抗原。目前使用最广的载体是痘状病毒，用其表达的外源基因很多，已用于乙型肝炎、麻疹、单纯疱疹等疫苗的研制。

（6）DNA 疫苗：又称核酸疫苗，是用编码病原体有效免疫原基因的重组质粒直接接种，体内可表达保护性蛋白抗原，从而诱导机体产生特异性免疫。DNA 疫苗在体内可持续表达，维持时间长，是疫苗发展的方向之一。

（7）转基因植物疫苗：用转基因方法将编码有效免疫原的基因导入可食用植物细胞的基因组中，免疫原即可在植物的可食用部分稳定的表达和积累，人和动物通过摄食达到免疫接种的目的。常用的植物有番茄、马铃薯、香蕉等。此类疫苗尚在初期研制阶段，具有可口服、易被儿童接受和价廉等优点。

（8）mRNA 疫苗：是具有免疫性、安全性及灵活性的基因疫苗，相比传统疫苗，mRNA 疫苗能够刺激免疫系统产生平衡、长效的保护，被以 Toll 样受体为主的受体识别，进入细胞在胞液中表达，通过刺激免疫系统产生 B、T 细胞等多种机制，达到预防流行病及抗肿瘤等作用。部分 mRNA 疫苗本身具有的疫苗佐剂特性，通过产生多种细胞因子等不同方式刺激免疫系统，增强免疫机体反应能力，缩短免疫应答时间，加大抗体合成释放能力，在新型疫苗制备具有极大的应用价值。

二、人工被动免疫

人工被动免疫（artificial passive immunization）是给人体注射含特异性抗体的免疫血清制剂，用于治疗或紧急预防感染的措施。如给人或动物直接输入免疫物质（如抗毒素、丙种球蛋白、抗菌血清、抗病毒血清）而获得免疫力。

1. 抗毒素（antitoxin）　是用细菌类毒素免疫动物制备的免疫血清，具有中和外毒素毒性的作用。一般免疫健康马匹，待马体内产生高效价抗毒素后，采血分离血清，提取免疫球蛋白制成。该制剂对人而言属异种蛋白，使用时应注意超敏反应的发生。常用的有破伤风抗毒素、白喉抗毒素等。

2. 正常人丙种球蛋白和胎盘丙种球蛋白　正常人**丙种球蛋白**（gamma globulin）是正常人血浆提取物，含 IgG 和 IgM；而**胎盘丙种球蛋白**（placental gamma globulin）则是健康孕妇胎盘血液提取物，主要含 IgG。由于多数成人已隐性或显性感染过麻疹病毒、脊髓灰质炎病毒和甲型肝炎病毒等病原体，血清中含有相应抗体。因此，这两种丙种球蛋白可用于上述病原体感染性疾病潜伏期治疗或紧急预防，以达到治疗、减轻症状或缩短病程目的。

3. 人特异性免疫球蛋白　来源于恢复期患者和含高效价特异性抗体供血者血浆以及接受类毒素和疫苗免疫者血浆。人特异性免疫球蛋白具有特异性强、且在体内停留时间长及超敏反应发生率低的优势。常用于过敏性体质及丙种球蛋白治疗不佳的病例。

此外，细胞因子与单克隆抗体制剂是新型免疫治疗剂，可望成为肿瘤、艾滋病等有效治疗制剂。

三、计划免疫

计划免疫（planned immunization）是根据某些特定传染病的疫情监测和人群免疫状况分析，有计划地用疫苗对人群进行预防接种,提高人群免疫水平,以达到控制乃至最终消灭相应传染病的目的而采取的重要措施。

　　我国儿童计划免疫的常用疫苗有:卡介苗、脊髓灰质炎疫苗、百白破疫苗、麻疹活疫苗和乙型肝炎疫苗。2007年国家扩大了计划免疫免费提供的疫苗种类,在原有的"五苗七病"基础上增加到预防15种传染病(表9-2)。新增了甲型肝炎疫苗、流行性乙型脑炎疫苗、A群流脑多糖疫苗、麻风疫苗、麻腮风疫苗、A+C群流脑多糖疫苗、钩体病疫苗、流行性出血热疫苗和炭疽疫苗等。我国的计划免疫工作取得了显著成绩,传染病的发病率大幅度下降。除了国家免疫规划疫苗,还有儿童或成人自愿自费接种的抗感染疫苗,例如B型流感嗜血杆菌疫苗、23价肺炎球菌多糖疫苗、轮状病毒疫苗、流行性感冒疫苗、肠道病毒71型疫菌、戊型肝炎疫苗等用来预防肺炎、轮状病毒感染、流行性感冒、手足口病、戊型病毒性肝炎等疾病。目前,不少传染病仍缺乏有效疫苗,如疟疾、结核病、艾滋病等。

表9-2　国家免疫规划疫苗接种程序表

疫苗名称	第一次	第二次	第三次	加强	预防传染病
卡介苗	出生				结核病
乙型肝炎疫苗	出生	1月龄	6月龄		乙型病毒性肝炎
脊髓灰质炎疫苗	2月龄	3月龄	4月龄	4周岁	脊髓灰质炎
百白破疫苗	3月龄	4月龄	5月龄	18~24月龄	百日咳、白喉、破伤风
白破疫苗	6周岁				白喉、破伤风
麻风疫苗	8月龄				麻疹、风疹
麻腮风疫苗	18~24月龄				麻疹、流行性腮腺炎、风疹
流行性乙型脑炎疫苗	8月龄	2周岁			流行性乙型脑炎
A群流脑疫苗	6~18月龄(1、2次间隔3个月)				流行性脑脊髓膜炎
A+C群流脑疫苗	3周岁	6周岁			流行性脑脊髓膜炎
甲型肝炎疫苗	18月龄				甲型肝炎
以上为儿童免疫规划疫苗,以下为重点人群接种疫苗					
双价肾综合征出血热纯化疫苗					出血热
炭疽减毒活疫苗					炭疽
钩体灭活疫苗					钩体病

第三节　免疫治疗

　　免疫治疗(immunotherapy)是指针对机体免疫功能低下或亢进,根据免疫学原理,利用物理、化学或生物学等手段,人为调整机体的免疫功能以达到治疗某些疾病为目的所采取的措施。免疫治疗的分类方法不一,传统分类法按其对机体免疫功能的影响,将免疫治疗分为免疫增强疗法和免疫抑制疗法;根据治疗特异性,将免疫治疗又分为特异性免疫治疗和非特异性免疫治疗;根据治疗所用制剂的特点,可将免疫治疗分为主动免疫治疗和被动免疫治疗,但各类之间又有交叉(表9-3)。免疫治疗的基本策略是从分子、细胞和整体水平干预或调整机体的免疫功能。研究方向主要包括以下几点。①干预分子的研发:治疗性疫苗、基因工程抗体、细胞因子、受体/配体及其拮抗剂、信号传导分子及其拮抗剂等。②对免疫细胞的干预和过继细胞转输:前者包括调控免疫细胞的分化和增殖、调控细胞的迁移、调控细胞的活化和凋亡等;后者包括输入改造过的树突状细胞、干细胞、淋巴细胞、巨噬细胞等。③增强或抑制整体免疫功能:如应用免疫增强剂或免疫抑制剂,诱导免疫应答或耐受等。

表 9-3 免疫治疗分类

名称	治疗范围或特点
免疫增强疗法	感染、肿瘤、自身免疫病的治疗
免疫抑制疗法	移植排斥、自身免疫病、超敏反应病、炎症的治疗
主动免疫治疗	人为提供具免疫原性的制剂,使机体主动产生特异性免疫
被动免疫治疗	人为提供免疫效应物质,直接发挥免疫效应
特异性免疫治疗	调整机体免疫功能,所用制剂的作用具有抗原特异性
非特异性免疫治疗	调整机体免疫功能,所用制剂的作用无抗原特异性

一、分子治疗

分子治疗指给机体输入分子制剂,以调节机体的免疫应答,例如使用抗体、细胞因子以及微生物制剂等。

1. 分子疫苗 包括合成肽疫苗、重组载体疫苗和 DNA 疫苗,均可作为肿瘤和感染性疾病的治疗性疫苗。例如人工合成的肿瘤相关抗原多肽能激活特异性 T 细胞,诱导特异性 CTL 的抗肿瘤效应,乙型肝炎多肽疫苗同样可诱导抗病毒感染的免疫效应。

2. 抗体 抗体是一类具有特异性免疫作用的效应分子,具有中和外毒素、激活补体、免疫调理、ADCC 等多种生物学效应,是进行人工被动免疫的主要生物制剂。目前临床采用的治疗性抗体主要包括多克隆抗体、单克隆抗体和基因工程抗体。

多克隆抗体即免疫血清,临床常用的免疫血清包括具有特异性治疗作用的破伤风抗毒素和狂犬病病毒抗血清,以及具有非特异性治疗作用的人丙种球蛋白。单克隆抗体具有特异性高、交叉反应少等优点,前期所制备的单抗多为鼠源性的抗体,应用到人体后会引起人抗鼠抗体反应(human anti-mouse antibody,HAMA)而影响疗效。随着基因工程技术的发展,实现了对抗体的人源化改造,使得治疗性单抗的制备及应用进入了新的阶段。美国 FDA 已批准了多个治疗性抗体,用于治疗肿瘤、自身免疫病、感染性疾病、心血管疾病和抗移植排斥等。主要包括①抗细胞表面分子的单抗:抗 CD20 单抗可选择性破坏 B 细胞,已用于治疗 B 细胞淋巴瘤。免疫检查点分子是一类免疫抑制性分子如 PD-1 和 CTLA-4 等,可调节机体免疫应答反应。通过调控肿瘤微环境中抗肿瘤免疫应答关键的免疫检查点分子所进行的肿瘤免疫治疗已取得了新的进展,针对 PD-1、PD-L1 和 CTLA-4 研究的系列抗体在临床肿瘤治疗中取得了良好效果,免疫检查点疗法被认为是肿瘤免疫治疗的里程碑事件。②抗细胞因子的单抗:抗 TNF-α 单抗可阻断 TNF-α 与其受体的结合,减轻炎症反应,已成功用于治疗类风湿关节炎等慢性炎症性疾病。③抗体靶向治疗:以肿瘤特异性单抗为载体,将放射性核素、化疗剂以及毒素等细胞毒性物质靶向携带至肿瘤病灶局部,可特异地杀伤肿瘤细胞。

3. 细胞因子 细胞因子是调节免疫细胞功能的重要分子,参与细胞的发育、激活、迁移和死亡。细胞因子疗法已广泛用于感染性疾病、肿瘤、造血功能异常和其他免疫相关疾病的治疗,主要包括①细胞因子补充疗法:肿瘤、感染或造血功能障碍患者体内某些细胞因子合成不足、导致免疫细胞活性降低时,可采用输入相关细胞因子提高机体免疫功能的方法进行治疗。例如 IFN-α 可治疗病毒感染和恶性肿瘤,G-CSF 和 GM-CSF 可用于缓解化疗后粒细胞减少。②细胞因子拮抗疗法:通过抑制细胞因子的产生、阻止细胞因子与相应受体结合或阻断结合后的信号转导,拮抗细胞因子发挥生物学效应。例如可溶性 TNF-αR 主要用于治疗类风湿关节炎和感染性休克。

二、细胞治疗

细胞免疫治疗通常是指给患者使用细胞疫苗、干细胞移植、过继免疫细胞治疗等,以增强和激活机体免疫应答能力的方法。

1. 细胞疫苗

(1)肿瘤细胞疫苗:灭活瘤苗是用自体或同种肿瘤细胞经射线、抗代谢药物等理化方法处理,抑制其生长能力,保留其免疫原性。异构瘤苗则将肿瘤细胞用过碘乙酸盐或神经氨酸酶处理,以增强瘤细胞的免疫原性。

(2)基因修饰的瘤苗:将肿瘤细胞用基因修饰方法改变其遗传背景,降低致瘤性,增强免疫原性。例如,将编码 MHC 分子、协同刺激分子、细胞因子的基因转入肿瘤细胞,注入体内的瘤苗将表达这些免疫分子,从而增强抗肿瘤效应。

(3)树突状细胞疫苗:使用肿瘤提取物抗原或肿瘤抗原多肽等体外刺激树突状细胞,或用携带肿瘤相关抗原基因的病毒载体转染树突状细胞,再回输给患者,可有效激活特异性抗肿瘤的免疫应答,目前临床已经批准使用的是荷载有前列腺抗原 PSA 的自体树突状细胞疫苗。

2. 过继免疫细胞治疗　自体淋巴细胞经体外激活、增殖后回输患者,直接杀伤肿瘤或激发机体抗肿瘤免疫效应,称为过继免疫细胞治疗,是基于适应性免疫应答理论的被动免疫疗法,近年来发展迅猛,以 TIL、CAR-T、TCR-T 以及 BiTE 为代表,已在临床试验中显效,其中针对白血病抗原 CD19 分子的 CAR-T 治疗已经被批准应用于临床。

(1)**肿瘤浸润淋巴细胞**(tumor infiltrating lymphocyte,TIL)治疗:指分离患者肿瘤组织中的淋巴细胞,经体外不同细胞因子刺激,以培养扩增大量抗肿瘤活性 T 细胞,再回输患者治疗肿瘤。

(2)TCR-T(T cell receptor-engineered T)治疗:指通过基因工程技术,用已识别特定肿瘤抗原的 TCR 修饰 T 细胞,可使 T 细胞拥有预设抗原特异性,赋予 T 细胞识别并杀伤肿瘤细胞的能力。

(3)**嵌合抗原受体 T 细胞治疗**(chimeric antigen receptor T cell,CAR-T):是直接将可以识别肿瘤抗原的抗体片段基因与 T 细胞活化所需信号分子胞内段基因结合,构建成嵌合抗原受体(CAR),通过基因转导的方式导入 T 细胞,赋予了 CAR-T 识别肿瘤抗原并迅速活化杀伤肿瘤细胞的能力。目前,CAR-T 主要应用于非实体瘤的治疗。

(4)**双特异性 T 细胞衔接器**(bispecific T cell engagers,BiTE)治疗:把针对肿瘤抗原的**单链抗体**(single-chain antibody fragment,ScFv)与针对 T 细胞表面分子如 CD3 的 ScFv 串联起来,表达成具有双特异性的抗体组分,拉近了 T 细胞与肿瘤细胞之间的距离,有效激活了 T 细胞,使其对肿瘤细胞产生直接杀伤。

3. 干细胞移植　干细胞是具有多种分化潜能、自我更新能力很强的细胞,在适当条件下可被诱导分化为多种细胞组织。移植所用的干细胞可采集骨髓、外周血或脐血,分离 CD34$^+$ 干/祖细胞,进行自体、异体干细胞移植。干细胞移植已经成为肿瘤、造血系统疾病、自身免疫病等的重要治疗手段。

三、生物应答调节剂与免疫抑制剂

1. 生物应答调节剂(biological response modifier,BRM)　指具有促进或调节免疫功能的制剂,通常对免疫功能正常者无影响,而对免疫功能异常,尤其是免疫功能低下者有促进或调节作用。自 1975 年美国国立癌症研究所的研究人员首次提出 BRM 概念以来发展迅速,在免疫治疗中占有重要地位,已广泛用于肿瘤、感染、自身免疫病、免疫缺陷病等治疗。BRM 制剂包括细胞因子、微生物制剂、真菌及植物多糖、合成性分子等。

2. 免疫抑制剂　免疫抑制剂能抑制机体的免疫功能,常用于防止移植排斥反应的发生和自身免疫病的治疗。随着器官移植的发展,免疫抑制剂的应用日益增多。

（1）化学合成药物:包括糖皮质激素、环磷酰胺和硫唑嘌呤。糖皮质激素具有抗炎和免疫抑制作用,对单核-巨噬细胞、T 细胞、B 细胞都有较强的抑制作用,用于治疗炎症、超敏反应性疾病和抗移植排斥反应;环磷酰胺属烷化剂抗肿瘤药物,其主要作用是抑制 DNA 复制和蛋白质合成,阻止细胞分裂,故可抑制体液免疫和细胞免疫,主要用于治疗肿瘤、自身免疫病,以及抗移植排斥反应;硫唑嘌呤属嘌呤类抗代谢药物,主要通过抑制 DNA、蛋白质的合成,阻止细胞分裂,对细胞免疫、体液免疫均有抑制作用,常用于类风湿关节炎的治疗。

（2）微生物制剂:包括环孢素 A（cyclosporin A,CsA）、麦考酚酸酯（mycophenolate mofetil,MMF）、FK-506 和雷帕霉素（rapamycin）。环孢素 A 是真菌代谢产物的提取物,目前已能化学合成,主要通过阻断 T 细胞内 IL-2 基因的转录,抑制 IL-2 依赖的 T 细胞活化,是治疗移植排斥反应的首选药物;麦考酚酸酯是一种强效、新型免疫抑制剂,是霉酚酸（mycophenolic acid,MPA）的 2-乙基酯类衍生物,体内脱酯后形成的 MPA 能抑制鸟苷酸的合成,选择性阻断 T 淋巴细胞和 B 淋巴细胞的增殖,用于移植排斥反应和自身免疫性疾病治疗;FK-506 属大环内酯类抗生素,为真菌产物,其作用机制与 CsA 相近,但作用效应比 CsA 强,肾毒性较小;雷帕霉素属大环内酯类抗生素,可能通过阻断 IL-2 诱导的 T 细胞增殖而选择性抑制 T 细胞,用于抗移植排斥反应。

思　考　题

1. 简述体外抗原抗体反应的特点及影响的因素。
2. 简述酶联免疫吸附实验（ELISA）的原理及其主要用途。
3. 简述计划免疫概念及意义。
4. 简述细胞免疫治疗的常用方法。

第九章
目标测试

（宋文刚）

第十章

细菌学概论

第十章
教学课件

学习要求

1. **掌握** 细菌的大小、形态、结构；细菌的生长规律；细菌的致病性。
2. **熟悉** 细菌细胞的组成与生理功能；细菌的代谢反应；细菌的感染机制与检查方法。
3. **了解** 细菌的营养类型；化能异养型微生物产能的主要方式。

细菌（bacteria）是一类具有细胞壁，单细胞、以无性二分裂方式进行繁殖的原核细胞型微生物。本章主要介绍细菌的大小、形态及结构；生长与繁殖方式、营养及代谢类型；细菌的感染及细菌的检查原则等。

第一节　细菌的形态、结构与分类

一、细菌的大小和形态

（一）细菌的大小

细菌个体微小，通常以微米（μm）为测量单位，必须借助显微镜放大数百倍至上千倍才能看到。多数球菌的直径为 1.0μm 左右；杆菌和螺形菌的大小一般以其长度和宽度表示，常见杆菌的大小为（2~5）μm×（0.5~1.0）μm。也有少数杆菌的大小相差较大，如炭疽杆菌（*Bacillus anthracis*）长度可达3~10μm，而流产布鲁氏菌（*Brucella abortus*）的长度仅有 0.6~1.5μm。

（二）细菌的基本形态

细菌的基本形态主要指细菌在适宜的环境条件下培养至对数期时所呈现的形态。细菌的基本形态主要有球状、杆状和螺形状三种，分别称为球菌、杆菌和螺形菌（图 10-1）。

1. 球菌（coccus）　外观呈圆球形或近似球形，直径为 0.8~1.2μm。球菌分裂后，其子代细胞常保持一定的排列方式，对球菌的分类鉴定有重要意义。

（1）单球菌（single coccus）：细胞分裂沿一个平面进行，分裂后的细胞分散而单独存在，如尿素微球菌（*Micrococcus ureae*）。

（2）双球菌（diplococcus）：细胞沿一个平面分裂，分裂后两个子代细胞成对排列，如淋病奈瑟球菌（*Neisseria gonorrhoeae*）、脑膜炎奈瑟菌（*Neisseria meningitides*）。

（3）链球菌（streptococcus）：细胞沿一个平面分裂，分裂后其子代细胞排列成链状，如溶血性链球菌（*Streptococcus hemolyticus*）、唾液链球菌（*Streptococcus salivarius*）。

（4）四联球菌（tetrads）：细胞沿两个相互垂直的平面分裂，分裂后四个子代细胞黏附在一起，呈田字形排列，如四联微球菌（*Micrococcus tetragenus*）。

（5）八叠球菌（sarcina）：细胞在三个互相垂直的平面上分裂，分裂后八个子代细胞黏附成包裹状立方体，如藤黄八叠球菌（*Sarcina leteus*）。

（6）葡萄球菌（staphylococcus）：细胞在多个不规则的平面上分裂，分裂后子代细胞无规则地黏

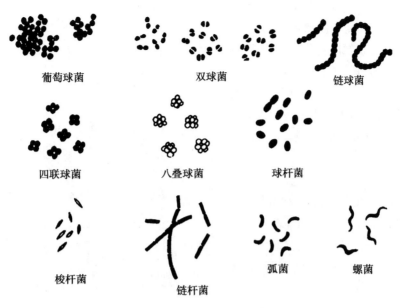

图 10-1　细菌的基本形态

附在一起,呈葡萄串状排列,如金黄色葡萄球菌(*Staphylococcus aureus*)。

2. 杆菌(bacillus)　呈杆状或球杆状,也有的菌体呈稍弯状。多数杆菌的两端钝圆,如大肠埃希菌(*Escherichia coli*);少数两端平齐呈竹节状排列,如炭疽杆菌;有些杆菌两端似梭状,如肉毒梭菌(*Clostridium botulinum*);有的杆菌末端膨大成棒状,如白喉棒状杆菌(*Corynebacterium diphtheriae*);个别类型的杆菌末端常呈分叉状,如双歧杆菌(*Bifidobacterium bifidum*)。杆菌大多分散存在。

3. 螺形菌(spiral bacterium)　菌体呈弯曲状,按其弯曲程度不同分为两大类。

(1)弧菌(vibrio):菌体只有一个弯曲,呈弧形或逗点状,如霍乱弧菌(*Vibrio cholerae*)。

(2)螺菌(spirillum):菌体有多个弯曲,呈螺旋状,如红色螺菌(*Spirillum rubrum*)。螺形菌大多呈分散排列。

细菌形态可随环境条件如温度、pH、培养基成分及培养时间等的改变而发生变化。**细菌在不适宜的环境中生长或培养时间过长时,常出现梨形、气球形和分枝形等不规则形态,称之为多形性(polymorphism)。**当将细菌转移到新鲜培养基或重新获得适宜条件后,又能恢复原来的正常形态。因此,观察细菌的大小与形态,最好选择适宜生长条件下的对数生长期为宜。

二、细菌的结构

细菌体积微小,必须用超薄切片、电子显微镜、细胞化学等技术才能阐明其超微结构。细菌的结构分为基本结构和特殊结构(图 10-2)。

(一)细菌的基本结构

细菌的基本结构是维持细菌正常生理功能所必须具有的结构,是各种细菌都共同具有的结构,包括细胞壁、细胞质膜、细胞质及内含物、核质等。

1. 细胞壁(cell wall)　位于细菌细胞膜的外层,坚韧并且富有弹性,占细胞干重的 10%~25%。采用质壁分离法和特殊的染色方法,可在光学显微镜下观察,或用电镜直接观察。

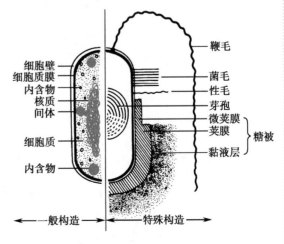

图 10-2　细菌结构模式图(基本结构与特殊结构)

细胞壁的主要功能:①维持细菌的基本形态,保护细胞免受由于渗透压的变化而引起的细胞破裂,有一定机械阻挡作用;②细胞壁呈多孔性,水和直径小于1nm的物质可以自由通过,故有一定的通透性和物质交换作用;③细菌的细胞壁还存在表面蛋白与细菌的致病性、血清型分类和对某些药物及噬菌体的敏感性有关。

细胞壁的组成随不同细菌而异。用革兰氏染色法可将细菌分为革兰氏阳性菌(G⁺)和革兰氏阴性菌(G⁻)两大类,两类细菌的细胞壁都具有肽聚糖组分,但各自又有其特殊组分(图 10-3、图 10-4 和表 10-1),如大多数 G⁺ 菌含有磷壁酸,而 G⁻ 菌含有外膜。

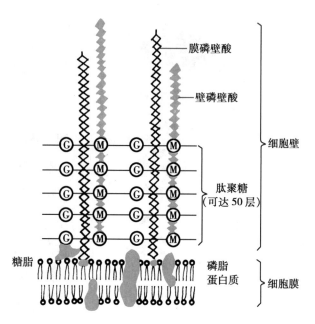

图 10-3　革兰氏阳性菌的细胞壁结构组成

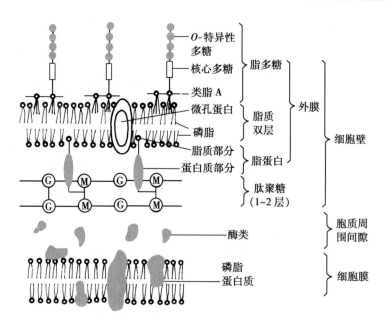

图 10-4　革兰氏阴性菌的细胞壁结构组成

表 10-1　革兰氏阳性菌和革兰氏阴性菌细胞壁组成的比较

细胞壁	革兰氏阳性菌	革兰氏阴性菌
强度	较坚韧	较疏松
厚度	厚,20~80nm	薄,10~15nm
肽聚糖层数	多,可达 50 层	少,1~3 层
肽聚糖含量	多,50%~80%	少,5%~20%
糖类含量	多,约 45%	少,15%~20%
脂类含量	少,1%~4%	多,11%~22%
磷壁酸	有	无
外膜	无	有

（1）G^+ 菌细胞壁：细胞壁厚 20~80nm，由肽聚糖和磷壁酸组成。

1）肽聚糖（peptidoglycan）：又称为黏肽（mucopeptide）、胞壁质（murein）或黏质复合物（mucocomplex），是原核生物真细菌细胞壁的特有成分。G^+ 菌（以金黄色葡萄球菌为例）的肽聚糖是由 30~50 层的网状分子交织而成的三维立体网状结构，由聚糖骨架、四肽侧链（tetrapeptide side chain）和五肽交联桥组成（图 10-5）。聚糖骨架由 N-乙酰胞壁酸（N-acetylmuramic acid）和 N-乙酰葡糖胺（N-acetylglucosamine）通过 β-1,4 糖苷键交替间隔排列而成。四肽侧链的组成和排列方式随菌种不同而异，如金黄色葡萄球菌四肽侧链的氨基酸残基依次为 L-丙氨酸—D-谷氨酸—L-赖氨酸—D-丙氨酸。四肽侧链连接在 N-乙酰胞壁酸上。五肽交联桥由 5 个甘氨酸组成，一端连接于四肽侧链的第三位的 L-赖氨酸，另一端连接于相邻聚糖骨架四肽侧链末端的 D-丙氨酸上，从而构成机械强度坚韧的三维立体结构（图 10-6）。目前所知的肽聚糖已超过 100 种，不同种类细菌肽聚糖的肽交联桥有所不同。

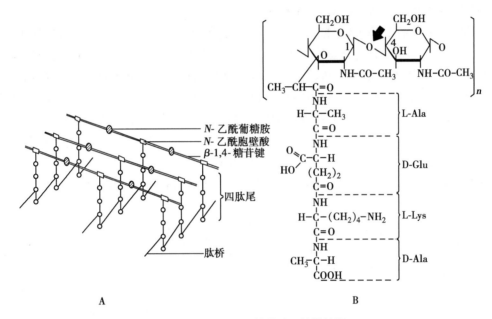

图 10-5　革兰氏阳性菌肽聚糖的结构

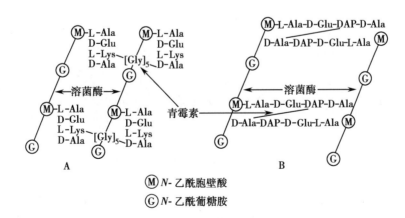

图 10-6　肽聚糖中的短肽侧链连接方式

2）磷壁酸（teichoic acid）：磷壁酸是结合在革兰氏阳性细菌细胞壁上的一种酸性多糖，含量常随培养基成分变化而改变，一般占细胞壁干重的 10%，有时可达 50%。

磷壁酸是由核糖醇残基或甘油醇残基经磷酸二酯键相互连接而成的链状聚合物，其链状结构中的少数基团也可被氨基酸或糖基取代。主链含有核糖醇的磷壁酸称为核糖醇型，含有甘油醇的磷壁酸称为甘油型。根据磷壁酸与细胞壁结合的方式不同分为两种:一种是链的一端通过磷酸二酯键与肽聚糖的 N-乙酰胞壁酸共价相连,另一端伸出细胞壁外,称为壁磷壁酸(wall teichoic acid),壁磷壁酸的组成以核糖醇型为主;还有一种是链的一端与细胞膜的磷脂共价相连,另一端则穿过肽聚糖直达细胞壁表层,称为膜磷壁酸(membrane teichoic acid),或脂磷壁酸(lipo teichoic acid,LTA),其组成基本都为甘油型。

磷壁酸是 G⁺ 菌细胞壁上的特有成分,具有重要的生理功能:①贮藏磷元素;②磷壁酸中的磷酸基团可结合环境中的阳离子,特别是 Mg^{2+},可以提高细胞膜表面酶的活性;③构成细胞壁的表面抗原成分;④作为噬菌体吸附的特异性受体;⑤调节细胞内自溶素(autolysin)的活力,防止细胞因自溶而死亡;⑥某些细菌(A 族链球菌)表面的脂磷壁酸与细胞壁的其他成分协同,能黏附于人体或动物细胞表面,与细菌的致病性相关。

(2)G⁻ 菌细胞壁:细胞壁厚约 10~15nm,化学组分除了含有很薄的肽聚糖层外,还有由脂蛋白、脂质双层和脂多糖组成的外膜(outer membrane)。

1)肽聚糖:G⁻ 菌细胞壁中肽聚糖含量低,肽聚糖层薄(2~3nm),结构疏松,对机械强度的抗性较弱。如大肠埃希菌,其肽聚糖填充在外膜之内,仅有 1~3 层,肽聚糖组成单位与 G⁺ 菌基本相同,与金黄色葡萄球菌相比,其差别在于①四肽侧链的氨基酸种类不同,第三个氨基酸不是 L-赖氨酸,而是内消旋二氨基庚二酸(meso-diaminopimelic acid,m-DAP),m-DAP 仅在原核细胞型微生物细胞壁中存在;②四肽侧链的交联不需要肽交联桥,交联度低,只能形成单层平面网格的二维结构。

2)外膜:外膜是 G⁻ 菌细胞壁的主要结构,约占细胞壁干重的 80%,主要由脂蛋白、脂质双层和脂多糖(lipopolysaccharide,LPS)三部分构成,也称为外壁层(outer layer)。

脂蛋白由类脂质和蛋白质组成,其蛋白质部分与肽聚糖四肽侧链的 m-DAP 相连,类脂质与脂质双层非共价结合,使外膜和肽聚糖层构成一个整体。

脂质双层的结构与细胞膜的结构类似,其磷脂基质中镶嵌有一些特殊的蛋白,称为外膜蛋白(outer membrane protein,OMP)。外膜蛋白有多种,对细胞内外营养物质的运输、调控及噬菌体对细菌细胞的特异性吸附都起一定的作用。

LPS 是位于 G⁻ 菌细胞壁最外侧的一层结构,主要由脂质 A(lipid A)、核心多糖(core polysaccharide)和特异性多糖(specific polysaccharide)三部分组成(图 10-7)。

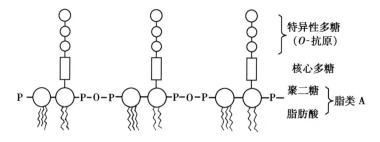

图 10-7　大肠埃希菌脂多糖(LPS)的结构

脂质 A 为一种糖磷脂,其基本骨架由 β-1,6 糖苷键相连的 D-氨基葡糖双糖组成,双糖骨架的游离羟基和氨基可携带多种长链脂肪酸和磷酸基团。不同种属细菌的骨架基本相同,其主要差别在于所携带的脂肪酸种类及磷酸基团的取代不同。脂质 A 是内毒素发挥毒性和生物学活性的主要组成部分,无种属特异性,故不同细菌产生的内毒素,其毒性作用基本相似。

核心多糖位于脂质 A 的外层,由己糖(葡萄糖、半乳糖等)、庚糖、2-酮基-3-脱氧辛酸(2-keto-3-deoxy-D-manno-octulosonic acid,KDO)、磷酸乙醇胺等组成,经 KDO 与脂质 A 共价相连。核心多糖有属特异性,同一属细菌的核心多糖相同。

特异性多糖位于 LPS 的最外层,是由数个到数十个低聚糖(3~5 个单糖)重复单位所构成的多糖链。不同类型 G⁻ 菌的 LPS,特异性多糖所含单糖的种类、数目、排列及空间构型各不相同,表现为种属特异性,被称为 G⁻ 菌的菌体抗原(O 抗原)。特异性多糖缺失,可导致细菌菌落从光滑型(smooth, S)转变成粗糙型(rough,R)。

LPS 是 G⁻ 菌细胞壁特有的成分,其主要功能有:①与磷壁酸的作用相似,由于带有负电荷,可以吸附 Mg^{2+}、Ca^{2+} 等阳离子;②脂质 A 对机体具有致热作用,又称热原质(pyrogen),是 G⁻ 菌内毒素的主要组分;③特异性多糖又称为 O-特异侧链(O-specific side chain)或 O 抗原,O 抗原决定细菌表面的特异性,可以通过 O 抗原的差异对一些 G⁻ 菌进行血清学鉴定;④是某些噬菌体吸附的特异性受体。

某些革兰氏阴性菌如脑膜炎奈瑟菌和淋病奈瑟球菌的 LPS 结构不典型,其外膜糖脂含有短链分枝状聚糖成分,称为脂寡糖(lipooligosaccharide,LOS)。LOS 与哺乳动物细胞膜的鞘糖脂成分非常相似,从而使这些细菌可逃避宿主免疫系统的识别。

3)周质间隙(periplasmic space):G⁻ 菌的外膜与细胞膜之间存在着占细胞体积 20%~40% 的狭窄空间,称为周质间隙,又称壁膜间隙。该间隙中含有多种蛋白酶、核酸酶、解毒酶或特殊结合蛋白,在细菌获取营养、解除有害物质毒性等方面发挥着重要作用。在革兰氏阳性细菌的细胞膜与细胞壁之间也可以观察到类似的周质空间。

(3)青霉素(penicillin)对细菌细胞壁的作用:青霉素可以与细菌细胞膜上的青霉素结合蛋白(penicillin binding protein,PBP)结合,而 PBP 是细菌肽聚糖合成中肽链之间交联所需的转肽酶,通过与细菌竞争转肽酶,干扰肽交联桥或 DAP 与四肽侧链上 D-丙氨酸之间的连接,使细菌不能合成完整的细胞壁,导致细菌死亡。青霉素对 G⁺ 菌和 G⁻ 菌的抑菌机制相同,但作用位点不同(图 10-6)。由于 G⁺ 菌细胞壁的肽聚糖含量明显高于 G⁻ 菌,且 G⁻ 菌的外膜对外界生物大分子的屏障作用也使青霉素不易进入细胞壁,因此,G⁻ 菌对青霉素不如 G⁺ 菌敏感。

(4)溶菌酶(lysozyme)对细菌细胞壁的作用:溶菌酶专一性地水解细菌细胞壁肽聚糖中 N-乙酰胞壁酸和 N-乙酰葡糖胺之间的 β-1,4 糖苷键(图 10-6),破坏肽聚糖骨架,引起细菌细胞裂解,达到杀菌作用。人和动物的细胞无细胞壁,也无肽聚糖结构,故溶菌酶、青霉素对人体细胞无相应作用。

(5)细胞壁缺陷型细菌:细胞壁是细菌的基本结构,在自然进化中细菌自发突变或通过人工施加某种压力,会产生细胞壁不完整甚至完全缺失的细菌,在普通环境下不能耐受菌体内部的高渗透压而胀裂死亡,但在高渗环境中,菌体内、外渗透压处于平衡,仍可存活。细菌 L 型(bacterial L-form)是指细菌在受到理化、生物因素(药物、胆盐等)作用后,细胞壁受损,但在相对高渗的环境中仍能存活,形成细胞壁缺陷型。最初是 1935 年在英国李斯特(Lister)研究所发现,以该研究所的首字母命名而来。细菌 L 型包括稳定型(stable L-form)和不稳定型(unstable L-form)两类,前者为通过自发突变而形成的遗传性稳定的细胞壁缺陷菌株,后者是在外因作用下发生的表型变异,在去除诱因后可返祖为野生型。现在发现许多的细菌、螺旋体和真菌可形成 L 型。G⁺ 菌细胞壁缺失后,原生质仅被一层细胞膜包裹,称为原生质体(protoplast);G⁻ 菌肽聚糖层受损后尚有外膜保护,称为原生质球(spheroplast)。细菌 L 型呈高度多形性,对渗透压十分敏感,在高渗的固体培养基表面形成"油煎蛋"状小菌落。细菌 L 型仍具有致病性,且容易造成诊断困难,同时对作用于细胞壁的药物产生耐受性。

2. 细胞质膜(cytoplasmic membrane)　是紧贴在细胞壁内侧、包围着细胞质的柔软、具有一定弹性的半透性薄膜,又称细胞膜(cell membrane)、质膜(plasma membrane)或内膜(inner membrane),约占细胞干重的 10%,厚度为 7~8nm。细胞膜的化学组成主要有磷脂(20%~30%)、蛋白质(50%~70%)和少量的多糖。组成细胞膜的骨架结构成分为磷脂分子,它由磷酸、甘油、脂肪酸和含氮碱基组成,常见的含氮碱基有乙醇胺、胆碱、丝氨酸及肌醇等。长链脂肪酸构成其疏水性的非极性尾,而磷酸甘油连接的含氮碱基部分则构成其亲水性的极性头。在水相中亲水性的极性头朝外排列,疏水性的非极性尾朝内排列,这样就形成了高度定向性的双层磷脂分子,蛋白质则不同程度的贯穿或镶嵌在双层磷脂分子之间,并可以在磷脂双层中做侧向运动,由此组成具有一定流动性的膜结构,这就是桑格(Singer)等人 1972 年提出的细胞膜液态镶嵌结构模型(图 10-8)。

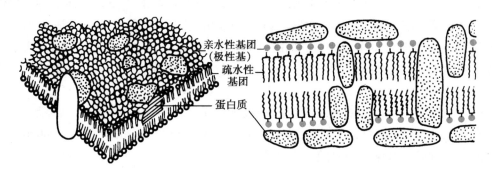

亲水性基团
(极性基)
疏水性
基团
蛋白质

图 10-8　细菌细胞膜的液态镶嵌结构模型

细菌细胞膜的结构与真核生物细胞膜的结构基本相同,但细菌细胞膜中不含固醇,这是其与真核生物细胞膜在结构上的最大不同。由于细菌细胞内没有行使独立功能的细胞器,因此,其细胞膜具有十分重要的生理功能:①选择性控制细胞内、外营养物质及代谢产物的运输;②作为渗透屏障,维持细胞内正常的渗透压;③借助膜上含有的与呼吸有关的酶直接参与细菌的产能代谢,是细菌的产能基地;④是合成细菌细胞壁及壁外各种附属结构的场所;⑤参与 DNA 的复制和子细胞的分裂;⑥是鞭毛基体的着生部位,并为鞭毛旋转运动提供能量。

中介体(mesosome),又称间体,是一种由细胞质膜内褶而形成的囊状结构,其中充满着层状或管状的囊泡。多见于 G⁺ 菌的细胞膜上,含有较丰富的酶类,参与细菌的呼吸,可为细菌提供大量的能量,故有拟线粒体之称。此外,它还与细菌 DNA 的复制、分配和细菌细胞分裂密切相关。

3. 细胞质及内含物　细胞质(cytoplasm)又称为原生质(protoplasm),是细胞质膜包围的除核区外的全部物质,为无色、半透明的胶状物。其主要成分有水(约占 80%)、蛋白质、核酸和脂类,并含有少量的糖和无机盐。细胞质内核糖核酸的含量较高,可占菌体固形物的 15%~20%,生长旺盛的幼龄菌含量更高,因此细菌细胞都是嗜碱性;细胞质是细菌的内环境,含有丰富的酶类,是细菌合成和分解代谢的主要场所;细胞质内还含有多种重要结构。

(1)核糖体(ribosome):是游离于细胞质中的亚微颗粒(10~20nm),由蛋白质和核糖体核酸(rRNA)组成。每个菌细胞内核糖体数可达上万个。细菌核糖体沉降系数是 70S,分别为 50S 和 30S 的大小两个亚基组成,是合成蛋白质的场所。

某些抗生素能作用于细菌核糖体,如红霉素和链霉素能分别与核糖体的 50S 和 30S 亚基结合,干扰细菌蛋白质的合成,使细菌死亡。由于真核细胞核糖体的沉降系数为 80S,由 60S 的大亚基和 40S 的小亚基组成,因此许多能有效作用于细菌核糖体的抗生素对真核细胞核糖体无效。

(2)胞质颗粒(cytoplasmic granule):是细菌细胞内的一些颗粒状内含物,多为细菌贮存的营养物质,也有的属于细菌的代谢产物。胞质颗粒不是细菌的恒定结构,常随菌种、菌龄及环境不同而增加或减少,可利用其作为细菌鉴定的参考依据。

1)聚-β-羟丁酸(poly-β-hydroxybutyrate,PHB):是存在于许多细菌细胞质内的属于类脂性质的碳源类贮藏物,不溶于水,易被脂溶性染料(如尼罗蓝或苏丹黑)着色。因其无毒、可塑、易降解,是生产医用塑料和生物降解塑料的良好原料。

2)异染颗粒(metachromatic granule):又称迁回体(volutin granule),最早是在迂回螺菌(*Spirillum volutans*)中被发现,可用亚甲蓝或甲苯胺蓝等染料染成红紫色。异染颗粒大小在 0.5~1.0μm,是无机偏磷酸的聚合物。白喉棒状杆菌、鼠疫耶尔森菌(*Yersinia pestis*)和结核分枝杆菌(*Mycobacterium tuberculosis*)等细胞中都有比较典型的异染颗粒,在菌种鉴定中有一定意义。

3)糖原粒与淀粉粒:均为碳源的贮藏物,用稀碘液可将糖原粒染成红褐色,淀粉粒则染成蓝色。

(3)质粒(plasmid):是细菌染色体外的能自主复制的遗传物质(见第十一章)。

4. 核质(nuclear material) 是原核生物特有的无核膜、核仁结构,无固定形态的原始细胞核,又称原核(prokaryon)、拟核、类核(nucleoid)或细菌的染色体(chromosome)。用富尔根(Feulgen)染色法染色后,可以在显微镜下观察到呈现多形态的核质体。其实质为一条双链 DNA 分子,经过高度折叠、盘绕,形成闭合环状的超螺旋形式。核质体为单倍体,含有细菌全部的核基因,因此也可以称其为基因组(genome),控制着细菌的遗传性状,决定着细菌的生命活动。如果细菌的核质 DNA 发生损伤或突变,细菌的遗传性状就会发生变异甚至死亡。

案例

急性胃肠炎的用药选择

患者,男,25 岁,大学生。脐周疼痛、恶心、呕吐伴腹泻 3 小时就诊。自诉大排档夜宵后 3 小时发生脐周疼痛不适,伴持续恶心、呕吐,吐后腹痛稍减。泄水样便,无黏液和脓血,无畏寒、发热。查体,T 36.5℃,上腹轻压痛,肠鸣音较活跃。血常规:正常。便常规:稀水样便,白细胞(+),脓细胞 <15/HP。大便培养:沙门菌阳性。临床诊断:急性胃肠炎。

案例解析-
细菌学
概论

问题

1. 该患者适合使用阿莫西林治疗吗? 为什么?

2. 请叙述青霉素的抑菌机制,并体会学习细菌细胞壁结构的意义。

(二)细菌的特殊结构

某些细菌细胞在一定情况下才具有的结构称为特殊结构。包括荚膜、芽孢、鞭毛、菌毛。

1. 荚膜 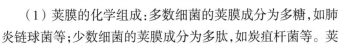不易被清除的黏液状物质,称为荚膜(capsule)。不同细菌的荚膜厚度各异,厚度≥0.2μm、边界明显的黏液状物质称为荚膜或大荚膜(macrocapsule)(图 10-9);厚度 <0.2μm 的称为微荚膜(microcapsule);若黏液状物质疏松地附着于菌细胞表面、边界不明显且易被洗脱则称为黏液层(slime layer)。许多菌体表面有一疏松纤维网状结构,由多糖或糖蛋白组成,称为糖萼(glycocalyx)。荚膜本身不易着色,可采用荚膜染色法或负染色法观察,负染使菌体和周围的背景染色后,就可在显微镜下观察到菌体外围绕一层透明发亮的荚膜。

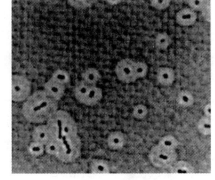

图 10-9 细菌的荚膜

(1)荚膜的化学组成:多数细菌的荚膜成分为多糖,如肺炎链球菌等;少数细菌的荚膜成分为多肽,如炭疽杆菌等。荚膜多糖的含水量达 95% 以上,与细菌细胞表面的磷脂或脂质 A 共价结合。荚膜多糖分子组成和构型的多样化使其成为细菌血清学分型的基础。

(2)荚膜的形成:细菌荚膜的形成受遗传基因控制和周围环境影响,一般在动物体内和营养丰富的培养基中才能形成。带有荚膜的细菌菌落表面湿润、光滑、黏液状,称为光滑型(smooth,S),失去荚膜的细菌菌落表面干燥、粗糙,称为粗糙型(rough,R),S 型菌落可因失去荚膜而转化为 R 型菌落。

（3）荚膜的主要功能：①抗吞噬作用。荚膜具有抗吞噬作用，使侵入机体的病原菌，免受吞噬细胞的吞噬和消化作用，从而增强了细菌的侵袭力，是病原菌的重要毒力因子。②保护细菌。荚膜能贮藏一定的营养物质，以备营养缺乏时供细菌利用；荚膜丰富的含水量可帮助菌体抵抗干燥环境；荚膜还能抵抗溶菌酶和补体等杀菌物质的损伤作用，从而保护细菌。③黏附作用。荚膜多糖可使细菌之间彼此黏连，还可帮助菌体黏附于组织细胞或无生命物体的表面，参与生物被膜的形成，是引起感染的重要因素，如某些链球菌的荚膜可黏附于牙齿表面，引起龋齿。

此外，可以利用荚膜的抗原性差异对一些荚膜菌进行分型、鉴定。在制药工业中，可以利用有荚膜的肠膜状明串珠菌产生葡聚糖，用于制备代血浆。当荚膜菌作为一种污染菌出现时，往往会给发酵生产带来危害。

2. 芽孢　某些细菌在一定条件下，胞浆脱水浓缩，在菌体内部形成具有多层膜包裹的圆形或卵圆形小体，称为芽孢（spore），它是细菌的休眠状态，代谢相对静止。通常在不利于细菌的环境条件下形成。芽孢的折光性强，壁厚，通透性差，一般染料很难使之着色，必须采用特殊的芽孢染色法（加热或延长染色时间等）才能观察到菌体内的芽孢。芽孢的大小、形状及在菌体细胞中的着生位置随菌种而异（图10-10），有鉴别价值。产芽孢的细菌都是革兰氏染色阳性菌。

（1）芽孢的形成与萌发：芽孢的形成受多因素的影响。芽孢菌内有控制芽孢形成的基因，当细菌生长环境中营养物缺乏，有害代谢产物积累过多时，控制芽孢形成的基因被激活，转录参与芽孢形成的酶和蛋白质，菌体内开始形成芽孢。一些细菌芽孢的形成与外界环境的温度和氧气含量直接相关。如炭疽芽孢杆菌

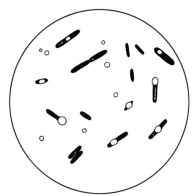

图 10-10　各种类型的芽孢

在有氧条件下形成，而破伤风梭菌（*Clostridium tetani*）则在厌氧条件下形成芽孢。芽孢形成后，菌体即成为空壳，有些芽孢从菌体上脱落游离。

芽孢形成后，如果遇到机械力、热、pH 改变等刺激，其芽孢壳被破坏，如供给水分和营养，芽孢可发芽，重新形成新的菌体。由于每个细菌细胞内只能形成一个芽孢，在适宜的条件下，一个芽孢只能重新萌发成为一个菌体细胞，因此芽孢不是细菌的繁殖形式，而是休眠状态，相对于芽孢，能够增殖的细菌状态称为繁殖体。

（2）芽孢的结构：芽孢含有多层保护结构（图10-11）。其核心是遗传物质区，又称芽孢原生质体，是芽孢有生命的部分，含水量很低（10%~25%），是其耐热机制的关键，有利于抗热、抗化学药物和避免酶的失活；内膜和外膜由细菌原有的细胞膜内陷形成；芽孢壁（spore wall）含肽聚糖，发芽后形成细菌的细胞壁；皮质层（cortex）非常厚，可占芽孢体积的 36%~60%。组成皮质层的主要成分是芽孢肽聚糖，成纤维束状排列、交联度低、可被溶菌酶水解。此外，皮质层内还含有特有成分，如吡啶二羧酸钙盐（calcium dipicolinate，DPA-Ca）。DPA-Ca 的大量存在导致芽孢对热有较强的抗性。芽孢壳（spore coat）是一种类似角蛋白的疏水性蛋白质，致密而无通透性，能抵抗化学药物的进入，并增强对紫外线照射的抵抗力。有的细菌芽孢还有一层疏松的芽孢外衣（exosporium），富含脂蛋白和糖类。

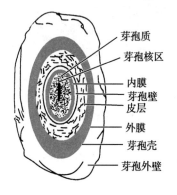

图 10-11　细菌芽孢的结构示意图

芽孢质
芽孢核区
内膜
芽孢壁
皮层
外膜
芽孢壳
芽孢外壁

（3）芽孢的功能：芽孢对热、干燥、辐射、化学药物及其他不良环境均有较强的抵抗能力。一般细菌繁殖体在 80℃水中能迅速死亡，枯草杆菌的芽孢可以在沸水中耐受 1 小时。芽孢的休眠能力更是惊人，一般可保持数年、数十年甚至更长，被炭疽杆菌污染的草原，传染性可维持 20~30 年。芽孢的抗辐射能力也很强，巨大

芽孢杆菌(*Bacillus megaterium*)的芽孢抗辐射能力要比大肠埃希菌强36倍。

细菌芽孢并非直接引起疾病,而是在适宜的条件下,芽孢可发芽成为繁殖体,并大量增殖而致病。由于芽孢对各种有害因素的抵抗力强,不容易被杀死,故微生物实验器具、培养基、注射剂及外科手术器械等必须以杀死芽孢作为判断灭菌指标。普通的芽孢在121℃下可耐受12分钟左右,因此目前杀死芽孢最可靠的方法是高压蒸汽灭菌法(121.3℃下维持15~20分钟)。

少数芽孢菌在形成芽孢的同时,会在芽孢旁形成一个菱形或双锥形的碱溶性蛋白晶体,称为伴孢晶体(parasporal crystal)。如苏云金芽孢杆菌(*Bacillus thuringiensis*)所形成的伴孢晶体又称为δ内毒素(图10-12),该毒素对多种昆虫尤其是鳞翅目的幼虫有毒杀作用,而对人和动物的毒性很低,现已作为生物杀虫剂广泛应用于农业及环保方面。

3. 鞭毛　某些细菌从细胞内向外伸出一根或数根细长、波状弯曲的丝状物,称为鞭毛(flagellum),是细菌的运动"器官"。鞭毛的直径为12~13nm,长度一般为5~20μm,是菌体的4~6倍。可用电子显微镜直接观察,也可经特殊的鞭毛染色法使鞭毛增粗后在光学显微镜下观察,还可以通过观察固体培养基上的菌落形态和半固体培养基中的扩散现象等方法判断鞭毛的有无。

(1) 鞭毛的种类:根据鞭毛的数量和在细胞表面的着生位置不同,可将鞭毛分为4种类型(图10-13)。①单毛菌(monotricha)只有一根鞭毛,着生于菌体的一端,如霍乱弧菌;②两端单毛菌(amphitrichate)菌体两端各有一根鞭毛,如空肠弯曲菌(*Campylobacter jejuni*);③单端丛毛菌(cephalotricha)菌体的一端着生一丛鞭毛,如铜绿假单胞菌(*Pseudomonas aeruginosa*);④周毛菌(peritricha)菌体表面各部位均匀生长多根鞭毛,如伤寒沙门菌。

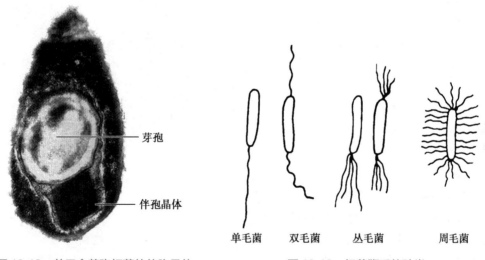

图10-12　苏云金芽孢杆菌的伴胞晶体　　　　图10-13　细菌鞭毛的种类

(2) 鞭毛的结构:鞭毛自细胞膜长出,游离于细胞外,由基体(basal body)、钩形鞘(hook)和鞭毛丝(filament)三部分组成(图10-14),其中基体嵌入细菌的细胞壁和细胞膜内,钩形鞘和鞭毛丝伸出壁外。

细菌鞭毛丝的成分独特,由一种仅在原核生物中出现的蛋白质亚基组成,称之为鞭毛蛋白(flagellin),又称鞭毛(H)抗原。由于不同菌种鞭毛蛋白的结构不同,依据鞭毛的抗原性可鉴别细菌。

(3) 鞭毛的功能:鞭毛是细菌的运动器官,具有鞭毛的细菌在液体环境中能快速自由游动,如单鞭毛的霍乱弧菌每秒的运动速度可达55μm。鞭毛的运动性具有化学趋向性,向有营养物质的方向运动,而避开有害物质。某些细菌的鞭毛还与细菌的致病性有关,如霍乱弧菌、空肠弯曲菌等可以借助快速的鞭毛运动穿透小肠黏膜表面覆盖的黏液层,有利于菌体黏附到肠黏膜上皮细胞的表面。

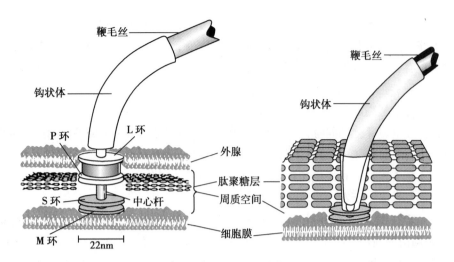

图 10-14　鞭毛的结构

4. 菌毛　某些细菌细胞表面着生的纤细、中空、短直且数量较多的丝状物,称之为菌毛(fimbria,pilus),也称纤毛或伞毛,只有在电子显微镜下才能观察到(图 10-15)。

菌毛的主要成分是菌毛蛋白(pilin),编码该蛋白的基因位于染色体或质粒上。根据其形态和功能可分为普通菌毛和性菌毛两类。

(1)普通菌毛(common pili):许多 G⁻ 菌及少数 G⁺ 菌的菌体表面有普通菌毛。数目众多,每菌有 100~1 000 根。普通菌毛较纤细,长 0.2~2.0μm,宽 3~10nm。普通菌毛主要与细菌的黏附性有关,能与宿主细胞表面的相应受体结合,导致感染的发生。如大肠埃希菌的普通菌毛能黏附于肠道和下尿道黏膜上皮细胞表面,引起肠炎或尿道炎。

(2)性菌毛(sex pili):仅见于少数 G⁻ 菌,为中空的管状结构,与细菌的遗传物质传递有关。性菌毛由 F 质

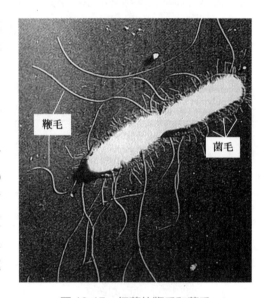

图 10-15　细菌的鞭毛和菌毛

粒(F plasmid)编码,该质粒也称为致育因子(fertility factor),细胞内有 F 因子的细菌为雄菌,可写成 F⁺,无 F 因子的为雌菌,可写成 F⁻。带有 F 质粒的 F⁺ 菌可借助细胞表面的性菌毛与不带 F 质粒的 F⁻ 菌进行遗传物质的接合传递。性菌毛被认为是 DNA 转移的通道。由质粒控制的细菌抗药性、毒素等性状都可通过接合方式传递。此外,性菌毛也是一些噬菌体的吸附受体。

三、细菌的分类与命名

细菌的分类(classification)是以特征相似性或系统发育相关性为基础,对细菌进行分群归类,按照一定的原则将他们排列成系统,并对分类单元或分类群进行描述。细菌的命名(nomenclature)是按照国际准则给每个物种一个公认的名称。

(一)细菌的分类等级

细菌归属于原核生物(procaryote)。原核生物包括细菌(又称真细菌 eubacteria)和古细菌两大类。细菌还包括衣原体、螺旋体、立克次体、放线菌、蓝细菌、紫色光合细菌等。古细菌是一个独特的系统进化类别。细菌的分类等级依次为界(kingdom)、门(division)、纲(class)、目(order)、科(family)、属(genus)、种(species)。

1. 种、亚种和型　种是细菌分类的基本单位，在分类时，表型特征高度相似，亲缘关系极其接近、与同属内其他种有着明显差异的菌株构成种；一个种内的不同细菌存在稳定的变异特征或遗传性状，而又不足以归为新种时，可将其称为亚种(subspecies)；当同种或同一亚种不同菌株之间的性状差异不足以分为新的亚种时，可以再分为不同的型。如按抗原特异性、对噬菌体的敏感性、产生的毒素差异等可分为相应的不同血清型、噬菌体型和毒素型等。

2. 属和科　性质相似或相关的种组成属，性质相似的属合并为科，以此类推最后构成完整的分类系统。

3. 菌株和标准菌株　**由不同来源分离的同一种、同一亚种或同一型的细菌，称为菌株**；在实验室中所获得的某种细菌的变异型也可以称为一个新的菌株。具有某种细菌典型特征的菌株称为模式菌或标准菌株(standard strain)，一般由菌种保藏中心保藏并给予统一编号。在细菌的分类、鉴定和命名时以模式菌为依据，也可作为质量控制的标准。

4. 群(group)　常用于细菌和放线菌的分类，可以是在种基础上形成的类群，也可以代表属以上类群的集合。当某个分类单元过于庞大时，常再细分为群，使分类系统更方便、实用。

（二）细菌分类的方法

自然界中细菌的种类繁多，不同类型的细菌在形态、结构、染色性、培养特性、生化反应、血清学反应等方面都存在着差异，这些差异是人类对细菌进行系统分类的基础。细菌分类的主要方法有以下四种。

1. 传统分类法　传统分类是以细菌的形态学和生理特征为依据的分类方法，主要选择一些较为稳定的生物学性状，如形态结构、染色特性、培养特性、代谢产物及抗原结构等作为分类依据，然后按主次顺序逐级区分。

2. 数值分类法　数值分类是借助计算机对微生物各种分类特征进行数理统计分析，求出相似值，以其相似值的大小决定特定的微生物在分类学中的关系，并将其分为各个类群。传统分类方法的分类特征有主次之分，而数值分类法将细菌的各种生物学性状视为同等重要，按"等重要原则"进行分类，通过计算机分析各菌间相似度，相似程度大于 85% 的为同种；大于 65% 的为同属。

3. 化学分类　化学分类是指应用电泳、色谱、质谱等手段，研究微生物细胞不同的化学性质，并利用这些特性对微生物个体进行分类。目前经常使用的特异性细胞化学特性包括细胞壁化学组分、脂肪酸、磷酸类脂、醌组分、全细胞蛋白及核糖体蛋白 SDS-PAGE 分析等。

4. 遗传学分类法　**遗传学分类法是依据微生物的遗传信息载体(基因)特征来分析微生物间的亲缘关系，对微生物进行分类鉴定的方法**。遗传分析包括 DNA(G+C)mol% 分析(GC 含量分析)、核酸分子杂交和 16S rRNA 及相关序列分析，主要是通过比较细菌生物大分子如核酸的同源程度进行分类，了解不同细菌间的亲缘关系和进化历程。这种以细菌发育关系为基础的细菌分类称为系统分类。

（三）细菌的命名

细菌的命名采用国际上通用的林奈(Linnaeus)双名法(binomial nomenclature)。双名是指属名和种名两部分，由此构成细菌的学名。具体命名规则是：①属名在前，种名在后；②属名描述该属的主要特征，种名描述种的个体特征；③属名和种名用拉丁词、希腊词或拉丁化的其他文字表示，并一律采用斜体形式；④属名为名词，首字母大写，种名为形容词，首字母小写。如结核分枝杆菌的学名为 *Mycobacterium tuberculosis*，其中 *Mycobacterium* 是分枝杆菌属的属名，*tuberculosis* 为种名。有时在种名之后附以命名者的姓氏，如金黄色葡萄球菌学名的全称为 *Staphylococcus aureus* Rosenbach。

在表示亚种或变种时，一般在种名后加亚种或变种的缩写和相应亚种或变种的名称。如蜡状芽孢杆菌蕈状亚种的学名为 *Bacillus cereus subsp. mycoides*；变种是亚种的同义词，由于容易引起命名混乱，故不主张使用，使用时需在种名后加 var.，再加变种名称。菌株名称常用数字编号、字母、人名、地名等表示。例如,*Bacillus subtilis* ASI398 和 *Bacillus subtilis* BF7658 分别代表枯草杆菌 ASI398 和 BF7658 菌株;标准菌株的名称中要给出菌株的来源(相应缩写),如 *Staphylococcus aureus* ATCC 25923 表示的是:金黄色葡萄球菌美国标准菌种保藏中心(American Type Culture Collection,ATCC)编号 25923;*Bacillus subtilis* CMCC(B)63501 表示:枯草杆菌中国医学细菌保藏管理中心(National Center for Medical Culture Collections,CMCC)(细菌)编号 63501。

第二节　细菌的物理性质

细菌的化学组成与其他生物类似,但体积微小、代谢快、蛋白和水含量较高,因此,细菌具有相对特殊的物理性质。

一、细菌的胶体性质

细菌虽然体积微小,但因含有丰富的蛋白质,故有胶体性质,此外还具有其他理化特性,如带电现象、比面积大和做布朗运动等。

1. 细菌的带电现象　细菌固体成分的 50%~80% 是蛋白质。组成蛋白质的氨基酸是兼性离子,在一定 pH 的溶液中可电离成带阳离子的氨基(NH_3^+)和带阴离子的羧基(COO^-)。氨基酸电离的阳离子和阴离子相等时的 pH 称为细菌的等电点(pI)。若溶液的 pH 比细菌等电点低时,则氨基酸的羧基电离受抑制,细菌带阳电荷;反之,溶液的 pH 比等电点高时,则氨基电离受抑制,细菌则带阴电荷。

NH₃⁺   NH₃⁺   NH₂

R—C—COOH ←(H⁺)— R—C—COO⁻ —(OH⁻)→ R—C—COO⁻

H   H   H

H₂A⁺   HA   A⁻

pH低于等电点   pH等于等电点   pH高于等电点

G^+ 菌的 pI 较低,在 pH 2~3 之间;G^- 菌的 pI 稍高,在 pH 4~5 之间。在一般生理条件(中性或弱碱性)下,溶液的 pH 一般高于细菌的 pI,氨基电离受到抑制,羧基电离而使细菌带负电。G^+ 菌所带的负电荷更多。

2. 细菌的比面积　细菌体积微小,但相对比面积大。单位体积所具有的表面积(即表面积/体积)为比面积。随着物体的体积缩小,其比面积随之增大。如葡萄球菌直径约为 1μm,其 1cm³ 体积的比面积可达 60 000cm²;而生物细胞 1cm³ 体积的比面积仅为 6cm²,二者相差上万倍。

细菌的比面积大,则可提供一个巨大的营养物质吸收面、代谢废物的排泄面和环境信息的接受面,故代谢旺盛,繁殖迅速。

3. 细菌的布朗运动　细菌是一个大胶体粒子,在液体中受到媒介分子的撞击时,表现为不发生位移的无规则颤动,称为布朗运动。这种运动和具有鞭毛的细菌所发生的位移运动(真运动)完全不同。

二、细菌的光学性质

细菌为半透明体,光线不能全部透过菌体。当光束通过细菌悬液时,由于部分光线被吸收,部分被折射,降低了透过量,而使细菌悬液呈现浑浊状态。细菌悬液的透光度或光吸收值可以反映细菌数量的多少,菌数越多,浊度越大,光吸收值也越大。因此,测量细菌的光吸收值可粗略推断出液体中细菌的数量。这种光吸收值测定法简便、广泛应用在科研、生产工作中。由于细菌具有这种光学性质,可使用相差显微镜观察其形态与结构。

三、细胞膜的半渗透性

细菌细胞膜与所有生物膜一样都有半渗透性,可以让水和部分小分子物质透过,但对其他物质的透过则具有选择性。细菌营养物的吸收和代谢产物的排出,均与细胞膜的半透性有关。

将细菌置于极低渗液或水中,则菌体吸收水分,细胞质胶体分子间的距离因水分增多而加大,可使细胞膨胀甚至破裂,细胞质可从细胞内排出,称为胞质压出(plasmoptysis)。反之,将细胞置于高渗液中,则菌体内水分渗出,细胞质收缩,出现质壁分离(plasmolysis)现象。

四、细菌的渗透压

细菌菌体内含有高浓度的营养物质和无机盐,而使其菌体内部具有较高的渗透压,一般 G⁺ 菌的渗透压可高达 20~25 个大气压,G⁻ 菌的渗透压也可达到 5~6 个大气压。细菌所处环境相对于菌体内部而言,一般属于低渗,正因为有坚韧的细胞壁保护,细菌才能在相对低渗的环境中生存而不至于崩裂。如果将细菌置于比菌体内渗透压更高的环境中,则菌体内的水分溢出,胞质浓缩,细菌的生长繁殖停滞,细菌死亡。

第三节　细菌的营养与生长繁殖

细菌同其他生物一样,在其生命活动过程中,都需要同周围环境进行物质交换。从环境中获得合成自身成分以及产生能量所需的营养物质,同时不断排出废物,以维持生命活动。细菌处于适宜的环境条件下,能够不断地从外界吸收水分和各种营养物质,进行新陈代谢,如果同化作用的速度超过了异化作用,则导致个体细胞的生长。当生长达到一定程度后,细胞就会分裂,数量急剧增加,即为繁殖。能够满足细菌生长繁殖及完成各种生理活动所需的物质统称为营养物质(nutrient),获得和利用营养物质的过程称为营养(nutrition)。

一、细菌的化学组成

了解细菌细胞的化学组成,能正确理解细菌的营养需要和生理特性。细菌细胞的化学组成与其他生物细胞相似,物质基础是各种化学元素,由各种元素再构成细胞内的各类化学物质,以满足生命活动的需要。

(一)化学元素

组成细菌细胞各化学元素(chemical elements)的种类和所占的比例相对稳定。可以按其对细胞的重要程度不同分为主要元素(mainly elements)和微量元素(trace elements)。主要元素包括碳、氢、氧、氮、磷、硫、钾、钙、镁、铁等,其中碳、氢、氧、氮、磷、硫这六种元素可占细菌细胞干重的 97%;微量元素主要有锌、锰、铜、锡、钨、钼、钴、镍、硼等。细菌体内的元素组成和所占的比例随菌种不同而异。此外,细菌所处的环境、菌株的培养时间等也会导致细胞内的元素组成发生一定变化。

(二)化学组成

各种化学元素主要以化合物的形式存在于细菌细胞中,重要的化学组分有水、无机盐、蛋白质、糖类、脂类、核酸等。细菌体内还含有一些特有的化学物质,如肽聚糖、胞壁酸、磷壁酸、D 型氨基酸、二氨基庚二酸、吡啶二羧酸等,这些物质未在真核细胞中发现。

细菌的组成成分中除 DNA 相对稳定外,其他化学组分的含量常因菌种、菌龄的不同以及环境条件的改变而有所变化。

二、细菌的营养物质及生理功能

细菌生长繁殖所必需的营养物质主要包括水、碳源、氮源、无机盐和生长因子五大类成分。

1. 水　水是维持细菌细胞结构和生存必不可少的一种重要物质,在细菌的生命活动过程中具有多方面的生理功能:①结合水是细菌细胞的组成成分之一;②为细胞代谢提供液体介质环境,如营养物质的运输、分解及代谢废物的排泄;③以分子态直接参与代谢过程中的生化反应,并提供氢元素和氧元素;④作为热的良导体,能传递热量,调节细胞内的温度;⑤维持蛋白质、核酸等生物大分子的天然构象稳定,以发挥正常的生物学效应。

2. 碳源(carbon source)　碳源是为细菌生长提供碳元素来源的营养物质的统称,是含碳元素的各种化合物。碳源主要用于合成细菌的含碳物质及其细胞骨架,并为细菌的生长繁殖提供能量。

细菌的碳源主要包括无机碳源和有机碳源。多数细菌则是以有机碳源为主。无机碳源主要包括 CO_2 及碳酸盐,只有少数细菌能利用;有机碳源的种类非常丰富,包括糖类及其衍生物、脂类、醇类、有机酸和烃类等,大多数细菌均以此作为碳源和能源。

在各种有机碳源中,最易被细菌吸收利用的是糖类物质,包括单糖、双糖和多糖,单糖优于双糖和多糖,己糖优于戊糖。葡萄糖作为最简单的单糖是细菌最为广泛利用的碳源。

3. 氮源(nitrogen source)　氮源是为细菌生长提供氮元素来源的营养物质的统称,是含氮元素的各种化合物或简单分子。氮源一般不作为能源,主要为细菌细胞合成生命大分子物质如蛋白质、核酸等提供氮素,也有个别类型的细菌能同时利用氨基酸、铵盐或硝酸盐作为氮源和能源。

氮源从其化学结构上可分为无机氮源、有机氮源和氮气分子三种类型。常见的无机氮源主要有铵盐、硝酸盐、尿素及氨等,只有少数细菌能利用;有机氮源主要指动物或植物蛋白质及其不同程度的降解产物,如牛肉膏、蛋白胨、鱼粉、玉米浆、黄豆饼粉等,大多数细菌能以此作为氮源;个别种类的细菌能吸收并利用环境中游离的氮气作为氮源,借助一些特殊的酶将分子态的氮转变成氨或其他氮化合物,这一复杂的生理过程称为固氮作用,具备固氮能力的细菌统称为固氮菌。

4. 无机盐(inorganic salt)　无机盐为细菌生长提供必需的各种金属元素和一些微量元素,以满足细菌细胞的正常生理活动。主要包括氯化物、硫酸盐、磷酸盐、碳酸盐以及含有钾、钠、钙、镁、铁等元素的化合物。

无机盐对细菌细胞的主要生物功能有:①作为酶或辅酶的组成部分,维持酶的活性;②参与能量的储存与转运;③调节并维持细菌细胞内的渗透压和氧化还原电位;④有些元素硫、铁等可以作为一些自养型细菌的能源;⑤维持生物大分子和细胞结构的稳定性;⑥某些元素与细菌的生长繁殖和致病作用密切相关,如白喉棒状杆菌能否产毒与细菌生存环境中的含铁量有关。

5. 生长因子(growth factor,GF)　**生长因子是指某些细菌生长所必需的,且本身不能合成或合成量不足、必须借助外源加入的、微量就可满足细菌生长繁殖的一类有机物质。**常见生长因子主要有维生素、氨基酸及各类碱基(嘌呤及嘧啶)等。少数细菌还需要一些特殊的生长因子,如流感嗜血杆菌生长时需要 X、V 两种因子,X 因子是高铁血红素,V 因子是辅酶Ⅰ或辅酶Ⅱ,二者均为流感嗜血杆菌呼吸所必需。

生长因子并非任何一种细菌都须从外界吸收,多数放线菌和某些细菌不需要提供生长因子,因此,在培养这类细菌时,无须加入某种生长因子。缺乏合成必需生长因子能力的细菌,被称为生长因子异养型细菌,如乳酸细菌、各种动物致病菌和支原体等。在培养这类细菌时,必须加入某种生长因子。天然培养基常含有足够的生长因子,无须添加,而合成培养基则须添加生长因子。

三、细菌吸收营养物质的方式

细菌结构简单,营养物质的进入及代谢产物的排出都是借助其细胞壁和细胞膜的结构和功能完成。细胞壁和细胞膜组成了细菌细胞的屏障结构,对各种营养物质具有自由或选择性的透过作用。

根据营养物质运输的特点,可将营养物质运输方式分为简单扩散、促进扩散、主动运输和基团转移四种类型。其中,简单扩散与促进扩散是营养物质从浓度高向浓度低的一侧扩散,不需要消耗能量,为被动扩散。主动运输与基团转移是营养物质从浓度低向浓度高的一侧转运,需要提供能量,为主动转运。

1. 简单扩散(simple diffusion) 主要是借助细胞内外营养物质的浓度梯度,无须任何细菌组分的帮助,使营养物质通过细菌细胞的壁膜屏障结构从高浓度向低浓度扩散。

简单扩散的主要特点是:①不消耗能量;②不需要载体蛋白(carrier protein)——渗透酶(permease)参与;③扩散方向是从高浓度向低浓度;④扩散的速率随浓度梯度的降低而减小,当细胞内外浓度相等时达动态平衡(图10-16)。

借助简单扩散进入细菌细胞的营养物质种类不多,常见的有水、某些气体(CO_2、O_2)、脂溶性物质(乙醇、甘油)、某些氨基酸和离子。

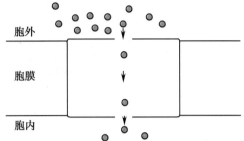

图 10-16 简单扩散过程

简单扩散因无特异性和选择性,物质扩散速度很慢,且物质不能逆浓度运输,故不是微生物运输营养物质的主要方式。

2. 促进扩散(facilitated diffusion) 又称易化扩散,是借助细胞内外营养物质的浓度梯度和载体蛋白,使营养物质通过细菌细胞的壁膜屏障结构,进入细胞内的过程。与简单扩散相比,促进扩散中需要载体蛋白参加。这些载体属于渗透酶(permease)类,是一种位于细胞膜上的蛋白质,起着“渡船”的作用,与相应的被运输物质之间具有亲和力,细胞膜外侧亲和力大于细胞膜内侧亲和力,从而使营养物质进入细胞后能与载体分离。在运输前后,载体分子不发生变化,但其存在可加快运输过程(图10-17)。

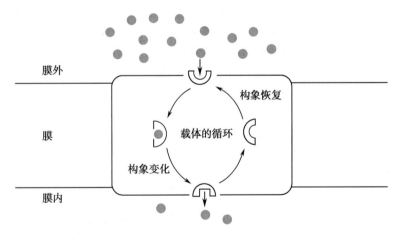

图 10-17 促进扩散过程

通过促进扩散运输的营养物质主要有氨基酸、单糖、无机盐和维生素等。促进扩散主要在真核生物细胞中多见,在原核微生物中比较少见。

3. 主动运输(active transport) 是在细胞膜上特异性渗透酶的参与下,消耗能量,可以逆浓度差运输营养物质,且被运输物质在运输前后并不发生任何变化的一种物质运输形式,是细菌细胞吸收营养物质的主要方式。

主动运输的主要特点是:①需要载体蛋白——渗透酶参与;②消耗能量;③运输方向可以从低浓度向高浓度;④对被运输的营养物质具有高度的选择性。

载体蛋白在主动运输中起着关键作用,在膜的外表面对营养物呈现高亲和力,与营养物特异性结合;当营养物被运输穿过膜时,载体蛋白发生构象改变,产生了对营养物具有低亲和力的结构,导致营养物在细胞内释放(图10-18)。在主动运输过程中载体蛋白的构象变化需要消耗能量。有研究表明，新陈代谢抑制剂可以阻止细胞产生能量而抑制主动运输，但短时间内对促进扩散没有影响。

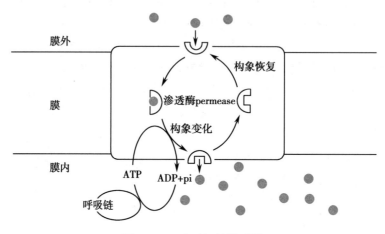

图 10-18　主动运输模式图

微生物主动运输的能量来源有两种方式:一是质子动力(proton motive force,PMF)型,质子动力是一种来自膜内外两侧质子浓度差(膜外质子浓度 > 膜内质子浓度)的高能量级的势能,是质子化学梯度与膜电位梯度的总和。质子动力可在电子传递时产生,也可在 ATP 水解时产生;另一种方式为 ATP 动力型,即钠钾泵。它能在细胞膜上高效率向细胞外排出 Na^+,同时向细胞内吸收 K^+。

主动运输虽然对营养物质有选择性,但由于载体系统多样,故运输的营养物质种类丰富。大多数氨基酸、糖类和一些离子(K^+、Na^+、HPO_4^{2-}、HSO_4^-)都是借助主动运输进入到细菌细胞内的。

4. 基团转移(group translocation)　基团转移是需要载体蛋白参与且消耗能量的物质运输方式,且被运输物质在运输前后发生了分子结构修饰。如葡萄糖经过这种方式被运输到细胞内后,经过修饰在其分子上增加了一个磷酸基团,变为 6-磷酸葡萄糖。以基团转移方式运输的营养物质主要有各种糖类(葡萄糖、果糖、麦芽糖、甘露糖和 N-乙酰葡糖胺等)、脂肪酸、核苷酸、碱基、丁酸等。

基团转移是由细胞内复杂的运输系统完成,这些运输系统由多种酶和特殊蛋白构成。不同类型的营养物,其运输系统不完全相同。研究比较清楚的基团转移系统是细菌细胞内的磷酸烯醇式丙酮酸:己糖磷酸糖转移酶系统,简称磷酸转移酶系统(phosphate transporting system,PTS)(图10-19)。

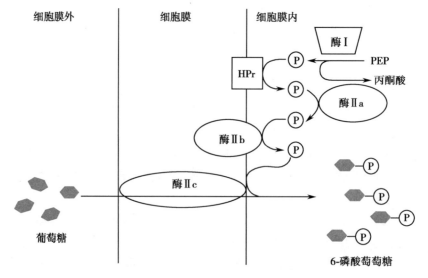

图 10-19　大肠埃希菌-PTS 葡萄糖运输系统

PTS 系统中主要由五种不同的蛋白质组成,包括酶 I、酶 II(含有 a、b、c 三个亚基)和一种热稳定蛋白(heat stable carrier protein,HPr)。

基团转移主要存在于厌氧和兼性厌氧型细菌中,需氧型细菌及真核细胞型微生物中尚未发现这种运输方式。

四、细菌的营养类型

微生物种类繁多,营养类型多而复杂。根据碳源、能源及电子供体性质的差异将细菌的营养类型主要分为四种(表 10-2)。

表 10-2 细菌的主要营养类型

营养类型	能源	主要或唯一碳源	电子供体	代表类型
光能无机自养型	光能	CO_2	H_2S、S、H_2 或 H_2O	绿硫细菌、蓝细菌
光能有机异养型	光能	有机物	有机物	红螺细菌
化能无机自养型	化学能(无机物)	CO_2 或碳酸盐	H_2S、H_2、Fe^{2+}、NH_4^+ 或 NO^{2-}	硝化细菌、铁细菌
化能有机异养型	化学能(有机物)	有机物	有机物	绝大多数细菌和全部真核微生物

(一) 光能营养型细菌

光能营养型细菌的能源来自光能,在细胞内有细菌叶绿素等光合色素,通过吸收自然光,利用光合磷酸化反应产生菌体细胞生长所需的能量,按其所需碳源不同可进一步区分为光能无机自养型和光能有机异养型。

1. 光能无机自养型(photolithoautotrophy) 能以 CO_2 作为主要或唯一的碳源,以无机物作为供氢体并利用光能进行生长。

光能无机自养型微生物一般都含有一种或几种光合色素,主要包括叶绿素、类胡萝卜素和藻胆素 3 大类,其中叶绿素为主要的光合色素。

2. 光能有机异养型(phototoorganoheterotroph) 不能以 CO_2 或碳酸盐作为主要或唯一的碳源,而是以有机物作为碳源及供氢体并利用光能进行生长。

人工培养光能有机异养型微生物生长时,通常需要供应外源的生长因子。红螺菌属(*Rhodospirillum* sp.)微生物便属于这种营养类型,它能利用异丙醇作为供氢体,将 CO_2 还原为细胞物质,并同时在细胞内积累丙酮。

(二) 化能营养型细菌

化能营养型细菌的能源来自无机物或有机物氧化过程中释放的化学能。在细菌中化能型的种类和数量占优势,根据所需的碳源不同,可分为化能无机自养型和化能有机异养型。

1. 化能无机自养型(chemolithoautotrophy) 能够以 CO_2 或碳酸盐作为主要或唯一的碳源,而生长所需的能量来自无机物氧化过程中放出的化学能。

这类微生物广泛分布于土壤及水环境中,甚至可以在完全无机及无光的环境中生长。由于受无机物氧化产生能量不足的制约,这类微生物一般生长迟缓。按照被氧化的无机物种类,可将该类微生物分为硫细菌、硝化细菌、铁细菌和氢细菌四个类型。

2. 化能有机异养型(chemoorganoheterotroph) 以有机物氧化时所产生的化学能为能源,并以有机物作为主要碳源。因此,有机物对这类细菌既是碳源又是能源。大多数细菌、放线菌、全部的真菌、所有的病原性细菌均属于化能有机异养型微生物。

根据利用的有机物性质不同,还可以将化能有机异养型微生物分为腐生型(metatrophy)和寄生型(paratrophy)两类。前者可利用无生命的有机物(如动植物尸体和残体)作为碳源和能源;后者则主要借助寄生方式生活在活体细胞或组织间隙中,从宿主体内获得有生命的有机物质作碳源和能源,离开寄主就不能生存。寄生型的微生物绝大多数都是致病性的微生物,寄生的结果会导致宿主发生病变。

微生物营养类型的划分不是绝对的,不同营养类型之间的界限并非绝对,在特定环境条件下,有些自养型微生物可以利用有机物进行生长,一些异养型微生物也可以利用 CO_2 或碳酸盐作为碳源生长。有些微生物在不同生长条件下生长时,其营养类型也会发生改变。微生物营养类型的可变性无疑有利于提高其对环境条件变化的适应能力。

五、细菌的生长繁殖

(一)细菌生长繁殖的条件

细菌的种类繁多,不同细菌生长繁殖所需的条件也不完全相同。细菌的生长繁殖的条件包括充足的营养物质、适宜的温度、合适的酸碱度和一定的气体环境等。

1. 充足的营养物质　细菌生长所需的营养物质主要包括碳源、氮源、无机盐、生长因子和水。充足的营养物质可以为细菌的新陈代谢和生长繁殖提供必要的原料和足够的能量。在一定范围内,菌体的生长繁殖速度与其周围营养物质的浓度成正比。当营养物质不足时,菌体一方面降低代谢速度,避免能量的消耗;另一方面通过激活特定的运输系统,大量吸收周围环境中的微量营养物质以维持菌体的基本生命活动。

2. 合适的酸碱度　每种细菌都有一个最适生长 pH 范围。大多数细菌的最适 pH 范围为7.2~7.4,在此范围内,细菌的酶活性强,生长繁殖速率快。少数种类细菌适宜在偏酸或偏碱的环境中生长,如嗜酸乳杆菌的最适 pH 为 5.8~6.6,而亚硝酸细菌最适 pH 则为 7.8~8.6。依据细菌生长的最适 pH 范围可将细菌划分为嗜中性细菌(neutrophile)、嗜碱性细菌(alkaliphile)和嗜酸性细菌(acidophile)三大类,其中嗜中性菌的最适生长 pH 范围是 6.0~8.0,嗜碱性菌的最适生长 pH 可高达 10.5,嗜酸性菌的最适生长 pH 可低至 3.0。

3. 适宜的温度　细菌的生长繁殖必须在适宜的温度范围内进行,在此范围内细菌生长繁殖的速率最快。根据细菌生长所需的温度范围不同,可分为嗜冷菌(psychrophile)、嗜温菌(mesophile)和嗜热菌(thermophile)三类(表 10-3)。大多数细菌属于嗜温菌,嗜温菌还分为室温菌和体温菌两种,病原菌几乎都是体温菌,如哺乳动物寄生菌的最适温度为 37℃,其他腐生性细菌的最适温度为25~32℃。

表 10-3　细菌生长的温度范围

细菌类型		生长温度/℃			代表类型
		最低	最适	最高	
嗜冷菌		-5~0	10~20	25~30	海洋、深湖、冷泉和冷藏库的细菌
嗜温菌	体温菌	10~20	25~32	40~50	寄生病原菌
	室温菌	10~20	37	40~50	腐生菌
嗜热菌		25~45	50~55	70~80	温泉、堆肥、火山口附近的细菌

4. 气体环境　多数细菌在代谢过程中需要氧气,少数细菌还需一定量的 CO_2,如脑膜炎奈瑟菌、淋病奈瑟球菌等病原菌在初次进行培养时,需提供 5%~10% 的 CO_2 才能生长。依据细菌生长与氧气的关系,可将其分为五种常见类型(表 10-4)。

表 10-4　细菌与氧气的关系

细菌类型	最适生长的 O_2 体积	代表类型举例
专性需氧菌	≥20%	枯草杆菌、结核分枝杆菌
微需氧菌	2%~10%	霍乱弧菌
耐氧菌	≤2%	乳酸菌
兼性厌氧菌	有 O_2 或无 O_2	大肠埃希菌
专性厌氧菌	不能有 O_2	丙酮丁醇梭菌

（1）专性需氧菌（obligate aerobe）：具有完善的呼吸链，以游离的分子氧作为最终受氢体才能完成有氧呼吸，仅能在有氧的环境下生长，如结核分枝杆菌、铜绿假单胞菌、枯草杆菌等。这类菌细胞可产生超氧化物歧化酶（superoxide dismutase，SOD）和过氧化氢酶。

（2）微需氧菌（microaerophilic bacterium）：通过呼吸链并以氧为最终受氢体而产能。在较低的氧分压下（5%~6%）生长最好，氧浓度大于 10% 对其有抑制作用，如发酵单胞菌属、幽门螺杆菌等。

（3）耐氧菌（aerotolerant anaerobe）：可以在分子氧存在下进行厌氧生活的厌氧菌，其生长不需要氧，但分子氧对它无毒害。不具有呼吸链，只能以发酵产能。细胞内存在 SOD 和过氧化物酶，但缺乏过氧化氢酶。乳酸菌多为耐氧菌，如乳链球菌、乳酸乳杆菌及肠膜明串珠菌等。

（4）兼性厌氧菌（facultative anaerobe）：无论在有氧或无氧环境中均能生长，既能进行有氧呼吸也能进行无氧发酵，但以有氧时生长状况较好。细胞内含有 SOD 和过氧化氢酶。大多数病原菌属此类。

（5）专性厌氧菌（obligate anaerobe）：缺乏完善的呼吸酶系统，利用氧以外的其他物质作为受氢体，只能在无氧环境中生长。分子氧对其有毒性，即使短期接触空气，也会抑制其生长甚至死亡。通过发酵、无氧呼吸、甲烷发酵或光合磷酸化等方式获得能量。细胞内缺乏 SOD 和细胞色素氧化酶，大多数菌还缺乏过氧化氢酶。如破伤风梭菌、双歧杆菌属、光合细菌及产甲烷菌等。

专性厌氧菌在有氧环境中不能生存的原因主要有以下几点。①缺乏氧化还原电势（Eh）高的呼吸酶：有氧条件下，周围环境中的营养物质均为氧化型，其氧化 Eh 偏高，需要细菌具有 Eh 很高的细胞色素和细胞色素氧化酶才能利用营养物质并获取能量，而厌氧菌细胞内缺乏该类高 Eh 的呼吸酶，因此，无法获取营养；②缺乏分解有毒氧基团的酶：细菌在有氧环境中代谢时，常产生具有强烈杀菌作用的超氧阴离子（O_2^-）和过氧化氢（H_2O_2）。需氧菌细胞内有 SOD 和过氧化氢酶（catalase），又称触酶，前者能将超氧阴离子还原成过氧化氢，后者能将过氧化氢分解成水和分子氧。有的细菌不产生过氧化氢酶，但可产生过氧化物酶（peroxidase），将 H_2O_2 还原成无毒的水分子。专性厌氧菌缺乏这三种酶，故在有氧时受到有毒氧基团的影响而不能生长繁殖。

（二）细菌的繁殖方式

细菌以无性二分裂方式进行繁殖，即细菌生长到一定时期，在细胞中间逐渐形成横隔，由一个母细胞分裂成两个大小基本相等的子细胞。

细菌细胞的分裂大致可分为核质体 DNA 的复制和分裂、横隔壁的形成和子细胞的分离三个过程。细菌分裂后，有的很快分开，以散在形式存在；有的则不分开，形成固定的排列方式。

多数细菌在适宜条件下繁殖速度较快，一般 20~30 分钟即可繁殖一代，细菌增殖一代所需的时间称为代时（generation time，G）。少数细菌，如结核分枝杆菌繁殖速度较慢，18~20 小时才能繁殖一代，需 3~4 周才能形成肉眼可见的菌落。

六、细菌的人工培养

细菌的人工培养是指提供细菌生长所需的营养物质，满足其生长所需的环境条件，使细菌能够在较短时间内大量繁殖。通过人工培养,可以获得大量的菌体及其相应的代谢产物,这不仅能满足感染性疾病的病原学诊断、流行病学的调查和生物制品的制备,而且在制药工业中也是人们生产实践所必需的。

(一) 培养基

培养基(medium)是人工配制的满足细菌及其他微生物生长繁殖和/或积累代谢产物的营养基质。

配制培养基必须考虑微生物的种类及培养的目的。配制培养基的原则:①根据所培养微生物的类型选择适宜的营养物质;②要注意各种营养物质的浓度和比例;③必须调整培养基合适的 pH 或适宜范围;④培养基必须及时灭菌后方可使用。培养基的种类繁多,可以按照其组成、物理状态和用途等的不同进行划分。

1. 按照培养基的成分　可分为天然培养基、合成培养基和半合成培养基。

(1) 天然培养基(complex medium):用天然原料或一些经过人工降解的天然有机营养物质(如牛肉膏、蛋白胨、麦芽汁、酵母膏、玉米粉、牛奶、马铃薯、花生饼粉和血清等)配制。这类培养基的化学成分常不恒定,也难以确定,但营养丰富,如培养细菌用的牛肉膏蛋白胨培养基,培养酵母菌用的麦芽汁培养基。天然培养基适用于一般实验室中菌种的培养、微生物的大规模培养和微生物产品的生产。

(2) 合成培养基(synthetic medium):由化学成分完全明确的物质配制而成。如培养放线菌的高氏一号合成培养基、培养真菌的察氏(Czapek)合成培养基等。这种培养基的化学成分清楚,组成精确,重现性强,但价格相对较贵。合成培养基一般适于在实验室范围内进行有关微生物的营养需要、代谢、生理生化反应、遗传特性分析、菌种分类鉴定等要求较高的精细科学研究工作。

(3) 半合成培养基(semi-synthetic medium):在天然有机物的基础上适当加入已知成分的化学物质,或者在合成培养基的基础上添加某些天然成分。如培养真菌用的马铃薯蔗糖琼脂培养基。这类培养基能更有效地满足微生物对营养物质的需要,是生产和实验中经常使用的培养基。

2. 按照培养基的物理状态　可将培养基分为液体培养基、固体培养基和半固体培养基三类。

(1) 液体培养基(liquid medium):指呈液体状态的培养基,这种培养基的成分均匀,微生物能充分接触和利用培养基中的营养成分。常用于大规模的工业生产以及在实验室进行微生物生理代谢活动研究。此外,可根据培养后的浊度判断微生物的生长程度。

(2) 固体营养基(solid medium):指用天然固体营养基质制成的培养基,或在液体培养基中加入一定量凝固剂而呈固体状态的培养基。常用的凝固剂主要有琼脂(agar)、明胶(gelatin)及硅胶(silica gel)。琼脂是最常用的凝固剂。琼脂是从红藻中提取出的多聚半乳糖硫酸酯,其透明度好,黏着力强,耐加压灭菌,绝大多数微生物不能分解利用,加热至 96℃时即可熔化,冷却至 42~45℃时可凝固。一般固体培养基中琼脂添加量为 1.5%~2.0%。固体培养基常用于微生物分离、纯化、鉴定、计数和菌种保存等方面的研究。可依据使用目的不同而制成斜面、平板等形式。

(3) 半固体培养基(semi-solid medium):指在液体培养基中加入少量凝固剂(如 0.2%~0.8% 的琼脂)而制成的半固体状态的培养基。半固体培养基可用来观察微生物的运动特征、测定噬菌体的效价、进行厌氧菌的培养、菌种鉴定或保藏菌种等。

3. 按照培养基的用途　可将培养基分为五种常用类型。

(1) 基础培养基(minimal medium):只含有基本营养物质,用于满足普通细菌生长繁殖的培养基。如牛肉膏蛋白胨培养基,其组成为牛肉膏、蛋白胨、氯化钠和水。基础培养基也可作为一些特殊培养基的基础成分,再根据某种微生物的特殊营养要求,在基础培养基中添加所需营养物质即可。

(2) 营养培养基(enrichment medium):在基础培养基中加入一些特殊的营养物质,以满足营养要求比较苛刻的某些异养微生物的生长,或用以富集(数量上占优势)和分离某种微生物。常见的特殊营养物质有血液、血清、酵母浸膏、动植物组织提取液等。如肺炎链球菌和溶血性链球菌必须在血琼脂培养基上才能很好地生长。

（3）选择培养基（selective medium）：选择培养基是根据某微生物的特殊营养要求或其对某些物理、化学因素的抗性而设计的培养基。利用这种培养基可以将某种或某类微生物从混杂的微生物群体中分离出来，广泛用于菌种的筛选工作。例如，利用蛋白质为唯一氮源或缺乏氮源的培养基可分离出能分解蛋白质或具有固氮能力的微生物；在培养基中加入胆酸盐，可选择性地抑制 G^+ 菌生长，有利于革兰氏阴性肠道杆菌的分离；在培养基中加入 7.5%NaCl，则可抑制大多数细菌，但不抑制葡萄球菌，从而选择培养葡萄球菌；在分离放线菌的高氏一号合成培养基中加入 10% 的酚，能抑制细菌和真菌的生长。

（4）鉴别培养基（differential medium）：是指在基础培养基中加入某种试剂或化学药品，使培养后会发生某种变化，从而区别不同类型的微生物或对菌株进行分类鉴定。如伊红亚甲蓝（eosin methylene blue）培养基，即 EMB 培养基，在饮用水、牛奶的大肠菌群数等细菌学检查和在大肠埃希菌的遗传学研究工作中有着重要的用途。EMB 培养基中的伊红和亚甲蓝两种染料可抑制 G^+ 菌和一些难培养的 G^- 菌。在低酸性条件下，这两种染料结合并形成沉淀，起着产酸指示剂的作用。因此，试样中多种肠道细菌会在 EMB 培养基平板上产生易于用肉眼观察的多种特征性菌落。大肠埃希菌分解乳糖能力强而产生大量混合酸，菌体表面带 H^+，可被酸性染料伊红染色，伊红与亚甲蓝结合，故使菌落呈深紫色，并有金属光泽，而其他几种产酸力弱的肠道菌的菌落则呈相应的棕色。

（5）厌氧培养基（anaerobic medium）：是专门用于培养专性厌氧菌的培养基。要求培养基中营养物质的 Eh 不能高，Eh 一般控制在 -420~-150mV 之间比较合适。通常是在培养基中加入还原剂以降低环境中的氧化还原电位，如液体培养基中可加入巯基乙酸钠、谷胱甘肽等。常用的厌氧培养基有庖肉培养基、巯基乙醇酸钠培养基。除培养基外，微生物生长的环境也十分重要，要求环境中不能有氧。厌氧措施主要有①以惰性气体来替代空气，排除环境中的游离氧；②接种微生物后，必须采取隔离空气的措施，如在培养基上面用凡士林或石蜡封闭，以隔绝外界的空气进入。目前已有专门用于培养厌氧菌的装置，如厌氧培养箱。

（二）细菌的培养方法及生长现象

1. 固体培养基　固体培养基分为平板和斜面两类。在固体培养基表面由单个细菌大量繁殖所形成的细菌群体，称为菌落（colony）。理论上一个菌落是由一个细菌繁殖而来，故可用于纯种分离。从单个菌落取菌，再移种到新鲜培养基中可获得该细菌的纯培养物（pure culture）。当进行样品活菌计数时，常以在平板培养基上形成的菌落数来间接确定其活菌数，用菌落形成单位（colony forming unit，CFU）表示。**挑取单个菌落划线接种于琼脂斜面上，由于划线密集重叠，长出的细菌会融合成片，称为菌苔（lawn）**，常用于菌种的保藏。

在固体培养基上，每一种细菌的菌落都有其特点，即菌落的大小、形状、表面光滑度、边缘形状、黏稠度、色泽等呈现出异同，可以依据菌落特征对细菌进行初步的分类、鉴定，是细菌鉴别的重要依据之一（图 10-20）。

细菌菌落一般可分为三种类型。①光滑型（smooth，S）菌落：表面湿润、光滑、边缘整齐，多数细菌新分离的菌株为 S 型；②粗糙型（rough，R）菌落：表面干燥、粗糙、呈皱纹状、边缘不整齐，R 型细菌多由形成 S 型菌落的细菌失去菌体表面多糖或蛋白质后形成，其毒力、抗吞噬能力等都比 S 型细菌弱，但也有少数细菌新分离的毒力株就是 R 型，如结核分枝杆菌等；③黏液型（mucoid，M）菌落：表面黏稠、有光泽、似水珠状，多见于有厚荚膜或丰富黏液层的细菌，如肺

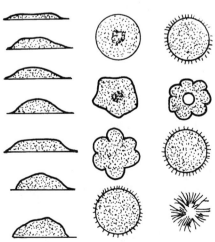

图 10-20　细菌菌落的各种形态

炎克雷伯菌等。

2. 液体培养基 多数需氧菌及兼性厌氧菌在液体培养基中呈均匀浑浊生长,如大肠埃希菌;少数链状的细菌呈沉淀生长;结核分枝杆菌、枯草杆菌等专性需氧菌浮于液体表面呈菌膜生长。

液体培养法主要用于收集细菌、获得发酵产物及菌种的鉴定等。培养方式有静置培养和振荡培养两种形式。

(1)静置培养(stationary culture):是指在培养过程中,培养物始终保持静置状态的培养方法。细菌在澄清的培养基中,在适宜的温度经过一定时间的培养后,培养液可变为浑浊、出现沉淀或在液面形成菌膜等现象。

(2)振荡培养(shake culture):是指在培养过程中,采用一些措施使培养物始终保持以一定速率振荡的培养方法。振荡培养可以提高细菌对培养液中溶解氧的吸收和利用,促进细菌生长。实验室中一般是将试管或三角瓶固定在恒温摇床上进行振荡培养,工业生产上则利用发酵罐中的搅拌器使培养液处于振荡状态,此时还需向深层液中通入无菌空气,因此也称通气培养。

3. 半固体培养基 常用于观察细菌的运动性、测定某些生化反应及菌种的保藏等。将细菌穿刺接种到半固体培养基中,经培养后,如是无动力的细菌,则可见到细菌仅沿穿刺线呈明显的线状生长,周围培养基透明澄清;如是有动力的细菌,沿穿刺线呈羽毛状或云雾状混浊生长,从而可通过细菌在半固体培养基上的生长现象来判断该菌是否有动力,即有无鞭毛。

(三)细菌的生长繁殖规律——生长曲线

细菌在有限体系中的生长称为群体生长,具有一定的规律性,**描述细菌群体在整个培养期间生长规律的曲线称为生长曲线(growth curve)**。生长曲线的制作方法是:将一定量的细菌接种至适宜的定量液体培养基中,在适宜的条件培养,每隔一定时间取样,测算菌数,以培养时间为横坐标、细菌数目的对数为纵坐标作图,可以得到一条曲线即为生长曲线。典型的细菌生长曲线可分为迟缓期、对数期、稳定期和衰亡期(图 10-21)。

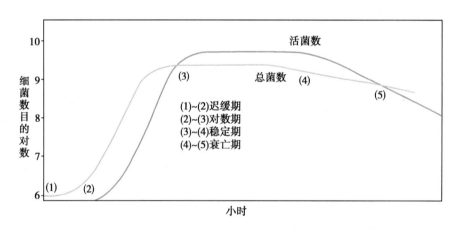

图 10-21 细菌的生长曲线

1. 迟缓期(lag phase) 又称适应期。指少量纯种细菌接种到适宜培养基后,数目不增加或增加很少的一段时期,是细胞适应环境、为分裂做准备的阶段。此期细菌特点:细菌细胞很少分裂,菌数增加不明显,但细胞体积增大;细胞内合成代谢旺盛,胞内 RNA 尤其是 rRNA 和蛋白质大量增加,核糖体、酶类和 ATP 合成加快。

一般细菌的迟缓期为 1~5 小时,迟缓期的长短可以反映细菌的生长繁殖条件是否适宜。影响迟缓期长短的因素主要有菌种、菌龄、接种量以及接种前后培养基成分的差异等。缩短迟缓期时间的措施:①遗传学方法改变菌种的遗传特性;②应用对数期的培养物接种;③适当扩大接种量;④加入酶激活剂如 Mg^{2+} 等。

2. 对数期(log phase) 又称指数生长期(exponential phase),细菌在该期以最大的生长速率生长与分裂,活菌数目按几何级数增加,即 $2^0 \to 2^1 \to 2^2 \cdots 2^n$,活菌数和总菌数非常接近。处于这一时期的细菌繁殖速度最快,一般细菌20~30分钟就能分裂一次,即繁殖一代,由于细菌种类和营养条件等差异,细菌的代时也长短不等。此期细菌特点:生物学性状较为典型,对外界因素的影响敏感,代谢活性最强、酶活性高并且稳定。因此,该期细菌被广泛用作发酵生产"种子"和科研实验材料,如研究细菌的形态、大小、染色性、生化反应、药物敏感试验等选择该期细菌作为样本能达到良好的实验效果。

3. 稳定期(stationary phase) 又称恒定期或最高生长期。由于营养物质消耗、细菌有害代谢产物的堆积和环境 pH 的变化等因素,细菌的繁殖速度渐减,导致生长速率降低至零,即细菌分裂增加的细胞数等于死亡的细胞数,表现为活菌数最高并能维持一段时间。细胞开始贮存糖原、异染颗粒和脂肪等贮藏物,多数芽孢杆菌在此期形成大量的芽孢,细菌的次级代谢产物如抗生素、外毒素等也开始积累。因此收获细菌的代谢产物、观察芽孢多选择稳定期。在生产上通常采取一些措施,如补充营养物质、调节 pH、移去代谢产物等方法使稳定期得以延长,以积累更多的代谢产物。

4. 衰亡期(decline phase) 由于有害代谢产物大量积累,菌体死亡的速率超过繁殖的速率,细胞形态发生显著改变,出现衰退型或菌体自溶,释放出氨基酸、抗生素、酶和内毒素等。但在衰亡期的后期,部分细菌对不良环境能产生一定的抗性,在一定程度上可使死亡速率降低。

细菌的生长曲线反映出体外细菌群体的生长规律,对科研工作和生产实践都具有指导意义。如在一定程度上人为控制生长曲线中的某个时期,使之缩短或延长,或加速/降低某个时期的细胞生长速率,从而大大提高微生物培养过程的可控性。发酵工程中常采用的连续培养就是一种根据微生物生长曲线制定和实施的培养方式,在一个非封闭培养系统中接种微生物菌种,并在培养过程中不断补充新鲜营养液,并以同样的速率移出培养产物,解除抑制因子,优化生长环境,使细菌长时间处于生长旺盛的对数期。常用的连续培养有恒浊法与恒化法两类。连续培养常应用于发酵工业,用于提高菌体的生产效率或提高目的产物在培养液中的含量。

第四节 细菌的新陈代谢

新陈代谢(metabolism)是细胞内发生的各种化学反应的总称,包括一系列极其复杂的生化反应过程,主要由分解代谢和合成代谢两个过程组成。分解代谢(catabolism)又称生物的异化作用,是指将复杂的有机物分解为简单化合物的过程,同时伴随能量的释放;合成代谢(anabolism)也称生物的同化作用,是指细菌利用能量将简单小分子物质合成复杂大分子和细胞结构物质的过程。

在细菌细胞中,分解代谢与合成代谢不是彼此孤立地进行,而是同时存在并相互耦联地进行。分解代谢为合成代谢提供原料和能量,合成代谢又为分解代谢提供物质基础,两者的相互关系见图10-22。

细菌的代谢过程从胞外酶水解外环境中的营养物质开始,水解后的营养物如葡萄糖、氨基酸、脂肪酸等经被动或主动转运系统摄入细胞内,在一系列酶的催化作用下,转变成通用的中间代谢产物丙酮酸,再从丙酮酸进一步分解产生能量或通过乙酰 CoA 和三羧酸循环实现糖、脂肪和氨基酸间的相互转化,合成新

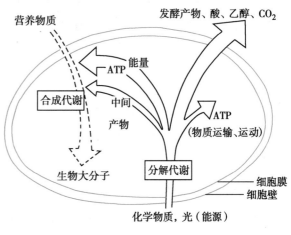

图 10-22 分解代谢与合成代谢的关系

的碳水化合物、氨基酸、脂类等生物大分子。

　　某些微生物在代谢过程中除了通过初级代谢产生维持生命活动所必需的物质和能量外，还能通过产生如抗生素、激素、生物碱、毒素及维生素等次级代谢产物，除了有利于这些微生物的生存外，还与人类的生产和生活密切相关。

一、细菌的酶

　　酶是细菌产生的特殊蛋白或蛋白复合物，具有专一的催化活性。细菌作为独立生存的单细胞生物，其细胞内酶的种类非常丰富。按照不同的分类方法可分为以下几种类型。

　　1. 按存在部位　可分为胞内酶和胞外酶两类。**胞内酶**产生并存在于细胞内，催化细胞内进行的各种生化反应。参与细菌代谢的多数酶都属于胞内酶，如氧化还原酶、裂解酶、转移酶及异构酶等；**胞外酶**由微生物细胞产生后，分泌于细胞外。胞外酶多为水解酶类，包括水解多糖（淀粉、纤维素等）和寡糖（蔗糖、麦芽糖、乳糖等）的酶、蛋白酶及脂酶等，这些酶主要与细菌吸收和利用某些营养物质有关，能够将细胞外的一些复杂大分子物质降解为简单小分子物质，使其易于透过细胞膜被细菌吸收。某些病原性细菌产生的胞外酶如透明质酸酶、卵磷脂酶等还与细菌的毒力相关。

　　2. 按产生方式　可分为组成酶（constitutive enzyme）和诱导酶（inducible enzyme）。组成酶是遗传上固有的，不管细菌生长的环境中有无该酶的作用基质，均不影响此类酶的产生，细菌的酶多数是组成酶；诱导酶必须在相应酶的底物或相应的诱导物诱导下才能产生，当底物或诱导物被移走后，酶的产生就会停止。大肠埃希菌分解乳糖的 β-半乳糖苷酶、金黄色葡萄球菌产生的抗青霉素的 β-内酰胺酶等均属于诱导酶。诱导酶和组成酶的生成都受基因表达的控制，微生物通过酶生成的诱导和阻遏，巧妙地控制着代谢活动，使其能广泛地适应环境，并有效地利用营养物质。

　　3. 按专一性　可分为共有酶和特有酶。细菌细胞内酶的种类繁多，其中很多酶在不同类型的菌体内都具有，如参与细菌基础代谢的一些酶，这些酶在细胞内催化的生化反应过程相似，称之为共有酶；也有少数酶只存在于某些特殊类型的细菌细胞内，所催化的生化反应通常是该类细菌所特有，称为特有酶，常利用其对细菌进行分类、鉴定和诊断疾病。

知识拓展

细菌的分泌系统

　　细菌在生长代谢过程中，为了适应其生存环境，会产生一些毒素、蛋白酶等毒力物质，参与细菌的致病及其他重要生命活动。对于细菌合成的这些毒力蛋白，革兰氏阳性菌可以直接将其分泌到胞外，革兰氏阴性菌有两层生物膜，即内膜（胞浆膜）和外膜，内膜和外膜之间为一层薄的肽聚糖层和外周质间隙，需要通过细菌的分泌系统跨膜转运蛋白质。细菌的分泌系统是一种贯穿细胞膜的特殊结构，由不同膜镶嵌蛋白构成，已经发现有 9 型细菌分泌系统，即 T1SS~T9SS。按其分泌是否利用 Sec 转位酶可分为两大类：一类是利用 Sec 转位酶（translocase）和 N 末端信号序列进行蛋白转运的，包括Ⅱ型（T2SS）和Ⅴ型分泌系统（T5SS）；另一类则不依赖 Sec 转位酶，如Ⅰ型（T1SS）、Ⅲ型（T3SS）、Ⅳ型（T4SS）和Ⅵ型分泌系统（T6SS）。细菌的分泌系统在细菌的生存及致病力方面发挥着重要作用。

二、细菌的产能方式

　　能量代谢是一切生物代谢的核心。能量代谢的中心任务是把外界环境中多种形式的最初能源转换成一切生命活动都能使用的通用能源——ATP。不同细菌的产能方式存在异同。光能营养型微生物利用光能作为能源,其产能方式是通过光合磷酸化完成;化能营养型微生物利用化学物质分解产生的化学能为能源,其中化能自养微生物利用无机物作为能源,化能异养微生物利用有机物为能源,不论微生物以哪种物质产生能量,其产能反应均为氧化反应,将其称为生物氧化。化能营养型细菌产能的具体形式主要有发酵、呼吸和无机物氧化三种类型。

（一）发酵

发酵（fermentation）是以有机物为基质,并以其降解的中间产物为最终电子（或氢）受体的氧化过程。现代发酵的概念是广义的,泛指一切利用微生物（无论厌氧或好氧）生产有用代谢产物的过程。

发酵是厌氧菌和兼性厌氧菌在无氧条件下产生能量的一种重要方式。例如,在厌氧条件下,乳酸细菌通过 EMP 途径（Embden-Meyerhof-Parnas pathway）又称糖酵解途径,将葡萄糖氧化分解成 ATP、$NADH_2$ 和丙酮酸,丙酮酸是葡萄糖降解的中间产物,同时又作为最终电子受体被还原成乳酸。可见在发酵过程中,底物未彻底氧化的中间产物充当了最终电子受体,由于发酵过程中有机物不能被彻底氧化,因此,发酵结果都有有机物积累,且产能水平低。

（二）呼吸

呼吸（respiration）是微生物分解利用营养基质时,通过氧化作用放出的电子经过电子传递链交给外源电子受体,并伴随能量产生的过程。依据生物氧化过程中最终的氢和电子受体的不同,可将细菌的呼吸分为有氧呼吸和无氧呼吸两种类型。

1. 有氧呼吸（aerobic respiration） 是以分子氧作为最终氢和电子受体的生物氧化形式。需氧菌和兼性厌氧菌在有氧情况下以有氧呼吸获得能量,是细菌获取能量的主要方式。

有氧呼吸过程的重要特征是底物按常规方式脱氢后,需要经过完整的呼吸链进行电子传递,最终将氢和电子传递给分子氧,使之还原为水。呼吸链在传递氢(电子)过程中释放出的能量与 ADP 磷酸化相偶联产生 ATP 的过程,被称作氧化磷酸化（oxidative phosphorylation）,又称电子传递磷酸化（electron transport phosphorylation）。

有氧呼吸的最终产物是 CO_2 和 H_2O,由于 CO_2 是碳的最高氧化形式,故有氧呼吸达到能量释放的最大值。如果按照 1NADH 等于 3ATP、1FADH2 等于 2ATP 计算,1 分子葡萄糖经过有氧呼吸可合成 36 分子或 38 分子 ATP,如果按照 1NADH 等于 2.5ATP、1FADH2 等于 1.5ATP 计算,则产生 30 分子或 32 分子 ATP,其中一部分 ATP 来自底物水平磷酸化作用,但大部分 ATP 是由电子传递磷酸化作用合成的（图 10-23、图 10-24）。

总反应式：$C_6H_{12}O_6+6O_2+38ADP+38H_3PO_4 \longrightarrow 6CO_2+38ATP+6H_2O+1\ 037.6kJ$

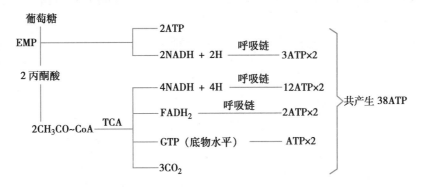

图 10-23 一分子葡萄糖完全氧化后所产生的 ATP 数

2. 无氧呼吸（anaerobic respiration） 以无机氧化物（个别为有机氧化物）作为呼吸链最终氢和电子受体的生物氧化过程,是一种在无氧条件下进行的产能效率较低的特殊呼吸方式。一些厌氧菌和兼性厌氧菌在无氧条件下可进行无氧呼吸获得能量。

在无氧呼吸过程中也需要细胞色素等电子传递链，并在能量的逐级释放中耦联有 ATP 的生成，但由于部分能量随电子转移传给最终电子受体，所以产生的能量比有氧呼吸少。无氧呼吸的最终电子受体主要有 NO_3^-、NO_2^-、SO_4^{2-}、$S_2O_3^{2-}$、CO_2 及延胡索酸等。依据最终电子受体的不同，可将无氧呼吸分为硝酸盐呼吸、硫酸盐呼吸、碳酸盐呼吸及延胡索酸呼吸等类型。

（三）无机物氧化

利用无机物氧化产能是化能自养型细菌特有的一种产能方式，其产能途径主要也是借助于经过呼吸链的氧化磷酸化反应。因此，绝大多数化能自养菌都是需氧性细菌。

化能自养菌氧化的无机物主要有氢、硫、硫化物、铵盐、亚硝酸盐和亚铁离子等。根据它们生长时提供能源的无机物类型不同，可将其分成硝化细菌、硫化细菌、铁细菌和氢细菌四种类型。

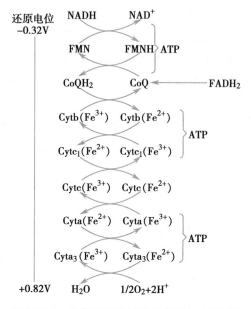

图 10-24　有氧呼吸中的电子传递与 ATP 数

三、细菌的代谢过程

作为原核细胞型微生物，细菌的代谢方式同其他生物甚至高等生物比较既有相似之处，也有其自身的特点。细菌的代谢类型主要有分解代谢和合成代谢。

（一）分解代谢

分解代谢主要为细菌提供用于合成生物大分子的前体物质及能量。细菌的种类不同，对营养物质的利用能力也不相同。细菌一般难以直接利用诸如多糖、蛋白质及脂类等分子量较大、结构复杂的营养物质，需要通过相应的胞外酶先将其降解为小分子物质后，再吸收利用；而一些结构简单、营养丰富的有机化合物如葡萄糖、氨基酸等则很容易被细菌吸收并利用。

1. 糖的分解　糖是多数细菌良好的碳源和能源。多糖类物质必须在相应的胞外酶作用下水解成单糖，才能被细菌进一步降解利用。最容易被吸收和利用的单糖是葡萄糖，细菌对葡萄糖的分解主要是通过两个阶段完成。

（1）葡萄糖-丙酮酸代谢途径：在有氧或无氧的条件下，细菌通过图 10-25 所示的三条途径完成

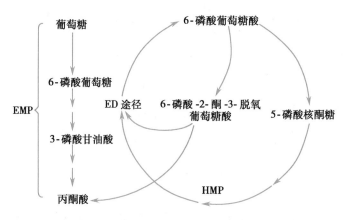

图 10-25　细菌分解葡萄糖的三条代谢途径

从葡萄糖到丙酮酸的分解。

1）糖酵解途径（Embden-Meyerhof pathway，EMP）：又称己糖二磷酸途径，是大多数细菌共有的基本代谢途径，也是专性厌氧菌产能的唯一途径。

2）己糖单磷酸途径（hexose monophosphate pathway，HMP）：HMP 途径与 EMP 途径有着密切的关系，因为 HMP 途径中的 3-磷酸甘油醛可以进入 EMP 途径，因此该途径又称为磷酸戊糖支路，是 EMP 途径的分支。HMP 途径的主要功能是为生物合成提供前体和还原能，产能效果仅为 EMP 途径的一半。

3）恩特纳-杜多罗夫途径（Entner-Doudoroff pathway，ED）：ED 途径是少数细菌，如一些假单胞菌所特有的分解葡萄糖的替代途径，可以不依赖于 EMP 途径和 HMP 途径而单独存在。

（2）丙酮酸代谢途径：从丙酮酸开始的进一步分解代谢随细菌的种类和环境条件不同而有所差别。需氧菌和兼性厌氧菌，在有氧条件下，先将丙酮酸氧化脱羧生成乙酰-CoA 后，再进入三羧酸循环（tricarboxylic acid cycle，TCA）被彻底氧化生成水和 CO_2，同时释放出大量的能量；厌氧菌和兼性厌氧菌，在厌氧条件下，则以丙酮酸为底物进行发酵，细菌类型不同，发酵产物也不同。可以根据发酵产物不同将发酵分为不同的类型，常见的有乙醇发酵、乳酸发酵、丙酸发酵、混合酸发酵、丁二醇发酵及丙酮丁醇发酵等（图 10-26）。

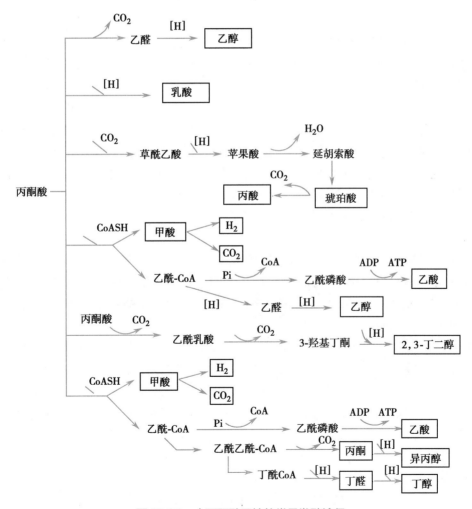

图 10-26　由丙酮酸开始的常见发酵途径

2. 蛋白质的分解　蛋白质首先经细菌分泌的胞外蛋白酶作用被分解为短肽,而后被吸收入菌细胞内,在胞内酶的作用下被分解成氨基酸,再进入下一步的代谢过程。

能分解蛋白质的细菌不多,而蛋白酶又具有较强的专一性,因此可以根据细菌对蛋白质分解能力的差异来鉴别细菌。如明胶液化、牛乳胨化等都是细菌分解利用蛋白质的现象。能利用和分解氨基酸的细菌较多,但不同细菌对氨基酸的分解能力各不相同。细菌既可直接利用吸收的氨基酸来合成蛋白质,也可将氨基酸进一步分解利用。细菌对氨基酸的分解主要通过脱氨、脱羧及转氨等方式实现。

(二) 合成代谢

细菌利用分解代谢产生的能量、中间产物以及从外界吸收的小分子物质,合成为复杂的细胞物质的过程称为合成代谢。与分解代谢相比,合成代谢是一个消耗能量的过程,合成代谢的三要素是ATP、还原力和小分子前体物质。细菌最重要的合成代谢是细胞物质的合成,主要包括核酸、蛋白质、多糖及脂类的合成。

四、细菌的重要代谢产物

伴随着细菌代谢的进行,细菌产生大量的代谢产物,其中有些是细菌生长所必需的,有些产物虽然并非细菌必需,但可用于鉴别细菌,还有些与细菌的致病相关。

(一) 分解性代谢产物与生化反应试验

不同细菌具有的酶不完全相同,对同一营养物质的代谢途径和代谢产物也不相同,因此可以通过检测不同的代谢产物对细菌进行鉴定,称为细菌的生化反应,其中以细菌分解糖和氨基酸的生化反应类型最具有鉴别意义。

1. 糖发酵试验(carbohydrate fermentation test)　不同种类的细菌含有的酶不同,分解糖的代谢产物也不相同。对某一种糖,有的能分解,有的不能分解。对同种糖分解的途径也不尽相同:有的细菌能分解某些糖类产酸产气,有的只产酸不产气,借此可以鉴别细菌,尤其对肠道细菌的鉴定更为常用。例如大肠埃希菌分解葡萄糖、乳糖等产酸产气,而伤寒沙门菌、痢疾志贺菌等不能分解乳糖,且分解葡萄糖只产酸,不产气。这是由于大肠埃希菌分解葡萄糖等产生的甲酸经甲酸解氢酶的作用生成氢气和 CO_2。而伤寒沙门菌无此酶,故分解葡萄糖只产酸而不产气。

2. 甲基红试验(methyl red test)　某些细菌如大肠埃希菌可分解培养基中的葡萄糖产生丙酮酸,继而将其分解为甲酸、乙酸、乳酸等,产生的酸较多,使培养基 pH 降至 4.5 以下,加入甲基红指示剂呈红色,此为甲基红试验阳性;而有的细菌如产气肠杆菌将分解葡萄糖产生的两分子丙酮酸脱羧转变成 1 分子近中性的乙酰甲基甲醇,培养液最终 pH 在 5.4 以上,生成的酸类少,加入甲基红指示剂呈橙黄色,为甲基红试验阴性。

3. VP 试验(Voges-Proskauer test)　某些细菌如产气肠杆菌在含有葡萄糖的培养基中,可分解葡萄糖产生丙酮酸,丙酮酸进一步脱羧生成近中性的乙酰甲基甲醇,该化合物在碱性溶液中能被空气中的氧氧化为二乙酰,二乙酰可与蛋白胨中精氨酸的胍基发生反应,生成红色的化合物,此为 VP 试验阳性;而大肠埃希菌分解葡萄糖不能产生乙酰甲基甲醇,培养液的颜色最终不能变红,故其 VP 试验为阴性。

4. 枸橼酸盐利用试验(citrate utilization test)　某些细菌如产气肠杆菌,能在以枸橼酸盐作为唯一碳源的培养基上生长,分解枸橼酸盐产生碳酸盐,并分解培养基中的铵盐生成氨,使培养基由中性变为碱性,导致含有指示剂溴麝香草酚蓝(bromothymol blue,BTB)的培养基由绿色变成深蓝色,此为枸橼酸盐利用试验阳性;而大肠埃希菌等细菌因不能将枸橼酸盐作为唯一的碳源,故在该类培养基上无法生长,为枸橼酸盐利用试验阴性。

5. 吲哚试验(indole test)　又称靛基质试验。某些细菌如大肠埃希菌、普通变形杆菌、霍乱弧菌等可产生色氨酸酶,能分解培养基中色氨酸生成无色的吲哚(又称靛基质),当培养液中加入柯氏试剂(对-二甲基氨基苯甲醛溶解于戊醇)时,可生成红色的玫瑰吲哚,称为吲哚试验阳性。产气肠杆菌、伤寒沙门菌等则表现为阴性。

6. 硫化氢试验(hydrogen sulfide test) 某些细菌如变形杆菌、沙门菌等能分解培养基中的胱氨酸、半胱氨酸等含硫氨基酸,产生 H_2S,如遇培养基中的铅盐或亚铁盐,就会生成黑色的硫化铅或硫化亚铁,为硫化氢试验阳性。

细菌的生化反应还有其他一些重要类型,上述六项试验是较常用的。吲哚试验(I)、甲基红试验(M)、VP试验(V)、枸橼酸盐利用试验(C)常用于鉴定肠道杆菌,合称之为 IMViC 试验。细菌的生化反应是鉴别细菌的重要手段,尤其对形态、革兰氏染色反应和培养特性相同或相似的细菌更为重要,如典型大肠埃希菌的 IMViC 试验结果是"++--",而产气肠杆菌是"--++"。

(二) 合成性代谢产物及其意义

细菌在合成代谢中,除了能合成细胞的结构物质外,还能合成一些相关的代谢产物,存在于菌体细胞中或分泌到菌细胞外。其中,有些产物与细菌的致病有关,有些可用于细菌的鉴定分型,有的在医学及制药工业中有重要的应用价值。

1. 热原质(pyrogen) 泛指那些能引起机体发热的物质。依据其来源不同可分为内源性致热原(endogenous pyrogen)和外源性致热原(exogenous pyrogen)。内源性致热原来源于机体自身,如伴随感染及其他炎症反应所产生的白细胞介素-1(interleukin-1,IL-1),IL-1可以通过血脑屏障直接作用于体温调节中枢的体温调定点,使调定点(温阈)上升,引起发热;外源性致热原来源于体外侵入,如侵入体内的 G^- 菌细胞壁上的脂多糖(LPS),外源性致热原 LPS 可促使机体产生 IL-1,通过内源性致热原引起发热。在注射药品的生产中应特别注意防止热原质污染。

热原质能耐受高温,高压蒸汽灭菌(121℃、20分钟)亦不能破坏之。一般需经250℃高温干烤30分钟或180℃处理4小时,才能破坏热原质。如果用强酸、强碱或强氧化剂煮沸30分钟也能使热原质的致热效应丧失。注射液、生物制品、抗生素以及输液用的蒸馏水均不能含有热原质,在制备和使用注射制剂的过程中,需要严格的无菌操作,防止细菌污染。

在制药工业中,对液体中可能存在的热原质可用吸附剂吸附、特殊石棉滤板过滤或通过蒸馏方法除去,其中蒸馏法效果最好。玻璃容器可在250℃高温下作用2小时,以彻底破坏热原质。

2. 毒素与侵袭性酶 许多致病性细菌能合成对人和动物有毒性的毒素(toxin)。细菌的毒素主要有内毒素(endotoxin)和外毒素(exotoxin)两类。外毒素是多数 G^+ 菌和少数 G^- 菌在生长繁殖过程中产生并分泌到胞外的毒素,其化学成分为蛋白质,毒性强,如白喉毒素、破伤风毒素、炭疽毒素、肉毒毒素及肠毒素等;内毒素是 G^- 菌细胞壁的脂多糖组分,只有当细菌死亡裂解后才能大量释放到菌细胞外,内毒素的毒性较弱。

某些致病性细菌还能产生具有侵袭性的酶,能损伤机体组织,促使细菌或毒素从入侵部位向周围侵袭扩散,是细菌重要的致病物质。如链球菌产生的透明质酸酶、产气荚膜梭菌的卵磷脂酶等。

3. 细菌素(bacteriocin) 细菌素是某些细菌合成的具有杀菌作用的一种蛋白类物质。它与细菌产生的抗生素具有相似性,由于细菌素的抗菌作用有赖于与敏感菌表面相应受体的结合,因此,其抗菌作用谱狭窄,仅对与产生菌亲缘关系较近的细菌有杀伤作用。主要是通过抑制菌体蛋白合成,进而杀死细菌。

细菌素的产生主要受细胞内质粒的控制,并按产生菌来命名。如大肠埃希菌产生的大肠菌素(colicin)、铜绿假单胞菌产生的绿脓菌素(pyocyanin)等。细菌素一般不用于抗菌治疗,但由于其杀菌作用的特异性,可用于细菌的分型和流行病学调查。

4. 色素(pigment) 有些细菌在一定条件下能合成不同颜色的色素。细菌产生的色素有脂溶性和水溶性两种类型,脂溶性色素不溶于水,只存在于菌体,能使菌落带有颜色而培养基的颜色不会改变,如金黄色葡萄球菌产生的金黄色色素;水溶性色素可以向培养基扩散,使培养基带有颜色,如铜绿假单胞菌的色素可使培养基或脓汁呈绿色。细菌色素的产生需要一定的条件,如营养丰富、氧气充足、温度适宜等。细菌所产生的色素颜色是固定的,主要用于细菌的分类与鉴定。

5. 抗生素(antibiotics)　是某些微生物在代谢过程中产生的、能选择性地抑制或影响其他生物功能的有机物质。多数抗生素由放线菌和真菌产生,细菌产生的抗生素较少,如多黏菌素(polymyxin)、短杆菌肽(gramicidin)等。

6. 维生素(vitamin)　多数细菌能利用周围环境中的碳源和氮源合成自身生长所需的维生素,其中某些类型的细菌还能将合成的维生素分泌到菌体外。如作为人体正常菌群之一的大肠埃希菌在肠道中能合成 B 族维生素和维生素 K,供给人体吸收利用,对维持肠道的生理环境起着重要作用。

第五节　细菌的感染与免疫

一、细菌的感染

感染(infection)是指病原菌突破机体的防御屏障,侵入机体,在一定部位生长繁殖,释放毒素性物质等,导致不同程度病理变化的过程。感染的发生、发展和结局是机体和病原菌相互作用的复杂过程,由三方面因素构成,一是机体的免疫力,二是细菌的致病性(pathogenicity),三是环境、社会因素的影响。

(一)细菌的致病性

按细菌能否使机体致病将其分为致病菌(pathogen)和非致病菌两类。细菌的致病性主要由其毒力、侵入机体的数量及途径等因素决定。

1. 细菌的毒力　细菌致病性的强弱程度称为毒力(virulence)。毒力常用半数致死量(median lethal dose,LD_{50})或半数感染量(median infective dose,ID_{50})表示。即在规定时间内,通过指定感染途径,使一定体重和年龄的实验动物半数死亡或感染的最小细菌数或毒素量。细菌的毒力主要包括侵袭力和毒素两方面。

(1)侵袭力(invasiveness):**指病原菌突破宿主的防御功能(皮肤和黏膜等生理屏障),进入机体内定植、繁殖和扩散的能力。**

细菌黏附
与侵袭
(动画)

1)黏附素(adhesin):病原菌突破宿主的皮肤黏膜生理屏障后,首先要黏附并定植在宿主黏膜上皮表面,然后侵入体内生长繁殖并进行扩散。细菌表面结构上具有黏附作用的物质称为黏附素。细菌黏附素分两类,一类是菌毛黏附素,主要存在于 G⁻ 菌;另一类是非菌毛黏附物质,例如 G⁺ 菌细胞壁的磷壁酸和 G⁻ 菌外膜蛋白。黏附素与宿主细胞表面的黏附素受体结合发挥黏附作用。

细菌的黏附作用与其致病性密切相关,黏附是细菌感染的关键步骤。病原菌黏附于宿主细胞表面后,有的不再侵入,仅在黏附部位局部生长繁殖并引起病变,如霍乱弧菌;有的能侵入上皮细胞内生长,导致浅表组织产生炎症或损伤,如志贺菌;还有的能通过黏膜上皮细胞间质侵入深层组织甚至血液并引起扩散,导致严重的深部感染或全身感染,如乙型溶血性链球菌。

2)荚膜:细菌表面的荚膜及荚膜样物质能保护细菌,使细菌在机体内能抵抗吞噬细胞的吞噬和体液中的杀菌物质,如补体和抗体的杀菌作用,从而得以大量繁殖及扩散,最终侵入机体致病。因此,具有荚膜的细菌侵袭力强,如炭疽杆菌、肺炎链球菌等病原菌,均由于其荚膜的存在而使致病性明显增强。

3)侵袭性物质:包括侵袭素和侵袭性酶类。侵袭素是由细菌侵袭基因编码产生的蛋白质,能介导细菌侵入到邻近上皮细胞内。而侵袭性酶类是病原菌在代谢过程中合成的具有侵袭性的胞外酶类,能协助病原菌在机体内定植、繁殖及扩散。常见的侵袭性酶主要有透明质酸酶(hyaluronidase,HAase)、硫酸软骨素酶(chondroitinase)、链激酶(streptokinase,SK)、胶原酶(collagenase)等。

4)细菌生物被膜(bacterial biofilm,BBF):是单一或多种细菌适应自然环境而形成的微菌落聚集物,由胞外多糖蛋白复合物将细菌自身包裹其中,使细菌相互粘连成膜状结构的细菌复合体。生物被膜一方面有利于细菌附着于支持物表面,阻挡抗生素的渗入和机体免疫系统的杀伤作用;另一方面生物被膜内的细菌容易传递耐药基因和毒力基因,形成多重耐药性。如80%~90%的肺囊性纤维化患者的肺组织中可检出铜绿假单胞菌的生物被膜,严重者容易发生呼吸衰竭而死亡。

(2)毒素(toxin):是细菌致病性的关键因素。细菌的毒素按其分泌方式、性质及作用不同,可分为外毒素(exotoxin)和内毒素(endotoxin)。

1)外毒素:主要是G⁺菌在生长过程中合成并分泌到菌体外的有毒蛋白质,少数G⁻菌也可产生,如霍乱弧菌、肠产毒性大肠埃希菌等均能产生外毒素。外毒素对热不稳定,60~80℃,30分钟可被破坏。

外毒素的毒性强,如1mg肉毒梭菌的外毒素纯品能杀死2亿只小鼠。不同细菌的外毒素,对机体组织器官具有选择性作用,能各自引发独特的病变。根据外毒素对宿主细胞的亲和性及作用方式等差异,可将外毒素分为神经毒素(neurotoxin)、细胞毒素(cytotoxin)和肠毒素(enterotoxin)三种类型。破伤风毒素(tetanus toxin)和肉毒毒素(botulinus toxin)是典型的神经毒素。白喉棒状杆菌的白喉毒素(diphtheria toxin)、产气荚膜梭菌的α毒素(clostridium perfringens α-toxin,CPA)、金黄色葡萄球菌的葡萄球菌溶素(staphylolysin)等属于细胞毒素,而霍乱弧菌产生的外毒素则为肠毒素。

AB型外毒素(动画)

多数外毒素分子由A和B两种亚单位结构组成。A亚单位是外毒素的活性部分,决定其毒性;B亚单位无毒,能与宿主易感细胞表面的特殊受体结合,介导A亚单位进入细胞,使A亚单位发挥毒性作用。所以,外毒素必须A、B两种亚单位同时存在才能发挥毒性作用。

外毒素一般免疫原性较强,用0.3%~0.4%的甲醛作用于外毒素,使其失去原有毒性而仍保留其免疫原性,成为类毒素(toxoid),作为疫苗接种后能诱导机体产生抗毒素。

2)内毒素:主要是G⁻菌细胞壁外膜层的脂多糖(LPS)成分,其毒性成分主要为脂质A。在细菌死亡、自溶或经人工裂解后释放出来,是G⁻菌的主要毒力因子。

内毒素抗热性极强,不易被高温、酸或碱破坏,也不能用甲醛处理成为类毒素。各种G⁻菌内毒素的化学成分和结构相似,故不同的G⁻菌感染时,由内毒素引发的病理改变和临床症状大体相同。

内毒素的毒性作用较弱,无组织细胞选择性,作用大致相同。能引起机体发热、微循环障碍、中毒性休克以及弥散性血管内凝血(disseminated intravascular coagulation,DIC)等。细菌外毒素与内毒素的区别见表10-5。

表10-5　细菌外毒素与内毒素的比较

毒素特征	外毒素	内毒素
来源	主要是G⁺菌,部分G⁻菌	G⁻菌
存在部位	由活菌分泌到细胞外,少数是细菌崩裂后释放	G⁻菌细胞壁成分,细菌裂解后释放
化学成分	蛋白质	脂多糖
热稳定性	不稳定,60~80℃,30分钟被破坏	较稳定,160℃,2~4小时被破坏
毒性作用	强,作用部位有较强选择性,引起特殊临床症状	较弱,毒性效应大体相同,引起发热、白细胞变化、微循环障碍、休克、DIC等
免疫原性	强,能被甲醛脱毒形成类毒素,类毒素可刺激机体产生抗毒素	弱,不能脱毒成为类毒素

2. 病原菌的侵入数量　病原菌的致病性除与其毒力有关外,还与其侵入机体的数量有关。一方面,致病能力与侵入的数量成正比,即感染的病原菌数量越多,发病概率越高。另一方面,病原菌的毒力越强,引起机体感染、发病所需的细菌量越少。而毒力较弱的病原菌,常需摄入上亿个才能导致疾病发生。

3. 病原菌的侵入途径　病原菌的侵入途径对其感染与致病性也有一定的影响。因为宿主的不同部位、不同组织器官对病原菌的敏感性不同。如伤寒沙门菌属、志贺菌属必须经消化道侵入才可引起疾病;破伤风梭菌只有经缺氧状态的深部伤口感染才能引起破伤风。但也有些病原菌的感染途径是多渠道的,如结核分枝杆菌既可由呼吸道传染,也可经消化道或皮肤创伤等途径侵入机体,导致感染。

（二）感染的来源与类型

1. 感染的来源

（1）外源性感染（exogenous infection）:是指由来自宿主体外的病原菌所引起的感染。感染源可来自患者、带菌者、患病动物及带菌动物。

（2）内源性感染（endogenous infection）:主要来自寄居于人体的正常菌群,当机体免疫力低下,或者由于长期大量使用抗生素引起菌群失调等因素影响,由此而造成的感染称之为内源性感染（如老年人、癌症患者晚期、艾滋病患者等）;有少数情况是潜伏在体内的致病菌引起。

2. 感染的类型　感染的发展与结局,取决于病原菌的毒力、数量、机体的免疫状态以及环境因素的影响。可出现以下三种类型和临床表现。

（1）隐性感染（inapparent infection）:隐性感染又称亚临床感染,是指病原菌侵入机体后不出现或出现不明显的临床症状的感染类型。出现隐性感染主要是由于病原菌的致病能力弱、侵入机体的数量少以及机体的抵抗力强等。隐性感染往往可刺激机体产生免疫力。

（2）显性感染（apparent infection）:指病原体侵入人体后,由于毒力强、入侵数量多,加之机体的免疫病理反应,导致组织损伤,生理功能发生改变,并出现一系列临床症状和体征。

按病情轻重缓急不同,分为急性感染（acute infection）和慢性感染（chronic infection）;按病变发生部位分为局部感染（local infection）和全身感染（systemic infection）。全身感染是致病菌或其代谢产物向全身播散引起全身症状的一种感染类型,临床上可分为以下四种常见类型。

1）毒血症（toxemia）:病原菌在局部组织生长繁殖,虽然细菌不入血,但其产生的外毒素入血,引起特殊的临床症状如白喉毒血症和破伤风毒血症等。

2）菌血症（bacteremia）:病原菌由局部一过性侵入血液,并未在血液中繁殖产生毒素等,无明显中毒症状,如伤寒沙门菌感染早期可发生菌血症。

3）败血症（septicemia）:病原菌侵入血液并在其中大量繁殖产生毒素,机体出现全身严重中毒症状,如高热、白细胞增多和肝脾肿大等,如大肠埃希菌、铜绿假单胞菌等引起的败血症。

4）脓毒血症（pyemia）:化脓性细菌侵入机体后,在血液中大量繁殖并通过血液扩散至机体其他组织和器官,引起新的化脓性病灶。如金黄色葡萄球菌所致的脓毒血症,可引起多发性的肝脓肿、肾脓肿和皮下脓肿等。

（3）带菌状态:当机体隐性或显性感染后,病原菌并未很快消失,而是在体内继续存留一段时间,与机体免疫力处于对峙状态,称为带菌状态。处于带菌状态的人称为带菌者（carrier）。如患伤寒、白喉等病后常出现带菌状态。带菌者虽然没有临床症状,但会间歇排出病菌,是感染性疾病中的重要传染源。

知识拓展

超级细菌感染与生物安全

抗生素在治疗感染性疾病中发挥了不可替代的作用。同时,抗生素的滥用也带来了细菌耐药问题,各种多耐菌、泛耐菌甚至全耐菌等不断产生,包括耐甲氧西林金黄色葡萄球菌/表皮葡萄球菌(MRSA/MRSE)、耐万古霉素肠球菌(VRE)、多重耐药结核分枝杆菌(MDR-MTB)、多重耐药鲍曼不动杆菌(MRAB)以及携带新德里金属 β-内酰胺酶(NDM-1)的肠杆菌科细菌大肠埃希菌、肺炎克雷伯菌等。这类"超级细菌"几乎对各类抗菌药物都表现出耐药性,使人类陷入无抗生素可用的境地。超级细菌带来的医院感染,已成为临床上非常棘手的问题。此外,抗生素还被广泛应用于农业、畜禽、水产养殖等方面,排入环境的抗生素因难以降解而持续存在,形成一种"新型污染物"。因此,微生物耐药的成因与后果已超越了卫生领域,给人类社会带来了生物安全威胁。2021 年 4 月 15 日《中华人民共和国生物安全法》(简称《生物安全法》)颁布实施。该法明确微生物的耐药是当前我国生物安全领域存在的主要风险之一。在遏制细菌耐药性这个问题上,需要全方位部署,优化人类、动物、植物的抗菌药物使用,医药工作者应积极投身于"抗生素合理使用与排放"的宣传中,倡导"同一个健康,同一个世界"。

(三) 医院感染

医院感染又称医院获得性感染(hospital-acquired infection)**、医院内感染**(nosocomial infection),主要是指患者在住院期间发生的感染及在医院内获得出院后发生的感染,也可以是入院时发生的感染与前次住院有直接的关系。医院工作人员在医院内获得的感染也属于医院感染。

1. 医院感染特点与分类

(1)基本特点:感染的发生是在医院内,感染来源以内源性感染为主,感染的对象主要是住院患者,传播方式为密切接触为主,包括侵入性诊疗技术。

(2)分类:依据感染的微生物来源分为内源性医院感染和外源性医院感染,内源性医院感染亦称自身感染,主要是正常菌群成为机会致病菌引发的感染;外源性医院感染是患者受到非自身存在的微生物侵袭而发生的感染,微生物主要来自其他住院患者或携带者,也可来自周围环境。根据感染的方式途径又可分为交叉感染和环境感染。

2. 医院感染的微生物特征

(1)微生物特点:①主要由机体内正常菌群在一定条件下转化为机会致病性微生物引起,常为内源性感染;其次为病原性微生物或非病原性微生物引起的外源性医院感染;②医院感染的微生物常具有耐药性,部分具有多重耐药性;③医院感染的微生物种类随着抗菌药物的使用发生变化,比如早期主要为 G^+ 球菌为主,之后为 G^- 杆菌。此外,医院感染的微生物还具有适应环境强的特点。

(2)常见微生物:绝大多数的医院感染为细菌所致,占 90% 以上,其中大部分为 G^- 杆菌。其次有病毒、真菌、衣原体、支原体和原虫等。医院感染常见的微生物见表 10-6。

表 10-6　医院感染常见的微生物

感染类型	微生物名称
泌尿道感染	大肠埃希菌、克雷伯菌、沙雷菌、变形杆菌等
呼吸道感染	肠球菌、铜绿假单胞菌、白假丝酵母菌等
胃肠道感染	沙门菌、志贺菌、病毒等
伤口和皮肤感染	金黄色葡萄球菌、链球菌、变形杆菌、厌氧菌等

3. 医院感染的危险因素

（1）易感对象：首先是老年人和婴幼儿易发生医院感染，其次为患有基础疾病的人群，如免疫性疾病、内分泌功能紊乱、恶性肿瘤和尿毒症等。

（2）侵入性检查与治疗等诊疗技术：侵入性（介入性）检查包括支气管镜、膀胱镜、胃镜等引起的感染；侵入性治疗包括气管切开或气管插管、大静脉导管、留置导尿管、伤口引流和心导管等引起的感染；放射治疗、化学治疗，激素治疗损害免疫系统以及抗生素使用不当等易造成医院感染；器官移植和透析（包括血液透析和腹膜透析）也是易引起医院感染的诊疗技术。

二、抗细菌感染免疫

病原菌侵入人体后，首先遇到的是固有免疫功能的抵抗。一般经 7~10 日后，机体产生适应性免疫，两者互相协同，共同杀灭病原菌，维持机体的健康和稳定。免疫应答过弱会引起持续感染，过强的免疫应答又会导致病理性损伤。

（一）固有免疫

1. 屏障结构　是机体抗细菌感染的第一道防线，绝大多数病原菌不能突破屏障作用，仅少数病原菌突破屏障侵入组织而导致感染，一旦病原体突破屏障进入机体，将遭遇固有免疫的细胞及免疫分子的抵抗。

2. 对细菌共同成分的识别作用　机体固有免疫系统通过模式识别受体（PRR）识别病原微生物的病原相关分子模式（PAMP）（详见第七章）。PRR 识别 PAMP 后可通过激活补体、趋化作用和激活吞噬细胞等机制发挥抗感染作用。

3. 吞噬作用　吞噬细胞通过趋化、黏附、吞入、杀灭和消化等过程，杀伤和降解细菌，其结果会导致完全吞噬、不完全吞噬以及组织损伤，同时可以处理和提呈抗原，启动适应性免疫。

4. 体液因素　机体正常组织和体液中存在多种抗菌物质，如补体、溶菌酶和防御素等，与其他杀菌因素发挥作用。

（二）适应性免疫

1. 体液免疫的作用　针对胞外菌的感染，抗体介导的体液免疫通过抑制细菌黏附、中和毒素、调理作用、ADCC 以及 CDC 等效应发挥特异性抗细菌感染作用（详见第二章）。

2. 细胞免疫的作用　抗胞内寄生菌感染，主要是以 Th1 细胞免疫为主（详见第七章）。

此外，病原性细菌为了更好地在机体内生存，在进化过程中也逐渐形成一系列抵御机体免疫的机制，逃避免疫细胞的识别以对抗机体免疫功能。

第六节　细菌的检查方法

细菌体积微小，必须借助显微镜或其他手段才能观察或检测到其存在。用于检查细菌的方法很多，以下主要介绍对细菌的形态检查和细菌感染的检查方法。

一、细菌形态的检查

细菌形态学检查是从形态上观察细菌，为细菌分类与鉴别提供依据。

（一）显微镜

显微镜是观察细菌形态结构的基本工具。随着技术的不断进步，现代显微技术不仅能观察细菌的形态、结构，而且对细菌的组成成分也能定性和定量。

1. 普通光学显微镜　原理是自然光的波长为 0.4~0.7μm，显微镜的最大分辨率为 0.2μm，肉眼的分辨率为 0.2mm，故放大 1 000 倍，使 0.2μm 放大到 0.2mm。常用来观察细菌的大小、形态、排列及细菌的特殊结构。普通光学显微镜观察细菌,需将细菌染色,以增加其与背景的对比度。

2. 暗视野显微镜　暗视野显微镜是利用特殊的聚光器实现斜射照明,光线不是直接穿过物镜,而是由样品反射或经折射后再进入物镜。其整个视野是暗的,样品则是明亮的,常用于活的微生物动力检测。

3. 相差显微镜　相差显微镜和光学显微镜的成像原理一样,所不同的是在其聚光器下插入一个环状光圈,并安装有相差物镜和一个可调整的特殊装置。利用相差板的光栅作用,使光线在穿入标本中不同密度的部位时,引起位相差异并能显示出光强度的明暗对比,使观察物体有立体感。用相差显微镜观察的标本,不需要染色,应用于活菌的形态及某些内部结构的观察。

4. 荧光显微镜　以紫外光或蓝紫光作为光源,因其波长比自然光短,故分辨率比普通显微镜要高。当紫外光照射到荧光物质时,后者吸收紫外光并转变为波长较大的各色荧光。如将细菌用荧光素染色,在荧光显微镜下就能看到发射荧光的菌体。如用荧光素标记的荧光抗体,检测相应抗原方法称为免疫荧光法。

5. 电子显微镜　简称电镜,是根据电子光学原理,用电子束和电子透镜代替光束和光学透镜,使物质的细微结构在非常高的放大倍数下成像。主要包括透射电子显微镜和扫描电子显微镜等。

（1）透射电子显微镜(transmission electron microscopy,TEM):其成像原理是物体各部分的厚薄与密度不同,引起了对电子流的折射差异。由于电子流的穿透力弱,不能透过较厚的样品,故必须将样品制成超薄切片后才能观察,切片厚度一般仅为40~50nm,因此超薄切片技术是基本的电镜实验技术。透射电子显微镜不能用来观察活体,常用于观察微生物及其他物体内部的精细结构。

（2）扫描电子显微镜(scanning electron microscope,SEM):与透射电镜不同,其工作原理类似于电传真照片。利用电子束被电磁透镜汇聚成极细的电子"探针",在样品表面进行扫描,激发样品表面释放二次电子,二次电子信号被探测器收集并转换成电讯号,经视频放大后输入到显像管栅极,调制与入射电子束同步扫描的显像管亮度,得到的图像反映了样品表面的形貌特征。扫描电镜主要用于观察样品的表面形态结构,如放线菌、真菌孢子的表面结构。

6. 扫描隧道显微镜(scanning tunneling microscope,STM)　STM是用加上电压的探针接近物质表面,由于"隧道效应"而飞出电子,使探针和物质之间有电流通过,当探针靠近物质约10^{-9}m时,探针沿物质表面扫描,由于表面原子凹凸不平,使探针同物质间的距离发生变化,从而引起电流相应的变化,这样就能以原子为单位把表面凹凸图像化。人们已用STM直接观察细菌的DNA、RNA和蛋白质等生物大分子和生物膜、病毒等超微结构。

（二）不染色标本的检查

不染色标本检查是将细菌标本直接置显微镜下观察。细菌未染色时无色透明,在显微镜下主要靠细菌的折射率与周围环境不同进行观察。液体标本中有鞭毛的细菌在镜下呈活泼有方向的运动,无鞭毛的细菌则呈不规则布朗运动。

（三）染色标本的检查

由于细菌无色半透明,难以直接在显微镜下观察其形态结构,将细菌标本染色后,与周围环境在颜色上形成对比,可在普通光学显微镜下观察细菌的形态特征。用于细菌染色的染料一般为碱性染料,如亚甲蓝、碱性复红、结晶紫等。碱性染料由着色的阳离子和不着色的阴离子组成。细菌细胞质的等电点在pH 2~5之间,在近中性溶液时带负电荷,因而容易与带正电荷的碱性染料结合,使菌体着色。常用的染色标本检查有单染色法、复染色法和特殊染色法。

1. 单染色法　即仅用一种染料着色,所有的细菌均被染成一种颜色,可用来观察细菌的形态和排列方式,但无法鉴别细菌。如采用吕氏亚甲蓝染色,菌体呈蓝色;采用复红染色,菌体呈红色。

2. 复染色法　又称鉴别染色法,用两种或两种以上染料染色的方法。通过复染色法可以将不同种类的细菌或同种细菌的不同结构部位染成不同的颜色,这样既可观察到细菌的形态和结构,又有助于对细菌进行鉴别,常用的有革兰氏染色法和抗酸染色法。

（1）革兰氏染色法（Gram stain）：本法是细菌学中最经典、最常用的染色方法，由丹麦医师克里斯蒂安·革兰（Christian Gram）于 1884 年创立。具体步骤是将细菌涂片、干燥和固定后，先用结晶紫初染，再经碘液媒染，95% 的乙醇脱色，最后用苯酚复红或沙黄复染，干燥后置显微镜下观察。镜下呈初染紫色的为 G^+ 菌，呈复染红色的为 G^- 菌。

革兰氏染色有重要的实际意义。一是有助于细菌的分类，通过该染色法可以将细菌分为 G^+ 菌和 G^- 菌两大类；二是了解细菌的致病性，G^+ 菌可以分泌外毒素致病，而 G^- 菌可以内毒素致病；三是为临床选择用药提供参考。G^+ 菌和 G^- 菌对抗生素的敏感性不同，如多数 G^+ 菌对作用于细胞壁的抗生素如青霉素、头孢菌素等敏感，而多数 G^- 菌对作用于核糖体的红霉素、链霉素等抗生素敏感。

（2）抗酸染色法（acid-fast stain）：分枝杆菌一般不易着色，若用 5% 苯酚复红加温并延长染色时间，可染上红色，因菌体中含有分枝菌酸，与苯酚复红结合牢固，可抵抗 3% 盐酸乙醇的脱色，仍保持红色，称为抗酸染色阳性。具体步骤是细菌涂片后用苯酚复红加温染色，再用 3% 的盐酸乙醇脱色，最后用亚甲蓝复染。不被脱色的细菌在显微镜下呈红色的，称为抗酸阳性细菌；被脱色的细菌在显微镜下呈蓝色，称抗酸染色阴性，为非抗酸性细菌。抗酸染色阳性细菌主要有结核分枝杆菌和麻风分枝杆菌。

3. **特殊染色法**　芽孢、鞭毛、荚膜等细菌结构用一般的染色法难以着色，必须用相应的特殊染色法才能着色分辨。在芽孢染色中，为了使其着色必须处理芽孢壁，使其通透性增强。在鞭毛染色中，一般是将染料堆积在鞭毛丝上，使其直径加粗而容易着色。

二、细菌感染的检查

感染性疾病的病因学诊断除了根据临床症状外，还需要通过实验室检查来确定。实验室检查程序主要包括标本的采集与运送、直接涂片镜检、分离培养、生化反应、血清学鉴定，以及分子生物学检测技术等。

（一）标本的采集与运送

采集标本应注意以下原则。①早期采集：尽量在疾病早期以及使用抗菌药物之前采集标本；②无菌操作：避免标本的杂菌污染；③采集目的标本：根据疾病及时期的不同采集不同的标本，如流行性脑脊髓膜炎患者采集脑脊液，肠热症患者在病程 1~2 周内采集血液，2~3 周时采集粪便；④尽快送检：大多数标本可以冷藏，但不耐冷的标本注意保温，如淋病奈瑟菌、脑膜炎奈瑟菌等标本；⑤标本做好标记，核对化验单。

（二）分离培养

分离培养的目的是获得纯种病原菌，被检样品原则上都应做分离培养，然后进一步鉴定。根据培养目的，将采集的样品接种至不同的培养基上，于 37℃培养 18~24 小时后，多数可出现明显的菌落。个别致病菌如布鲁氏菌、结核分枝杆菌等生长较缓慢，需培养 4 日至数周后才能获得纯培养。因此，分离培养法需要的时间较长，但其检查结果的准确率较直接涂片法高。

（三）形态检查

形态检查包括以下内容。①直接涂片镜检：该方法可用于标本采集部位正确，且在形态和染色性上有明显特征的致病菌，通过样品涂片、染色后在显微镜下直接观察，根据某些有典型形态特征的细菌，可对少数疾病做出初步诊断（如结核，脑膜炎等），但要确诊病原菌仍需要做进一步鉴定；②分离培养获得可疑菌落进行纯培养后，进行涂片镜检，进一步辅助诊断。

（四）生化检查

不同的病原菌可产生不同的代谢产物，可依据生化实验结果判断相应病原菌的种类。有些独特的代谢产物对病原菌的鉴定具有重要意义。

（五）血清学鉴定

用含有已知特异性抗体的免疫血清与分离培养的未知细菌进行血清学实验。常用的方法有玻片凝集、协同凝集、间接凝集、免疫电泳及免疫荧光等。

(六) 动物实验

主要用于某些疑难的、新的病原菌的分离鉴定,测定菌株的产毒性等。用致病菌感染动物,根据动物的发病症状进行综合分析,判断病原菌的种类。常使用的实验动物有小鼠、豚鼠及家兔等。接种途径有皮下注射、腹腔注射、肌内注射和静脉注射等。

(七) 药物敏感实验

检测病原菌对抗菌药物的敏感性实验,简称药敏实验,对指导临床用药、控制感染有重要意义。具体方法有纸片琼脂扩散法、E试验、管碟法和试管稀释法等。

(八) 分子生物学技术

1. **PCR技术**　聚合酶链反应(polymerase chain reaction,PCR)是一种体外DNA扩增技术,其原理是以经过热变性的双链DNA为模板,以与模板互补的一对寡核苷酸为引物,在高温DNA聚合酶的作用下,通过变性、退火、延伸的循环方式完成对目的DNA的扩增。在对致病菌进行检测时,可选择或设计特异性的引物,直接对样品进行PCR扩增,若出现阳性扩增带,说明样品中含有相应的病原菌。目前,对样品中的结核分枝杆菌、淋病奈瑟菌、军团菌等多种病原体都可进行PCR检测。该方法的优点是快速、灵敏、特异性强、不需要进行分离培养。

2. **核酸杂交技术**　以带有标记物的已知核苷酸序列为探针,按照核酸杂交的方法与样品中的相应核酸形成双链杂交体,通过对杂交信号的检测,判断样品中是否有相应的病原体基因。探针上的标记常选用放射性核素或非放射性物质如生物素、地高辛、辣根过氧化物酶等。目前这项技术已用于分枝杆菌、幽门螺杆菌、空肠弯曲菌等多种病原菌的检测。在实际操作中,还可将PCR与核酸杂交技术相结合,直接完成对组织中病原体的检测。

3. **生物芯片技术**　生物芯片主要包括基因芯片(gene chip)、蛋白质芯片(protein chip)和抗体芯片(antibody chip)等。目前最成功的生物芯片形式是以基因序列为分析对象的"微阵列(microarray)",也被称为基因芯片或DNA芯片(DNA chip)。用于检测致病菌的基因芯片是将多种病原体特异基因序列(探针)提取后以微点阵方式固定于芯片上,使其与标记的样品核酸分子杂交,通过检测杂交信号的强度,获取样品核酸分子的数量和序列信息,从而检测出样品中的致病菌类型。其优点为快速、灵敏、自动化程度高和高通量筛选,可同时检测多个样品及多种致病菌。基因芯片技术主要用于检测性传播疾病,如淋病、梅毒、生殖器疱疹、尖锐湿疣、巨细胞病毒感染症、白假丝酵母菌病、非淋菌性尿道炎以及HIV感染等。

4. **其他检测法**　目前高通量测序技术,质谱分析法,气相色谱法,^{13}C、^{14}C呼气试验等也广泛应用于细菌感染的诊断。

案例

高压蒸汽灭菌的生理盐水可以用于静脉点滴吗?

学习园地上有一个讨论贴:发热是常见的输液反应,多因输入致热物质、输入液体消毒不彻底或保管不善变质、输液过程中未能严格执行无菌操作等引起。为避免输液反应,静脉输入的液体都必须通过严格规范的灭菌措施处理。因此,王同学认为生理盐水只要经过高压蒸汽灭菌就可以用于静脉滴注。您认同此观点吗?

问题

1. 什么是热原质?请叙述脂多糖的结构及其特性。

2. 高压蒸汽灭菌法能去除内毒素吗?

思 考 题

1. 叙述与细菌致病有关的结构及物质。
2. 何谓生长曲线？对实际生产工作有何指导意义？
3. 决定细菌致病性的因素有哪些？
4. 简述革兰氏染色的原理及意义。

第十章
目标测试

（强 华）

第十一章

微生物的遗传和变异

　　遗传和变异是生物体最本质的属性之一。**生物可通过无性繁殖或有性繁殖的方式繁衍后代，并使子代与亲代相似。这种子代与亲代相似的现象就是遗传性（heredity）。但是生物的子代与亲代，以及子代不同个体之间在性状上又存在某些差异，这就是变异性（variation）。**遗传性保证了子代基本特征的相对稳定，使生物的种属得以延续；变异性使生物表现出新的性状，并产生新的变种，更能适应外界环境的变化。遗传性和变异性是生物所具有的相互依存又相互矛盾、既对立又统一的生命运动形式的两个方面。微生物作为一种特殊生物体，也具有遗传性和变异性。

　　微生物因体积微小，遗传物质简单，繁殖速度快，且易于培养，容易检测而广泛应用于生物遗传和变异规律的实验研究。在医药学领域中，微生物的遗传变异特性应用于多个方面，如利用基因工程技术人工诱变或杂交选育医药工业中所需的良种，可以定向地转移遗传物质，获得理想的新药产生菌，这种通过基因工程改造后的菌株通常被称为工程菌；通过对抗药菌遗传物质的研究，阐明抗药性产生的机制；通过发现新的微生物代谢途径，为微生物及其产物的利用开辟新前景等。

　　随着测序设备和技术的不断更新，测序成本越来越低，测序速度越来越快，完成全基因组序列测定的微生物种类和数量呈快速上升趋势，微生物更成为基因组学研究领域的重要模式生物（model organism），对微生物染色体的全基因分析已成为生物体基因和结构研究的一项重要内容。随着微生物学从基因组时代进入后基因组时代，微生物的遗传变异规律研究越来越深入，为进一步开展微生物致病机制研究和新型疫苗及药物研制奠定了基础。

第一节　微生物遗传和变异的物质基础

　　在遗传学的发展中，始终贯穿着对基因结构和功能的研究。基因是合成一种有功能的多肽链或RNA分子所必需的一段完整的DNA序列。根据产物的类别分为蛋白质基因和RNA基因两种；根据产物的功能分为结构基因和调控基因。结构基因合成对其他基因表达不产生影响的蛋白质和酶；而调控基因通常合成阻遏蛋白和转录激活因子。

一、微生物的主要遗传物质

（一）病毒的核酸

除朊粒（prion）只有蛋白质没有遗传物质外，病毒的遗传物质为DNA或RNA，其核酸类型多种多样,可以是单链,也可以是双链;可以是单正链,也可以是单负链;可以是环状的,也可以是线状的;可以是一个完整的核酸分子,也可以分成多个节段。病毒的遗传物质包含着一套基因,由此决定病毒的感染特征和病毒蛋白质的特性。

由于病毒的核酸类型多,其复制方式也就多种多样。除了可以按 θ 复制外,还可以按**滚环复制**(rolling circle replication)模式产生子代核酸。滚环复制过程的中间体像希腊字母 σ,所以又叫作 σ 复制(图 11-1)。

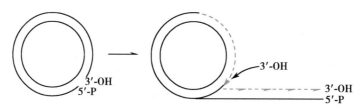

图 11-1   滚环复制(σ 复制)模式图

(二)原核细胞型微生物的染色体

原核细胞型微生物的遗传物质包括染色体和质粒。染色体为一段共价闭合环状(covalently closed circular,CCC)的双链 DNA,在细胞中紧密缠绕成较致密的不规则小体,称为拟核(nucleoid),其上有类组蛋白和少量 RNA 分子结合。

在原核细胞型微生物的基因组中,非编码 DNA 序列很少,为连续的基因结构,不含内含子,因此转录后一般不需要加工剪切即可产生成熟的 RNA 分子。此外,除了 rRNA 基因是多拷贝外,绝大多数基因保持单拷贝形式;有一定的重复序列,但比真核生物少得多;功能相关的基因高度集中,组成操纵子结构,即以一个启动子控制多基因的转录。

大肠埃希菌是研究较深入的一种原核细胞型微生物,已完成其基因组全序列测定。其染色体 DNA 的分子质量为 $2.7×10^9$,大小为 $4.637×10^6$bp,长度为 1 100μm,含有 4 288 个基因,编码 2 000 多种酶和结构蛋白质。

原核细胞型生物的复制过程和高等生物十分相似,从染色体的复制起始点(replication origin,ori)开始,同时向两个方向进行复制。每一个新的复制周期开始,ori 均受到一种特殊蛋白质作用而被启动。一旦 ori 被启动,两股 DNA 链作为模板进行半保留复制(图 11-2)。由于细菌、放线菌等原核细胞型微生物的染色体是环状的,在复制过程中形成类似希腊字母 θ 的复制中间体,所以又叫作 θ 复制。

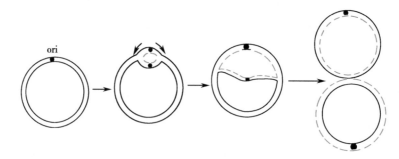

图 11-2   大肠埃希菌染色体 DNA 双向复制模式图

(三)真核细胞型微生物的染色体

真核细胞型微生物与高等动植物一样,具有完整的细胞核结构。真核细胞型微生物的遗传物质是以细胞分裂间期的染色质(chromatin)和细胞分裂期的染色体的形式存在,其主要化学组成是线状双链 DNA 分子和蛋白质,主要是组蛋白。染色质的结构单位叫作核小体(nucleosome),每个核小体大约由 200bp 的 DNA 和五种组蛋白构成。连接两个核小体核心颗粒之间的 DNA 称为连接 DNA （linker DNA），平均长度为50~60bp。一个个核小体排列成串珠状染色质纤丝（约为10nm），首先螺旋化形成直径约为30nm的螺线管（solenoid），再进一步高级结构化，最终形成能在光学显微镜下可见的染色体。

真核细胞型微生物基因组的DNA序列包括编码序列和非编码序列两部分。编码序列即外显子（exon）是不连续的，被非编码序列即内含子（intron）分隔开，形成镶嵌排列的断裂形式，因此又称为断裂基因（split gene）。

真核细胞型微生物细胞内通常含有多条染色体，并且每条染色体含有许多个复制起始点，可同时进行复制。

二、质粒和转座因子

微生物除了上述的主要遗传物质外，遗传物质中还包含另外一些DNA结构，即质粒（plasmid）、转座因子（transposable element）、噬菌体（phage）和整合子（integrator，In）。

（一）质粒的基本特性

质粒是一种染色体外遗传物质，为闭合环状的双链DNA，主要存在于细胞质中，能进行自主复制，不是细菌生长繁殖所必需的物质，可丢失或经人工处理而清除。现发现一些质粒也可整合入宿主细胞染色体中，随染色体复制而复制，这种质粒又叫作附加体（episome）。质粒不仅与微生物遗传物质的转移有关，也与某些微生物的致病性、次级代谢产物（如抗生素）的合成以及微生物的耐药性有关，亦是基因工程中最常用的载体。因而，对质粒的研究日益受到重视。除细菌质粒外，在某些螺旋体、放线菌以及酵母菌中均已发现有质粒。以细菌质粒为例介绍其基本特性。

1. 从细菌中分离的质粒大多有三种构型，即CCC型、OC型（open circular form）和L型（linear form）（图11-3）。但绝大多数质粒是共价闭合环状DNA（covalently closed circular DNA，cccDNA），分子量大小为1~1 000kDa。

2. 质粒可独立于宿主染色体外自主复制，因而质粒是一个复制子。质粒复制后在细胞分裂时能随染色体一起分配至子代细胞，继续存在并保持固有的拷贝数。拷贝数少的为严紧型质粒（stringent plasmid），通常仅有1~3个拷贝，其复制与染色体的复制同步，如F质粒。严紧型质粒通常是分子量较大的接合型质粒。拷贝数多的为松弛型质粒（relaxed plasmid），通常有20~60个或更多个拷贝，其复制与染色体的复制不相关，如ColE1质粒。基因工程中为获得大量的基因产物所用的载体质粒通常是这类松弛型质粒。

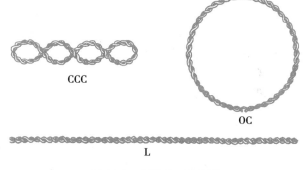

图11-3　质粒的三种构型

3. 质粒基因常赋予宿主细胞某些特性，如致育性，对抗生素和重金属的抗性，合成抗生素、细菌素、毒素，降解多种有机化合物，固氮等能力。质粒基因编码的这些特性有利于宿主细胞在特定环境条件下的生存。

4. 质粒能从宿主细胞自发消除（curing），但消除频率很低。人为地应用某些理化因素处理，可以提高质粒的消除频率，如吖啶橙、溴化乙锭、丝裂霉素C、高温、紫外线等。F质粒用吖啶橙消除时，如果温度在42℃条件下，消除率可达100%。质粒所携带的基因常为非细胞生存所必需，除去质粒后，细胞可依然存活。

5. 质粒可通过接合、转化或转导等方式在细菌间转移。根据质粒能否通过接合作用进行传递，可将其分为接合型质粒（conjugative plasmid）和非接合型质粒（nonconjugative plasmid）。接合型质粒带有与接合传递有关的基因（如 *tra* 基因），一般分子质量较大，为 40~100kDa，如 F 质粒、R 质粒。

6. 质粒具有相容性或不相容性。两种不同类型的质粒若能稳定地共存于一个宿主细胞内，即多次传代后，每个子细胞内仍同时含有两类质粒，这种现象被称为质粒的相容性（compatibility）。相反，若两种质粒不能稳定地共存于一个细胞内，叫作质粒的不相容性（incompatibility）。由于质粒的不相容性与其之间的亲缘关系有关，因而可以将质粒分类成若干不相容组。

（二）常见的质粒类型

1. F 质粒　　F 的含义是致育性（fertility）。F 质粒（F plasmid）具有编码性菌毛的能力，可在染色体外游离存在，也可整合入宿主菌染色体。含游离 F 质粒的菌株为 F⁺，反之为 F⁻。在染色体外游离存在的 F 质粒是 CCC 双链 DNA 分子，其大小约为 94.5kDa，为大肠埃希菌染色体大小的 1/40。F 质粒属严紧型接合型质粒，整个质粒可分为三个主要功能区：①自主复制和不相容性区；②转移基因（*tra*）群区；③重组区。

2. R 质粒　　R 质粒（drug-resistance plasmid）即耐药质粒。根据其能否借接合而转移，分为接合型和非接合型耐药质粒。

接合型耐药质粒由耐药转移因子（resistance transfer factor，RTF）和耐药决定子（resistance determinant，r-det）组成。RTF 的功能类似于 F 质粒，具有致育性，决定着自主复制和接合转移的功能，耐药决定子决定着该菌株的耐药性。

非接合型耐药质粒，简称为 r 质粒。它们在结构上没有 RTF，只有 r-det。因此含有这种耐药质粒的细菌只具有抗药性，不能进行接合转移，如金黄色葡萄球菌所含有的青霉素酶质粒。青霉素酶质粒可通过转导方式在细菌间进行转移。

耐药质粒的危害性在于其能使宿主菌具有抗药性。由于它们能自主复制，故能传至后代。又由于其致育性，能从耐药菌传递给敏感菌，使后者产生抗药性。在同种、不同种甚至不同属的细菌间传播，导致抗药性迅速、广泛地蔓延，因而也称之为传染性抗药因子。

3. Col 质粒　　Col 质粒（Col plasmid）是编码大肠菌素（colicin）的质粒。大肠菌素是某些大肠埃希菌菌株产生的，仅对近缘细菌有杀灭作用的蛋白质类抗菌物质。每一种 Col 质粒同时也赋予宿主菌对该种大肠菌素的免疫能力，所以产生某种类型大肠菌素的菌株对自身产生的大肠菌素有免疫力，但对其他类型的大肠菌素仍是敏感的。根据这些原理可将肠道细菌鉴别分类成不同的细菌素型，有利于流行病学的调查。

4. 代谢质粒　　代谢质粒（metabolic plasmid）是携带有能降解某些基质的酶的基因，含有这类质粒的细菌，能将复杂的有机化合物降解成可被其作为碳源和能源利用的简单形式。尤其是对一些有毒化合物，如芳香族化合物（苯）、辛烷和樟脑等进行降解，在环境保护方面具有重要的意义。因此，这类质粒也常被称为降解质粒。

（三）转座与转座因子

转座（transposition）是指转座因子从染色体的一个位置转移到另一位置，或者在质粒与染色体之间转移的过程，即转座因子改变其在 DNA 分子上位置的过程。转座可引起基因组重排、基因突变、表型变化等。转座因子（transposable element）是指细胞基因组中能够从一个位置转移到另一位置的一段 DNA 序列，又称跳跃基因（jumping gene）。目前已证实转座因子在真核生物及原核生物细胞中均有存在，而某些噬菌体本身就是转座因子。由于转座因子的转座行为，使 DNA 分子发生插入突变和广泛的基因重排，在促使生物变异及进化上具有重大意义。同时，转座因子亦可作为遗传学和基因工程的重要工具。

原核生物中的转座因子，按其结构与遗传性质可以分为三类。

1. 插入序列（insertion sequence，IS）　　是最简单的转座因子，通常是比较短的一段 DNA 序列，一般大小为 0.7~2.7kDa。目前仅在细菌中就发现了 500 多种不同的 IS。IS 除了带有和其转座功能相关的基因外,不含有任何其他已知基因。IS 两端通常具有反向重复序列(inverted repeat,IR)。IS 可独立存在于 DNA 中,也可成为转座子的一部分。

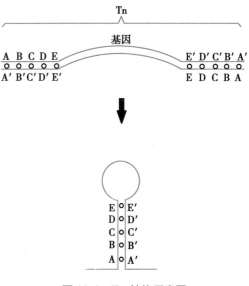

2. 转座子(transposon,Tn) 是一类分子量较大的转座因子,一般大小为 2~25kDa。Tn 是一段除了含有转座功能相关的基因外,还含有其他已知基因的 DNA 序列,如抗生素、重金属抗性基因,产细菌毒素基因,某些糖发酵基因等。有些 Tn 两端接一个短的反向重复序列;而有的 Tn 两端接的就是 IS。两个 IS 可构成顺向重复序列或反向重复序列。图 11-4 是 Tn 的结构示意图,图中 Tn 的末端具有反向重复序列 A、B、C、D、E。当双链 DNA 解离为两个单链分子时,每条单链 DNA 分子上 Tn 两端的反向重复序列中互补的碱基借氢键相连,形成特征性的茎-环结构(stem-loop structure)。

图 11-4 Tn 结构示意图

3. 温和噬菌体和转座噬菌体 温和噬菌体一般整合到宿主染色体一定位置上(详见本章第二节)。而转座噬菌体是具有转座功能的一类可引起突变的温和噬菌体。大肠埃希菌温和噬菌体 Mu 具有转座行为,能插入到宿主菌染色体的任一位置导致宿主菌变异,故称之为诱变噬菌体(mutator phage)。Mu 噬菌体已成为研究细菌变异的工具之一,常用作生物诱变剂。

知识拓展-
整合子

(四) 转座的遗传学效应

转座因子不仅能在两个没有任何同源性的基因组之间转座,而且还能引起一系列异常重组,带来相应的遗传学变化。

1. 引起插入突变 转座因子插入在宿主染色体的某一结构基因内,造成该基因功能的丧失。如果插入的位置是一个操纵子(operon)的前端基因,就有可能发生一个极性突变(polar mutation),即不仅被插入的基因灭活,而且使得插入位置下游的所有基因均不能表达或基因表达大为降低。

2. 插入位置上出现新的基因,如抗药性基因等。

3. 促使发生染色体畸变,包括缺失和倒位等。

4. 基因的移动和重排 由于转座作用,可能使一些原来在染色体上相距甚远的基因组合到一起,构建成一个操纵子或表达单元,也可能产生一些具有新的生物学功能基因和新的蛋白质分子,具有生物进化上的重要意义。

5. 转座因子可以从插入位置上消失,这一过程称为切离(excision),精确切离可导致回复突变。

由于转座现象的普遍性和转座引起的遗传学效应明显,转座因子除了其本身在遗传学中的意义外,还是遗传学研究中有用的工具。利用转座子得到的各种突变株可进行基因转移和定位分析,并可以用于基因工程,构建一些不同质粒融合或复制子融合的特殊菌株。

第二节 噬菌体及其对细菌遗传性的影响

噬菌体(phage)是感染细菌、放线菌、螺旋体或真菌等微生物的病毒,因为噬菌体能引起宿主菌的裂解,故称为噬菌体。噬菌体具有一般病毒的共同特性,如只有一种核酸类型,即 DNA 或 RNA;也能通过细菌滤器;无独立的代谢酶系,必须在活的宿主细胞内才能生长和增殖。所不同的是噬菌体的宿主细胞是细菌等微生物。噬菌体的感染导致宿主菌的裂解或建立溶原状态,此过程中可导致细菌遗传物质的改变而引起性状的变异。

一、噬菌体的生物学性状

1. 形态与结构   在电子显微镜下可见噬菌体呈三种形态,即蝌蚪形、微球形和细杆形,但多数噬菌体为蝌蚪形。典型的蝌蚪形噬菌体由头部和尾部两部分构成(图 11-5)。头部呈球形,为二十面体立体对称,大小为 80~100nm,其组成是一薄层蛋白质外壳,内含核酸。尾部是一个管状结构,由蛋白质组成,呈螺旋形对称,由尾领、尾鞘、尾髓、尾板、尾丝和尾刺等构成。尾部的长短不等,长的有100~200nm,短的仅 10~40nm。尾板、尾丝和尾刺是噬菌体与宿主菌接触的部位,尾鞘具有收缩功能,其收缩可使头部核酸注入宿主菌。

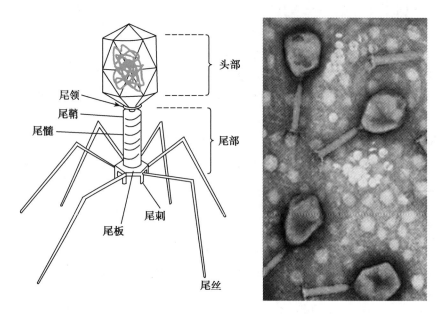

图 11-5   蝌蚪形噬菌体结构模式图

2. 化学组成   噬菌体主要由核酸和蛋白质组成。大多数噬菌体是双链 DNA,仅少数噬菌体为单链 DNA 或 RNA。其基因组含有 2 000~200 000 个碱基,特殊之处在于某些噬菌体的基因组中含有稀有碱基,如大肠埃希菌 T 偶数噬菌体含 5-羟甲基胞嘧啶,而不含胞嘧啶;某些枯草杆菌噬菌体含尿嘧啶或羟甲基尿嘧啶,而不含胸腺嘧啶。这些特殊的碱基成为噬菌体 DNA 的天然标记。蛋白质组成噬菌体的头部外壳和尾部结构,对核酸起保护作用,还参与识别宿主菌表面的噬菌体受体并与之结合。

3. 抗原性   噬菌体具有抗原性,能刺激动物产生抗噬菌体抗体,该抗体与相应噬菌体结合后能使噬菌体丧失感染宿主菌的能力。

4. 抵抗力   噬菌体的抵抗力比一般细菌强,70℃,30 分钟仍不失活,噬菌体能在低温下长期保存活力,在 0.5% 苯酚中 3~7 日不丧失活性。可利用这些特性进行噬菌体的分离。

二、噬菌体与宿主菌的关系

根据噬菌体与宿主菌的关系,可将噬菌体分为两类。一类噬菌体在宿主菌细胞内复制增殖,产生许多子代噬菌体,并最终使宿主菌细胞裂解,这类噬菌体被称为毒性噬菌体(virulent phage)。另一类噬菌体感染宿主菌后不立即增殖,而是将其核酸整合到宿主菌核酸中,随宿主菌核酸的复制而复制,并随细菌的分裂而传代,这类噬菌体被称为温和噬菌体(temperate phage)或溶原性噬菌体(lysogenic phage)。

1. **毒性噬菌体的增殖和溶菌**　毒性噬菌体在敏感的宿主菌细胞中增殖,最终引起宿主菌裂解,其过程包括吸附、穿入、生物合成、成熟和释放几个阶段。从吸附到宿主菌细胞裂解释放子代噬菌体的过程,称为噬菌体的复制周期或溶菌周期(图 11-6)。

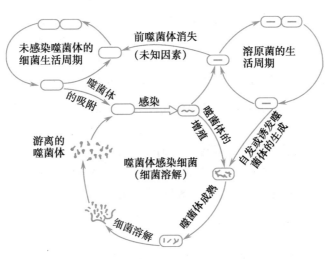

图 11-6　噬菌体与宿主菌之间的关系

（1）吸附:吸附是噬菌体的尾部与宿主菌表面的噬菌体受体发生特异性结合的过程,其结合具有高度特异性,如痢疾杆菌噬菌体只能感染痢疾杆菌而不能感染伤寒沙门菌。大多数噬菌体是吸附于细菌细胞壁组分,如磷壁酸或脂多糖;少数噬菌体则吸附于性菌毛或鞭毛等。

（2）穿入:有尾部的噬菌体吸附于宿主菌后,通过尾部含有的一种类似溶菌酶的物质,在细菌细胞壁上溶一个小孔,再借助尾鞘蛋白的收缩,将头部的核酸注入菌体内,其蛋白质外壳仍留在菌体外。无尾噬菌体与细杆形噬菌体可以脱壳的方式进入菌细胞内。

（3）生物合成:当噬菌体核酸进入宿主菌细胞后,以噬菌体核酸为模板,转录与翻译合成噬菌体蛋白质,同时复制大量的子代噬菌体核酸。

（4）成熟与释放:当噬菌体的蛋白质与核酸分别合成后,在菌细胞内按一定程序装配成完整的成熟噬菌体。待子代噬菌体达一定数目时,菌细胞突然裂解,释放出成熟噬菌体。有些细杆形噬菌体可以出芽的方式释放。

2. **温和噬菌体的整合和溶原性转换**　温和噬菌体感染宿主菌后不立即增殖,而是将其基因组整合到宿主菌的核酸中,并随宿主菌核酸的复制而复制,且伴随宿主菌分裂而分配到两个子代菌细胞中,即为溶原状态。带有温和噬菌体基因组的细菌称为溶原性细菌(lysogenic bacterium),整合在宿主菌核酸中的噬菌体基因组称为前噬菌体(prophage)。某些溶原性细菌可同时伴有相应性状的改变,称为溶原性转换(lysogenic conversion)。如白喉棒状杆菌,当其带有 β 噬菌体时,就成为具有产生白喉外毒素能力的致病菌株。其他有一些细菌如肉毒梭菌的产毒性,某些金黄色葡萄球菌溶血素的产生,以及某些沙门菌、志贺菌等的抗原结构和血清型别也都与细菌的溶原性转变有关。

溶原状态通常十分稳定,能经历许多代,但有时也会自发终止(发生率为 10^{-5} 左右),即前噬菌体脱离宿主菌的核酸,并在宿主菌体内进行增殖,产生成熟的子代噬菌体,导致宿主菌细胞裂解。许多理化因素如紫外线照射、致癌剂、突变剂等作用能提高溶原状态终止发生的频率,可诱发大部分甚至全部溶原性细菌产生成熟的子代噬菌体。所以,温和噬菌体既有溶原周期,又有溶菌周期,而毒性噬菌体只有溶菌周期。

三、噬菌体的分离与测定

1. 噬菌体的分离　　自然环境中凡有细菌存在的地方都可能有相应噬菌体的存在。如分离肠道细菌的噬菌体时可取污水、粪便等作为分离材料。将材料接种于肉汤培养基中经短时孵育后过滤除菌，或者将材料加入含有指定细菌的培养液中经培养后过滤除菌，所得的滤液加入待分离噬菌体的相应细菌继续孵育。如培养液由最初的混浊状态变为透明澄清，则提示已分离到噬菌体，可进一步用溶菌空斑试验证实。溶菌空斑试验是将噬菌体与敏感宿主菌混合在融化了的固体琼脂培养基中倾注平板，经孵育后，则平板上会出现透明的溶菌空斑或噬菌斑（plaque），不同噬菌体的噬斑形态和大小各有不同。再取噬斑接种在含有相应细菌的液体培养基中培养，就可获得纯的噬菌体。

2. 噬菌体的滴定　　为了判断噬菌体数量，可通过连续稀释法在液体培养基中进行测定，以最大稀释度还能溶解相应细菌判为该噬菌体的效价。或者采用固体培养基作噬斑计数，可测定一定容积内的**噬斑形成单位**（plaque forming unit，PFU）数目，常以每毫升噬菌体液能出现的噬斑数表示。

四、噬菌体在医药学中的应用

噬菌体在细菌中广泛存在。目前噬菌体在医药学中的应用主要集中在以下几个方面。

1. 用于细菌的鉴定和分型　　由于噬菌体的溶菌具有高度的特异性，故可用已知噬菌体鉴定未知细菌或进行细菌分类，如鼠疫杆菌、霍乱弧菌的鉴定可采用噬菌体溶菌法。噬菌体分型法对追踪传染源及流行病学调查具有重要意义。

2. 耐药性细菌感染的治疗　　近年来，一些研究者对各种耐药性病原菌进行了噬菌体治疗试验，如铜绿假单胞菌、葡萄球菌、链球菌、大肠埃希菌、痢疾志贺菌、克雷伯菌等病原菌；感染类型包括外伤和手术后感染、胃肠炎、骨髓炎、皮炎、脓胸等，研究结果表明获得了肯定的治疗效果。

3. 作为分子生物学研究工具　　由于噬菌体的结构简单，基因数较少，易于获得大量突变体，使之成为分子生物学研究的重要工具，如利用噬菌体作为基因克隆的载体，许多生命科学的基本知识也都是从噬菌体研究中首先或受到启发而得来的。如三个核苷酸决定一个氨基酸的三联密码这一重要发现就是来自对噬菌体基因与蛋白质关系的研究。

4. 遗传工程　　在遗传工程研究中，利用噬菌体作为载体将需要转移的基因带入细菌细胞，让其在增殖过程中表达该基因的产物。近年来发展起来的**噬菌体呈现技术**（phage display techniques）**是一种以改建的噬菌体为载体，将基因表达和对表达产物亲和选择相结合的技术。**将外源基因插入到噬菌体，并使其与编码噬菌体外壳蛋白基因相连接，从而使外源基因编码的多肽或蛋白质与外壳蛋白以融合的形式表达在噬菌体表面，被表达的多肽和蛋白质可保持良好的空间结构和生物活性。

5. 其他　　由于噬菌体分布广泛，在发酵工业中应严防噬菌体的污染，而在选育生产用发酵菌种时应注意选育抗噬菌体的菌株。噬菌体还可供作抗病毒药物的筛选和抗肿瘤抗生素的实验模型。

第三节　微生物变异的常见类型

微生物变异现象可见于微生物的各种性状，表现为形态、结构、菌落、抗原性、毒力、酶活性、耐药性、空斑、宿主范围等的改变。有些是表型变异如细菌 L 型，有的是基因型变异，变异后可产生多种类型的突变株。

细菌培养阴性的泌尿道感染患者

案例分析-细菌培养阴性的泌尿道感染患者

患者,李某,女,65岁,因呼吸道感染不适在家自服青霉素一周,一周后呼吸道症状明显缓解,但出现明显的尿频、尿急、尿痛及排尿不畅的泌尿系感染症状,患者自述之前时有发生类似症状。接诊医师对患者尿液进行常规细菌培养,结果阴性。

问题

1. 请问医师接下来该怎么做?

2. 请结合相关专业知识对该患者感染的病原体进行初步分析。

1. 高产突变株 医药工业产品的生产菌种需经不断地自然选育或人工诱变处理,选出高产突变株,以供生产的需要。例如青霉素产生菌的原始青霉素产量,每毫升发酵液只有20U,通过诱变等措施,目前产量已提高数千倍。

2. 抗性突变株 包括抗噬菌体突变株和抗药突变株。通过诱变其宿主菌细胞表面的噬菌体特异吸附位点,导致噬菌体不能感染,从而获得抗噬菌体突变株。抗噬菌体突变株可用以取代对噬菌体敏感的抗生素产生菌种,使抗生素生产得以正常进行。通过诱变所获的抗药突变株,所携带的抗药性可用作遗传学研究的重要选择标记。

3. 条件致死突变株(conditionally lethal mutant) 其表型表达是有条件的,根据细胞存在的环境而定。在许可条件下,突变株表达出野生型的表型,而在限制条件下致死。以温度敏感突变株为例,某些肠道菌对高温(42℃)敏感,不能生长,而在低温(30℃)下却可生长,则42℃与30℃分别为该菌株的限制条件与许可条件。这些突变株在限制条件下不能生长是由于其主要基因产物(如DNA聚合酶,tRNA等)在限制条件下无功能或不能合成。在实际应用上,Ts突变株常被用作遗传学研究的选择标记。

4. 营养缺陷型突变株 微生物经突变后失去对某种生长因素(维生素、氨基酸或核苷酸)的合成能力,必须依靠外界供应才能生长,这种突变株称为营养缺陷型突变株,其在没有相应生长因素的培养基上不能生长。

营养缺陷型菌株是遗传学研究的重要标记,可被用作菌种选育,如氨基酸的生产菌种;氨基酸、维生素含量的生物检定;也常用在Ames试验中用于检测某种新药是否具有诱变作用。

Ames试验

Ames试验由B. Ames所建立。诱变剂一般兼有致癌作用,某种新药如有诱变作用,就有致癌的可能,必须排除。Ames试验用一系列鼠伤寒沙门菌(Salmonella typhimurium)的组氨酸营养缺陷型进行。

这些菌株具有三方面的突变:①每个菌株具有不同的、经遗传学确证的组氨酸营养缺陷,包括碱基转换、移码突变等;②细胞壁组成突变,对有机化合物具有高度渗透性;③DNA修复功能突变,因而在实验中可表达出最大的诱变效应。试验菌在无组氨酸的基本培养基上不能生长,药物作用于试验菌,如有诱变作用则试验菌经回复突变就能在基本培养基上生长。回复突变率超过正常者被认为具有诱变作用,即有致癌的可能。由于有些药物需在进入体内经肝内加氧酶类(oxygenases)作用后才转化为致癌的活性物质,因而在实际试验中还需加入大白鼠肝微粒体酶以活化待试的样品。

5. 毒力突变株　微生物长期培养于加有特殊化学成分的培养基或长期通过不同的动物传代，其毒力能够降低，可应用于弱毒活疫苗的制备。例如卡介苗的制备，卡尔梅特（Calmette）和介朗（Guérin）将有毒的牛型结核分枝杆菌培养于含甘油、胆汁、马铃薯的培养基上，历经 13 年，传代 230 次后成为弱毒的、对人不致病的卡介苗（Bacille Calmette-Guérin，BCG）。又如狂犬病疫苗，是按巴斯德所采用的经典方法，将野毒株即原始自然感染动物分离所得的病毒株注入家兔脑内，兔死后再通过兔脑继续传代，经 50 代以上，潜伏期逐渐缩短并固定于 5~7 日，家兔脑内出现内基小体（Negri body），此时的病毒株被称为固定毒株。固定毒株对人及犬的致病力减弱，可用作生产狂犬病疫苗的毒株。

第四节　微生物变异的机制及其修复

微生物的变异分为遗传性变异和非遗传性变异两种。前者是由于微生物细胞内遗传物质的结构发生改变，已变异的性状可稳定地遗传给后代，又称基因型变异（genotypic variation）；后者常由于外界环境的作用，已变异的性状并不遗传至后代，是暂时的，又称表型变异（phenotypic variation）。发生遗传性变异的机制包括基因突变以及基因的转移和重组。

一、基因突变及其分子机制

（一）基因突变的特性

突变（mutation）是指生物体遗传物质的核苷酸序列发生了稳定而可遗传的变化。广义的突变包括基因突变和染色体畸变。基因突变是指一个基因内部由于一对或少数几对碱基的置换、缺失或插入而引起的突变，其涉及的变化范围很小，所以又叫作点突变（point mutation）。狭义的突变概念就是指基因突变。染色体畸变是指大段染色体的缺失、重复、异位和倒位，即较大范围内遗传物质结构的改变。下面仅从微生物群体水平介绍基因突变的共同特性。

1. 自发性和稀少性　微生物各种性状的突变，可以在没有人为的诱变因素的情况下自发地产生，称为自发突变（spontaneous mutation）。就微生物的某一群体而言，基因突变的发生，从时间、个体、位点和所发生的表型变化等方面都带有明显的随机性。自发突变率很低，一般在 10^{-9}~10^{-6} 之间。早在 1943 年卢利亚（Luria）和德尔布吕克（Delbrück）就通过彷徨变异试验证明了自发突变菌株的存在。莱德伯格（Lederberg）设计的影印培养试验也证明耐药性突变是在细菌接触抗生素之前发生的，是自发的、随机的。

2. 不对应性　不对应性是指突变的性状与引起突变的原因间无直接的对应关系。例如抗药性突变与微生物所接触的环境条件（药物存在与否）之间，不存在直接对应的关系，药物的存在选择性淘汰了非突变的敏感菌，而通过自发突变或其他诱因诱发后产生的抗药性突变株被选择了出来。

3. 可诱发性　通过人为的理化因素的处理，可以提高上述自发突变的概率，称之为诱变。通常诱变可提高突变率 10~10^5 倍。凡能显著提高突变率的理化因素称为诱变剂。

4. 独立性　突变的发生一般是独立的，即在某一群体中可以发生任何性状的突变。而且某一基因的突变，既不提高也不降低任何其他基因的突变率。

5. 可遗传性　由于基因突变的实质是遗传物质发生改变的结果，因此突变型的基因和野生型的基因一样，具有相对稳定的结构，也可以遗传给后代。

6. 可逆性　通常将从自然界获得的未发生突变的原始菌株称为野生型（wild type）菌株，经突变后性状改变了的菌株称为突变株。野生型菌株经突变成为突变型菌株后，经再一次突变，有时突变株又获得了野生型的表型，这第二次突变称为回复突变（back mutation）。

（二）基因突变的分子机制

微生物基因突变可以是自发产生，也可以由人工诱变处理造成。

1. 自发突变机制　目前认为自发突变的机制主要与低剂量诱变因素的长期综合效应、DNA 碱基结构的变化以及 DNA 链的环出效应等有关。

2. 诱变机制　基因突变可以通过诱变而产生，即应用各种诱变剂处理细胞或 DNA，使 DNA 的结构发生改变而导致突变。基因突变的机制大多是由研究诱变机制而获得的。以下从核苷酸（碱基）水平分别介绍原核生物的诱变机制，包括碱基对置换、移码突变、插入及缺失突变以及紫外线的诱变机制。

（1）碱基对置换：已知 DNA 中碱基的正常配对是 A-T 和 G-C。如果在 DNA 复制中，碱基配对错误，一对碱基被另一对取代或一对碱基的位置互换，称为碱基对置换（base-pair substitution）。碱基对置换又分为**转换**（transition）和**颠换**（transversion）。前者指 DNA 中某一嘧啶被另一嘧啶取代，某一嘌呤被另一嘌呤取代；后者指嘧啶被嘌呤取代或嘌呤被嘧啶所取代。其中常见的是转换。

（2）移码突变（frame shift mutation）：是由于 DNA 分子中一对或少数几对核苷酸的增加或缺失而造成。一对核苷酸的增加（+1）或缺失（-1），使其后的整个密码子含义错误，由于密码子改变，最后合成的蛋白质也随之而改变，造成突变。如果相近有三对核苷酸增加或缺失，则其后密码子仍然正常（图 11-7）。移码突变（+1 或 -1）造成的性状改变也可由邻近再一次的移码突变（-1 或 +1）而恢复，出现回复突变。

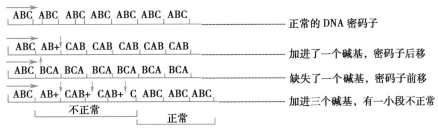

图 11-7　移码突变示意图

（3）缺失或插入突变：指较大范围的核苷酸序列的缺失或插入所导致的突变。缺失突变常导致缺失位整个基因及裂缝两端的基因活性受损；插入突变导致插入位整个基因灭活，甚至产生极性突变。生物诱变剂（转座因子）以及理化诱变剂，如电离辐射、烷化剂等能诱发缺失或插入突变。

（4）紫外线的诱变机制：紫外线是一种多功能的诱变剂，可引起 DNA 链糖-磷酸骨架断裂、嘧啶的水合作用以及胸腺嘧啶二聚体的形成等。其中，胸腺嘧啶二聚体（T-T）的形成是紫外线诱变的主要机制。T-T 大多发生在同一条链邻近的胸腺嘧啶之间，也可以在二条链间形成，使局部区段的氢键断裂，DNA 的构型扭曲变形，影响 DNA 复制时双链解开及碱基的正常配对。紫外线照射造成的 DNA 损伤常诱导产生一种应急修复反应，结果大大提高了细胞的存活力。

3. RNA 基因组的突变　虽然所有细胞是以 DNA 作为遗传物质，但一些病毒是 RNA 基因组，这类基因组也可能发生突变，而且 RNA 基因组的突变率比 DNA 高 1 000 倍。其部分原因是 RNA 复制酶没有像 DNA 聚合酶那样的纠错活性，其次是没有类似的 RNA 修复机制。RNA 病毒中这种较高的突变率将导致病毒不断出现新的类群，这对 RNA 病毒的研究及该类病毒疾病的防治均具有十分重要的意义。

二、基因的转移和重组

微生物的进化需要不断产生遗传性变异，突变是其重要的原因，但突变的概率是很小的。实际上，自然界的微生物还可通过多种途径进行水平方向的基因转移，并通过基因的重组产生新的基因型个体,以适应随时改变的环境。在原核细胞型微生物间,基因的转移可以通过人为脱壁细胞的融合来进行,但主要还是通过转化、接合和转导等方式进行。在这些方式中,供体菌只有部分 DNA 片段转移入受体菌,然后与受体菌基因组中同源 DNA 区段进行交换、重组,从而使受体菌获得供体菌的部分遗传性状。

(一) 转化

转化(transformation)是指受体菌直接从周围环境中吸收供体菌游离的 DNA 片段,从而获得了供体菌部分遗传性状的过程。转化是细菌中最早被发现的遗传物质转移形式。早在 1928 年格里菲斯(Griffith)通过肺炎链球菌的小鼠感染致死试验证明了转化的存在。在转化过程中,被转化的 DNA 片段称为转化因子。经转化后,稳定地表达供体菌部分遗传性状的重组子叫作转化子(transformant)。

1. 转化的前提条件　转化成功与否与供体 DNA 片段大小、性质以及受体菌的生理状态有关。转化过程中所用的 DNA 片段分子量在 $10^6 \sim 10^8$ 时转化率高,细菌染色体片段或质粒 DNA 均能成功地转化。实验表明,受体菌表面的 DNA 结合位点只能与双链 DNA 结合,而不与单链 DNA 结合。

2. 感受态　只有受体菌处于感受态(competence)时转化才能成功。所谓**感受态是指受体菌能够从周围环境中吸收外源 DNA 分子进行转化的生理状态。**处于感受态的细菌,其表面出现了一种能吸附外来 DNA 的受体,或已有的受体此时被活化。并不是所有种类的细菌都能自然出现感受态,能自然出现感受态的细菌也只是在生长周期的某一特定时期才能出现,一般是在对数生长期的后期。

人工诱导的感受态通过人为诱导的方法,包括 $CaCl_2$ 处理、电穿孔等,使细胞具有摄取 DNA 的能力,从而为许多不具有自然转化能力的细菌,如大肠埃希菌提供一条获取外源 DNA 的途径,这也是基因工程的基础技术之一。电穿孔法是用高压脉冲电流击破细胞膜或击成小孔,使各种大分子(包括 DNA)能通过这些小孔进入细胞,所以又称电转化。该方法最初用于将 DNA 导入真核细胞,后来也逐渐用于包括大肠埃希菌在内的原核细胞。在大肠埃希菌中,通过优化各种参数,如电场强度、电脉冲长度和 DNA 浓度等。每微克 DNA 可以得到 $10^9 \sim 10^{10}$ 个转化体。但由于 Ca^{2+} 诱导法简便、价廉,因此仍为实验室中大肠埃希菌转化的常用方法。

3. 转化的过程　不同种类的细菌转化过程及其机制不完全相同,以研究最多的肺炎链球菌的自然转化为例,其自然转化的过程是从感受态的受体菌结合并吸收外源 DNA 开始,通过同源 DNA 区段的交换重组,单链供体 DNA 片段整合入受体菌的基因组,再通过 DNA 复制、细胞分裂出现稳定的转化子(图 11-8)。

(二) 接合

接合(conjugation)是指供体菌和受体菌通过性菌毛直接接触,遗传物质自供体菌转移入受体菌,使受体菌获得供体菌的部分遗传性状的过程。接合广泛存在于革兰氏阴性菌中,几乎包括了所有肠道菌科的细菌;在某些革兰氏阳性细菌(如肠球菌、枯草杆菌)以及链霉菌中也有报道。

革兰氏阴性细菌的接合作用,与供体菌中所含的接合性质粒有关。现以典型的 F 质粒/*E.coli* 接合体系的接合作用为例加以说明。

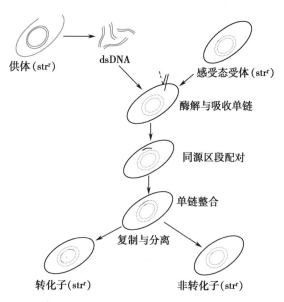

图 11-8　转化过程示意图

1. F 质粒与宿主菌的存在方式　　根据 *E.coli* 细胞中是否存在有 F 质粒及其存在方式的不同,可将其分为以下四种相互有联系的接合型菌株(图 11-9)。

（1）F⁺菌株:在 F⁺菌株的细胞内存在着游离的 F 质粒,它控制着性菌毛的生成以及自身接合转移的能力。当 F⁺与 F⁻接合时,由于 F 质粒转移可使 F⁻菌株转变为 F⁺菌株。

（2）F⁻菌株:在 F⁻菌株中不含 F 质粒,细胞表面也无性菌毛。

（3）高频重组菌株:在 F⁺菌株中,当 F 质粒与宿主菌染色体整合为一体时就成为高频重组(high frequency recombination,Hfr)菌株。此时 F 质粒为线状,并且成为细菌染色体的一个部分,随染色体复制而复制,但仍保留原有编码性菌毛以及接合转移的能力。当 Hfr 菌株与 F⁻菌株进行接合时,能高频率地带动细菌染色体某基因转移入 F⁻菌株,故而得名。但很少能使 F⁻菌变成 F⁺菌株。

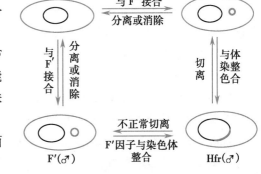

图 11-9　F 因子的存在方式及其相互关系

（4）F′菌株:Hfr 菌株中的 F 质粒也可自细菌染色体上正常切离下来,Hfr 菌株又变成了 F⁺菌。但偶然发生不正常切离时,可形成携带一小段细菌染色体基因的特殊 F 质粒,称为 F′因子,携带 F′因子的菌株称为初生 F′菌株。当 F′与 F⁻结合时,可使后者也成为 F′菌株,这就是次生 F′菌株,这时既获得了 F 因子,同时又获得了初生 F′菌株的若干新的遗传性状,所以次生 F′细胞是一个部分二倍体。这种通过 F′因子的转移而使受体菌改变其遗传性状的现象叫作 F 因子转导(F-duction)或性导(sexduction)。

2. 接合的方式

（1）F⁺×F⁻的接合:细菌的接合作用是由 F 质粒介导的,图 11-10 显示大肠埃希菌 F 质粒的遗传图谱,其突出的特征是与转移有关的基因(*tra*)占了整个图谱的 1/3。

在 F⁺×F⁻的接合作用中,首先是 F⁺菌通过性菌毛连接 F⁻菌,接着性菌毛收缩,使 F⁺与 F⁻细胞紧密靠近直接接触形成接合对(mating pair),并可聚集成聚集体(aggregate)。在 F 质粒 *tra* 基因群的控制下,质粒的一条链在转移起始点(ori)处断裂,5′端延伸转移入 F⁻菌。几乎在转移的同时,F⁺菌及 F⁻菌细胞内 F 质粒进行滚环模式的 DNA 复制。最后接合对分离,结果 F⁻菌转变成为 F⁺菌;而原来的 F⁺供体菌仍然是 F⁺菌株。

（2）Hfr×F⁻的接合:Hfr×F⁻接合过程基本同上述 F⁺×F⁻接合过程。Hfr 与 F⁻形成接合对后,首先 Hfr 菌

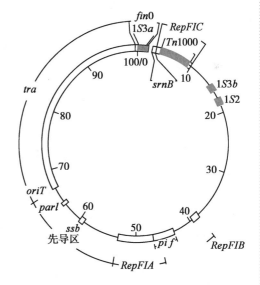

图 11-10　F 质粒的遗传图谱

株染色体 DNA 的一条链于 F 质粒的 ori 处断裂,5′末端按照 ori-F 质粒先导区-染色体-F 质粒的顺序向 F⁻菌转移。从而最靠近 F 质粒 ori 的染色体基因能率先高频转移,其后的基因转移频率逐渐降低,F 质粒在最后才能全部转移(整个染色体 DNA 全部转移入 F⁻菌大约需要 100 分钟)。由于接合作用受环境条件的影响常常中断,整个染色体进入 F⁻菌的可能性极小。所以,Hfr×F⁻接合的最终结果绝大多数 Hfr 仍是 Hfr,而 F⁻仍是 F⁻菌,只有部分供体菌染色体基因进入 F⁻菌,通过类似于转化的外源 DNA 整合过程,发生同源区段 DNA 交换重组,可产生表达供体菌部分遗传性状的重组子——传递接合子(transconjugant)。

（3）F′×F⁻ 的接合：F′×F⁻ 的接合过程与 F⁺×F⁻ 一样，F′ 转移入 F⁻ 菌，结果 F′ 仍是 F′ 菌株，而 F⁻ 变成了 F′ 菌株。由 F′ 因子在 F′ 菌株中可以独立存在自主复制，包括其中的细菌染色体基因也同时表达，从而受体菌能高效表达供体菌的遗传标记。例如 strslac⁻/F′lac⁺×strrlac⁻ 混合培养，用含乳糖作碳源并加链霉素的基本培养基来筛选，只有接合子（strrlac⁻/F′lac⁺）才能生长。

（三）转导

转导（transduction）是以噬菌体为媒介，将供体菌的遗传物质转移入受体菌，通过交换重组而使受体菌获得供体菌的部分遗传性状的过程。所用的噬菌体称转导噬菌体，它们可以是毒性噬菌体或是温和噬菌体，但都是缺陷噬菌体。通过转导而获得新遗传性状的受体菌称转导子（transductant）。转导现象在自然界比较普遍，它在低等生物进化的过程中很可能是产生新基因组合的一种重要方式。

1. 普遍转导   通过完全缺陷噬菌体将供体菌任何 DNA 片段转移至受体菌的转导现象，称为**普遍转导**（generalized transduction），其过程见图 11-11。普遍转导又可分为以下两种。

（1）完全转导（complete transduction）：在毒性噬菌体感染供体菌后，裂解周期立即开始；而温和噬菌体得经诱导后才进入裂解周期。在此期中，宿主菌的 DNA 被降解成不同大小的片段，同时合成子代噬菌体的 DNA 及衣壳蛋白。当噬菌体的 DNA 装配入衣壳时，偶尔装配错误，装入与噬菌体 DNA 大小相似的供体菌 DNA 片段，形成转导噬菌体。这种噬菌体不含噬菌体的 DNA，是完全缺陷的噬菌体。当供体菌裂解后，释出大量正常的噬菌体和极少数的转导噬菌体（发生率约为 10^{-6}）。将

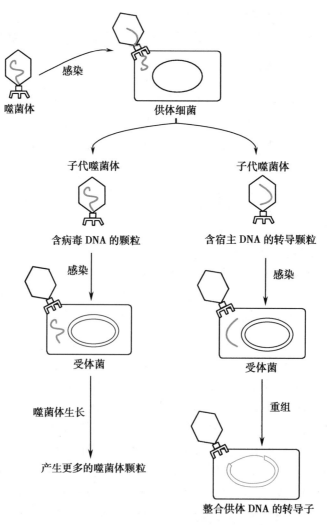

图 11-11   普遍转导模式图

噬菌体再感染受体菌,则转导噬菌体将其衣壳内所含的供体菌基因转导入受体菌。通过交换重组,供体菌基因整合入受体菌基因组,形成重组子即转导子。由于普遍转导的噬菌体是完全缺陷的,因此转导子并非溶原菌,而是遗传性状稳定的转导子,从而实现了完全转导。普遍转导几乎可以转导供体菌基因组的任何基因,故而得名。

（2）流产转导（abortive transduction）:经普遍转导进入受体菌的供体菌基因,既不能重组整合入受体菌基因组和复制,也不迅速消失,而仅能表达,这在遗传上是不稳定的。在该细胞分裂时,只能将供体基因分给一个子细胞,另一个细胞只分配到部分的基因表达产物。细胞继续分裂,供体基因及其表达产物在细胞群体中逐渐稀释、减弱,最终渐趋消失,此现象称为流产转导。所以,能在选择培养基平板上形成微小菌落就是流产转导子的特点。

2. 局限转导（restricted,specialized transduction）　是指通过部分缺陷的温和噬菌体,将供体菌少数特定的基因转移给受体菌,使后者获得前者特定表型的转导现象。现以 E. coli K-12 的 λ 温和噬菌体为例来说明局限转导发生的过程及机制。

当 λ 噬菌体感染宿主菌后,其基因组整合入宿主染色体的特定位点上,如半乳糖（*gal*）基因和生物素（*bio*）基因之间。这时 λ 噬菌体以前噬菌体的状态存在,而宿主菌变成了溶原菌。当溶原菌经诱导（如紫外线照射）前噬菌体又从宿主菌染色体上切离下来,进入裂解周期。通常,前噬菌体的切离是十分精确的,但偶尔也会发生不正常地切离（约 10^{-6}）,其结果会将插入位点两侧之一的少数宿主基因（*gal* 或 *bio*）连接到噬菌体的 DNA 上,而噬菌体也将相应的一段 DNA 遗留在宿主染色体上（图 11-12）。这种部分缺陷的噬菌体带着宿主基因装配入噬菌体衣壳,就形成转导噬菌体。如带有 *gal* 基因就写成 λ*dgal*,即带有供体菌 *gal* 基因的 λ 缺陷噬菌体（其中 "d" 代表 defective,缺陷之意）;带有 *bio* 基因,就写成 λ*dbio*。当它们再感染受体菌时,带有供体菌基因的噬菌体核酸整合入受体菌的染色体,可使受体菌成为一个局限转导子,即获得了供体菌的 *gal* 或 *bio* 基因。

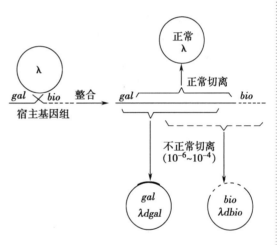

图 11-12　局限转导的形成示意图

（四）溶原性转换

溶原性转换（lysogenic conversion）是指温和噬菌体感染宿主菌后,以前噬菌体形式与细菌基因组整合,成为溶原性细菌,从而获得由噬菌体基因编码的某些性状。若此溶原性细菌失去了前噬菌体,则其获得的性状也随之消失。这一过程又称噬菌体转变（phage conversion）。当宿主丧失这一噬菌体时,通过噬菌体转变而获得的新性状也就同时消失。由此可以看出,噬菌体转变与转导有着本质的不同:①这种温和噬菌体不携带任何来自供体菌的外源基因,使宿主表型改变的完全是噬菌体基因整合入宿主染色体的结果;②这种温和噬菌体是完整的,而不是缺陷的;③获得新性状的是溶原化的宿主细胞,而不是转导子;④获得的性状可随噬菌体消失而同时消失。

现以白喉棒状杆菌产生白喉毒素为例说明溶原性转换。白喉杆菌之所以产生毒素是由于其被带有毒素基因的 β 棒状杆菌噬菌体感染。当产毒菌株一旦失去 β 棒状杆菌噬菌体时,就不再产毒,表明白喉毒素是由 β 棒状杆菌噬菌体基因组所编码。

（五）原生质体融合

原生质体融合（protoplast fusion）是指将两种细菌经处理失去细胞壁成为原生质体后进行相互融合的过程。原生质体融合不要求供体 DNA 与受体菌 DNA 的同源性,可以在同种细菌间或异种细菌间实现基因转移与重组。融合后形成的二倍体细胞寿命很短,但此期间染色体可发生重组,可获得多种不同表型的重组融合体。原生质体融合技术使一些原来不具备基因转移条件的细菌进行杂交。虽然原生质体融合的成功率并不高，但已成为植物细胞和产生抗生素的真菌细胞间基因转移的重要技术。

在上述各种方式的基因转移后，进入受体菌的供体 DNA 片段本身不能进行复制，只有在与受体菌的染色体或质粒进行重组，形成新的复制子后才能复制和遗传。经遗传重组后，含有新的复制子的细胞称为重组子。

三、DNA 损伤的修复

微生物细胞对已受损伤的 DNA 分子具有修复功能，以保证遗传性的稳定，并使细胞得以存活。但是，在 DNA 损伤修复过程中（如 SOS 修复）也会造成突变。对于修复系统的研究，比较详细的是对紫外线引起损伤的修复，包括光复活作用、切除修复、重组修复和 SOS 修复等。

1. 光复活作用　经紫外线照射后，细胞 DNA 上形成 T-T 二聚体，可导致细胞的突变或死亡。如在紫外线照射后将细菌暴露于可见光（300~600nm）下，则受损的 DNA 可以修复，细菌存活率大大提高，这种现象称为光复活［作用］（photoreactivation），又称光修复。

2. 切除修复（excision repair）　又称暗修复，该修复系统除了碱基错误配对和单核苷酸插入不能修复外，几乎其他 DNA 损伤均可修复，是细胞内的主要修复系统。切除修复首先由具有 DNA 识别活性的 DNA 核酸内切酶识别突变的碱基，然后在突变碱基两侧固定数目的碱基处，将包含有突变碱基的核苷酸片段切除，再在 DNA 聚合酶的作用下，修补合成一段新的 DNA，最后通过 DNA 连接酶的作用，连接新合成的 DNA 片段和原有 DNA 链而完成整个修复过程。

3. 重组修复（recombination repair）　是在 DNA 复制的情况下进行的修复作用。含有 T-T 二聚体或其他结构损伤的 DNA 仍可进行复制，但子链在复制到损伤相应位置时得暂停一下，"跳越"过去，在二聚体后重新开始子链的合成。这样产生的子链就有一个或数个缺口，再在重组蛋白（RecA）的作用下，进行 DNA 分子间重组，从原来完整的母链上将相应的一段核苷酸序列转移至子链空缺处，母链中失去的部分再在 DNA 聚合酶的作用下，以其对应子链为模板合成修补，最后在连接酶作用下连接完成重组修复过程。这样就能产生两条完整的子代单链，以其为模板在下一轮复制中就能复制出正常的 DNA 分子。当然，留在母链上的二聚体仍然要依靠切除修复机制加以去除。

4. SOS 修复　是 DNA 分子受到较大范围的损伤，复制又受到抑制、细胞处于危急状态时，经诱导产生的一种应急反应。它一方面通过增加细胞内原有修复酶（切除修复、重组修复）的合成，提高酶活性而增强修复功能。另一方面诱导产生新的 DNA 聚合酶来应急修复，以使细胞能够得以存活而不至于死亡。这种经诱导产生新的聚合酶能通过 DNA 上受损伤的部位使子链的合成继续下去而不停留在损伤部位。但是其校对活性低，识别碱基的精度差，所以容易造成复制的差错，可在子链任何位置上出现错配碱基。在这一修复过程中原有的损伤不但保留下来，并且增加了错误的碱基对，所以导致细胞的突变率增加。

第五节　微生物遗传和变异的医药学意义

1. 疾病的诊断、治疗和预防　在感染性疾病的检验过程中，一些变异菌株在形态结构、培养特性、生化特性、抗原性和毒力等方面常表现出不典型性，给细菌鉴定工作带来困难。例如，细菌失去细胞壁会出现 L 型变异，用常规方法分离培养呈阴性，必须采用含血清的高渗培养基才能培养出 L 型细菌；又如，一些细菌的菌落会在光滑型或粗糙型之间变化。所以，不但要熟悉细菌的典型特征，还要掌握各种病原菌的变异现象和规律，才能正确诊断细菌感染性疾病。

随着抗生素的广泛应用，细菌的耐药性变异是临床感染性疾病治疗面临的重要问题之一。通过耐药质粒在细菌间转移产生的耐药菌株的流行已逐渐成为一个重要的医学问题,给临床治疗带来很多的困扰。有的耐药质粒同时带有编码毒力的基因,使其致病性增强,而且许多菌株还是多重耐药。因此对临床分离菌株进行耐药性监测,注意耐药谱的变化和耐药机制的研究,将有利于指导正确选择抗菌药物和防止耐药菌株的扩散。

微生物的遗传和变异对传染病的预防也具有重要的意义。以毒力减弱而保留免疫原性的菌株制成减毒活疫苗,已成功地用于某些传染病的预防,如卡介苗、炭疽及鼠疫菌苗,都是相应病原菌的减毒变异株制成的。

2. 致癌物质的检测　一般认为肿瘤的发生是由于细胞内遗传物质的改变所致,因此,凡是能诱导细菌基因突变的物质都可能是致癌剂。Ames 试验就是根据能导致细菌基因突变的物质均为可疑致癌物的原理来设计的。

3. 流行病学调查　分子生物学技术在微生物鉴别和分类上的应用对流行病学调查具有重要的作用,具有快速、分辨率高的优点。各种现代基因分型方法已广泛应用于各种微生物的分型和流行病学调查,可确定某种感染暴发流行菌株或相关基因的来源,或调查医院内耐药质粒在不同细菌中的播散情况。

4. 基因工程(gene engineering)　基因工程的核心技术是 DNA 重组技术,将一种生物的DNA 片段或人工合成的基因,通过载体在体外重组,转移并插入到另一生物的基因组中,使其扩增和表达,从而获得大量基因产物或使得生物细胞表现出新的性状。基因工程技术能够按照操作者的意愿进行各种基因改造,大规模生产基因产物,设计和创建新的基因、新的蛋白质和新的生物物种,并由此带动了生物技术产业的兴起与高速发展。特别是在医药学领域,基因工程药物、基因工程疫苗、基因治疗技术以及转基因动植物等的应用为人类健康作出了重大贡献。

DNA 重组在其操作中所使用的基因供体、基因载体、工具酶和基因受体,除基因供体原则上可以是任何生物的任何基因外,至今基因载体、工具酶和基因受体都与微生物密切相关。重组 DNA 技术操作过程涉及以下主要步骤:①分离或合成基因(目的基因);②通过体外重组将基因插入载体;③将重组 DNA 导入细胞(微生物或动、植物细胞);④扩增并筛选重组体克隆;⑤对克隆的基因进行鉴定;⑥外源基因的表达;⑦获得基因产物或转基因动物、转基因植物。

思 考 题

1. 细菌染色体外还有哪些遗传物质? 各有何重要的生物学特点?
2. 噬菌体在医药学中的应用有哪些?

第十一章
目标测试

（包丽丽）

微生物分布与医学微生态学

第十二章
教学课件

学习要求

1. **掌握** 正常菌群和机会致病菌、菌群失调的概念及机会致病菌致病的条件。
2. **熟悉** 正常菌群的生理作用;影响微生态平衡的因素;微生态失调的表现;医学微生态学的概念。
3. **了解** 微生物的分布;微生态平衡与医药实践的关系及意义。

微生物在自然界中分布极为广泛,绝大多数微生物对人类和动植物是有益的,甚至是必需的。微生物参与自然界的物质转化和循环,也广泛应用于工农业生产、环境保护、生命科学及医药卫生等领域。在正常机体的体表和体内,微生物构成了微生物群,参与人体的新陈代谢、生长发育、生理调控等重要过程。

生态学(ecology)是研究生物与环境相互关系的科学,包括宏观生态学和微生态学。微生态学(microecology)是研究正常微生物群的结构、功能及其与宿主相互依赖和相互制约关系的科学。医学微生态学是微生态学中重要的分支学科,是研究寄居在人体体表和与外界相通腔道中的微生物与微生物、微生物与人体以及微生物和人体与外界环境之间相互依存、相互制约关系的学科。其研究对象主要是正常菌群和引起机会性感染的机会致病菌,研究内容主要包括微生态平衡、微生态失调及微生态调整。

第一节 微生物的分布

微生物种类繁多,营养类型多样,繁殖迅速,适应环境能力强,广泛分布于自然界中。无论是在土壤、水体、空气、动植物的表面,还是在人体的体表及与外界相通的腔道中,甚至在一些极端环境中都有微生物的存在。

一、空气中的微生物

空气中的微生物没有固定的种群,**包括细菌、病毒、真菌孢子等,**且分布不均,其种类和数量受气象、人口密度、海拔、土壤和植被等多种环境因素影响。空气中的微生物可造成实验室污染,食品、药品的腐败变质,以及支气管哮喘等超敏反应性疾病。空气中也可能有病原微生物,主要来源于人和动物的排出物和分泌物,如患者咳出的结核分枝杆菌、脑膜炎奈瑟菌、流感病毒等污染空气,可经呼吸道造成机体感染。实际工作中根据需要对室内空气进行通风、净化、消毒处理,使空气中的微生物达到相关卫生标准。**常用高效空气过滤器(high-efficiency particulate air filter,HEPA filter)对进入室内或生物安全柜内的空气进行过滤;采用紫外线照射法、臭氧消毒、过氧乙酸气溶胶喷雾消毒、过氧乙酸或含氯消毒剂熏蒸消毒等进行空气的消毒。**

二、水体中的微生物

天然水体大致分为海水和淡水两大类型,微生物分布广泛。水体中微生物的种类、数量、分布受温度、光照、水压、氧浓度、酸碱度、营养物质、化学成分等的影响。**水体中的微生物包括细菌、病毒、真菌、螺旋体、放线菌等**。海洋微生物多为嗜盐菌，并能耐受高渗透压。陆地上的湖泊和河流中也分布着不同数量和种类的微生物。水体中流入人畜排泄物、生活污水和工业废水后，微生物的含量增多，尤其是可能出现病原微生物和寄生虫，如伤寒沙门菌、志贺菌、霍乱弧菌、钩端螺旋体、甲型肝炎病毒、溶组织内阿米巴包囊等，可经过消化道或皮肤感染机体，甚至引发疾病的流行。

根据我国《生活饮用水卫生标准》（GB 5749—2006）规定，在饮用水的水质常规指标中，每100ml饮用水中不得检出大肠菌群，每1ml饮用水中的菌落总数不得超过100CFU。

三、土壤中的微生物

土壤是微生物的"天然培养基"，**含有细菌、放线菌、真菌、病毒等微生物以及藻类、蠕虫卵及幼虫、原生动物等类群**。1g土壤中就有几亿到几百亿个微生物，**其中细菌最多**，占土壤微生物总量的70%~90%，放线菌、真菌次之，藻类和原生动物等较少。土壤中微生物数量受温度、水分、酸碱度、养料、土层深度、气体、有机残体等的综合影响。表层土中的微生物数量少，因为该层缺水，且受紫外线照射易导致微生物死亡；在5~20cm土壤层中的微生物数量最多，若是植物根系附近，微生物数量更多。冬季气温低，有些地区土壤甚至呈冰冻状态，微生物数量明显减少。春季气温回升，随着植物的生长，根系分泌物增加，微生物的数量逐渐上升。土壤中的微生物具有许多重要的作用，包括可以协助形成土壤结构；分解有机质，释放营养物质；土壤微生物的代谢产物能促进土壤中难溶性物质的溶解，分解矿物质；土壤微生物还具有固氮、调节植物生长、拮抗病原微生物、降解残留的有机农药等作用。土壤受到人和动物排泄物或分泌物的污染后，可以出现病原微生物（如志贺菌、破伤风梭菌等）和寄生虫虫卵（如似蚓蛔线虫虫卵等）或幼虫（如钩虫丝状蚴等），可通过污染的蔬菜、水果、饮水等经口或经皮肤、伤口感染人体。

四、微生物在人体的分布

在人体的体表以及与外界相通的腔道中存在多种数目不等的微生物群，在机体正常情况下无害，有些对人体还有利，这些微生物群构成了人体的正常菌群（normal flora）。正常菌群与人体之间通过长期共存，已经建立起一种相互有利的平衡关系。如人体肠道内的大肠埃希菌能利用肠道内的内环境和食物残渣生长，并合成B族维生素、维生素K，经肠壁吸收后供机体利用。人体不同部位分布的常见正常菌群见表12-1。

表12-1　人体不同部位分布的常见正常菌群

部位	微生物种类
皮肤	葡萄球菌、丙酸杆菌、类白喉棒状杆菌、非致病性分枝杆菌、铜绿假单胞菌、白假丝酵母菌等
口腔	葡萄球菌、甲型和丙型链球菌、肺炎链球菌、奈瑟菌、乳杆菌、类白喉棒状杆菌、放线菌、螺旋体、白假丝酵母菌、梭杆菌等
鼻咽腔	葡萄球菌、甲型和丙型链球菌、奈瑟菌、拟杆菌、肺炎链球菌等
肠道	大肠埃希菌、产气肠杆菌、变形杆菌、葡萄球菌、双歧杆菌、铜绿假单胞菌、乳杆菌、产气荚膜梭菌、破伤风梭菌、拟杆菌、真杆菌、肠球菌、白假丝酵母菌等
尿道	葡萄球菌、类白喉棒状杆菌、非致病性分枝杆菌等
阴道	乳杆菌、大肠埃希菌、类白喉棒状杆菌、白假丝酵母菌等
外耳道	葡萄球菌、类白喉棒状杆菌、铜绿假单胞菌、非致病性分枝杆菌等
眼结膜	葡萄球菌、干燥棒状杆菌、奈瑟菌

正常菌群的存在对维护机体的健康具有重要作用,其与人体健康的关系已成为生命科学领域研究的新热点。

1. 生物拮抗作用　正常菌群通过黏附定植于宿主相应部位,繁殖后形成一层生物被膜,发挥生物屏障和占位性保护作用,妨碍或抑制外来致病菌的定植;同时,正常菌群通过定植和繁殖优先利用了营养资源而处于优势地位,抑制外来致病菌的生长繁殖;另外,正常菌群中的某些细菌可合成一些代谢产物,如在肠道中,大肠埃希菌可产生大肠菌素及酸性代谢产物,抑制志贺菌的生长繁殖。生物拮抗作用使正常菌群内部建立了一定的平衡机制,既可使构成菌群的微生物保持定性及定量上的平衡,还可防止致病菌的侵入,从而起到抗感染作用。

2. 营养作用　正常菌群参与机体的物质(蛋白质、糖、脂质等)代谢、营养转化和生物合成等过程。如肠道中的大肠埃希菌、脆弱拟杆菌可产生维生素 K 和 B 族维生素,乳杆菌和双歧杆菌等能合成烟酸、叶酸及 B 族维生素供人体利用。

3. 刺激免疫作用　正常菌群具有免疫原性,促进免疫系统的发育与成熟;同时,刺激机体建立的免疫力对具有交叉抗原组分的致病菌有一定的抑制或杀灭作用。

4. 抗衰老作用　正常菌群抗衰老作用与其产生超氧化物歧化酶(superoxide dismutase,SOD)有关,有助于清除机体在新陈代谢过程中产生的超氧阴离子等自由基的毒性,保护细胞免受其损伤。正常菌群中的双歧杆菌、乳杆菌等具有抗衰老作用。人体在不同的年龄阶段,同一部位正常菌群的种类和数量存在一定差异,如儿童及青少年时期,肠道的双歧杆菌、乳杆菌较老年时期多,成年后这类菌逐渐减少,而到老年阶段,肠道的产气杆菌较多。

5. 抗肿瘤作用　正常菌群通过产生多种酶,将某些前致癌物或致癌物质降解为非致癌物质;还可激活巨噬细胞等自身免疫机能杀伤癌细胞。动物实验证实,在致癌剂作用下,无菌大鼠比普通大鼠的癌症诱发率高 2 倍。

正常菌群与糖尿病、肥胖、过敏性疾病以及神经和精神性疾病等的关系已引起科学界的高度关注。

第二节　微生态平衡与失调

人体内共生微生物以细菌为主,数量有几十万亿到百万亿。人体内的细菌群落通过进化和免疫细胞已经形成了一种平衡,共生菌群与其所处人体组织器官共同构成了相对独立稳定的微生态系统(microbiota)。在正常情况下,正常菌群与人体之间以及菌群内不同种类的微生物之间相互制约、相互依存,建立了属于生理性组合的动态平衡,称为微生态平衡(microeubiosis)。正常菌群的微生态平衡对人体的健康及预防许多疾病的发生发挥着重要作用。

一、微生态平衡

微生态平衡与正常微生物群、宿主和环境三方面有关,判断微生态平衡与否必须综合分析微生物群的种类与数量、宿主的结构与功能以及环境状态与变化等。

1. 微生物方面　包括定位、定性、定量三个方面。①定位:指微生物群存在的生态空间,同一种群在原位是原籍菌,对人体有益;在异位就是外籍菌,对人体有可能有害;②定性:指通过对微生物群落中各种群的分离鉴定确定微生物群落中的菌群种类,在某一生态环境中正常菌群的种类相对稳定;③定量:指某生态环境中正常菌群的总菌数和各菌群的数量和比例,呈动态平衡。定位、定性和定量对于判断正常菌群的微生态平衡有重要意义,尤其是定量检查。如尿道口附近检查到少量大肠埃希菌是正常情况,但如果大肠埃希菌在泌尿道成为优势菌就会引起宿主疾病。优势菌往往是决定一个微生物群生态平衡的核心。例如在肠道,专性厌氧菌占优势,如果这个优势下降或消失,就会导致微生态平衡的破坏。只有了解健康人体主要菌群的定位、定性和定量，才能更好地判断机体的微生态平衡。

2. 宿主　正常菌群随着人体不同发育阶段及生理功能的改变而呈生理波动。例如妊娠 7~9 个月时口腔厌氧菌明显增加；儿童在出牙时口腔链球菌的种类与数量都有所变化。机体的免疫状况也是影响微生态平衡的重要因素，在机体免疫功能降低的情况下，也可能导致机体的某些部位出现微生态失衡而引发疾病。

3. 环境　外界环境因素的影响也可导致微生态失衡，如药物、手术和外伤等均可导致微生态失衡。

二、肠道微生态与健康

人体肠道微生物有 400~500 种，分为原籍菌群和外籍菌群，原籍菌群多为肠道正常菌群、正常病毒群、正常真菌群、正常螺旋体群等。定居的细菌主要分布于放线菌门（Actinobacteria），如双歧杆菌属；拟杆菌门（Bacteroidetes），如拟杆菌属；厚壁菌门（Firmicutes），如真杆菌属、瘤胃球菌属、粪杆菌属等。对肠道微生物的基因组测序表明，肠道微生物基因组至少是人类的 150 倍，提示肠道微生物具有非常丰富的基因型，并可能广泛参与人体的生理活动。人体肠道微生物群落存在高度的多样性，在不同个体之间可存在差异，并随着年龄的增长而改变，同时受宿主的饮食结构等多因素影响。

正常生理状态下，肠道菌群在人体的维生素合成、促进生长发育、物质代谢以及免疫防御功能等诸多方面具有重要的作用，是维持人体健康的必要因素：①维护肠道上皮系统的增殖与代谢。②促进 B 族维生素、维生素 K、泛酸、叶酸、氨基酸、脂质和碳水化合物的合成或分解。③促进肠道蠕动功能以及对营养物质的消化吸收。④具有预防性屏障和治疗性屏障作用。⑤维持机体的代谢平衡；肠道微生物在肠道物质代谢方面存在广泛交换，包括神经递质、胆汁酸、短链脂肪酸、胆碱降解产物、芳香酸以及炎症相关脂质等；肠道菌群通过脑肠轴对宿主应激反应、焦虑、抑郁、认知功能等产生重要影响；肠道微生物群落的改变可引起代谢失调、胰岛素抵抗，进而导致 1 型或 2 型糖尿病的发生。⑥参与机体的免疫调节，激活免疫细胞；黏膜免疫系统与微生物广泛地相互作用；肠道微生物菌群可以通过与 Toll 样受体（TLR）相互作用对固有免疫系统产生影响，促使免疫系统检测入侵的病原体；无菌动物会产生异常的淋巴组织及 T 和 B 淋巴细胞亚群，导致无法建立成熟的免疫系统。肠道微生态的失调可引起人体免疫功能紊乱，与克罗恩病、糖尿病、代谢综合征、心血管疾病甚至结肠癌等多种疾病的引发存在关联。

知识拓展

正常菌群与人类健康

在正常生理状态下，机体的正常菌群、宿主和环境是影响微生态平衡的三个重要方面。微生态的平衡充满着自然辩证思维，与人体的健康有着密切的关系，一旦由于某种原因打破平衡，且不能够及时恢复平衡的话，有可能引发一系列疾病。二十一世纪人类健康应以稳态医学、生态医学、健康医学为基础。关于正常菌群与人体健康关系的研究已经成为生命科学界研究的热点领域。研究显示，菌群失调与人体的结肠癌、乳腺癌、胃癌、胰腺癌等的发生、发展相关；正常菌群的组成和功能的改变与糖尿病、肥胖、非酒精性脂肪肝等代谢相关性疾病之间存在密切的关系；肠道菌群参与脑肠轴的信号交流，通过脑肠轴对宿主应激反应、焦虑、抑郁、认知功能等产生重要影响，在神经、精神疾病的发生、发展中所扮演的角色越来越受到研究者的重视；正常菌群与机体某些部位的感染性疾病的发生和治疗密切相关。由于正常菌群组成的高度复杂性及多样性，随着人类对正常菌群的认识不断深入，正常菌群与人类健康关系的机制将被进一步探明。

三、微生态失调与机会致病菌

正常菌群与宿主间的微生态平衡是相对的,在某些内外因影响下,正常菌群与宿主间的微生态平衡被打破,由生理性组合转变为病理性组合,造成微生态失调(microdysbiosis)。主要是由于环境、宿主、正常微生物群三方面的变化以及相互影响导致的,包括菌与菌的失调、菌与宿主的失调、菌和宿主的统一体与外环境的失调。微生态失调后引起感染的微生物不一定是病原微生物,其中正常菌群异位寄居、宿主免疫功能下降以及应用广谱抗菌药物治疗均可能导致微生态失调。微生态失调有可能使正常菌群成为机会致病菌。

正常菌群在特定的条件下可引起机体的感染,这种细菌或真菌称为机会致病菌(opportunistic pathogen)或条件致病菌(conditioned pathogen)。机会致病菌致病的条件主要包括以下三个方面。

(一)寄居部位的改变

某些微生物离开正常寄居部位进入其他部位或本来无菌的部位,即异位后,由于脱离了原有的制约因素而无节制的繁殖导致疾病。如大肠埃希菌从原来寄居的肠道进入泌尿道可引起尿道炎和膀胱炎等,或外伤时通过创口进入腹腔和血流,引发腹膜炎和败血症。

(二)机体免疫功能低下

临床上应用大量糖皮质激素、抗肿瘤药物,或进行放射治疗以及发生某些病毒(如 HIV)感染时,可致机体免疫力下降,导致正常菌群在寄居部位引发感染,有的从寄居部位穿透黏膜等屏障进入组织或血流导致扩散,严重者可因败血症而死亡。

(三)菌群失调

长期或大量应用抗菌药物治疗疾病时,抑制或杀灭了正常菌群中的敏感菌,耐药菌乘机大量生长繁殖,使正常菌群各菌之间的数目和比例发生较大幅度的改变,超出了正常范围,称为菌群失调(dysbacteriosis)。轻度的菌群失调在临床上往往没有表现或只有轻微的反应,只能从细菌定量检查上发现有变化,这种失调往往是可逆的,当去除引起失调的因素后,可自行恢复。严重的菌群失调表现为原来的菌群(敏感菌)大部分被抑制,只有少数菌种(耐药菌)大量繁殖,或外籍菌乘虚而入成为优势菌群而引起新的感染。正常菌群中各种菌的比例严重失调并伴随有临床表现的称为菌群失调症,又称为二重感染或重叠感染,即在治疗原发感染性疾病的过程中,发生了另一种新病原微生物的感染。常见的引发菌群失调的菌群包括金黄色葡萄球菌、艰难梭菌、白假丝酵母菌以及一些革兰氏阴性杆菌,临床上表现为假膜性肠炎、抗生素相关性腹泻、鹅口疮、肺炎、泌尿系感染、败血症等。

老年人、严重的原发疾病、机体免疫力降低、长期联合使用抗菌药物尤其是广谱抗菌药物、住院时间长等是引发二重感染的重要原因。大多数造成二重感染的病原菌对正在使用的抗菌药物耐药,因此,若发生二重感染,需停止使用原来的药物,重新选择敏感的抗菌药物进行治疗,同时可以使用有关的微生态制剂,协助调整菌群的类型和数量,加快恢复原有的微生态平衡。

案例

应用抗生素引发二重感染

患者王某某,男,78 岁。因发热、咳嗽、咳痰、伴憋喘 3 日来院就诊,以慢性支气管炎收住入院。患者有间断咳嗽、咳痰病史 5 年,每年 3 个月以上。入院检查:体温 37.5℃,脉搏 96 次/min,血压 120/75mmHg,双肺呼吸音粗,右下肺可闻及湿啰音。化验检查白细胞总数 11.8×10^9/L,中性粒细胞占 79%。胸部 X 线片显示双肺纹理增粗。痰培养:正常菌群生长。给予雾化吸入平喘,同时给予哌拉西林舒巴坦钠联合环丙沙星静脉滴注。第 8 日,患者口腔出现黏膜充血糜烂,周围舌苔增厚及口腔干燥、黏膜灼痛等症状和体征,口腔微生物培养确认为白假丝酵母菌感染,加用伊曲康唑胶囊口服治疗,并用制霉菌素与碳酸氢钠注射液漱口,抗真菌治疗 3 日后口腔感染症状消失,体温恢复正常,咳嗽、咳痰和憋喘症状明显减轻,胸片显示炎症吸收,好转出院。

案例解析-应用抗生素引发二重感染

问题

1. 该患者为什么在治疗中出现了口腔黏膜白假丝酵母菌感染?

2. 二重感染发生的原因及易感因素包括哪些?如何进行预防?

第三节 微生态平衡与医药学实践

由抗菌药物广泛应用引发的微生态失调和细菌耐药性的产生已成为公共卫生领域的严峻问题。有效防治感染,必须从感染发生、发展的多个环节着手。在这个意义上,微生态理论可为预防、控制感染提供一系列有效的防治手段。

一、保护或重建微生态环境

机体组织器官的病变可引发微生态失衡,同时,微生态失衡也是引发机体组织器官病变的重要原因。如胃黏膜萎缩、胃酸分泌减少有可能导致小肠上部细菌的过度生长;口腔正畸矫形材料和义齿等的应用可造成口腔微生态环境的改变,甚至引发微生态失衡;胃切除、肠切除等可造成消化道解剖结构异常,引发肠道的菌群失调,进而有可能引发恶性贫血、维生素缺乏症、吸收不良综合征等疾病。侵入性检查或治疗如内镜检查、留置导尿等同样可改变局部的微生态环境;内分泌系统、消化系统、循环系统、呼吸系统、泌尿生殖系统等的多种疾病的发生可导致微生态失衡,而微生态失衡也可能是上述系统多种疾病发生的重要原因。因此,治疗机体的原发性疾病,修复畸形的结构,保护和重建微生态环境,对于维护微生态平衡有重要影响。

二、增强机体的免疫力

机体的免疫力是维持人体微生态平衡的重要因素。多种疾病如肿瘤、糖尿病、HIV 感染,以及临床使用糖皮质激素、免疫抑制剂、化疗药物、放射治疗等因素均可显著降低机体的免疫力,易引发机会致病菌的感染。因此,在面临可能降低机体免疫力的因素时,要密切关注微生态平衡,提升机体的免疫力,防患微生态失衡和可能带来的新的感染。

三、微生态制剂的应用

应用微生态调节剂促进正常菌群的生长、繁殖,保持微生态平衡。通过微生物生物拮抗的方式抑制有害菌的生长繁殖,减少有害菌的异位,降低内源性感染及全身性感染发生率,同时还可以减少耐药因子的传递。目前应用的微生态制剂主要有益生菌(probiotics)、益生元(prebiotics)、合生元(synbiotics)和后生元(postbiotics)。补充医学益生菌的目的在于恢复肠道微生态平衡,修复肠道菌膜屏障,提高肠道定植抗力,抑制潜在病原菌过度生长,促进肠上皮细胞分泌黏蛋白及 sIgA,调节全身免疫功能等。实验表明,双歧杆菌能产生对沙门菌、李斯特菌、弯曲菌、志贺菌和霍乱弧菌等有抑制作用的物质。益生元是指一些不被宿主消化吸收却能够选择性地促进体内有益菌代谢和增殖,从而改善宿主健康的有机物质,如乳果糖、乳梨醇、果寡糖、菊糖等非消化性低聚糖制剂。合生元是益生元与益生菌的混合制剂。后生元指益生菌在发酵过程中产生的有益于机体健康的生物活性物质,如短链脂肪酸、肽、多糖、有机酸等。

四、合理使用抗菌药物

应用抗菌药物是治疗细菌和真菌感染的主要手段,但大量地应用广谱抗菌药物,在治疗和控制相应敏感菌感染的同时,会不可避免地筛选出耐药菌,这些耐药菌的增殖一方面有可能造成人体微生态平衡的紊乱,引起菌群失调而导致二重感染的发生,同时筛选出的耐药菌可成为引发医院感染以及社区感染的重要病原菌。因此,必须在考虑微生态学规律的基础上,制定严格、科学、合理的抗菌药物使用原则,以达到既控制感染又能够防控耐药菌形成和扩散的目的。在大剂量长期使用抗菌药物时,应注意菌群检测,注意细菌耐药情况的改变,防止因菌群失调导致的二次感染发生。

由于肠道微生态是人体最大最重要的微生态系统,肠道微生态失衡、定植抗力下降、肠道微生物异位与内源性感染及耐药菌形成有着密切的关系。针对如何在应用抗菌药物的同时又能比较好地保护肠道菌群,防止肠道定植抗力的下降,减少肠道细菌异位,降低内源性感染的发生,除了上述方法外,有学者提出应用抗生素灭活分子(antibiotic-inactivating-molecule,AIM)来灭活肠道内的抗生素。其目的在于应用抗菌药物有效治疗肠道以外部位感染的同时,减少其对肠道微生态的干扰作用,抑制肠道内革兰氏阴性机会致病菌过度生长及异位,降低内源性感染的发生。

抗菌药物与活菌制剂联合应用对某些感染的治疗效果优于单用抗菌药物的治疗效果。一般情况下宜先用抗菌药物治疗原发感染,再以微生态活菌制剂调整微生态,即先治后调;也有认为抗菌药物与微生态制剂分开使用,中间间隔若干小时,以避开抗菌药物的浓度高峰,防止抗菌药物对微生态制剂中菌株的杀伤作用。如果抗菌药物抗菌谱不覆盖微生态活菌制剂,可以考虑两者同时合用。对有严重微生态失调表现的患者,需要去除造成微生态失调的诱因,选用对相应大量增殖致病细菌敏感的药物,同时可以考虑给予微生态疗法,以扶持恢复微生态平衡。

思 考 题

1. 试述正常菌群与人体健康的关系。
2. 机体发生微生态失衡后导致正常菌群成为机会致病菌的常见原因包括哪些?
3. 如何利用微生态平衡理论预防和控制细菌感染?

第十二章
目标测试

(韩 俭)

第十三章

医药学实践中有害微生物的控制

学习要求

1. **掌握** 消毒、灭菌、无菌的概念;常用的消毒与灭菌方法及应用。
2. **熟悉** 生物安全的概念、病原微生物危害程度分类以及实验室生物安全防护水平分级。
3. **了解** 影响消毒与灭菌效果的因素;生物因素对细菌的影响;病原微生物实验室生物安全防护和安全工作行为。

第十三章
教学课件

微生物分布广泛,与人类的生活、生产有着密切的联系。在医疗实践过程中以及在药品和食品的生产、加工、运输、储存及使用过程中,微生物的污染可造成机体的感染,可使药物和食品变质,对人体的健康造成不利影响甚至产生严重后果,因此要制定严格的规范措施,采用科学合理的方法对环境和介质中的微生物进行杀灭,以预防和控制上述过程中可能因微生物的污染而带来的不利影响。

生物安全是国家安全的重要组成部分,其中病原微生物实验室生物安全是生物安全所包含的内容之一。不同危害程度的病原微生物在检测和科研中需要在相应生物安全防护水平的实验室中进行。

第一节 理化因素对微生物的影响

一、基本概念

医药学实践中控制有害微生物的技术措施主要包括消毒、灭菌、防腐、隔离、抑菌和无菌操作等。

1. 消毒(disinfection) 是指采用物理或化学的方法清除或杀灭传播介质上的病原微生物,使其达到无害化的过程。用于消毒的化学制剂称为消毒剂(disinfectant)。经过消毒后的物品或环境中,**芽孢不一定被杀死**。

2. 灭菌(sterilization) 采用物理或化学的方法杀灭物体上包括芽孢在内的一切微生物的过程。灭菌的结果为无菌(asepsis),指不含活菌的意思。防止微生物进出操作领域的技术称为无菌操作(aseptic manipulation)。如外科手术、微生物接种等过程。

3. 隔离(isolation) 是指把可能的传染源安置于特定的区域(隔离病房或其他不能够传染给别人的环境中),防止病原体向外界扩散,以便管理、消毒和治疗。

4. 防腐(antisepsis) 防止或抑制微生物生长繁殖的方法。在该状态下,微生物一般不死亡,但也不能生长,故可防止食品、生物制品等的腐败。用于防腐的化学制剂称为防腐剂(antiseptics)。同一种化学制剂往往在高浓度时为消毒剂,低浓度时为防腐剂。

5. 抑菌(bacteriostasis) 抑制体内或体外微生物生长繁殖的方法。常用的抑菌剂(bacteriostat)为各种抗菌物质,可抑制体内微生物的繁殖,也可用于体外抑菌试验(药物敏感试验)检测微生物对抗生素的敏感性,用于指导临床治疗。

常用的消毒和灭菌方法包括物理法和化学法。

二、物理消毒与灭菌法

物理消毒与灭菌的方法主要包括热力法、辐射杀菌法、滤过除菌法等。

(一)热力消毒与灭菌法

通过加热导致微生物发生蛋白质变性而杀菌,根据加热过程中是否有水分子的参与,分为干热法与湿热法两大类。

1. 干热消毒与灭菌法　加热消毒与灭菌过程中,环境中没有水分子参与。包括以下几类。

(1)焚烧法:直接用焚烧炉焚烧,是一种彻底的灭菌方法,仅适用于废弃物品或动物尸体等。

(2)烧灼法:直接用火焰烧灼灭菌。适用于金属器械(镊、剪等)、试验中玻璃试管口、培养瓶瓶口等的灭菌。

(3)干烤法:利用干烤箱加热灭菌。灭菌参数:150℃/150分钟;160℃/120分钟;170℃/60分钟;180℃/30分钟。此法适用于玻璃器皿、瓷器、玻璃注射器等耐热、耐干燥物品的灭菌。

(4)红外线灭菌法:采用红外线消毒仪,腔内温度可达900℃,可用于生物安全柜内接种环或接种针灭菌。

2. 湿热消毒与灭菌法　加热消毒与灭菌过程中,环境中有水分子参与,包括以下几类。

(1)巴氏消毒法:此法由巴斯德创立。有两种参数,61.1~62.8℃加热30分钟,或72℃加热15~30秒。用以消毒酒类、牛乳等。

(2)煮沸法:一个大气压下,水的沸点为100℃,将待消毒物品置于沸水中保持5~10分钟可杀灭细菌繁殖体,若保持1~2小时可杀灭部分芽孢。在水中加入1%~2%NaHCO$_3$可使水的沸点达105℃,能增强杀菌作用。水的沸点受海拔因素的影响大,如果用煮沸法消毒,需要按照海拔每升高300m,延长消毒时间2分钟的标准来计算。煮沸法主要用于饮水、餐具等的消毒。

(3)流动蒸气消毒法:是利用1个大气压下100℃的水蒸气进行消毒。细菌繁殖体经15~30分钟可被杀灭,但芽孢通常未被全部杀灭。常用器具为Arnold消毒器。适用于餐饮具和部分卫生用品等耐热、耐湿物品的消毒以及医疗器械、器具和物品手工清洗后的初步消毒。

(4)间歇蒸气灭菌法:将需灭菌物品置于Arnold灭菌器中,采用流动蒸汽消毒法加热15~30分钟,使细菌繁殖体被杀灭,加热后物品置37℃孵箱中过夜,使芽孢发育成繁殖体,次日再加热以杀死新发育的繁殖体,连续3次后,可达到灭菌的效果。此法适用于含有不耐高热营养物质如某些含糖和牛奶培养基的灭菌。

(5)高压蒸气灭菌法:将待灭菌的物品置于密闭的高压灭菌锅内,蒸汽的温度随压力的升高而升高,达到相应的参数后,可杀灭包括细菌芽孢在内的所有微生物。现常用下排气式和预排气式两种方法。下排气压力蒸汽灭菌器灭菌参数:压力为102.9kPa,温度为121℃,器械灭菌时间为20分钟,敷料灭菌时间为30分钟。预排气式压力蒸汽灭菌器灭菌参数:压力为205.8kPa,温度为132~134℃,灭菌时间为4分钟。**高压蒸汽灭菌法是热力灭菌法中使用最广泛的一种方法,适用于耐湿、耐高温和高压诊疗器械、器具和物品的灭菌**,也可以用于污物和排泄物的灭菌。下排气高压蒸汽灭菌法还可用于液体灭菌。制药工业以及微生物实验室内的一些含糖培养基的灭菌亦用115℃维持30分钟灭菌,以避免高温下糖的碳化,或将培养基与糖分开灭菌。

对比干热法和湿热法,在相同温度和时间下,湿热法的效果较干热法好,其原因是:①湿热条件下微生物蛋白质易凝固变性;②湿热比干热穿透力强;③湿热的蒸汽有潜热存在。

(二)辐射杀菌法

辐射杀菌法包括电离辐射灭菌法、紫外线照射法和微波加热法。

1. 电离辐射灭菌法　使用放射性核素γ源或β射线加速器发射的高能量电子束进行灭菌,目前

^{60}Co 照射装置的应用最为普遍。电离辐射具有较高的穿透力，可通过干扰微生物 DNA 合成、产生游离基、损伤细胞膜、紊乱病原体酶系统等途径杀死所有微生物。**可在常温下对不耐热的物品灭菌**，如不耐热的高分子聚合物（一次性注射器、输液器等）、橡胶、精密医疗仪器、节育用具、药品、食品等的灭菌。

2. 紫外线照射法　　波长在 240~300nm 的紫外线（ultraviolet，UV）具有杀菌作用，其中波长为 265~266nm 的紫外线杀菌能力最强，对细菌和病毒等均有杀灭作用，其杀菌原理是使微生物核酸链上位置相邻的嘧啶形成二聚体，从而干扰核酸的复制，导致微生物死亡或变异。**紫外线能量低，穿透力弱，主要用于物体表面及空气消毒**，如手术室、无菌操作实验室及洁净病房的空气消毒，以及不耐热物品的表面消毒。杀菌波长的紫外线对人体皮肤和眼睛均有损伤作用，使用时应注意防护。

3. 微波加热法　　微波为波长 1~1 000mm 的电磁波，可穿透玻璃、塑料薄膜与陶瓷等物质，不能穿透金属。微波在介质中通过时被介质吸收产热，使微生物死亡，一定的条件下可杀灭包括芽孢在内的所有微生物。用于非金属的器械、药杯、食品及餐具等的消毒。微波消毒的物品应浸入水中或用湿布包裹。微波亦可用于医疗废物的消毒处理。

（三）滤过除菌法

滤过除菌法（filtration）是利用物理阻留和静电吸附等原理除去液体或气体中的细菌和真菌，以达到除菌的目的。

液体的除菌常用滤菌器，滤孔孔径为 0.22~0.45μm，有薄膜滤菌器、玻璃滤菌器、石棉滤菌器、陶瓷滤菌器等。病毒、支原体、衣原体和细菌 L 型可通过滤膜而不能够被除去。主要用于不耐热的抗毒素、药液、试剂等的除菌。

空气的除菌采用初、中、高三级高效空气过滤器（high-efficiency particulate air filter，HEPA filter），除掉空气中 0.5~5μm 的微粒，可用于生物安全柜、生物安全实验室、药厂洁净车间、层流洁净病房、手术室等的空气除菌。

（四）超声波杀菌法

超声波杀菌法是利用频率在 20~200kHz/s 的声波裂解细菌以达到消毒目的。除用于杀菌以外，超声波还可以用于粉碎细胞，以提取细胞组分或制备抗原等。

（五）干燥、高渗及低温抑菌法

1. 干燥和高渗抑菌法　　干燥和高渗的环境可造成微生物脱水，抑制其代谢和生长，超过一定的时间后甚至可导致微生物死亡。不同微生物或同一微生物不同的存在形式对干燥的耐受性不同，芽孢较细菌繁殖体耐干燥；结核分枝杆菌耐干燥，可在干痰中存活数月，而淋病奈瑟菌、脑膜炎奈瑟菌等遇干燥很快死亡。干燥法常用于保存食物、中药材、干粉状细菌培养基等。

2. 低温抑菌法　　在低温状态下，细菌的新陈代谢减慢，可以抑制细菌的增殖。除脑膜炎奈瑟菌、淋病奈瑟菌、梅毒螺旋体等对低温敏感外，多数病原体耐低温，如多数病毒特别耐冷不耐热，在干冰温度（-70℃）或液氮温度（-196℃）下可长期保持感染性。多数细菌可以在低温下存活，为避免解冻时的损伤，常用冷冻真空干燥法（lyophilization）长期保存菌种。

三、化学消毒与灭菌

可用于消毒与灭菌的化学消毒剂种类很多，不同消毒剂的杀菌效能以及应用领域可存在差异。常用化学消毒剂种类、作用原理及应用如下。

1. 按照杀灭微生物的效力分类

（1）高效消毒剂（high effect disinfectant）：可杀灭包括分枝杆菌在内的一切细菌繁殖体、病毒、真菌等，对细菌芽孢也有一定杀灭作用，作用适宜时间后可达灭菌效力。包括戊二醛、甲醛、过氧化氢、过氧乙酸、二氧化氯、环氧乙烷、漂白粉、臭氧等。

（2）中效消毒剂（intermediate-level disinfectants）：可杀灭包括分枝杆菌在内的一切细菌繁殖体、

病毒、真菌等,但往往不能够杀灭细菌芽孢。包括碘酊、复方聚维酮碘、乙醇等。

（3）低效消毒剂（low-level disinfectants）:可杀灭大多数细菌繁殖体和亲脂病毒,但不能杀灭细菌芽孢、分枝杆菌及某些抵抗力强的真菌和病毒。包括季铵盐类、氯己定、高锰酸钾等。

2. 按照化学特性分类　包括卤素类(含氯消毒剂、含碘消毒剂)、过氧化物类、醛类、醇类、环氧乙烷、酚类、双胍类和季铵盐类等。

3. 化学消毒剂的作用原理　①使菌体蛋白质变性,如醛类、酚类、醇类等;②通过干扰和破坏酶系统,影响微生物正常代谢,如过氧化物类等;③损伤细菌细胞膜或病毒包膜,破坏微生物的结构,如季铵盐类等。

4. 常用消毒剂的应用　常用消毒剂的应用见表13-1。

表 13-1　常用化学消毒剂的名称、使用浓度与用途

名称	使用浓度	主要用途
戊二醛	2.0%~2.5%	不耐热诊疗器械与物品如胃镜的消毒与灭菌
甲醛	10%	HEPA 滤器的滤膜消毒处理、室内空气熏蒸消毒
环氧乙烷	800~1 200mg/L	不耐热、不耐湿诊疗器具和物品灭菌。如电子仪器、塑料制品、陶瓷及金属制品等
氯	0.2~0.5ppm	饮水及游泳池消毒
漂白粉	10%~20%	地面、厕所及排泄物消毒
碘酊	18~22g/L 有效碘	皮肤消毒
复方聚维酮碘	2~10g/L 有效碘	术前手消毒以及注射、穿刺、手术部位皮肤消毒
乙醇	70%~75%	皮肤、物体表面及诊疗器械(体温表等)消毒
过氧乙酸	0.1%~0.2%	环境、耐腐蚀物品、室内空气等的消毒
过氧化氢	3%	外科伤口、皮肤黏膜冲洗消毒
高锰酸钾	0.1%	皮肤、尿道黏膜消毒
臭氧	空气消毒 20mg/m³ 物体表面消毒 60mg/m³	病房、口腔科等场所的空气消毒和物体表面消毒
甲酚、苯酚	≤5.0%	物体表面和织物等消毒
溴型季铵盐	0.05%~0.1%	皮肤、黏膜消毒以及器械消毒
氯己定	2~45g/L	皮肤、黏膜及物体表面消毒

四、影响消毒与灭菌效果的因素

1. 消毒方法或消毒剂的性质、强度或浓度和作用时间　紫外线穿透力差,仅适用于空气和物体表面消毒;滤过除菌法仅能够除去介质中粒径较大的微生物。理化性质不同的消毒剂,对微生物的杀菌强弱亦不同,高效消毒剂很多为灭菌剂,如戊二醛可杀灭芽孢;低效消毒剂如溴型季铵盐仅对繁殖体和某些病毒有效,对芽孢、分枝杆菌和真菌孢子无效。

热力灭菌法中,温度越高杀菌效果越好,如巴氏消毒法、高压蒸汽灭菌法等,温度升高后,可相应缩短作用的时间。紫外线灯辐射的 253.7nm 紫外线强度应不低于 $70\mu W/cm^2$。

消毒剂对细菌的作用时间越长,消毒效果也越强。绝大多数消毒剂在浓度升高时杀菌作用增强,但乙醇例外,以 70%~75% 乙醇的杀菌力最强,原因是更高浓度的乙醇使菌体表面迅速脱水而凝固,影响乙醇继续向内部渗入。

2. 微生物的种类和生理状态　不同类型的微生物对消毒与灭菌因素的抵抗力不同。一般

是芽孢抵抗力最强,结核分枝杆菌较一般细菌繁殖体的抵抗力强。老龄菌因为更易形成持留菌(persisters),因此比幼龄菌抵抗力强;病毒对消毒剂的抵抗力因种类不同而有很大差异,裸病毒的抵抗力较包膜病毒强;真菌对干燥、日光、紫外线以及多数化学消毒剂有抵抗,但对甲醛和湿热敏感(60℃,1小时可杀灭)。

3. 微生物的数量　环境中的微生物数量越多,需要的消毒与灭菌时间越长。

4. 有机物的存在　有机物在微生物的表面形成保护层妨碍消毒剂与微生物的接触,减弱消毒效果。这些有机物还可与消毒剂的活性基团结合,从而影响其杀菌效果。

5. 温度　随着温度的升高,热力杀菌的效力增强;温度变化对各种消毒剂的影响不同,如甲醛、戊二醛和环氧乙烷在温度升高1倍时,杀菌效果可增加10倍,而酚类和乙醇受温度影响小。

6. 环境酸碱度　在酸性条件下,细菌表面负电荷减少,阴离子型消毒剂杀菌效果好。在碱性条件下,细菌表面负电荷增多,有利于阳离子型消毒剂发挥作用。同时,过酸或过碱的环境对微生物本身有直接的杀灭作用。

第二节　生物因素对微生物的影响

任何生物的生存都不是孤立的,在生物进化过程中,生物与生物间形成了各种错综复杂的关系,一个生物群落中的物种都与其他物种存在着相互依赖或相互制约的关系,形成了共栖(commensalism)、互利共生(mutualism)、拮抗(antagonism)、寄生(parasitism)的关系。两种不同的生物共同生活,其中一方受益,另一方既不受益也不受害,这种关系称为共栖。两种生物共同生活,双方相互依赖,彼此受益,这种关系称为互利共生。物种间常因资源利用而发生竞争,如植物间竞争光、空间、水、土壤养分等;动物间竞争食物、栖居地等。在竞争过程中,有的生物能产生一种或几种对他种生物有毒害作用的物质,从而抑制或杀灭他种生物,称为拮抗。一种生物生活在另一种生物的体内或体表,并从后者摄取营养以维持生活和增殖,同时造成后者的一定损害,这种关系称为寄生。

微生物与各种生物因素间存在着错综复杂的相互关系,生物因素对于微生物的生存有显著影响,这些生物因素主要包括抗生素、细菌素、噬菌体等的杀菌或溶菌作用,正常菌群的生物拮抗作用,病毒间的干扰作用,以及参与机体抗感染的固有免疫和适应性免疫的成分包括干扰素、补体、溶菌酶等的抗微生物作用等。

一、抗生素对微生物的作用

抗生素(antibiotics)是某些微生物在生命活动过程中产生的特殊代谢产物,对原核细胞型微生物及真菌有一定选择性的杀灭、抑制作用,或具有抗肿瘤活性。抗生素大多数由放线菌和真菌产生,如链霉素、青霉素等,细菌产生的较少,如多黏菌素。抗生素分子量小,在很低浓度时就能发挥作用。种类多,不同类别抗生素的作用机制存在异同。不同抗生素的抗菌谱有差异,有些抗生素仅对少数细菌有抗菌作用称为窄谱抗生素,例如青霉素一般主要对革兰氏阳性菌有抗菌作用,多黏菌素仅对革兰氏阴性菌有作用;而另一些抗生素则对多种细菌有作用,例如四环素、土霉素对许多革兰氏阳性菌和革兰氏阴性菌均有作用,这类抗生素称为广谱抗生素。有关抗生素的类别、生物合成、制备、作用机制等见本教材十九章以及药理学课程的相关章节。

二、噬菌体对细菌的作用

噬菌体(phage)是感染细菌、真菌、螺旋体等的病毒。噬菌体具有严格的宿主特异性,只能在易感的宿主菌内寄生,根据与宿主菌的关系,噬菌体分为毒性噬菌体(virulent phage)和温和噬菌体(temperate phage)两大类。毒性噬菌体感染和增殖可导致宿主菌的裂解,而温和噬菌体感染宿主菌后将其核酸整合在宿主菌染色体上,导致宿主菌产生毒力、抗原等方面的变异。

噬菌体可用于细菌的鉴定和分型、环境细菌污染的治理或废水的净化等。在抗生素制备的发酵阶段,噬菌体的污染可导致溶菌现象,使菌体减少、培养液变色、抗生素效价低,影响抗生素的产量。噬菌体作为基因运载工具广泛应用于分子生物学的试验。同时,噬菌体作为新型的抗菌生物活性物质已开始应用于临床耐药菌的治疗。

案例

噬菌体治疗耐药菌感染

1958 年,我国著名医学微生物学家和免疫学余㵑教授,采用噬菌体治疗了由耐药铜绿假单胞菌感染的重度烧伤的患者,成为我国微生物学界的一段佳话。2018 年,上海市公共卫生临床中心朱同玉教授领衔的噬菌体团队采用特异性噬菌体成功治愈了一例多重耐药肺炎克雷伯菌所致的泌尿系感染患者。上海市公共卫生临床中心超级细菌治疗科于 2020 年 9 月正式组建,依托上海噬菌体与耐药研究所,目前已经积累了 600 多株临床可以应用的噬菌体,为治疗由超级细菌感染引发的各类疾病奠定了坚实的基础。2021 年,深圳市开展了噬菌体疗法治疗多重耐药鲍曼不动杆菌感染的临床试验,经过 2 周的治疗,成功清除了患者肺部感染的耐药鲍曼不动杆菌。

案例解析-
噬菌体治疗
耐药菌感染

问题
1. 何为超级细菌?试分析其出现的原因。
2. 噬菌体为什么可以治疗超级细菌感染?

三、细菌素对细菌的作用

细菌素(bacteriocin)是某些细菌合成的、对有亲缘关系细菌具有抗菌作用的蛋白质。如大肠埃希菌 col 质粒编码的大肠菌素(colicin)。与抗生素作用谱相比,细菌素作用范围较窄,因而多用于细菌分型和流行病学调查。细菌素种类繁多、来源丰富,作为一种具有抑菌活性的物质,在食品工业、畜牧业、医药等领域有着广泛的应用价值和广阔前景。如乳酸链球菌素(Nisin)细菌素由于能有效地抑制或灭活腐败菌和食源性病原菌,已在 50 多个国家被许可用作食品防腐剂。

四、固有免疫相关因子的抗微生物作用

固有免疫相关因子包括补体、溶菌酶、干扰素等参与机体抗微生物感染的重要过程。

1. 补体(complement)　是存在于正常人和动物血清中的一组不耐热、激活以后具有酶活性的球蛋白。人体内的补体可经过经典途径、MBL 途径以及旁路途径激活后,参与机体的抗菌、抗病毒和抗寄生虫过程。补体激活产生的 C3b、C4b、iC3b 等片段具有调理吞噬的作用,是机体防御全身性细菌和真菌感染的重要机制之一。

2. 溶菌酶(lysozyme)　主要来源于吞噬细胞,广泛分布于唾液、泪液、血清、乳汁和黏膜分泌液中,可水解细菌细胞壁肽聚糖骨架的 β-1,4 糖苷键,发挥抗菌作用。

3. 干扰素(interferon,IFN)　是由病毒或其他干扰素诱生剂诱导人或动物细胞产生的一类具有抗病毒、抗肿瘤和免疫调节等多种生物学活性的糖蛋白。干扰素具有广谱的抗病毒作用,主要是通过与细胞表面的相应受体结合,使细胞产生抗病毒蛋白,从而抑制多种病毒的复制。干扰素还可促进 NK 细胞、巨噬细胞和 T 淋巴细胞的活力,从而发挥免疫调节作用,增强抗病毒能力。通过干扰素和巨噬细胞、NK 细胞等作用,机体在病毒感染早期即可抑制病毒增殖,杀伤受病毒感染的细胞进而清

除病毒。

五、正常菌群拮抗作用

人体的正常菌群可通过争夺营养、产生有害代谢产物以及占领受体、形成生物被膜等占位性保护机制,构成一种生物屏障,拮抗外来致病菌,阻止其在机体内定植。

六、病毒间的干扰现象

当两种病毒先后或同时感染同一细胞或机体时,可发生一种病毒抑制另一种病毒复制增殖的现象,称为病毒的干扰现象(interference)。病毒之间的干扰现象能够阻止宿主发病,也可以使感染终止,宿主康复。值得注意的是在使用疫苗预防病毒性疾病时,应避免出现干扰现象而影响疫苗的免疫效果。

第三节　病原微生物实验室生物安全

生物安全(biosafety)是事关国家与人类生存发展的大事,我国已经把生物安全纳入国家安全体系。依据《生物安全法》,生物安全是指国家有效防范和应对危险生物因子及相关因素威胁,生物技术能够稳定健康发展,人民生命健康和生态系统相对处于没有危险和不受威胁的状态,生物领域具备维护国家安全和持续发展的能力。生物安全涉及的领域广泛,包括防控重大新发突发传染病、动植物疫情;生物技术研究、开发与应用;病原微生物实验室生物安全管理;人类遗传资源与生物资源安全管理;防范外来物种入侵与保护生物多样性;应对微生物耐药;防范生物恐怖袭击与防御生物武器威胁等。本节主要介绍病原微生物实验室生物安全。

病原微生物实验室生物安全要求从事病原生物相关因子研究的生物安全条件和状态不低于容许水平,避免实验室工作人员、来访人员、社区及环境受到不可接受的损害,符合相关国家法规和标准要求。

一、病原微生物危害程度分类

根据病原微生物的传染性、感染后对个体或者群体的危害程度,《病原微生物实验室生物安全管理条例》(中华人民共和国国务院令第 424 号)第七条规定,病原微生物分为四类(表 13-2)。

表 13-2　病原微生物危害程度分类及对应实验室生物安全防护水平

病原微生物危害程度分类	分类要求*	人间传染病原微生物不同类别数量及举例△	病毒培养或组织培养或大量活菌操作/动物感染实验所需生物安全实验室级别△
第一类	能够引起人类或者动物非常严重疾病的微生物,以及我国尚未发现或者已经宣布消灭的微生物	**29 种病毒,**如类天花病毒、埃博拉病毒、天花病毒、克里米亚-刚果出血热病毒、马尔堡病毒、黄热病毒、猴痘病毒、鸠宁病毒、东方马脑炎病毒、西方马脑炎病毒、亨德拉病毒、尼帕病毒、马秋波病毒等	BSL-4/ABSL-4;少数可在 BSL-3 /ABSL-3
第二类	能够引起人类或者动物严重疾病,比较容易直接或者间接在人与人、动物与人、动物与动物间传播的微生物	**51 种病毒,**如口蹄疫病毒、引起肾综合征出血热的汉坦病毒、高致病性禽流感病毒、HIV、狂犬病毒(街毒)、SARS 冠状病毒等 **5 种朊粒,**如引发疯牛病、人克雅氏病等的病原 **10 种原核,**如结核分枝杆菌、鼠疫耶尔森菌、炭疽杆菌、布鲁氏菌、霍乱弧菌等 **4 种真菌,**如荚膜组织胞浆菌、粗球孢子菌等	BSL-3/ABSL-3;个别可在 BSL-2 /ABSL-2

续表

病原微生物危害程度分类	分类要求*	人间传染病原微生物不同类别数量及举例△	病毒培养或组织培养或大量活菌操作/动物感染实验所需生物安全实验室级别△
第三类	能够引起人类或者动物疾病,但一般情况下对人、动物或者环境不构成严重危害,传播风险有限,实验室感染后很少引起严重疾病,并且具备有效治疗和预防措施的微生物	**74种病毒,**如肝炎病毒(HAV、HBV、HCV、HDV、HEV)、疱疹病毒、麻疹病毒等 **1种朊粒,**如羊瘙痒病因子 **145种原核,**如金黄色葡萄球菌、乙型溶血性链球菌、志贺菌、伤寒沙门菌、破伤风梭菌、肉毒梭菌、幽门螺杆菌、铜绿假单胞菌、沙眼衣原体、梅毒螺旋体、肺炎支原体等 **55种真菌,**如白假丝酵母菌、新生隐球菌、絮状表皮癣菌、黄曲霉、卡氏肺孢子菌等	BSL-2/ABSL-2;个别需要在 BSL-3/ABSL-3
第四类	在通常情况下不会引起人类或者动物疾病的微生物	**6种病毒,**如豚鼠疱疹病毒、金黄地鼠白血病病毒、松鼠猴疱疹病毒、猴病毒属、小鼠白血病病毒、小鼠乳腺瘤病毒、大鼠白血病病毒	BSL-1/ABSL-1

注:* 依据《病原微生物实验室生物安全管理条例》(中华人民共和国国务院令第424号);△依据2006年卫生部文件《人间传染的病原微生物名录》,BSL 是 biosafety level,ABSL 是 animal biosafety level。

世界卫生组织(World Health Organization,WHO)的《实验室生物安全手册》中将病原微生物的危险度等级分为四级(Ⅰ级、Ⅱ级、Ⅲ级和Ⅳ级),其中Ⅰ级的危险最低,Ⅳ级的危险最高。

二、病原微生物实验室生物安全防护水平分级

从事病原微生物实验活动,需要严格遵守有关国家标准和实验室技术规范、操作规程,采取安全防范措施。依据《实验室生物安全通用要求》(GB 19489—2008),根据所操作的生物因子的危害程度和采取的防护措施,病原微生物实验室生物安全防护水平(biosafety level,BSL)分为一级、二级、三级和四级,其中一级防护水平最低,四级防护水平最高。以 BSL-1、BSL-2、BSL-3 和 BSL-4 表示从事体外操作实验室的相应生物安全防护水平级别,以 ABSL(animal biosafety level)-1、ABSL-2、ABSL-3 和 ABSL-4 表示从事动物活体操作实验室的相应生物安全防护水平级别。**从事病原微生物实验活动应当在相应等级的实验室进行**(表13-2)。**低等级病原微生物实验室不得从事国家病原微生物目录规定应当在高等级病原微生物实验室进行的病原微生物实验活动。**

三、实验室生物安全管理要求和风险评估

1. **实验室生物安全管理** 建立实验室安全管理体系,设立明确的管理机构,明确实验室生物安全负责人及责任制,强化日常管理;设立生物安全委员会,定期开展实验室生物安全监督检查;制定实验室安全管理体系文件,包括管理的方针和目标、安全管理手册、程序文件、安全手册、各类记录;制订实验室安全计划,开展实验室安全检查;制定实验室标准操作规程;加强人员培训、考核;制订应急计划并进行演练;做好研究人员的免疫预防接种并进行定期体检;强化实验材料领取、灭菌、事故等的登记和报告制度;加强实验室菌种管理以及样品的采集、运输、存储管理;加强实验室的活动、内务、设施设备、废弃物处理、消防安全管理。

2. **风险评估** 实验室生物安全工作管理的基础是风险评估。实验室需要建立并维持风险评估和风险控制程序,以持续进行危险识别、风险评估和实施必要的控制措施。需要根据风险评估的结论决定是否开展相应的科研项目及实验活动,制定风险管理措施,降低风险至可接受的范围。

应事先对所有拟从事活动的风险(生物、化学、物理、辐射、电气、水灾、火灾、自然灾害等)进行评

估,当实验活动涉及致病性生物因子时,进行生物风险评估。当发生事故、事件或相关政策、法规、标准等发生改变时,应重新进行风险评估。风险评估应该由熟悉病原微生物特性、实验室设备和设施、动物模型且具有经验的专业人员进行。风险评估后形成的风险评估报告是实验室采取风险控制措施、建立安全管理体系和制定安全操作规程的依据。

四、实验室生物安全防护和安全工作行为

1. 个人防护用具　病原微生物实验室常用个人防护用具包括防护服、呼吸防护用具(口罩、个体独立呼吸器)、面部防护用具(防护眼镜、面部防护罩、头盔、防护帽子等)、手套、鞋套、防护鞋等。工作人员需要熟练掌握防护用品的使用操作规范,使用前进行个体适配性测试和检查,实验中污染的个人防护用品以及实验结束后的防护用品均需要安全处置。

2. 气溶胶及防护　气溶胶(aerosol)是指悬浮于气体介质中的粒径一般为 0.001~100μm 的固态或液态微小粒子形成的相对稳定的分散体系。带有病原微生物的气溶胶吸入是造成病原微生物实验室感染的常见因素之一。实验室的多种操作可能产生气溶胶,常见的包括用吸管吹打混合微生物悬液;排出注射器中的空气;注射器针尖脱落喷出毒液;从塞子中拔出针头;接种实验动物;使用搅拌器、混合器、超声波仪;离心管破裂;打碎干燥菌种安瓿;打碎有培养物平皿等。

病原微生物实验室需要针对气溶胶的产生、扩散和吸入做好防控工作。实验室需要制定防止气溶胶产生的安全操作技术细则;熟练掌握和使用生物安全柜(biological safety cabinet, BSC),**生物安全柜是具备气流控制及高效空气过滤装置的负压操作柜,可有效降低实验过程中产生的有害气溶胶对操作者和环境的危害,亦可保护实验对象免受污染**。生物安全柜分为Ⅰ级、Ⅱ级和Ⅲ级三种类型,是生物安全实验室防范气溶胶危害的重要设备,对可能在操作过程中产生气溶胶的操作均需要在生物安全柜或类似的隔离装置中进行。同时,在病原微生物实验室需要做好空气消毒,并选择性使用口罩、防护面具、面罩、防护眼镜、正压服、正压头盔等各种防护措施,防止个人暴露,避免危险生物因子吸入。

3. 安全工作行为

(1)人员培训:进入病原微生物生物安全实验室的工作人员需要经过严格的培训和考核,熟练掌握实验室的各项管理制度、标准操作技术和规程,养成良好的个人行为,熟知实验室的各种潜在危险,具备各种意外事故发生时的应急处置能力。

(2)良好的内务规程和规范的个人行为:建立并执行准入制度,实验室工作人员在工作区不饮食、不抽烟、不处理隐形眼镜、不使用化妆品、不存放食品等;有良好的洗手习惯或使用乙醇作为手部清洁产品,必要时进行淋浴;不能在实验室内存放或养与实验无关的动植物。

(3)严格执行操作规程:进入实验室需使用个人防护设施,实验室工作人员根据个人防护的配备原则穿适应的工作服或防护服、鞋套或专用鞋等进入实验室工作;实验过程中需要戴手套,必要时戴防护眼镜;正确使用防护设备和机械移液装置;正确使用生物安全柜,防范气溶胶的产生、扩散和吸入;尽量采用替代品代替刀、剪等;**使用锐器时禁止用手对任何利器剪、弯、折断、重新戴套或从注射器上移去针头**,用过的锐器置于专用耐扎容器中,**禁止用手直接处理打碎的玻璃器具,尽量避免使用易碎器具**;妥善处理感染性及化学性废弃物;做好实验室的消毒灭菌工作,在实验室内消毒灭菌所有的生物危险废物,需要运出实验室进行消毒灭菌的材料,要置于专用的防漏容器中运出,运出前要对容器表面进行消毒灭菌处理。

(4)一旦发生意外感染事件,当事人应尽快就医,通报疫情,关闭实验室,消毒场所,隔离相关人员,相关部门应立即启动紧急预案。

知识拓展

生物安全相关法律、条例和行业标准

　　生物安全是事关国家与人类生存发展的大事。我国针对生物安全制定了多条相关的法律、条例和行业标准,包括《中华人民共和国生物安全法》《中华人民共和国传染病防治法》《病原微生物实验室生物安全管理条例》《实验室生物安全通用要求》《人间传染的病原微生物名录》《动物病原微生物分类名录》《病原微生物实验室生物安全环境管理办法》《生物安全实验室建筑技术规范》《人间传染的病原微生物菌(毒)种保藏机构设置技术规范》等。认真学习和严格遵守这些法律、条例和行业标准对保障病原微生物相关的人才培养、实验室诊断、科学研究、药品和疫苗研发和生产、传染病防控等至关重要。

思 考 题

　　1. 试述消毒、灭菌、无菌、隔离、防腐、抑菌的概念。

　　2. 常用的消毒和灭菌的方法有哪些? 各有何用途?

　　3. 常见的影响微生物的生物因素包括哪些? 试述其作用原理。

　　4. 病原微生物依据危害程度分哪几类? 实验室生物安全防护水平级别有哪些? 病原微生物实验室的安全工作行为主要包括哪些方面?

第十三章
目标测试

（韩　俭）

第十四章

常见的病原性细菌

第一节 球 菌

球菌(coccus)是细菌中的一大类外观呈球形或近似球形的细菌,广泛分布于自然界、正常人体及与外界相通的腔道,其中对人类致病的球菌称为病原性球菌(pathogenic coccus)。因其主要引起化脓性炎症,故又称**化脓性球菌**(pyogenic coccus)。根据革兰氏染色性不同分为革兰氏阳性和革兰氏阴性两类。前者主要有葡萄球菌、链球菌、肺炎链球菌和肠球菌等;后者主要有脑膜炎奈瑟菌和淋病奈瑟菌等。

一、葡萄球菌属

葡萄球菌属(*Staphylococcus*)细菌是一类革兰氏阳性球菌,因常堆聚成葡萄串状而得名,为最常见的化脓性球菌,是医院交叉感染的重要来源。广泛分布于空气、水、土壤、人和动物的皮肤及与外界相通的腔道中。本属细菌种类很多,大多数不致病,对人类致病的主要是**金黄色葡萄球菌**(*S.aureus*)。金黄色葡萄球菌是革兰氏阳性球菌的模式菌,也是药品质量检验中的控制菌,在局部外用药中每 1g 或 1ml 不得检出。

(一) 生物学性状

1. 形态与染色 球形或椭圆形,平均直径 0.5~1.2μm,**葡萄串状排列**,无鞭毛,无芽孢,**革兰氏染色阳性**(图 14-1)。

2. 培养特性 需氧或兼性厌氧。营养要求不高,最适生长温度为 37℃,最适 pH 为 7.4。在普通平板培养基上可形成圆形、隆起、表面光滑、湿润、边缘整齐、不透明的菌落,直径约 2mm。不同菌株可产生金黄色、柠檬色或白色等不同颜色的脂溶性色素并使菌落着色,**致病性葡萄球菌的菌落呈金黄色**。耐盐性强,在含有 10%NaCl 培养基中能生长,故可用高盐培养基分离菌种。在血琼脂平板上能产生溶血素,在菌落周围形成完全溶血环(β 溶血)。

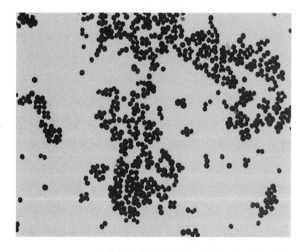

图 14-1 金黄色葡萄球菌(革兰氏染色阳性)

3. 生化反应   触酶阳性,多数菌株能分解糖类、产酸不产气,致病菌株分解甘露醇产酸不产气。

4. 抗原结构

(1) **葡萄球菌 A 蛋白**(staphylococcal protein A,SPA):90% 以上的金黄色葡萄球菌细胞壁表面存在 SPA 抗原。SPA 可与人类及多种哺乳动物(如猪、兔、豚鼠等)IgG 类抗体的 Fc 段非特异性结合,而 IgG 分子的 Fab 段仍能同相应的抗原分子发生特异性结合。利用此原理建立的**协同凝集试验**(coagglutination)已广泛用于多种微生物抗原的检测。在体内,SPA 与 IgG 结合后所形成的复合物还具有**抗吞噬**、促进细胞分裂、损伤血小板及引起超敏反应等多种生物学活性。

(2) 荚膜:宿主体内的多数金黄色葡萄球菌表面均存在荚膜多糖,能黏附细胞或生物合成材料的表面(如生物性瓣膜、导管、人工关节等),与细菌的侵袭力有关。

(3) 多糖抗原:具有群特异性,存在于细胞壁。A 群多糖抗原从金黄色葡萄球菌中提出,化学组成为磷壁酸中的 *N*-乙酰葡糖胺核糖醇残基。B 群多糖抗原分离自表皮葡萄球菌,化学组成是磷壁酸中的 *N*-乙酰葡糖胺甘油残基。

5. 抵抗力   金黄色葡萄球菌是**无芽孢菌中抵抗力最强的细菌之一**。在干燥脓汁、痰液中可存活 2~3 个月;加热 60℃(1 小时)或 80℃(30 分钟)才被杀死;耐盐,在 100~150g/L NaCl 培养基中仍可生长;对结晶紫,龙胆紫等碱性染料敏感。由于广泛应用抗生素,耐药菌株迅速增多,对青霉素 G 的耐药菌株已达 90% 以上,已成为医院内感染最常见的病原菌,尤其是**耐甲氧西林金黄色葡萄球菌**(methicillin-resistant S.aureus,MRSA)。

6. 分类   根据色素、生化反应等不同表型,将葡萄球菌分为三种,见表 14-1。

表 14-1   三种葡萄球菌的主要生物学特性

性状	金黄色葡萄球菌	表皮葡萄球菌	腐生葡萄球菌
菌落色素	金黄色	白色	白色或柠檬色
触酶	+	+	+
凝固酶	+	−	−
溶血性	β 溶血	不溶血	不溶血
SPA	+	−	−
葡萄糖发酵	+	+	−
甘露醇发酵	+	−	−
致病性	强	弱	无

(二) 致病性与免疫性

1. 致病物质   金黄色葡萄球菌可产生多种侵袭性酶和外毒素,毒力强。

(1) 酶:有凝固酶、纤维蛋白溶酶、耐热核酸酶、透明质酸酶、脂酶等。

凝固酶(coagulase)是主要由金黄色葡萄球菌产生的、能使含有枸橼酸钠或肝素抗凝剂的人或兔血浆发生凝固的酶类物质,是**鉴别葡萄球菌有无致病性的重要指标**。凝固酶分为游离凝固酶和结合凝固酶两种。游离凝固酶是分泌到菌体外的蛋白质,使**液态的纤维蛋白原变成固态的纤维蛋白**,从而使血浆凝固。结合凝固酶可结合于菌体表面并不释放至菌体外,是该菌株表面的**纤维蛋白原受体**,血浆中的纤维蛋白原与细菌上的该受体交联而使细菌凝聚。凝固酶和葡萄球菌的致病力密切相关,凝固酶阳性的菌株进入机体后,使周围血液或血浆中纤维蛋白沉积于细菌表面,**阻碍吞噬细胞的吞噬作用**,保护细菌免受血清中杀菌物质的破坏。同时凝固酶阳性细菌生长繁殖可导致周围纤维蛋白沉积和凝固,使感染局限化和形成血栓。

过去认为**凝固酶阴性葡萄球菌**(coagulase negative staphylococcus,CNS)不致病,但近年来

临床和实验室研究证实 **CNS 已经成为医院内感染的常见病原菌**,而且耐药菌株也日益增多,给临床诊断和治疗带来困难。凝固酶阴性葡萄球菌引起的感染主要有泌尿系统感染、菌血症、败血症及细菌性心内膜炎等。

（2）毒素:有细胞毒素、表皮剥脱毒素、毒性休克综合征毒素-1、肠毒素等。①葡萄球菌溶素（staphylolysin）是损伤细胞膜的毒素,包括 α、β、γ 和 δ 四种,组分为蛋白质,具有免疫原性,可被相应抗体中和。其中对人致病的主要是 α 溶素。α 溶素是一种外毒素,对红细胞、白细胞、血小板、肝细胞、成纤维细胞、血管平滑肌细胞有损伤作用。②杀白细胞素（leukocidin）具有攻击中性粒细胞和吞噬细胞的作用。其与细胞膜上受体结合,改变细胞膜的结构形成小孔,使细胞对阳离子的通透性增加,最终导致细胞死亡。③肠毒素（enterotoxin）,约 50% 临床分离的金黄色葡萄球菌可产生**肠毒素**,目前发现有 9 个血清型,是一组**对热稳定**的可溶性蛋白质,能抵抗胃肠液中蛋白酶的水解作用。肠毒素作用机制可能是毒素与肠道神经细胞受体作用,刺激呕吐中枢导致以呕吐为主要症状的**急性胃肠炎**,称为食物中毒。此外,肠毒素还具有超抗原作用,能非特异性激活 T 细胞,释放过量的细胞因子,引起炎症反应而致病。④**表皮剥脱毒素（exfoliatin）**是由金黄色葡萄球菌质粒编码产生的一种蛋白质,分 A、B 两个血清型。表皮剥脱毒素可引起葡萄球菌**烫伤样皮肤综合征**（staphylococcal scalded skin syndrome,SSSS）,多见于新生儿、幼儿和免疫功能低下的成人。该毒素免疫原性强,可经甲醛脱毒制备成类毒素。⑤毒性休克综合征毒素-1（toxic shock syndrome toxin-1,TSST-1）是某些金黄色葡萄球菌在生长过程中分泌的一种外毒素,可引起机体发热,休克及皮疹等。TSST-1 能增加对内毒素的敏感性,感染产毒菌株后,可引起机体多个器官系统的功能紊乱或**毒性休克综合征**。

2. 所致疾病　分为**侵袭性疾病**和**毒素性疾病**两种。

（1）侵袭性疾病:①局部感染,如疖、痈、毛囊炎、甲沟炎及伤口化脓等;②内脏器官感染,如气管炎、肺炎、脓胸、中耳炎、脑膜炎、心包炎、心内膜炎等;③全身感染,如败血症、脓毒血症等。

（2）毒素性疾病:葡萄球菌外毒素可引起食物中毒、假膜性肠炎、葡萄球菌烫伤样皮肤综合征、毒性休克综合征等。

3. 免疫性　人对葡萄球菌有一定的天然免疫力,当机体免疫力下降时易被感染。病愈后免疫力不牢固,难以防止再次感染。

（三）微生物学检查

1. 标本　不同病型采取不同标本。化脓性感染一般取脓汁、渗出液等;疑为败血症取血液;脑膜炎取脑脊液;食物中毒可分别采集剩余食物、患者呕吐物和粪便等。

2. 直接涂片镜检　标本涂片,革兰氏染色后镜检,根据**细菌形态**、**排列**和**染色性**可作出初步诊断。

3. 分离培养和鉴定　将标本接种于血琼脂平板,37℃培养 18~24 小时后,挑取可疑菌落进行革兰氏染色后镜检。血液标本需先经肉汤培养基增菌后再接种至血琼脂平板。金黄色葡萄球菌的主要鉴定依据是:菌落一般呈金黄色,有完全溶血环;产生凝固酶和耐热核酸酶;发酵甘露醇产酸不产气等。

4. 葡萄球菌肠毒素检查　取可疑食物或呕吐物接种于肉汤培养基,孵育后取滤液注射至 6~8 周龄的幼猫腹腔中,若 4 小时内出现呕吐、腹泻、体温升高或死亡等现象,提示有肠毒素存在。利用免疫学方法也可检测葡萄球菌肠毒素,如琼脂扩散试验、ELISA 法等。

5. 药敏实验　金黄色葡萄球菌易产生耐药性变异,约 90% 的菌株产生 β-内酰胺酶,成为青霉素的耐药菌株。对临床分离的菌株,应做药物敏感实验,选择敏感药物指导临床用药。

（四）防治原则

注意个人卫生及饮食卫生,医疗操作要注意严格消毒和无菌操作,防止医源性感染。随着耐药菌株日益增多,避免滥用抗生素,根据药敏试验结果选用敏感的抗菌药物。

二、链球菌属

链球菌属（*Streptococcus*）是另一类常见的化脓性球菌,呈**链状或成双排列**、**革兰氏染色阳性**。目前有 69 个种和亚种,广泛分布于自然界、人鼻咽部及胃肠道等处,多为人体正常菌群,少数为致病性链球菌。对人致病的主要是 A 群链球菌和肺炎链球菌。

链球菌的分类常用以下两种方法。

1. 根据溶血现象分类　即根据链球菌在血琼脂平板上是否产生溶血分为 3 类。

（1）甲型溶血性链球菌（α-hemolytic streptococcus）:菌落周围有 1~2mm 宽的草绿色溶血环,称为**甲型溶血或 α 溶血**,此类链球菌大多数为**机会致病菌**。

（2）乙型溶血性链球菌（β-hemolytic streptococcus）:菌落周围有 2~4mm 宽、界限分明、完全透明的无色溶血环,称**乙型溶血或 β 溶血**,此类链球菌**致病力强**,常引起人和动物的多种疾病。

（3）丙型链球菌（γ-streptococcus）:不产生溶血素,**菌落周围无溶血环**,此类链球菌**一般不致病**。

2. 根据抗原结构分类　按链球菌细胞壁中多糖抗原的不同,分为 A~H、K~V 共 20 群,**对人致病的菌株约 90% 属于 A 群**。同群链球菌间,根据 M 抗原不同又可分为若干型,如 A 群可分成 150 个型。一般链球菌菌群与溶血无平行关系,但对人类致病的 A 群链球菌多数呈现乙型溶血。

（一）A 群链球菌

A 群链球菌（group A streptococcus）中与人类疾病密切相关的主要为**化脓性链球菌**（*Streptococcus pyogenes*）,是链球菌中致病性最强的细菌(图 14-2)。

1. 生物学性状

（1）形态与染色:球形或椭圆形,**链状排列**,长短不一,革兰氏染色阳性。无芽孢,无鞭毛。多数菌株在培养早期(2~4 小时)形成透

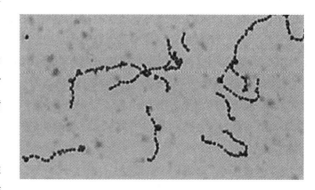

图 14-2　化脓性链球菌(革兰氏染色阳性)

明质酸的荚膜,但随着培养时间的延长,因菌体自身产生的透明质酸酶而使荚膜消失。

（2）培养特性:大多为需氧或兼性厌氧,**营养要求较高**,在含血液、血清、葡萄糖的培养基上生长良好。在血清肉汤中易形成长链,呈絮状沉淀于管底。在血琼脂平板上可形成表面光滑、透明或半透明的细小菌落,菌落周围可形成较宽的透明溶血环。

（3）生化反应:能发酵简单的糖类,产酸不产气。**不分解菊糖,不被胆汁溶解**,触酶阴性。

（4）抗原结构:链球菌抗原结构复杂,主要有以下三种。①蛋白质抗原或称表面抗原具有型特异性,与致病性有关的是 **M 蛋白**;②多糖抗原或称 C 抗原是细胞壁的多糖组分,具有群特异性;③核蛋白抗原或称 P 抗原无特异性,各种链球菌均相同,与葡萄球菌有交叉。

（5）抵抗力:抵抗力不强,不耐热,一般 55℃即可被杀死,对常用消毒剂敏感。耐干燥,在干燥的尘埃中可生存数月。对多种抗生素敏感,对青霉素少有耐药菌株。

2. 致病性与免疫性

（1）致病物质:A 群链球菌有较强的侵袭力,除胞壁成分外,有多种**侵袭性酶**和**外毒素**等。

1）与致病有关的细胞壁结构:①黏附素（adhesin）,A 群链球菌重要的黏附素包括细胞壁**脂磷壁酸**（lipoteichoic acid,LTA）和 F 蛋白（protein F）,它们与细胞膜具有高度亲和力,使细菌能定植在机体皮肤和呼吸道黏膜表面。②**M 蛋白**,是 A 群链球菌的主要致病因子,含 M 蛋白的链球菌**有抗吞噬**和抵抗吞噬细胞内的杀菌作用。M 蛋白与心肌,肾小球基底膜有**共同抗原**,能刺激机体产生特异性

抗体,损伤心血管等组织,引起超敏反应。

2)侵袭性酶:A群链球菌可产生多种侵袭性酶,均为**扩散因子**,与致病有关的有透明质酸酶、链激酶和链道酶等。**透明质酸酶**(hyaluronidase,HAase)可分解透明质酸,有利于病原菌在组织中扩散;**链激酶**(streptokinase,SK),能使血液中纤维蛋白酶原变成纤维蛋白酶,可溶解血块或阻止血浆凝固,有利于病菌在组织中扩散。**链球菌DNA酶**(streptodornase,SD),能降解脓液中具有高度黏稠性的DNA,使脓液稀薄,促进病原菌扩散。现在临床上已将重组链激酶(r-SK)用于心肌梗死和脑血栓的治疗,SK-SD制剂用于液化脓性渗出液,以利于抗菌药物治疗。

3)**链球菌溶血素**(streptolysin,SL):根据对氧的稳定性分为**链球菌溶血素O(SLO)**和**链球菌溶血素S(SLS)**。SLO是含-SH的蛋白质,**对O_2敏感**,有免疫原性,刺激机体产生抗O抗体,活动性风湿热血清中抗O抗体显著升高,检测抗O抗体可作为链球菌近期感染或风湿热及其活动性的辅助诊断。SLO对中性粒细胞、巨噬细胞、血小板及心肌细胞等有毒性作用。SLS为小分子糖肽,**对O_2稳定**,对热和酸敏感,**无免疫原性**,对白细胞和多种组织细胞有破坏作用,血平板上的菌落周围的β溶血环由SLS所致。

4)**致热外毒素**(pyrogenic exotoxin):是引起人类猩红热的主要毒性物质,亦称**红疹毒素**。由携带溶原性噬菌体的A群链球菌产生,本质为蛋白质,根据其免疫原性不同,有A、B、C三个血清型。致热外毒素能改变血脑屏障通透性,直接作用于下丘脑而引起发热反应。免疫原性强,能刺激机体产生中和抗体。

(2)所致疾病:A群链球菌引起的疾病约占人类链球菌感染的90%,其感染源为患者和带菌者。传播方式有空气飞沫传播、经皮肤伤口感染传播等途径。链球菌引起的疾病大致分为三种类型。①**化脓性感染**,如扁桃体炎、咽炎、咽峡炎、淋巴管炎、产褥热、败血症等;②**中毒性疾病**,如猩红热和链球菌毒素休克综合征;③**超敏反应性疾病**,如风湿热和急性肾小球肾炎等。

(3)免疫性:链球菌感染后,血清中出现多种抗体,对同型细菌有免疫力。患猩红热后可产生针对同型致热外毒素的抗体,能建立牢固的同型抗毒素免疫。

3.微生物学检查　脓汁标本直接涂片,革兰氏染色后镜检,根据形态特征初步鉴定;标本进一步划线接种在血琼脂平板上,培养后观察菌落溶血现象,并应与金黄色葡萄球菌(触酶试验)和肺炎链球菌(胆汁溶菌试验)相鉴别;血清学试验,抗链球菌溶素O试验,简称抗O试验,常用于辅助诊断风湿热,活动性风湿热患者一般超过400U。

4.防治原则　链球菌感染主要经飞沫传播,对患者和带菌者及时治疗,以减少传染源;对急性扁桃体炎患者,尤其是儿童,应彻底治疗,以防止急性肾小球肾炎、风湿热以及亚急性细菌性心内膜炎的发生。抗菌治疗首选青霉素。

(二)肺炎链球菌

肺炎链球菌(*S.pneumoniae*)俗称肺炎球菌(pneumococcus),常寄居在正常人的鼻咽腔内,多数不致病,仅少数菌株有致病力,是细菌性大叶肺炎、脑膜炎、支气管炎的主要致病菌。

1.生物学性状

(1)形态与染色:**革兰氏阳性**球菌,菌体呈矛头状,多数**成双排列**,宽端相对,尖端向外。在痰液、脓液、肺组织病变中亦可呈单个或短链状。在机体内或含血清的培养基中可形成荚膜,无芽孢,无鞭毛。

(2)培养特性:兼性厌氧。营养要求高,在含有血液或血清的培养基上才能生长。血平板上菌落细小、圆形略扁、半透明,有α溶血环,若培养时间超过48小时后,菌体产生自溶酶,自溶酶能破坏细胞壁,溶解细菌,使菌落中央常下陷呈脐状。自溶酶可被胆盐激活促进培养物中的菌体溶解。

(3)生化反应:菊糖发酵试验阳性,胆汁溶菌试验阳性,借此可与甲型溶血性链球菌鉴别。

(4)抗原结构与分型

1)荚膜多糖抗原:根据抗原不同,肺炎链球菌可区分为90多个血清型,其中20多个型别可引起疾病。

2）菌体抗原：C多糖存在于细胞壁，可被血清中C反应蛋白（C reactive protein, CRP）沉淀，可用C多糖来测定CRP，对活动性风湿热等疾病有一定诊断意义。M蛋白为型特异性抗原。

（5）抵抗力：抵抗力弱，但有荚膜的菌株抗干燥活性较强，在干燥痰中可存活1~2个月；对一般消毒剂敏感。

2. 致病性与免疫性

（1）致病物质

1）荚膜：具有抗吞噬作用，是肺炎链球菌的主要致病因子。

2）肺炎链球菌溶素O：是肺炎链球菌产生的一种细胞溶素。可溶解羊、豚鼠和人红细胞，高浓度时可致动物死亡。

3）脂磷壁酸：具有黏附作用。

4）神经氨酸酶：能水解宿主细胞膜上蛋白末端的 *N*-乙酰神经氨酸，增强细菌的定植、繁殖和扩散能力。

（2）所致疾病：**肺炎链球菌主要引起人类大叶性肺炎，其次为支气管炎**；也可继发引起化脓性中耳炎、胸膜炎、脓胸、脑膜炎或败血症等。肺炎链球菌在正常人的口腔及鼻咽部存在，只有在感染、营养不良和抵抗力下降等因素导致呼吸道异常或受损伤时才引起感染。

（3）免疫性：肺炎链球菌感染后可建立牢固的型特异性免疫，可刺激机体产生荚膜多糖型特异性抗体。

3. 微生物学检查　标本直接涂片革兰氏染色后镜检；标本划线接种于血琼脂平板上，培养后观察菌落特征；将可疑菌进一步作胆汁溶菌、菊糖发酵和奥普托欣敏感试验与甲型溶血性链球菌鉴别；标本接种小鼠腹腔作动物毒力试验。

4. 防治原则　特异性预防可用多价肺炎链球菌荚膜多糖疫苗，对预防儿童、老年人和慢性疾病患者感染有较好的效果；药物治疗可选用青霉素、头孢菌素等；近年来因出现耐药菌株，应根据药敏试验指导用药，耐药菌可选用万古霉素治疗。

（三）其他医学相关链球菌

1. 甲型溶血性链球菌　甲型溶血性链球菌常寄居于上呼吸道、口腔、消化道及女性生殖道。对人类致病的有变异链球菌、唾液链球菌、缓症链球菌和血链球菌。甲型溶血性链球菌是感染性心内膜炎最常见的致病菌。变异链球菌与龋齿的形成密切相关。

2. B群链球菌　能引起牛乳房炎，严重危害畜牧业。B群链球菌正常寄居于人类下呼吸道、泌尿生殖道和直肠，可导致人类感染，尤其是新生儿，可引起败血症、脑膜炎及肺炎等。

3. D群链球菌　正常寄居于人类皮肤、上呼吸道、消化道和泌尿生殖道，可引起泌尿生殖道感染、肠道感染及败血症等。患者多为老年人、中青年女性及肿瘤患者等。

4. 猪链球菌　猪链球菌是人畜共患病病原体，可引起猪脑膜炎、败血症及肺炎等。目前，已发现35个血清型，对人和动物致病的主要为Ⅱ型，可通过消化道、呼吸道及皮肤黏膜破损感染，人感染后可导致脑膜炎、心内膜炎、败血症及中毒性休克等。

三、奈瑟菌属

奈瑟菌属（*Neisseria*）是一群**革兰氏阴性双球菌**。无鞭毛，无芽孢，有菌毛和荚膜。为**专性需氧菌**，产生氧化酶和触酶。本菌属有23个种和亚种，人类是奈瑟菌属细菌的自然宿主，对人致病的只有脑膜炎奈瑟菌和淋病奈瑟菌。

（一）脑膜炎奈瑟菌

脑膜炎奈瑟菌（*N. meningitidis*）是流行性脑脊髓膜炎（流脑）的病原菌。

1. 生物学性状

（1）形态与染色：革兰氏阴性双球菌，直径为 0.6~0.8μm，肾形或豆形，两菌接触面平坦或略向内凹陷。无芽孢和鞭毛，新分离的菌株大多有荚膜和菌毛。在患者的脑脊液中，多位于中性粒细胞内。

（2）培养特性：营养要求高，常用经 80℃以上加热的血琼脂培养基，色似巧克力，故名**巧克力（色）培养基**培养。专性需氧，在 37℃，5%CO_2 条件下生长更佳，形成直径为 1.0~1.5mm 的无色、圆形、光滑透明、似露滴状的菌落，在血琼脂平板上不溶血。

（3）生化反应：可分解葡萄糖和麦芽糖，产酸不产气。

（4）抗原结构与分类

1）荚膜多糖：群特异性抗原，可将脑膜炎奈瑟菌分为 A、B、C、D、H、I、K、L、X、Y、Z、29E 和 W135 共 13 个血清群，其中 C 群致病力最强，**在我国流行的主要是 A 群**。

2）外膜蛋白：型特异性抗原，根据外膜蛋白抗原性不同，同一菌群（A 群除外）又可分为不同血清型。

（5）抵抗力：抵抗力很弱，对干燥、热、低温均敏感，室温下 3 小时或 55℃条件下 5 分钟即死亡，对常用消毒剂敏感。

2. 致病性与免疫性

（1）致病物质：脑膜炎奈瑟菌的主要致病因子是荚膜、菌毛、内毒素。

1）荚膜：具有抗吞噬作用，使细菌在机体内大量繁殖。

2）菌毛：介导细菌黏附于鼻咽部黏膜上皮细胞，利于侵入人体。

3）内毒素：由外膜上的糖脂组成的**脂寡糖（lipooligosaccharide，LOS）**，是脑膜炎奈瑟菌最主要的致病物质。病菌侵入机体繁殖后，因自溶或死亡而释放 LOS（功能与 LPS 相似），作用于小血管导致血管坏死性出血、DIC 及中毒性休克等。

（2）所致疾病：病菌通过**飞沫传播**导致**流行性脑脊髓膜炎（简称流脑）**，潜伏期为 2~3 日，长者可达 10 日。由于菌株毒力、数量和机体免疫力不同，流脑一般表现为三种临床类型，普通型、暴发型和败血症型。

（3）免疫性：机体对脑膜炎奈瑟菌的免疫性以**体液免疫为主**，也可通过寄居在鼻咽部的不致病脑膜炎奈瑟菌间的交叉抗原而获得一定的免疫力。儿童因免疫力弱，所以发病率较高。

3. 微生物学检查　标本采取患者的脑脊液或刺破皮肤出血瘀斑取其渗出物，应注意保温保湿，床边接种。直接涂片后进行革兰氏染色，如在**中性粒细胞内、外观察到革兰氏阴性双球菌，可作出初步诊断**。分离到可疑菌落后，可进一步作生化反应和凝集试验鉴定。还可采用对流免疫电泳、SPA 协同凝集试验进行快速诊断。

4. 防治原则　儿童注射**流脑荚膜多糖疫苗**（常用 A、C 二价混合多糖疫苗）进行特异性预防。应隔离治疗患者，控制传染源。抗菌药物可用磺胺类药物、青霉素等，但易产生耐药性。

（二）淋病奈瑟菌

淋病奈瑟菌（N.gonorrhoeae）是人类淋病的病原菌，俗称淋球菌，主要侵犯人类泌尿生殖道的柱状上皮细胞，破坏黏膜并侵入黏膜下层，引起急性或慢性化脓性感染。淋病是一种性传播疾病（STD），也是我国流行的发病率最高的 STD。

1. 生物学性状

（1）形态与染色：**革兰氏阴性双球菌**，直径 0.6~0.8μm，两菌接触面平坦，似一对咖啡豆。无芽孢和鞭毛，有荚膜和菌毛。在脓液标本中，大多数淋病奈瑟菌存在于中性粒细胞内（图 14-3）。

（2）培养特性：**专性需氧**。营养要求高，常用**巧克力（色）培养基**培养。在 37℃，5%CO_2 的条件下，形成光滑、圆形、凸起、灰白色、直径为 0.5~1.0mm 的菌落。

（3）生化反应：只分解葡萄糖，产酸不产气。氧化酶试验阳性。

（4）抗原结构与分类：菌毛蛋白抗原存在于有毒菌株；脂寡糖抗原与其他革兰氏阴性菌的LPS相似；外膜蛋白抗原是分型的基础，据此可将淋球菌分成A、B、C等18个不同血清型。

（5）抵抗力：抵抗力很弱，对热、冷、干燥及常用消毒剂敏感。

2. 致病性　淋病奈瑟菌主要通过**菌毛黏附到泌尿生殖道柱状上皮细胞**表面，经外膜蛋白侵入中性粒细胞，通过脂寡糖与补体、IgM等共同作用，在局部形成炎症反应。淋球菌产生的IgA1蛋白酶，能破坏黏膜表面存在的特异性IgA1抗体。人类是淋球菌的唯一宿主，主要通过**性接触而感染**。母亲患有淋球菌性阴道炎或子宫颈炎时，婴儿出生时被淋球菌感染，可得淋球菌性结膜炎。

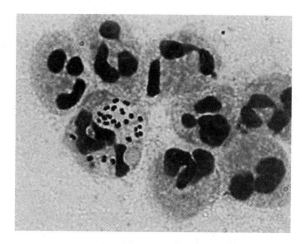

图14-3　淋病奈瑟菌(革兰氏染色阴性,位于中性粒细胞内)

3. 微生物学检查　用无菌棉拭蘸取脓性分泌物,直接涂片镜检,若见中性粒细胞内有革兰氏阴性双球菌,有诊断价值。巧克力(色)培养基分离培养,菌落进行糖发酵和氧化酶实验等生化检测可确诊。PCR技术及核酸杂交技术也可用于淋病奈瑟菌感染的诊断。

4. 防治原则　预防主要靠切断传播途径,防止性传播、垂直传播和间接传播,开展防治性病的知识教育等。新生儿出生时用0.5%红霉素眼膏,外用1次,以预防新生儿淋球菌性结膜炎。治疗可选用青霉素、新青霉素等药物。近年来,耐药菌株不断增加,治疗时,应做药物敏感实验指导临床用药。

案例

淋病奈瑟菌的诊断与治疗

案例解析-淋病奈瑟菌的诊断与治疗

　　患者,男,21岁,有不洁性接触史,因近2日尿频、尿急、排尿刺痛来院就诊。查体尿道有白色脓性分泌物。分泌物涂片,经革兰氏染色镜检,镜下可见中性粒细胞内出现大量的革兰氏阴性双球菌。

问题

1. 请结合相关专业知识分析患者可能感染何种细菌。
2. 对该患者应该怎么进行药物治疗?

第二节　肠道杆菌

肠道杆菌是一大类生物学性状近似的革兰氏阴性杆菌,常寄居在人和动物肠道内,亦存在于水、土壤或腐败物中,在分类学上归属于肠杆菌科(Enterobacteriaceae)。

肠杆菌科细菌的种类繁多,多数是肠道的正常菌群,可成为机会致病菌,部分菌属为致病菌。根据生化反应、抗原结构、核酸序列分析等,目前已鉴定有44个属170多个种。与医学关系密切的有埃希菌属、志贺菌属、沙门菌属、克雷伯菌属、变形杆菌属、摩根菌属、柠檬酸菌属、肠杆菌属、沙雷菌属和耶尔森菌属等近30个菌种。肠道杆菌具有下列共同的生物学特性。

1. 形态结构　中等大小杆菌,$(0.4\sim1)\,\mu m \times (1\sim6)\,\mu m$,革兰氏染色阴性。无芽孢,**多为周鞭毛菌,少数有荚膜,多数有菌毛**。

2. 培养　兼性厌氧或需氧。营养要求不高,在普通琼脂平板上生长,形成湿润、光滑、灰白色、直径 2~3mm 的菌落;在血琼脂平板上有些菌落可以产生溶血环。

3. 生化反应　能分解多种糖类和蛋白质,产生不同的代谢产物,常借此特性鉴别菌属或菌种。**乳糖发酵试验可用于初步鉴定肠杆菌科中的致病菌和非致病菌,一般非致病菌发酵乳糖,而致病菌多数不能。**

4. 抗原　主要有菌体(O)抗原、鞭毛(H)抗原和荚膜抗原。这三种抗原是肠杆菌科细菌血清学或免疫学分类的基础。

(1)菌体(O)抗原:存在于细胞壁脂多糖(LPS)层,具有属、种特异性。O 抗原耐热,100℃不被破坏。

(2)鞭毛(H)抗原:鞭毛蛋白,不耐热,60℃条件下 30 分钟即被破坏。

(3)荚膜抗原:多糖抗原,具有型特异性,位于 O 抗原外围,能阻止 O 凝集现象。不耐热,60℃条件下 30 分钟可被破坏。如伤寒沙门菌 Vi 抗原,大肠埃希菌 K 抗原等。

5. 抵抗力　对理化因素敏感,易被一般化学消毒剂杀灭。

6. 变异　同种不同型和不同种的细菌之间可通过转导、接合、溶原性转换等方式发生基因的转移与重组,使受体菌获得新的性状,其中最常见的是耐药性变异。

一、埃希菌属

埃希菌属(*Escherichia*)包括 6 个种,**大肠埃希菌**(*Escherichia coli,E.coli*)是埃希菌属中最常见的菌种,俗称大肠杆菌。为人和动物肠道中的正常菌群。宿主免疫力下降或细菌侵入肠外组织或器官时,引起肠道外感染。某些血清型菌株具有较强的致病性,可引起胃肠道感染、腹泻、败血症等。大肠埃希菌是革兰氏阴性细菌的模式菌,口服药品中每 1g 或 1ml 不得检出大肠埃希菌。

大肠埃希菌在外界环境中常随宿主粪便污染环境或食品、物品等,因此,在环境卫生、食品卫生和药品细菌学中作为检测指标。

1. 生物学性状　大肠埃希菌为中等大小的革兰氏阴性杆菌,大小为(0.4~0.7)μm×(1~3)μm。多数有周鞭毛,有普通菌毛和性菌毛(图 14-4)。大肠埃希菌有 O、H 和 K 三种抗原,是血清学分型的主要基础,其中 O 抗原有 170 种以上,H 抗原超过 50 种,K 抗原有 100 种以上。典型大肠埃希菌在鉴别培养基上能形成特征性菌落,能发酵葡萄糖、麦芽糖等,大部分菌株能发酵乳糖,产酸产气,其 IMViC 试验(吲哚、甲基红、VP、柠檬酸盐利用试验)结果为"++--"。对胆盐、亮绿、磺胺类药物、链霉素和氯霉素等敏感。

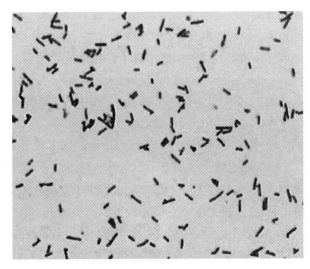

图 14-4　大肠埃希菌(革兰氏染色阴性)

2. 致病性　大肠埃希菌中,大多数为条件致病菌,只有某些血清型菌株毒力较强,可引起胃肠炎,称为致病性大肠埃希菌。大肠埃希菌的**致病物质**主要包括**黏附素**和**肠毒素**。黏附素能使细菌紧密黏附在泌尿道和肠道的上皮细胞上,避免因排尿时尿液的冲洗和肠道的蠕动作用而被排除。大肠埃希菌能产生多种类型外毒素,如耐热肠毒素、不耐热肠毒素和志贺毒素等。

大肠埃希菌的所致疾病分为肠道外感染和肠道内感染。

(1)肠道外感染:是指由于寄居部位改变,细菌移位到肠道外组织或器官而引起的感染。多为内源性感染,以**化脓性感染和泌尿系统感染**最常见。前者包括腹膜炎、阑尾炎、胆囊炎、手术创口感染、败血症、大肠埃希菌脑膜炎等;后者包括尿道炎、膀胱炎和肾盂肾炎等。

（2）肠道内感染:某些血清型的大肠埃希菌可引起人类胃肠炎,主要临床表现为腹泻。与食入污染的食品或饮水有关,属于外源性感染。根据其发生机制不同,常见有以下五种。

1）**肠产毒性大肠埃希菌**(enterotoxigenic *E. coli*,ETEC):是引起**婴幼儿和旅游者腹泻**的重要病原菌。致病物质主要是**菌毛和肠毒素**。ETEC 通过菌毛黏附肠黏膜上皮细胞而定植,在生长繁殖过程中释放肠毒素而致腹泻。ETEC 肠毒素有两种,均为蛋白质。一种对热不稳定,65℃条件下 30 分钟即失活,称为不耐热肠毒素(heat labile enterotoxin,LT);另一种对热稳定,100℃加热 20 分钟仍不失活,称为耐热肠毒素(heat stable enterotoxin,ST)。LT 由 1 个 A 亚单位和 5 个 B 亚单位组成。A 亚单位是毒素的活性部位,B 亚单位是与肠黏膜上皮细胞表面受体结合的部位。LT 通过激活肠黏膜细胞内腺苷环化酶,使胞质内 cAMP 升高,导致肠黏膜细胞内水、钠、氯、碳酸氢钾等过度分泌,同时钠的再吸收减少,引起剧烈腹泻。ST 则激活黏膜细胞上的鸟苷环化酶,使胞内 cGMP 升高,最终也导致黏膜细胞失水。

2）**肠侵袭性大肠埃希菌**(enteroinvasive *E. coli*,EIEC):**是引起较大儿童和成人腹泻**的病原菌。不产生肠毒素,能侵袭肠黏膜上皮细胞并在其中生长繁殖,细菌死亡崩解后释放出内毒素,导致组织破坏和炎症发生,引起腹泻。症状似细菌型痢疾(简称菌痢),有发热、腹痛、腹泻、脓血便和里急后重现象,易误诊为志贺菌感染所致的菌痢。其致病机制与志贺菌所致痢疾的机制类似。

3）**肠致病性大肠埃希菌**(enteropathogenic *E. coli*,EPEC):是引起婴幼儿腹泻的主要病原菌,有高度传染性,严重者可致死。不产生肠毒素,无侵袭力。感染部位在十二指肠、空肠和回肠上段黏膜。细菌黏附于局部黏膜上皮细胞表面的微绒毛,导致刷状缘被破坏、微绒毛萎缩或脱落、上皮细胞功能受损和排列紊乱,可引起严重水样腹泻。

4）**肠出血性大肠埃希菌**(enterohemor-rhagic *E. coli*,EHEC):是出血性肠炎和**溶血性尿毒综合征**(hemolytic uremic syndrome,HUS)的病原体。1982 年首次在美国发现,致病菌的**主要血清型是 O157:H7**。致病物质主要有菌毛和志贺毒素。患者症状轻重不一,轻者为水样腹泻,重者出现血性腹泻,伴剧烈腹痛。约 10% 小于 10 岁的儿童可并发有急性肾衰竭、血小板减少和 HUS,病死率为 3%~5%。感染的主要来源是消毒不彻底的牛奶、水、生的蔬菜和水果等。

5）**肠集聚性大肠埃希菌**(enteroaggre-gative *E. coli*,EAEC):是引起婴儿持续性腹泻的病原菌,因其能在 Hep-2 细胞上呈集聚性黏附而得名。主要致病物质是黏附素及毒素。该菌能黏附于肠黏膜上皮细胞,引起婴幼儿持续性腹泻和脱水。

3. 微生物学检查

（1）肠道外感染:采集中段尿、血液、脓液、脑脊液等标本。直接涂片,革兰氏染色镜检,初步诊断;将标本先接种于肉汤以增菌培养,如有菌生长再移种至血琼脂平板,根据 IMViC 试验(++ --)结果,再进行系列生化反应试验来鉴定。

（2）肠道内感染:取粪便标本直接接种于肠道菌鉴别培养基,挑选可疑菌落经染色镜检、乳糖发酵、IMViC 试验(++--)等系列生化反应试验鉴定为大肠埃希菌,再进行肠毒素或有关毒力因子及血清型的综合鉴定。

（3）卫生细菌学检查:寄居于肠道中的大肠埃希菌随粪便排出可污染环境、水及食品,通过检查细菌总数及大肠菌群数可间接确定污染情况。大肠菌群数是评价水及食品等卫生质量的主要指标之一,我国《生活饮用水卫生标准》(GB 5749—2006)规定,100ml 饮用水中不得检出大肠菌群。

4. 防治　注意个人卫生和无菌操作,防止泌尿系统感染和局部炎症;改善环境卫生和加强饮食卫生的检查与监测,防止肠道内感染。治疗可选用庆大霉素、诺氟沙星、磺胺类药物等,但易产生耐药性,应选用敏感的抗生素进行治疗。

二、志贺菌属

志贺菌属（*Shigella*）是引起人类细菌性痢疾的病原菌,俗称为**痢疾杆菌**（dysentery bacterium）。本菌属分为 A、B、C、D 4 个群,包括 A 群的**痢疾志贺菌**（*S. dysenteriae*）、B 群的**福氏志贺菌**（*S. flexneri*）、C 群的**鲍氏志贺菌**（*S. boydii*）、D 群的**宋内志贺菌**（*S. sonnei*）,共 44 个血清型。我国流行的菌株主要是 B 群和 D 群。

1. 生物学性状　革兰氏阴性短小杆菌,大小为（0.5~0.7）μm×（2~3）μm,有菌毛,无芽孢,无荚膜,**无鞭毛**（图 14-5）。营养要求不高,在普通琼脂培养基上可生长,在肠道选择培养基上形成中等大小、无色半透明的光滑型菌落。分解葡萄糖产酸不产气,除个别菌株迟缓发酵乳糖外,均不发酵乳糖。该菌有 O 和 K 两种抗原,O 抗原是志贺菌属区分群、型和亚型的依据。K 抗原无分类意义,但可阻止 O 抗原的凝集反应。志贺菌属的抵抗力比其他肠道杆菌弱,加热 60℃,10 分钟即可被杀死,对酸和一般消毒剂敏感。但在

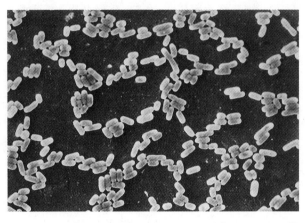

图 14-5　福氏志贺菌扫描电镜图片（×2 400,谢念铭提供）

污染物品及瓜果、蔬菜上,志贺菌可存活 10~20 日。在适宜的温度下,可在水及食品中繁殖,引起水源或食物型的暴发流行。

2. 致病性与免疫性

（1）致病物质:主要是侵袭力和内毒素,有的菌株还可产生外毒素。

1）**侵袭力**:志贺菌通过菌毛黏附于回肠末端及结肠黏膜上皮细胞,分泌侵袭性蛋白（IpaA、IpaB、IpaC、IpaD）,诱导细胞膜内陷,导致细菌内吞。

2）内毒素:志贺菌所有菌株都具有强烈的**内毒素**。内毒素作用于肠黏膜,使其通透性增大,促进对内毒素的吸收,引起发热、神志障碍,甚至中毒性休克等一系列症状。内毒素破坏肠黏膜,可形成炎症、溃疡,呈现典型的脓血黏液便。内毒素尚能作用于肠壁自主神经系统,使肠功能发生紊乱,肠蠕动失调和痉挛,以直肠括约肌痉挛最为明显,因而出现腹痛、里急后重等症状。

3）外毒素:A 群志贺菌 I 型和 II 型能产生一种称为**志贺毒素**（shiga toxin,ST）的外毒素,具有神经毒性、细胞毒性和肠毒性作用。可使中枢神经系统、肝细胞及黏膜细胞坏死,并引起水样腹泻。

（2）所致疾病:志贺菌引起**细菌性痢疾**。传染源是患者和带菌者,传播途径主要通过粪-口传播。人类对志贺菌易感,200 个菌即可致病。细菌性痢疾的类型有以下几种。①急性菌痢,患者出现发热、腹痛、腹泻、脓血黏液便、里急后重等症状,若及时治疗,预后良好;②慢性菌痢,若治疗不彻底,可导致反复发作,迁延不愈;③中毒性菌痢,多发于儿童,无明显肠道症状,主要为高热、DIC、多器官功能衰竭等全身中毒症状,抢救不及时,可造成死亡。

志贺菌感染局限于肠黏膜层,一般不入血,故免疫力不强。抗感染免疫主要靠肠道局部分泌型 IgA（sIgA）,只对同型菌有短暂免疫力。

3. 微生物学检查

（1）标本:标本应在患者使用抗生素前采集,取脓血或黏液样粪便,如果不能及时送检,可放在 30% 甘油缓冲盐水中保存。中毒性菌痢可取肛拭子。

（2）分离培养与鉴定:标本接种于肠道鉴别或选择培养基上,作生化反应和血清学试验,以确定菌群和型。

（3）快速诊断法：常用的快速诊断法包括荧光菌球法、协同凝集试验、PCR 技术及 DNA 分子探针技术等。

（4）毒力试验：测试志贺菌的侵袭力可用 Sereny 试验。志贺毒素的检测可用 PCR 技术直接检测其毒素基因。

4. 防治原则　预防以切断传染源为主，也可采用口服链霉素依赖株（streptomycin dependent strain,Sd）减毒活菌苗。治疗志贺菌感染的药物比较多，如氨苄西林、诺氟沙星等，但志贺菌容易产生耐药性，甚至多重耐药性，治疗时应做药物敏感实验指导临床用药。

三、沙门菌属

沙门菌属（*Salmonella*）细菌是一群寄生于人类和动物肠道中、生化反应和抗原结构相似的革兰氏阴性杆菌。沙门菌血清型有 2 000 多种，广泛分布于自然界，仅少数对人致病，如引起肠热症的伤寒沙门菌、甲型副伤寒沙门菌、肖氏沙门菌和希氏沙门菌；引起胃肠炎或败血症的鼠伤寒沙门菌、肠炎沙门菌、猪霍乱沙门菌等。沙门菌是药品质量检验中的控制菌，在含脏器提取物的口服制剂中每 10g 或 10ml 不得检出沙门菌。

1. 生物学性状

（1）形态与染色：革兰氏阴性杆菌，大小为（0.6~1.0）μm×（2~4）μm，有菌毛，多数有周鞭毛，一般无荚膜，无芽孢。

（2）生化反应与培养特性：兼性厌氧，营养要求不高，在普通琼脂培养基上可生长，在肠道选择培养基上形成中等大小、无色半透明的光滑型菌落。**不发酵乳糖或蔗糖**，可分解葡萄糖、麦芽糖和甘露糖，除伤寒沙门菌不产气外，其他沙门菌均产酸产气。沙门菌属细菌的生化反应对沙门菌属各菌的鉴定有重要意义。

（3）抗原构造：沙门菌属细菌的抗原主要有 **O 和 H 两种抗原**，少数菌还有表面抗原（因其与**毒力**有关又称 Vi 抗原）。O 抗原是细胞壁脂多糖中的多糖部分，耐热，100℃不被破坏，O 抗原刺激机体产生 IgM 抗体。每个沙门菌的血清型含一种或多种 O 抗原，凡含有相同抗原组分的归为一个组，可将沙门菌属分成 42 个组，引起人类疾病的沙门菌大多为 A~E 组细菌。H 抗原存在于鞭毛蛋白中，不耐热，60℃30 分钟即被破坏。H 抗原分第 I 相和第 II 相。**第 I 相特异性高**，又称为特异相，以 a、b、c……表示，是组内分型的依据；第 II 相特异性低，可为多种沙门菌共有，亦称为非特异相，以 1、2、3……表示。H 抗原刺激机体产生 IgG 抗体。**Vi 抗原**是新分离的沙寒沙门菌和希氏沙门菌含有的与毒力相关的抗原，Vi 抗原不稳定，60℃加热即被破坏，石炭酸处理或传代培养后也易消失。Vi 抗原可阻止 O 抗原与其相应抗体的凝集反应。Vi 抗原免疫原性较低，可用于带菌者的初步筛选，当 Vi 抗体 >1∶10 时有意义。

（4）抵抗力：沙门菌对理化因素的抵抗力较弱，湿热 65℃条件下 15 分钟可被杀死，对氯、漂白粉、生石灰、乙醇等消毒剂较敏感。但在水中可存活 2~3 周，在粪便中 1~2 个月有传染性，对某些化学物质如胆盐、亮绿等耐受性比其他肠道菌强，故胆盐、亮绿常用作沙门菌选择性培养基的成分。

2. 致病性与免疫性

（1）致病物质：沙门菌感染须经口进入足够量的细菌，并定位于小肠才能引起疾病。

1）侵袭力：有毒株借菌毛黏附在小肠黏膜上皮，细菌可在吞噬细胞内继续生长繁殖。这种抗吞噬作用与 Vi 抗原有关，该抗原具有微荚膜功能，能抗吞噬并阻挡抗体、补体破坏菌体作用。

2）毒素：沙门菌内毒素可引起发热、白细胞下降，量多时可导致中毒症状和休克。此外，还可通过激活补体，吸引白细胞，引起肠道炎症反应。

3）肠毒素：某些沙门菌如鼠伤寒沙门菌能产生肠毒素，引起水样腹泻。

（2）所致疾病：人类沙门菌感染有三种类型。

1）肠热症：包括**伤寒沙门菌引起的伤寒**，以及**甲型副伤寒沙门菌、肖氏沙门菌、希氏沙门菌引起的副伤寒**。伤寒和副伤寒的致病机制和临床症状基本相似，但副伤寒的病情较轻，病程较短。**沙门菌是胞内寄生菌**，当细菌被摄入并通过胃后，到达小肠末端在 M 细胞内生长繁殖，被巨噬细胞吞噬，部分细菌通过淋巴液到达肠系膜淋巴结并大量繁殖后，经胸导管进入血流引起第一次菌血症，细菌随血流进入肝、脾、肾、胆囊等器官。此时患者出现发热、不适、全身疼痛等前驱症状。细菌在上述器官繁殖后，再次入血造成第二次菌血症。在感染后的第 2~3 周，患者表现为持续高热，肝脾肿大，相对脉缓，全身中毒症状显著，外周血白细胞明显下降，皮肤出现玫瑰疹。胆囊内细菌通过胆汁进入肠道，一部分随粪便排出体外，另一部分再次侵入肠壁淋巴结，使已致敏的组织发生超敏反应，导致局部组织坏死和溃疡，严重者有出血或肠穿孔等并发症。肾脏中细菌可随尿液排出。自第 3~4 周后病情开始好转。1%~5% 的肠热症患者可转变为无症状携带者（carrier），成为重要的传染源。

2）胃肠炎：是**最常见的沙门菌感染**所引起的疾病，约占沙门菌感染的 70%。由摄入大量被鼠伤寒沙门菌、肠炎沙门菌、猪霍乱沙门菌等污染的食物引起。当机体摄入大量（$\geqslant 10^8$ 个）被沙门菌污染的食物后，可导致沙门菌胃肠炎。沙门菌胃肠炎起病急，主要症状为发热、恶心、呕吐、腹痛、水样腹泻，儿童、年老体弱者严重时可出现脱水、休克、肾功能衰竭而致死。一般沙门菌胃肠炎在 2~3 日自愈。

3）败血症：由病菌侵入血液循环引起，多见于儿童和免疫力低下的成人。细菌入血，迅速繁殖，患者出现高热、寒战、厌食、贫血等症状。少数患者（10%）因细菌随血流播散，到达组织器官，导致脑膜炎、骨髓炎、胆囊炎、心内膜炎等疾病。

（3）免疫性：肠热症后可获得一定程度的免疫性，沙门菌侵入宿主后主要在细胞内生长繁殖，故**特异性细胞免疫**是主要防御机制。特异性抗体也有辅助杀菌作用，尤其是胃肠道局部黏膜的 sIgA。

3. 微生物学检查

（1）标本采集：肠热症的诊断随病程不同而采集不同标本。**第 1 周采集外周血，第 2~3 周采集粪便和尿液，第 1~3 周可采集骨髓。**

（2）分离培养与鉴定：血、骨髓液标本需增菌后接种，粪便和经离心的尿沉淀物直接接种于肠道 SS 选择培养基或 EMB 鉴别培养基。37℃孵育 24 小时后，挑取无色半透明的乳糖不发酵菌落，接种于双糖或三糖铁培养基。若疑为沙门菌，再继续进行系列生化反应及沙门菌多价抗血清凝集试验予以鉴定。

1）血清学诊断：肠热症病程长，又因普遍使用抗生素，故症状常不典型，临床标本阳性分离率低，血清学试验有协助诊断意义。用于肠热症的血清学试验有肥达试验、ELISA 及 EIA 等，其中较为经典和常用的是**肥达试验（Widal test）**。肥达试验是用已知的伤寒沙门菌 O、H 抗原，以及甲型副伤寒沙门菌、肖氏沙门菌和希氏沙门菌的 H 抗原与待检血清作定量凝集试验，测定受检血清中相应抗体的效价及其动态变化，以辅助诊断肠热症的一种血清学试验。肥达试验结果的解释必须结合临床表现、病程、病史，以及地区流行病学情况。一般是伤寒 O 凝集效价≥1：80，H 凝集效价≥1：160，引起副伤寒的沙门菌 H 凝集效价≥1：80 时才有诊断价值。

2）带菌者的检出：**分离出病原菌是最可靠的方法**，一般可先用血清学方法检测可疑者 Vi 抗体效价，用于带菌者初筛，若 Vi 抗体效价≥1：10 时，再作分离培养以确诊伤寒带菌者。

4. 防治原则

（1）预防：主要以切断传播途径为主，做好水源和食品的卫生管理。及时发现、确诊和治疗带菌者。特异性疫苗过去一直用伤寒和副伤寒的死疫苗。目前国际上公认的新一代疫苗是伤寒 Vi 荚膜多糖疫苗，该疫苗安全，副作用较少，免疫持久。

（2）治疗：肠热症的治疗最初选用的是氯霉素，使病死率由 20% 下降到不足 2%，但由于氯霉素对骨髓的毒性作用，以及出现的氯霉素的耐药菌株等问题，目前使用的有效药物主要是左氧氟沙星、环丙沙星等抗菌药物。

第三节　弧菌和螺杆菌

弧菌属（*Vibrio*）细菌是一群菌体短小、弯曲成弧形、运动活泼的革兰氏阴性菌。广泛分布于自然界，以水表面中最多，本属细菌共有 119 个种，其中大多数为非致病菌，与人类感染有关的有 12 种，以霍乱弧菌、副溶血性弧菌最为重要。

螺杆菌属（*Helicobacter*）是一类呈螺旋状的革兰氏阴性菌，分为胃螺杆菌和肠肝螺杆菌两大类，目前已有 20 余种正式命名的螺杆菌，代表菌种是幽门螺杆菌，它与慢性胃炎、胃溃疡、十二指肠溃疡、胃癌等疾病发生关系密切。其他种类的螺杆菌感染较少见。

一、霍乱弧菌

霍乱弧菌（*V.cholerae*）是引起烈性传染病霍乱的病原体，霍乱发病急、传播迅速、波及面广，如不及时控制，有可能于短期内造成流行或大流行。因此，霍乱被世界卫生组织列为国境卫生检疫传染病，也是我国传染病防治法中法定的甲类传染病。霍乱自 1817 年以来，已发生过 7 次世界性霍乱大流行。目前在世界范围内仅存在 O1 群与 O139 血清群霍乱弧菌引起霍乱流行。

1. 生物学性状

（1）形态与染色：霍乱弧菌大小为（0.5~0.8）μm×（1.5~3）μm，呈弧形或逗点状，革兰氏染色阴性。粪便直接涂片染色镜检，可见其排列如"鱼群"状。若取患者米泔水样粪便或培养物做悬滴法观察，细菌运动非常活泼，似鱼群穿梭样或流星样运动（图14-6）。霍乱弧菌有菌毛，无芽孢，有些菌株有荚膜，在菌体一端有单鞭毛。

（2）基因组特征：霍乱弧菌由 2 条环状染色体组成。大染色体约 2.96Mb，携带 2 690 个基因，可编码细胞壁合成，霍乱毒素及表面黏附抗原等，编码霍乱毒素的基因为 *ctx A* 和 *ctx B*。小染色体约 1.07Mb，携带 1 003 个基因，能主动捕获外源基因，能有效

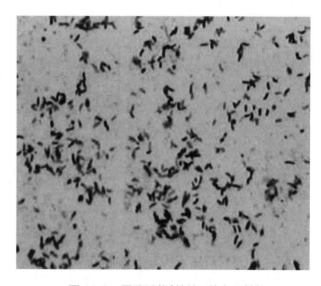

图 14-6　霍乱弧菌（革兰氏染色阴性）

增强细菌的适应性。双染色体是霍乱弧菌的一个重要特点，它打破了所有细菌只有一个染色体的学说。两个染色体共存于一个生物体中，说明霍乱弧菌有一个非常复杂的生存方式，以适应人体肠道和外界各种环境的变化。

（3）培养特性与生化反应：兼性厌氧。营养要求不高，生长繁殖的温度范围广（18~37℃），耐碱不耐酸，在 pH 为 8.8~9.0 的碱性蛋白胨水或碱性琼脂平板上生长良好，初次分离时常用碱性蛋白胨水增菌。霍乱弧菌在 TCBS（thiosulfate-citrate-bile-sucrose）培养基上因分解培养基中的蔗糖呈黄色菌落，培养基呈暗绿色。霍乱弧菌可在无盐环境中生长，而其他致病性弧菌则不能。

能发酵葡萄糖、蔗糖和甘露醇等糖和醇，产酸不产气；能还原硝酸盐，吲哚试验阳性，过氧化氢酶阳性，氧化酶阳性。

（4）抗原结构与分型：霍乱弧菌有耐热 O 抗原和不耐热 H 抗原。H 抗原无特异性，是霍乱弧菌的共同抗原。根据 O 抗原不同，可将霍乱弧菌分为 200 个血清群，其中 O1 群、O139 群引起霍乱，其

余血清群分布于地面水中,可引起人类胃肠炎等疾病。O1 群霍乱弧菌根据其生物学特性不同,又可分为 2 个生物型:**古典生物型和 E1 Tor 生物型**(因在埃及西奈半岛 E1 Tor 检疫站首次分离出而得名)。O139 群是在 1992 年发现的一个新的血清群,也是首次由非 O1 群霍乱弧菌引起霍乱流行。霍乱弧菌的血清学分型可用于流行病学调查和传染源追踪。

(5)抵抗力:霍乱弧菌不耐酸,在正常胃酸中仅能存活 4 分钟;55℃湿热 15 分钟、100℃煮沸 1~2分钟、0.5ppm 氯作用 15 分钟都能杀死霍乱弧菌;25% 次氯酸钙处理患者排泄物或呕吐物,1 小时可达到消毒目的。El Tor 生物型和其他非 O1 群霍乱弧菌在自然环境中的生存力较古典型为强,在河水、井水及海水中可存活 1~3 周。

2. 致病性与免疫性　　O1 群和 O139 群霍乱弧菌感染引起烈性传染病霍乱,每年在全球造成近10 万人死亡。在自然情况下,人类是霍乱弧菌唯一的易感者。患者和无症状带菌者是主要的传染源,通过污染的水源或未煮熟的食物经口感染。霍乱弧菌到达小肠后,黏附于肠黏膜表面并迅速繁殖,产生霍乱肠毒素而致病。

(1)致病物质

1)**霍乱肠毒素(cholera toxin)**:是霍乱弧菌产生的**主要致病物质**,是目前已知的**致泻毒素中最为强烈的毒素**,是肠毒素的典型代表。霍乱毒素由前噬菌体 CTXΦ 携带的 *ctx A* 和 *ctx B* 编码,分子量为 84kDa,由一个 A 亚单位和 5 个相同的 B 亚单位构成的热不稳定性多聚体蛋白。B 亚单位可与小肠黏膜上皮细胞 GM1 神经节苷脂受体结合,介导 A 亚单位进入细胞。A 亚单位在发挥毒性作用前需经蛋白酶作用裂解为 A1 和 A2 两条多肽,A1 作为腺苷二磷酸核糖基转移酶可使 NAD(辅酶 I)上的腺苷二磷酸核糖转移到 G 蛋白上,导致**腺苷酸环化酶**的持续活化,使细胞内 ATP 不断转变为cAMP,cAMP 具有调节肠上皮细胞内水、电解质代谢的作用。细胞内 cAMP 浓度升高,刺激肠黏隐窝细胞主动分泌 Cl⁻、K⁺、Na⁺、HCO₃⁻,抑制肠绒毛细胞对 Na⁺ 和 Cl⁻ 的吸收,同时水伴随离子大量丢失,导致严重的水、电解质丧失,**患者出现剧烈的腹泻与呕吐**。

2)与定植有关的因素:①鞭毛和菌毛,霍乱弧菌鞭毛运动有助于细菌穿过肠黏膜,菌毛是细菌定居于小肠所必需的因子,细菌通过黏附对抗肠道中大量流失液体的冲刷;②Hap,*hap*(hemagglutinin/protease)基因编码的一种可溶性的血凝素/蛋白酶,可破坏肠黏膜间的紧密连接,有助于细菌穿透至小肠黏膜层;③形成生物被膜,霍乱弧菌可在肠黏膜表面集聚,形成微菌落和生物被膜,在定植致病和传播中发挥重要作用。

3)多糖荚膜和特殊 LPS:是 O139 群特有的致病物质,其功能是抵抗血清中杀菌物质和能黏附到小肠黏膜上。

(2)所致疾病:人类是霍乱弧菌的唯一易感者。**患者和无症状带菌者是主要传染源**。主要**通过污染的水源或食物经口感染**。典型病例一般在感染后 2~3 日突然出现剧烈腹泻和呕吐,严重时,每小时失水量可高达 1L,每天大便数次或数十次,**腹泻物如米泔水样**。由于大量水分和电解质丧失而导致脱水、代谢性酸中毒、低碱血症和低容量性休克、心律不齐和肾衰竭等症状,如未经治疗处理,患者病死率高达 60%,若及时补充液体和电解质,病死率可小于 1%。O139 群霍乱弧菌感染比 O1 群严重,表现为严重脱水和高病死率。

(3)免疫性:感染霍乱弧菌后机体可产生针对同型菌的**牢固免疫力**,无交叉免疫,即感染 O1 群获得的免疫对 O139 群感染无交叉保护作用。

3. 微生物学检查　　霍乱是烈性传染病,对首例患者的病原学诊断应快速、准确,并及时作出疫情报告。

(1)标本:取患者新鲜粪便、肛拭子,流行病学调查还包括水样。霍乱弧菌不耐酸,为避免因粪便发酵产酸而灭活,标本应及时培养或放入卡-布(Cary-Blair)运送培养基中。

(2)快速诊断:直接镜检,涂片染色呈革兰氏染色阴性弧菌,悬滴法观察到**穿梭样或流星状运动**,

有助于初步诊断。免疫学快速诊断,如用含霍乱弧菌的多价血清的制动试验或 SPA 协同凝集试验可进行快速诊断。

（3）分离培养:霍乱弧菌的病原学检测需要在生物安全三级实验室（BSL-3）进行,标本首先接种至碱性蛋白胨水增菌,37℃孵育 6~8 小时后直接镜检并作分离培养,常用的选择培养基为 TCBS,霍乱弧菌经 37℃培养 24 小时可呈**黄色菌落**,挑疑似菌落进行生化反应与血清学鉴定。

（4）霍乱肠毒素的测定:可用 ELISA 或胶乳凝集试验测定粪便标本中霍乱肠毒素。

4. 防治原则

（1）一般措施:加强饮水消毒和食品卫生管理。对患者严格进行隔离治疗,对疫区采取切断传播途径措施,以防疫情蔓延。

（2）特异性预防:长期以来使用 O1 群霍乱弧菌死菌苗肌肉注射疫苗预防,虽可增强人群的特异性免疫力,但保护力仅为 50% 左右,且血清抗体持续时间较短,仅为 3~6 个月。目前已有多个口服菌苗包括 B 亚单位全菌灭活口服菌苗和基因工程减毒活疫苗等的问世,总体安全性较好,保护率达到 85% 以上。与传统的注射用疫苗相比,口服疫苗保护力更好且更持久。O139 尚无预防性疫苗,候选菌苗正在研制中。

（3）治疗:及时补充液体和电解质,预防因大量失水导致的低血容量性休克和酸中毒是治疗霍乱的关键。抗生素的使用可减少外毒素的产生,加速细菌的清除,用于霍乱的抗菌药物有四环素、多西环素、呋喃唑酮等。

二、副溶血性弧菌

副溶血性弧菌（*V. parahaemolyticus*）为弧菌属细菌,于 1950 年从日本一次暴发性食物中毒中分离发现。该菌存在于近海的海水、海底沉积物和鱼虾类、贝壳等海产品中。进食烹饪不当的污染副溶血性弧菌的海产品,可经口感染导致食物中毒。副溶血性弧菌所致的**食物中毒**在日本、东南亚及美国等多见,也是我国沿海地区食物中毒中最常见的一种病原体。

1. 生物学性状

（1）形态染色和基因组特征:副溶血性弧菌大多**呈弧形、棒状和卵圆形**等多形性,**革兰氏染色阴性**。可形成端鞭毛和侧鞭毛。副溶血性弧菌基因组由 2 条环状染色体组成,大小分别为 3.29Mb 和 1.88Mb,携带 4 832 个编码蛋白的基因。

（2）培养特性:副溶血性弧菌为**嗜盐菌**,在培养基中以含 3.5%NaCl 最为适宜,在盐浓度不适宜的培养基中,细菌呈长杆状或球杆状等多形态。在 TCBS 培养基上,副溶血性弧菌不发酵蔗糖,形成中等大小、圆形的绿色菌落。副溶血性弧菌在普通血平板上不溶血或只产生 α 溶血,但在特定条件下,某些菌株在含高盐（7%）的人 O 型血或兔血及以 D-甘露醇作为碳源的 Wagatsuma 琼脂平板上可产生 β 溶血,称为**神奈川现象（Kanagawa phenomenon,KP）**。KP⁺ 菌株常为致病性菌株。

（3）抗原构造和抵抗力:副溶血性弧菌有 O 抗原和 K 抗原,可据此分群和型,O 抗原现已发现 13 个群,K 抗原分 69 型。

副溶血性弧菌不耐热,90℃条件下 1 分钟即被杀死;不耐酸,在 1% 乙酸或 50% 食醋中 1 分钟死亡。在海水中最长可存活 47 日。

2. 致病性　进食烹饪不当的污染副溶血性弧菌的海产品、盐腌制品及因食物容器污染本菌后,均可经口感染致病,引起食物中毒。主要致病物质为侵袭力和毒素。

（1）侵袭力:副溶血性弧菌的侵袭力包括Ⅲ型分泌系统（T3SS）、毒力岛、鞭毛、荚膜、生物被膜和外膜蛋白等。

（2）毒素:副溶血性弧菌的主要致病物质为耐热直接溶血素（thermostable direct hemolysin, TDH）,TDH 是一种肠毒素,为耐热二聚体蛋白质,耐受 100℃,10 分钟不被破坏,其基因为双拷贝

（*tdh1* 和 *tdh2*），KP⁺ 菌株 *tdh2* 占优势，KP 实验中的溶血现象由 *tdh2* 位点决定。TDH 具有直接溶血毒性和肠毒素的活性等。另一个致病因子为耐热相关溶血素（thermostable related hemolysin，TRH），其生物学功能与 TDH 相似，编码基因与 TDH 同源性为 68%。

（3）所致疾病：**食物中毒**，该病常年均可发生，潜伏期 5~72 小时，平均 24 小时，引起自限性腹泻至中度霍乱样病症，临床表现包括恶心、呕吐、腹痛、腹泻、低热等，粪便多为水样，少数为血水样，恢复较快，病后免疫力不强，可重复感染。

3. 微生物学检查　腹泻患者取患者粪便、肛拭子或剩余食物，败血症患者取血液。标本接种于含 3.5%NaCl 的碱性蛋白胨水中增菌后，转种 TCBS 等鉴别培养基，若出现可疑菌落，进一步进行嗜盐性试验和生化反应，最后用诊断血清进行鉴定。可用免疫学方法测定毒素 TDH 和 TRH；也可用基因探针杂交及 PCR 检测 *tdh* 和 *trh* 基因进行快速诊断。

4. 防治原则　加强海产品市场和食品加工过程的卫生监督管理。不生食鱼虾类、贝壳等海产品。目前尚无有效的疫苗预防。

副溶血性弧菌所致的急性胃肠炎病程较短，以对症治疗为主，严重病例需输液和补充电解质。治疗可用抗菌药物，如庆大霉素或多西环素等。

三、幽门螺杆菌

幽门螺杆菌（*Helicobacter pylori*，*Hp*）是一类革兰氏阴性菌，呈螺旋状的微需氧细菌，是慢性胃炎的主要病原体，**与慢性胃炎、消化性溃疡、胃癌等人类多种胃肠道疾病的发生关系密切**。1979 年澳大利亚病理科医师罗宾·华伦（Robin Warren）在胃黏膜活体标本中，发现大量细菌黏附在胃黏膜上皮细胞，随后巴里·马歇尔（Barry Marshall）加入相关研究。幽门螺杆菌的发现是胃肠疾病研究史上的里程碑式事件，为了表彰两位研究者的重大发现和贡献，2005 年两位学者被授予诺贝尔生理学或医学奖。

1. 生物学性状

（1）形态与染色：幽门螺杆菌呈螺旋形或弧形，大小为（0.5~1.0）μm×（2.0~4.0）μm，菌体两端钝圆，一端带有 2~6 根带鞘鞭毛，运动活泼，革兰氏染色阴性。细菌通常位于胃黏膜上皮表面、黏液层下面、胃窦及腺腔内；当用抗生素治疗或胃黏膜发生病理性改变时，幽门螺杆菌可由螺杆状转变成圆球形，临床胃标本涂片一般不易发现呈经典螺旋形的幽门螺杆菌，更常见的是球状和细丝状的幽门螺杆菌。

（2）培养特性与生化反应：幽门螺杆菌是**微需氧菌**，培养较困难，营养要求高，需加入动物血清或血液。在含 85%N_2、5%~10%CO_2 和 5%O_2 的气体环境中生长良好。该菌生长缓慢，在加入万古霉素、两性霉素 B 的选择培养基中原代培养通常需要 3 日以上才能形成针尖状、半透明的小菌落。也可形成融合成片的扁平、半透明菌落。

（3）生化反应和抵抗力：幽门螺杆菌生化反应不活泼，不分解糖类。过氧化氢酶和氧化酶实验阳性。幽门螺杆菌**尿素酶丰富，可迅速分解尿素产生氨，是鉴定该菌的主要依据**。

幽门螺杆菌对酸的耐受力较一般的细菌强。

2. 致病性与免疫性

（1）致病性：幽门螺杆菌的传染源主要是人，**主要经口-口途径或粪-口途径在人与人之间传播**。超过 50% 的全球人口感染幽门螺杆菌，其中超过 80% 的感染者没有任何症状，另外 20% 的感染者逐渐发展为慢性胃炎、消化性溃疡、十二指肠溃疡甚至胃癌和胃黏膜相关淋巴组织淋巴瘤。现已证实超过 90% 的十二指肠溃疡和 80% 左右的胃溃疡，都是由幽门螺杆菌感染导致。由于幽门螺杆菌与胃癌和胃黏膜相关淋巴组织淋巴瘤的发生密切相关，因此被世界卫生组织正式确认为Ⅰ类致癌因子。幽门螺杆菌的主要致病物质为侵袭力和毒素。

1）侵袭力:与侵袭密切相关的物质为尿素酶、鞭毛和菌毛。在胃酸的环境中,幽门螺杆菌产生的尿素酶分解胃酸中的尿素产氨,在菌体表面产生"氨云",可以抵抗胃酸的作用在胃中生存并定植于胃黏膜上皮细胞。幽门螺杆菌借助活泼的鞭毛运动,穿过胃黏膜表面的黏液层到达胃黏膜上皮细胞表面,在菌毛的作用下,定植于细胞表面。

2）毒素:幽门螺杆菌可产生细胞**空泡毒素 A**（vacuolating cytotoxin antigen,VacA）和**细胞毒素相关蛋白 A**（cytotoxin associated protein A,CagA）,VacA 可导致胃黏膜上皮细胞产生空泡样病变,CagA 通过细菌Ⅳ分泌系统转移到胃黏膜上皮细胞内,激活细胞癌基因表达,诱发恶性转化。

（2）免疫性:幽门螺杆菌感染后可检测到局部及全身的特异性 IgM、IgG、IgA 型抗体。幽门螺杆菌感染可诱发一定程度的细胞免疫应答。但幽门螺杆菌感染激发的免疫应答不能有效地清除该病原菌,机制还在进一步研究中。

3. 微生物学检查

（1）直接涂片镜检:胃镜下取胃黏膜组织活检标本,涂片作革兰氏染色后,观察幽门螺杆菌为革兰氏染色阴性"S"形或海鸥状的细菌。

（2）快速尿素酶分解试验:将胃镜胃黏膜活检组织放入以酚红为指示剂的尿素试剂中,如果试剂由黄变红则为阳性,说明胃黏膜活检组织中含有活的幽门螺杆菌。

（3）分离培养与鉴定:将待检的胃黏膜活检组织碾磨成匀浆,接种于含万古霉素、两性霉素 B 的选择培养基,在微需氧的环境中,37℃培养 3 日左右,幽门螺杆菌可形成微小菌落,再进行鉴定。分离培养是鉴定幽门螺杆菌的"金标准",但其敏感性会受多种因素影响。

（4）免疫学检测:用 ELISA 方法测血清中的 IgG 水平或唾液中的 SIgA,也可以检测粪便中幽门螺杆菌抗原来判断感染。

（5）^{13}C 呼气试验:患者口服标有稳定性核素 ^{13}C 的尿素,如果感染了幽门螺杆菌,该菌的尿素酶分解尿素产生标有核素 ^{13}C 的 CO_2,后者在患者呼出的气体中大量存在,可利用同位素比值质谱仪检测出来。

4. 防治原则　幽门螺杆菌感染的治疗主要以胶体或质子泵抑制剂为基础,加两种抗生素的联合治疗。由于抗生素的广泛应用,幽门螺杆菌的耐药性呈上升趋势。幽门螺杆菌的疫苗还在研发中,已有疫苗进入或完成了临床试验阶段,但它的稳定性、安全性与有效性仍须进一步观察。

第四节　厌氧性细菌

厌氧性细菌（anaerobic bacterium）是一群必须在无氧或低氧环境下才能生长繁殖的细菌。广泛分布于自然界、人和动物与外界相通的腔道内。根据能否形成芽孢分为**厌氧芽孢梭菌**和**无芽孢厌氧菌**两大类。临床常见的厌氧芽孢梭菌有破伤风梭菌、产气荚膜梭菌、肉毒梭菌及艰难梭菌,主要引起外源性感染。无芽孢厌氧菌则包括多个属的球菌和杆菌,大多为人体正常菌群的成员,主要引起内源性感染。

厌氧芽孢梭菌（*Clostridium*）是一群**革兰氏染色呈阳性、能形成芽孢的大杆菌**,由于芽孢的直径比菌体宽,使菌体一端膨大呈梭状,故名。该属细菌目前发现有 227 个种和亚种,主要分布于土壤、人和动物的肠道,多数为腐生菌,少数为病原菌,如破伤风梭菌、产气荚膜梭菌、肉毒梭菌及艰难梭菌等,引起人类破伤风、气性坏疽、食物中毒及肉毒中毒等严重疾病。

一、破伤风梭菌

破伤风梭菌（*C. tetani*）大量存在于人和动物肠道内,是**破伤风的病原菌**。

1. 生物学性状　**革兰氏染色阳性**。菌体细长呈杆状,大小为（0.5~1.7）μm×（2~18）μm,有周鞭毛,无荚膜。**芽孢正圆,比菌体大,位于菌体顶端,使细菌呈鼓槌状**,为本菌的典型特征(图14-7)。**专性厌氧**,在血琼脂平板37℃培养48小时,形成的菌落较大、扁平、边缘不规则,似羽毛状,有β溶血环;不发酵糖类,不分解蛋白质;芽孢对外界抵抗力强,芽孢在100℃条件下1小时可被破坏,**在干燥的土壤和尘埃中可存活数十年**;繁殖体对青霉素敏感。

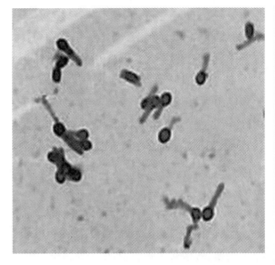

图14-7　破伤风梭菌(芽孢染色阳性)

2. 致病性和免疫性

(1)致病条件:破伤风梭菌经伤口感染人体,该菌无侵袭力,只在创伤局部繁殖,不入血。感染的重要条件是**伤口局部形成厌氧微环境**。伤口窄而深,有泥土或异物污染;大面积创伤、烧伤、坏死组织多,局部组织缺血、缺氧;同时伴有需氧菌或兼性厌氧菌混合感染。以上情况均易造成伤口局部的厌氧微环境,有利于破伤风梭菌生长繁殖,释放毒素,引起破伤风。

AB型外毒素
(动画)

(2)致病物质:破伤风梭菌主要致病物质是**破伤风痉挛毒素(tetanospasmin)**,该毒素由质粒编码,属**神经毒素**,对脊髓前角神经细胞和脑干神经细胞有高度的亲和力。破伤风痉挛毒素由一条相对分子质量约为50kDa的轻链(A链)和一条100kDa的重链(B链)通过二硫键相连组成。轻链为毒素的毒性部分,重链具有结合神经细胞和转运毒素分子的作用,只有当轻链和重链连接在一起时才具有毒素活性。该毒素最初由末梢神经沿轴索从神经纤维的间隙进入脊髓前角,再到达脑干;也可以通过淋巴液和血流到达中枢神经系统。其致病机制主要是**阻止抑制性神经递质从突触前膜释放**。

(3)所致疾病:破伤风梭菌引起的疾病主要是破伤风,潜伏期一般为7~14日,与原发感染部位距离中枢神经系统的远近有关。典型症状为**苦笑面容**、**牙关紧闭**、**角弓反张**、抽搐,可因窒息或呼吸衰竭而死亡。早期症状为漏口水、出汗和易激动、因自主神经功能紊乱导致的心律不齐、因大量出汗导致脱水。据估计世界上每年约有100万病例发生,病死率在30%~50%,其中一半的死亡病例是新生儿。**新生儿破伤风**是因为**分娩时使用不洁器械剪断脐带或脐部消毒不严格**,破伤风梭菌芽孢侵入脐部所致。

(4)免疫性:机体对破伤风的免疫以**体液免疫**为主,主要是抗毒素发挥中和作用。破伤风痉挛毒素刺激机体产生的抗毒素可结合游离的破伤风毒素,阻断毒素与神经细胞膜受体的结合,但对已结合到膜上的毒素则无中和作用。由于破伤风痉挛毒素的毒性很强,极少量毒素即可致病,而如此少量毒素还不足以使机体产生免疫效应,故病后不能获得牢固的免疫力。获得有效保护的途径是人工免疫。

3. 微生物学检查　破伤风梭菌必须在厌氧微环境中才能生长繁殖,伤口直接涂片镜检和分离培养阳性率很低,即使在伤口局部查到破伤风梭菌及其芽孢,不一定表明患病,故一般不做细菌学检查。临床上根据典型症状和病史即可作出临床诊断。

4. 防治原则　破伤风一旦发病,疗效不佳,病死率较高。

(1)非特异性防治措施:正确**处理伤口**、**清创**、**扩创**,防止形成厌氧微环境。应用抗生素杀灭破伤风梭菌,以消除毒素产生的来源,同时抗生素可以杀死伤口感染的其他需氧菌和兼性厌氧菌,有利于阻止厌氧微环境的形成。

(2)特异性预防措施:目前我国常规采用含有百日咳疫苗、白喉类毒素和破伤风类毒素的**百白破三联疫苗(pertussis-diphtheria-tetanus vaccine,DTP)**制剂,对3~6个月的儿童进行免疫,可同时获得对这三种常见病的免疫力。免疫程序为婴儿出生后第3、4、5个月连续免疫3次,2岁和6岁时各加强一次,以建立基础免疫。对伤口污染严重而又未经过基础免疫者,可立即肌肉注射**破伤风抗毒素**(tetanus antitoxin,TAT)或**人抗破伤风免疫球蛋白**(Human anti-tetanus immunoglobulin,TIG),以获得被动免疫作紧急预防,剂量为1 500~3 000IU。

（3）特异性治疗:对已发病者应早期、足量使用人抗破伤风免疫球蛋白,肌内注射,剂量为3 000~10 000IU,或TAT静脉滴注,剂量为20 000~50 000IU,以阻止毒素与细胞膜受体结合。TAT是用破伤风类毒素免疫马所获得的马血清纯化制剂,无论用于紧急预防还是治疗,都必须先做皮肤试验,测试有无超敏反应。若皮肤试验呈阳性反应,一般应尽量避免使用,若必须使用,应采用脱敏注射法。

二、产气荚膜梭菌

产气荚膜梭菌(*C. perfringens*)广泛分布于土壤、人和动物肠道中,能引起人和动物多种疾病,也是引起严重创伤感染的重要病原菌。

1. 生物学性状　**革兰氏染色阳性的粗大杆菌**,大小为(0.6~2.4)μm×(3~19)μm。芽孢呈椭圆形,位于次极端,直径小于菌体;无鞭毛,在机体内可形成**荚膜**(图14-8)。专性厌氧,繁殖周期短,在最适生长温度42℃时仅为8分钟。在血琼脂平板上多数菌株有**双层溶血环**;在卵黄琼脂平板上菌落周围出现乳白色混浊圈,由该菌产生的卵磷脂酶(α毒素)分解蛋黄中的卵磷脂所致。若在培

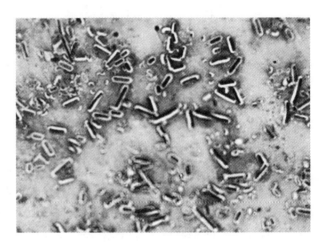

图14-8　产气荚膜梭菌(×1 000)

养基中加入α毒素的抗血清,则不出现浑浊,此现象称为**Nagler反应**,为本菌的培养特点。在牛乳培养基中分解乳糖产酸,使酪蛋白凝固,同时产生大量气体,将凝固的酪蛋白冲成蜂窝状,气势凶猛,称**"汹涌发酵"**(stormy fermentation)现象。

2. 致病性　产气荚膜梭菌能产生十余种外毒素,其中多种毒素同时又是胞外酶,故能构成强大的侵袭力,其中α、β、ε、ι这4种毒素为致病的主要毒素(**α毒素毒性最强**)。产气荚膜梭菌主要引起气性坏疽、食物中毒、坏死性肠炎等疾病。**气性坏疽**多见于战伤和地震灾害,也可见于平时的工伤、车祸等引起的大面积创伤,其感染条件与破伤风梭菌相同,多见于四肢。气性坏疽发病潜伏期短,多为1~4日,由于产气荚膜梭菌产生多种毒素和侵袭性酶,病情恶化极快,若不及时处理,常可危及生命,病死率高达40%~100%。

3. 微生物学检查　直接涂片镜检可见有荚膜的革兰氏阳性粗大杆菌,且使白细胞少而不典型,伴有其他杂菌等三个特点即可初步报告。取坏死组织制成菌悬液接种血琼脂平板或牛奶培养基,厌氧培养观察现象,以进一步分离培养与鉴定。

4. 防治原则　对伤口和局部感染应及时清创处理,消除厌氧微环境。手术切除坏死组织,并使用大剂量青霉素等抗生素以杀灭病原菌和其他细菌。早期可用多价抗毒素血清治疗和高压氧舱法辅助治疗。

三、肉毒梭菌

肉毒梭菌(*C. botulinum*)主要存在于土壤和动物粪便中,可引起人和动物肉毒病,最常见的是肉毒中毒和婴儿肉毒病。

1. 生物学性状　**革兰氏阳性粗短杆菌**,其大小为(1~1.2)μm×(4~6)μm。单个或呈双排列,有时呈链状;芽孢呈椭圆形,比菌体宽,位于次极端,**使菌体呈网球拍状**。有鞭毛,无荚膜(图 14-9)。**严格厌氧**。对营养要求不高,在普通琼脂平板上能够生长;在血平板上培养 24 小时能形成 2~4mm 白色粗糙的较大菌落,周围出现浑浊圈;在疱肉培养基中生长,可消化肉渣,使之变黑产生恶臭。

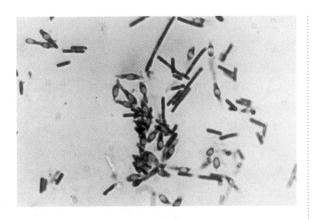

图 14-9　肉毒梭菌(×1 000)

2. 致病性　致病物质为肉毒毒素,是已知**最剧烈的神经外毒素**,毒性比氰化钾毒性强一万倍,对人的致死量约为 0.1μg。肉毒毒素**不耐热**,煮沸 1 分钟可被破坏,但对酸抵抗力较强,胃酸作用 24 小时后仍不被破坏。肉毒毒素的结构和致病方式与破伤风痉挛毒素非常相似,其主要作用机制为:肉毒毒素作用于外周胆碱能神经,抑制神经肌肉接点处神经介质乙酰胆碱的释放,导致**弛缓性麻痹**。

所致疾病:①食物中毒和婴儿肉毒中毒,因食用被肉毒梭菌芽孢污染的食品(成人主要是肉类食品,婴儿食品如蜂蜜等),芽孢在厌氧条件下生长产生毒素,食用前未经加热烹制,导致食物中毒。中毒的临床表现胃肠道症状很少见,主要为神经末梢麻痹,如眼肌麻痹、咽部肌肉麻痹,进而膈肌麻痹,造成呼吸困难至呼吸停止而致死。②创伤感染中毒,若伤口被肉毒梭菌的芽孢污染,芽孢在局部的厌氧环境中发芽并释放出肉毒毒素,导致机体创伤感染中毒。

3. 微生物学检查　标本为剩余食品、患者的粪便或血清。可将食品、粪便先经 80℃ 10 分钟加热处理,再进行厌氧培养分离菌。重点是检测肉毒毒素,将毒素注射小鼠腹腔,观察是否出现四肢麻痹、呼吸困难等中毒症状,及其能否被已知的抗肉毒毒素中和试验进行鉴定。

4. 防治原则　加强食品卫生管理和监督。对患者尽早诊断,注射多价抗毒素,对症支持治疗。

知识拓展

肉 毒 毒 素

肉毒毒素具有很强的毒性,并能通过基因工程的方法制备,肉毒毒素生物制剂已广泛用于眼科、神经科、康复科及美容外科等领域疾病的对症治疗。肉毒毒素注射疗法具有操作简单、创伤小、并发症少及疗效好等优点,但也有各种不良反应报道,个别还出现严重的并发症,因此应科学、谨慎使用。

四、无芽孢厌氧菌

无芽孢厌氧菌包括革兰氏阳性和革兰氏阴性的球菌和杆菌,共有 30 多个属,200 余菌种,其中与人类疾病相关的主要有 10 个属。**无芽孢厌氧菌在人体正常菌群中占有绝对优势**,是其他非厌氧性细菌的 10~1 000 倍。如在肠道菌群中,厌氧菌占 99.9%,大肠埃希菌仅占 0.1%。在皮肤、口腔、上呼吸道和泌尿生殖道的正常菌群中,80%~90% 也是厌氧菌。在正常情况下,这些厌氧菌对人体无害,但在某些特定状态下,无芽孢厌氧菌作为机会致病菌可导致内源性感染。在临床厌氧菌感染中,无芽孢厌氧菌的感染率高达 90%,并且以混合感染多见。

1. 常见的无芽孢厌氧菌　常见的无芽孢厌氧菌包括革兰氏阴性厌氧杆菌和球菌及革兰氏阳性厌氧杆菌和球菌。临床常见的革兰氏阴性厌氧杆菌中,以**拟杆菌属最常见**,其中以脆弱拟杆菌

(*B.fragilis*)最为重要,占临床标本所分离厌氧菌的25%。该菌为肠道的正常菌群,主要引起腹腔脓肿、败血症等,常与消化链球菌、兼性厌氧菌等引起混合感染。革兰氏阴性厌氧球菌中常见的是韦荣球菌属的细菌,该菌是咽喉部主要的厌氧菌。革兰氏阳性厌氧杆菌在临床标本分离的厌氧菌中占22%,其中57%为丙酸杆菌、23%为真杆菌。革兰氏阳性厌氧球菌中,有临床意义的是消化链球菌属的细菌,主要寄居于女性阴道。

2. 致病性

(1)感染条件:无芽孢厌氧菌是寄居于人体的正常菌群,当其寄居部位改变、机体免疫力下降或菌群失调,若局部还有坏死组织、血供障碍等形成厌氧微环境,则易引起内源性感染。

(2)毒力因素:无芽孢厌氧菌的毒力主要表现在以下几个方面。通过菌毛、荚膜等表面结构黏附和侵入上皮细胞和各种组织;产生多种毒素、胞外酶和可溶性代谢物;改变其对氧的耐受性,如拟杆菌属中很多菌种能产生超氧化物歧化酶,使其对局部微环境氧的耐受性增强,利于该菌的生长而致病。

(3)感染特征:无芽孢厌氧菌感染的特征主要有以下几点。①多为**内源性感染**,呈慢性过程;②感染**无特定病型**,大多为化脓性炎症,引起组织坏死或形成局部脓肿,也可侵入血液形成败血症;③**分泌物或脓液黏稠**,呈乳白色、粉红色、血色或棕黑色,**有恶臭**,有时有气体产生;④使用氨基糖苷类抗生素(如卡那霉素、庆大霉素、链霉素)治疗无效;⑤分泌物直接涂片可见细菌,但**常规培养无细菌生长**。

(4)所致疾病:无芽孢厌氧菌可遍及全身各部位,临床常见的有腹腔感染、女性生殖道与盆腔感染、呼吸道感染、口腔感染、中枢神经系统感染及败血症等。

3. 微生物学检查

(1)标本采集:无芽孢厌氧菌大多是人体正常菌群,标本应从感染中心处采集,并注意避免正常菌群的污染。最可靠的标本是无菌切取或活检的新鲜组织,或者是感染深部吸取的渗出物或脓汁。因厌氧菌对氧敏感,采集的标本应立即放入厌氧标本收集瓶中,迅速送检。

(2)直接涂片镜检:脓汁或穿刺液标本可直接涂片染色,以观察细菌的形态特征、染色性及细菌量,用于初步诊断。

(3)分离培养与鉴定:是证实无芽孢厌氧菌感染的关键方法。标本应接种营养丰富、新鲜、含有还原剂的培养基、特殊培养基或选择培养基,最常用的是以牛心脑浸液为基础的血平板。最好在厌氧环境中进行接种,37℃厌氧培养2~3日,若无细菌生长,继续培养至1周。生长的细菌必须做耐氧试验,确定是专性厌氧菌后,再用生化反应等进行鉴定。

(4)快速诊断:用气相色谱、液相色谱检测细菌代谢终末产物能迅速做出鉴定,还可用核酸杂交、16S rRNA序列分析等分子生物学方法做进一步鉴定。

4. 防治原则　无芽孢厌氧菌感染的防治原则是注意清洗创面,去除坏死组织和异物,维持局部良好的血液循环,预防局部形成厌氧微环境。选用正确抗生素治疗,临床上95%以上革兰氏阴性厌氧菌对甲硝唑、亚胺培南、哌拉西林、替卡西林、克林霉素等敏感;革兰氏阳性厌氧菌对万古霉素敏感;氟喹诺酮类药对革兰氏阳性和革兰氏阴性厌氧菌都有较高的抗菌活性。由于越来越多的耐药菌株出现,在治疗前,还应对分离菌进行**抗生素敏感性测定**,以指导临床用药。

第五节　分枝杆菌

分枝杆菌属(*Mycobacterium*)细菌是一类细长略弯曲的杆菌,因有分枝生长的趋势而得名。本属细菌的主要特点是**细胞壁含有大量脂质**,其与细菌染色性、致病性和免疫性密切相关。本属细菌含有大量分枝菌酸,革兰氏染色一般不易着色,若经加温或延长染色时间而着色后,能抵抗盐酸乙醇的脱色,故又称**抗酸杆菌**(acid-fast bacilli)。该属菌无鞭毛、无芽孢、不产生内毒素和外毒素,其致病性与菌体成分有关。引起的疾病病程长，并伴有肉芽肿。分枝杆菌属的种类多，根据其致病特点，可分为结核分枝杆菌复合群、麻风分枝杆菌和非结核分枝杆菌三类，共 102 个种。常见的致病性分枝杆菌主要有结核分枝杆菌和麻风分枝杆菌。

一、结核分枝杆菌

结核分枝杆菌（*M.tuberculosis*），俗称结核杆菌，是引起结核病的病原菌。20 世纪 90 年代以来，由于艾滋病流行、结核分枝杆菌耐药菌株的出现及卡介苗免疫效果不稳定等因素，结核病发病率呈上升趋势。据 2021 年 10 月 WHO 报道，全球结核病发病率呈现下降趋势，2020 年约有 987 万新发病例，近 130 万人死于结核相关疾病。我国结核病发病人数居全世界第二位，结核病发病率和病死率占我国法定报告传染病的首位。

（一）生物学性状

1. 形态与染色　典型结核分枝杆菌为**细长略弯曲的杆菌**，直径约 0.4μm，长 1~4μm，呈单个或分枝状排列，常聚集成团。**因细胞壁脂质含量较高**，且有大量分枝菌酸包围在肽聚糖的表面，常用**齐-尼抗酸染色**（Ziehl-Neelsen acid-fast staining）染色，结核分枝杆菌可被染成红色，为抗酸阳性细菌，而其他细菌和背景呈蓝色（图 14-10）。在用过异烟肼治疗的患者、结核性脓肿、痰标本中有时可见非抗酸性革兰氏阳性颗粒，呈丝状或颗粒状，为 L 型细菌。

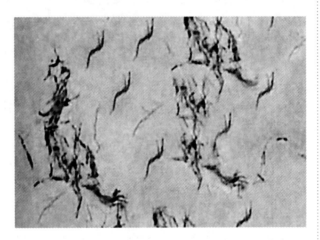

图 14-10　结核分枝杆菌（抗酸染色）

2. 培养特性与生化反应　**专性需氧**，营养要求高，**生长缓慢**，繁殖一代约需 18 小时。最适温度为 37℃，最适 pH 为 6.5~6.8。常采用**罗氏培养基**（Lowenstein-Jensen culture medium）分离培养，3~4 周可出现乳酪色或米黄色、干燥、表面粗糙呈颗粒状、结节或菜花状菌落。在液体培养基中，由于结核分枝杆菌含脂质量多，具有疏水性，加上需氧要求，故易形成皱褶状菌膜生长。不发酵糖类，热触酶试验阴性（非结核分枝杆菌阳性）。

结核分枝杆菌菌落（图片）

3. 抵抗力　细胞壁中含有大量脂质，故**对某些理化因素有较强抵抗力**，如对干燥的抵抗力极强，在干燥痰液内可存活 6~8 个月；对酸和碱（3%HCl 或 6%H$_2$SO$_4$、4%NaOH）有抵抗力；对乙醇敏感，在 70% 乙醇中 2 分钟死亡；对湿热敏感，62~63℃15 分钟或煮沸可被杀死；对紫外线敏感，日光照射数小时可被杀死；对链霉素、异烟肼、利福平、环丝氨酸、乙胺丁醇、卡那霉素、对氨基水杨酸等敏感，但长期用药容易出现耐药性。

4. 变异性　结核分枝杆菌可发生形态、菌落、毒力、免疫原性和耐药性等变异。**卡介苗**（Bacille Calmette-Guérin，BCG）：1908 年法国人 Calmette 和 Guerin 将牛分枝杆菌在含甘油、胆汁、马铃薯的培养基中经 13 年 230 次培养传代获得一株减毒活菌苗。BCG 毒力下降，保持良好的免疫原性，现已广泛用于结核病的预防。BCG 是毒力变异的典型例子。结核分枝杆菌对链霉素、异烟肼、利福平、环丝氨酸、乙胺丁醇、卡那霉素、对氨基水杨酸等敏感，但长期用药容易出现**耐药性**。耐药类型分为 4 类：单耐药（single drug-resistant tuberculosis，SDR-TB），对 1 种抗结核药物耐药；多耐药（polydrug-resistant tuberculosis，PDR-TB），对 1 种以上的抗结核药物耐药，不包括同时对利福平和异烟肼耐药；耐多药（multidrug-resistant tuberculosis，MDR-TB），至少对利福平和异烟肼耐药；广泛耐药（extensively drug-resistant tuberculosis，XDR-TB），耐多药且对任意 1 种喹诺酮类药物耐药和二线抗结核药物卷曲霉素、卡那霉素和阿米卡星注射剂中至少1种耐药。结核分枝杆菌耐药株逐年递增，对结核病的治疗带来极大困难和严峻的挑战。

（二）致病性与免疫性

1. 致病物质　结核分枝杆菌无内、外毒素，亦不产生侵袭性酶类，致病物质主要是其菌体成分，特别是细胞壁中脂质和蛋白质与细菌毒力密切相关。

（1）脂质：**脂质是结核分枝杆菌的主要毒力因子，多呈糖脂或脂蛋白形式。**糖脂的种类多，包括以下几种。①**索状因子（cord factor）：**又名海藻糖 6,6′-二分枝菌酸（TDM），因能使结核分枝杆菌在液体培养基中成索状生长而得名，具有诱导抗炎细胞因子的产生，促进慢性肉芽肿的形成；促进抗原递呈细胞成熟，具有佐剂的作用；有利于形成潜伏感染和细菌在体内长期存活。TDM 是结核分枝杆菌重要的致病因子。②**甘露糖脂：**与巨噬细胞甘露糖受体结合使结核分枝杆菌进入巨噬细胞内，抑制吞噬体成熟，阻止巨噬细胞对细菌的消化作用，并诱导抗炎细胞因子产生。③**硫酸脑苷脂：**可抑制吞噬细胞中吞噬体与溶酶体的融合，使结核分枝杆菌在吞噬细胞中长期存活。④**磷脂：**能刺激单核细胞增生，形成结核结节和干酪样坏死。

（2）蛋白质：结核分枝杆菌菌体内含有多种蛋白成分，多为脂蛋白或糖蛋白，具有多种致病作用；同时具有免疫原性，与蜡质 D 结合后诱发机体发生迟发型超敏反应。

（3）荚膜：结核分枝杆菌荚膜的主要成分是多糖，还有部分脂质和蛋白质。

2. 所致疾病　结核分枝杆菌主要通过飞沫经呼吸道传播，也可经消化道和破损的皮肤黏膜侵入机体，引起多种组织器官的结核病，以**肺结核最为常见**。

（1）肺结核：可有两种主要病变。①原发性肺结核，多发生于儿童。细菌进入肺泡后被巨噬细胞吞噬，由于菌体成分能阻止吞噬体与溶酶体的融合，抵抗胞内溶菌酶的杀伤，故能在巨噬细胞内大量繁殖，最终使巨噬细胞裂解破坏，释放出大量细菌，引起渗出性炎症，称为原发灶。初次感染时，因机体缺乏特异性免疫，结核分枝杆菌常从原发病灶经淋巴管扩散至肺门淋巴结，引起肺门淋巴结肿大，称为**原发性肺结核**。若机体免疫力强，原发感染可经纤维化或钙化而自愈，但病灶内常有一定量的结核分枝杆菌长期潜伏，成为日后内源性感染的来源。原发感染后约 5% 患者可发展为活动性肺结核，其中极少数因免疫力低下，细菌经血液和淋巴系统播散至全身，导致全身粟粒性结核或结核性脑膜炎。②继发性肺结核，多见于成人，常继发于原发性肺结核。由于机体已有特异性细胞免疫，所以病灶仅限于局部，其特征是出现**慢性肉芽肿**炎症，即病变中央呈干酪样坏死，周围包绕上皮样细胞、淋巴细胞、巨噬细胞和成纤维细胞，此为**结核结节**。因机体已有迟发型超敏反应，易出现干酪样坏死，甚至液化形成空洞。

（2）肺外感染：在部分患者中，结核分枝杆菌可经血液淋巴液扩散，引起肾结核、骨结核、结核性腹膜炎和结核性脑膜炎等。

3. 免疫性　固有免疫是机体抗结核分枝杆菌感染的第一步。结核分枝杆菌是兼性胞内寄生菌，在适应性免疫中，**抗感染免疫主要依靠细胞免疫**。机体对结核分枝杆菌产生保护性免疫的同时，细菌的部分蛋白质与糖脂等共同刺激 T 淋巴细胞，形成超敏状态，可导致**迟发型超敏反应**。

4. 结核菌素试验　用结核菌素进行皮肤试验，测定机体对结核分枝杆菌的菌体成分是否有迟发型超敏反应，推测机体是否感染过结核分枝杆菌，判定对该菌有无免疫力。结核菌素试剂常用纯蛋白衍化物（purified protein derivative，PPD），包括人结核分枝杆菌制成的 PPD-C 和卡介苗制成的 BCG-PPD。

分别取 PPD-C 和 BCG-PPD 5U 注射于两前臂皮内，48~72 小时后检查局部皮肤红肿和硬结的大小。局部红肿硬结 <5mm 为阴性，>5mm 者为阳性，≥15mm 为强阳性。两侧红肿硬结中，若 PPD-C 侧大于 BCG-PPD 侧时为感染，反之则为 BCG 接种所致。阳性反应提示机体已感染过结核分枝杆菌或 BCG 接种成功；强阳性提示可能有活动性结核病；阴性反应提示机体未感染过结核分枝杆菌，但应考虑以下情况：①感染初期；②老年人；③严重结核病患者，机体处于免疫反应低下状态；④细胞免疫功能低下者,如艾滋病或肿瘤等。结核菌素试验可用于:辅助婴幼儿结核病的诊断;筛选 BCG 接种对象;检测 BCG 接种的效果;测定机体的细胞免疫功能;在未接种 BCG 的人群作结核分枝杆菌感染的流行病学调查。

结核菌素
皮肤试验
（图片）

（三）微生物学检查

1. **标本**　根据感染的部位不同,标本可取痰,尿,粪便,脑脊液或胸、腹水。

2. **直接涂片镜检**　根据感染部位取材,进行抗酸染色。若有抗酸性阳性菌,可作初步诊断。

3. **分离培养**　采集菌标本接种于罗氏培养基,3~4 周后观察菌落特点。根据细菌的生长速度、菌落特征及抗酸染色结果等做出判断。

4. **γ 干扰素释放实验**　γ 干扰素释放实验（Interferon-gamma release assay,IGRA）,是一种用结核分枝杆菌特异抗原刺激来自感染者 T 细胞后,测定和分析 T 细胞释放的 γ 干扰素,来判定机体是否被结核分枝杆菌感染的一种体外免疫检测的新方法。该法敏感性和特异性较高,且不受 BCG 和大多数非结核分枝杆菌的影响,因用于刺激 T 细胞的特异抗原为 EAST-6 和 CFP-10,这两种蛋白是结核分枝杆菌和 BCG 等的差异蛋白。

5. **快速诊断**　常用 PCR 技术快速诊断结核分枝杆菌感染,不仅敏感性高,而且只需 1~2 日即可出结果。其他快速诊断方法包括:分枝杆菌 DNA 探针技术;DNA 指纹图谱技术;16SRNA 基因序列测定;ELISA 法检测结核分枝杆菌特异的抗体或抗原等。

（四）防治原则

BCG 接种是预防结核病的主要措施之一,目前,我国把儿童注射 BCG 预防结核病纳入儿童免费计划免疫的项目。结核病治疗采用联合用药,常用的一线药物有利福平、异烟肼、乙胺丁醇等。抗结核病化学药物治疗的原则是早期、规律、适量、联合及全程用药。近年来有许多新的抗结核药正在研究和开发中。

二、麻风分枝杆菌

麻风分枝杆菌（ *M. laprae* ）是引起麻风病的病原菌。

（一）生物学性状

麻风细胞
（图片）

麻风分枝杆菌的形态、染色与结核分枝杆菌相似。麻风分枝杆菌是一种典型的细胞内寄生菌,体外人工培养至今仍未成功。在患者的渗出物标本中可见大量麻风分枝杆菌存在于细胞中,且细胞质呈泡沫状,称**麻风细胞**。

（二）致病性与免疫性

麻风的传染源主要是麻风患者,可通过破损的皮肤黏膜、呼吸道吸入或密切接触传播。麻风的潜伏期长,一般为 2 年,也可长达 10 年之久。根据机体的免疫状态、病理变化和临床表现可将患者分为以下几类。

（1）瘤型:细菌侵犯皮肤、黏膜及各脏器,形成肉芽肿病变,抗酸染色法可检出大量麻风分枝杆菌聚集,传染性强,患者细胞免疫低下或抑制。

（2）结核型:病变主要在皮肤,可使皮肤丧失感觉,不易检出麻风分枝杆菌,传染性小,患者细胞免疫较强;少数患者处于两型之间的。

（3）界线类:兼有瘤型和结核型特点,可向两型转化,可检出麻风分枝杆菌。

（4）未定类:是麻风病早期病变,病灶中很少检出麻风分枝杆菌。

（三）微生物学检查与防治原则

麻风分枝杆菌因不能体外人工培养,微生物学检查主要是标本涂片染色镜检或病理组织切片检查。

麻风病目前尚无特异性预防方法,应早发现、早隔离和早治疗。治疗药物主要有砜类、利福平和氯法齐明联合使用。

第六节 动物源性细菌

动物源性细菌是以动物作为主要传染源,能引起人类和动物发生**人畜共患病(zoonosis)**的病原菌。动物源性细菌通常以家畜或野生动物作为储存宿主,人类通过接触病畜、被污染的畜产品或节肢动物叮咬等途径感染致病,包括**布鲁氏菌属**、**耶尔森菌属**、**芽孢杆菌属**等,所致疾病有**布鲁氏菌病**、**鼠疫**、**炭疽病**等,这些疾病主要发生在畜牧区或自然疫源地。现将动物源性细菌中常见的布鲁氏菌、鼠疫耶氏菌和炭疽芽孢杆菌主要生物学性状、致病性及防治原则进行列表比较,见表14-2。

表14-2 常见动物源性细菌

菌名	主要生物学性状		致病性及免疫性	防治原则
	形态结构与染色	培养特性		
羊布鲁氏菌(*B. melitensis*)和流产布鲁氏菌(*B. abortus*)	G⁻小球杆菌或短杆菌,吉姆萨染色呈紫色。无芽孢,无鞭毛,光滑型菌有微荚膜	专性需氧。初次分离需5%~10% CO_2,在普通培养基上生长缓慢,加入血清或肝浸液等可促进生长。最适生长温度为34~37℃,最适pH为6.6~6.8	布鲁氏菌感染家畜引起流产,隐性感染的动物也可经乳汁、粪便、尿液等长期排菌。布鲁氏菌是胞内寄生菌,机体感染后会出现菌血症和发热。患者的热型呈波浪式,临床上称为波浪热。感染易转为慢性,在全身各处引起迁徙性病变。免疫以细胞免疫为主,各菌种和生物型之间可出现交叉免疫	控制和消灭家畜布鲁氏菌病、切断传播途径和免疫接种是三项主要预防措施。免疫接种以畜群为主,疫区人群应接种减毒活疫苗。急性患者用抗生素治疗
鼠疫耶尔森菌(*Y. pestis*)	G⁻两端浓染的卵圆形短小杆菌。一般单个散在,偶尔成双或呈短链。有荚膜,无鞭毛,无芽孢	兼性厌氧,最适生长温度为27~30℃,最适pH为6.9~7.2;在含血液或组织液的培养基上培养24~48小时可形成柔软、黏稠的粗糙型菌落	毒力很强,少数几个细菌即可致病。鼠疫是自然疫源性传染病,啮齿类动物是鼠疫耶尔森菌的储存宿主,鼠蚤是主要的传播媒介。鼠疫一般先在鼠类间发病和流行,通过鼠蚤的叮咬而传染人类,尤其当大批病鼠死亡后,失去宿主的鼠蚤转向人群。人患鼠疫后,又可通过人蚤或呼吸道等途径在人群间流行。临床常见有腺鼠疫、肺鼠疫和败血症型鼠疫。鼠疫感染后能获得牢固免疫力,再次感染罕见	灭鼠灭蚤是切断鼠疫传播环节,消灭鼠疫的根本措施。治疗必须早期足量用药,使用磺胺类、链霉素、氨基糖苷类抗生素等
炭疽杆菌(*B. anthracis*)	G⁺粗大杆菌,两端截平,经培养后形成长链,呈竹节样排列。芽孢在有氧条件下形成,呈椭圆形,位于菌体中央。有毒菌株在人和动物体内或含血清的培养基中可形成荚膜	需氧或兼性厌氧。最适温度为30~35℃。在普通琼脂培养基上培养24小时,形成灰白色粗糙型菌落;在肉汤培养基中由于形成长链而呈絮状沉淀生长	主要致病物质是荚膜和炭疽毒素。荚膜有抗吞噬作用,有利于细菌在宿主组织内繁殖扩散。炭疽毒素是造成感染者致病和死亡的主要原因。人因接触病畜或受染皮毛而引起皮肤炭疽;因食入未煮熟的病畜肉类、奶或被污染食物引起肠炭疽,或吸入含有大量病菌芽孢的尘埃可发生肺炭疽。上述三型均可并发败血症,病死率极高。感染炭疽芽孢杆菌后可获得持久性免疫力	病畜应严格隔离或处死深埋,死畜严禁剥皮或煮食,必须焚毁或深埋。特异性预防用炭疽减毒活疫苗接种,免疫力可持续1年。治疗以青霉素为首选

第七节　其他重要病原性细菌

其他重要病原性细菌见表 14-3。

表 14-3　其他重要病原性细菌

菌名	主要生物学性状		致病性及免疫性	特异性防治
	形态结构与染色	培养特性		
空肠弯曲菌（*Campylobacter jejuni*）	G⁻,菌体细长成弧形或"S"形,一端或两端有鞭毛,运动活泼	微需氧,适温 37~42℃,在含 5% 氧、10%CO_2 和 85%N_2 的气体条件下生长良好	可产生一种不耐热的肠毒素,引起急性胃肠炎、食物中毒、败血症等	
白喉棒状杆菌（*Corynebacterium diphtheriae*）	G⁺,菌体细长微弯,一端或两端膨大呈棒状。排列呈"V"或"L"形,美兰染色或 Neisser 染色时可见异染颗粒	需氧或兼性厌氧,适温 34~37℃,最适 pH 为 7.0~7.6,常用吕氏血清培养基培养,在亚碲酸钾血平板上可形成黑色菌落	致病物质为白喉外毒素,影响细胞蛋白质的合成,导致细胞变性和坏死。可引起咽部炎症,形成假膜,脱落后可致呼吸道阻塞	用白喉类毒素或百白破三联疫苗预防接种。白喉抗毒素用于特异性治疗
流感嗜血杆菌（*Haemophilus influenzae*）	G⁻,小杆菌,可呈球杆状、丝状等。多数菌株有菌毛,有毒株具有荚膜	需氧,适温 37℃,最适 pH 为 7.6~7.8,生长需要 X、V 因子,常用巧克力血琼脂平板培养,与金黄色葡萄球菌共同培养时可呈现卫星现象	致病物质有内毒素、荚膜和菌毛,强毒株具有 IgA 分解酶。外源性感染引起急性化脓性感染,也可导致内源性感染,常在流感、麻疹和结核等感染后发生	预防用 b 型流感嗜血杆菌荚膜多糖疫苗
百日咳鲍特菌（*Bordetella pertusis*）	G⁻,菌体呈卵圆形的小杆菌,有毒株有荚膜和菌毛	需氧,适温 37℃,最适 pH 为 6.8~7.0,在鲍氏培养基上生长良好	致病物质为百日咳毒素、腺苷酸环化酶毒素、血凝素等。引起百日咳。抗百日咳免疫主要是局部黏膜免疫	接种百日咳菌苗或百白破三联疫苗
铜绿假单胞菌（*Pseudomonas aeruginosa*）	G⁻,菌体呈小杆菌,长短不一,有 1~3 根鞭毛,运动活泼,有菌毛	需氧,适温 35℃,最适 pH 为 7.2~7.6,营养要求不高,可产生水溶性色素,主要是绿脓素和荧光素两种	致病物质有内毒素、外毒素、蛋白分解酶和杀白细胞素等。可引起继发性感染,临床常见的有皮肤、皮下组织感染和败血症	
嗜肺军团菌（*Legionella pneumophila*）	G⁻,为短小杆菌,有时呈多形态,有菌毛和鞭毛。一般染色不易着色,用 dieterle 镀银染色呈黑褐色	需氧,适温 37℃,最适 pH 为 6.4~7.2,在 5%CO_2 环境中生长良好,需要含半胱氨酸和铁的培养基	致病物质和致病机制尚不清楚,菌毛、多种酶和毒素可能与致病有关。引起军团病,有肺炎型和流感样型。军团菌为胞内寄生菌	

第八节　在分类学上列入广义细菌学范畴的微生物

原核细胞型微生物包括细菌、放线菌、支原体、衣原体、立克次体和螺旋体等。后五类的结构和组成与细菌接近,故在分类学上将它们列入广义的细菌范畴。

一、支原体

支原体(mycoplasma)是一类**缺乏细胞壁**、呈多形性、能通过细菌滤器,在无生命培养基中生长繁殖的**最小原核细胞型微生物**。在自然界中分布广泛,多数不致病。对人致病的主要有肺炎支原体(图 14-11)、人型支原体、生殖支原体和解脲支原体等。

（一）生物学性状

1. **形态与结构**　支原体大小为 0.3~0.5µm。无细胞壁,**形态呈高度多形性**,有球形、杆状、丝状、棒状和分枝状等多种形态。革兰氏染色为阴性,但不易着色,常用吉姆萨染色法染色,呈淡紫色。基因组为环状双股 DNA。支原体的细胞膜包括三层结构,内

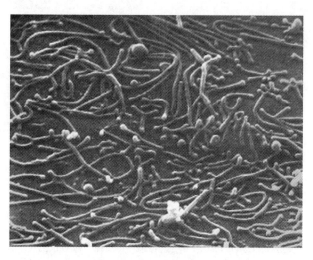

图 14-11　肺炎支原体(扫描电镜,×6 500)

外两层由蛋白质和糖类组成,中层为脂质,主要是磷脂和**胆固醇**。有些支原体具有特殊的**顶端结构**,有助于支原体对宿主细胞的黏附,与支原体的致病有关。

2. **培养特性**　支原体营养要求高,培养基中需加入 10%~20% 人或动物血清,才能良好生长。支原体生长缓慢,在固体培养基上,3~5 日形成微小菌落,中心厚而隆起、边缘薄而扁平,为一层薄薄的透明颗粒区,呈**典型的"油煎蛋"样菌落**。支原体的繁殖方式多样化,以二分裂方式为主,另外还有分枝、出芽、分节、断裂等特殊繁殖方式。

3. **抵抗力**　支原体缺乏细胞壁,对理化因素的抵抗力较弱,对热、干燥、紫外线敏感,对脂溶剂和常用化学消毒剂敏感,但对结晶紫、铊盐和亚碲酸钾的抵抗力较细菌强。对作用于细胞壁或影响细胞壁合成的抗生素如青霉素、头孢菌素等不敏感;对干扰蛋白质合成的抗生素如红霉素、链霉素、螺旋霉素和多西环素等敏感。

（二）致病性与免疫性

黏附是支原体致病的先决条件。支原体可通过顶端结构黏附于宿主细胞表面,一般不侵入细胞,但可从宿主细胞摄取营养物质供支原体生长繁殖,也可产生毒性代谢产物,导致组织细胞损伤。

支原体感染后可刺激机体产生特异性体液免疫和细胞免疫。但免疫保护作用不强,且不持久。

（三）主要致病性支原体

1. **肺炎支原体**　主要通过**飞沫传播**,引起人支原体肺炎,又称**原发性非典型性肺炎**。多发生于夏末秋初季节,患者以青少年、儿童多见。肺炎支原体感染后患者症状轻重不一,病理改变以间质性肺炎为主。

微生物学检查可作支原体分离培养,通过菌落特征、染色后镜检以及生长抑制试验等方法进行鉴定;血清学检查常用非特异性冷凝集试验,也可用 ELISA 检测相应抗体,用于支原体肺炎的早期诊断;或用 PCR 法检测支原体核酸以便快速诊断。

目前尚无有效疫苗预防肺炎支原体感染,治疗可选用敏感抗生素。

2. **人型支原体**　主要通过性接触传播,引起男性睾丸炎以及女性盆腔炎、慢性羊膜炎等。实验室检查主要是分离培养与核酸检测。

3. **生殖支原体**　通过性接触传播,经特殊的顶端结构,黏附于泌尿生殖道上皮细胞,引起宫颈炎、子宫内膜炎、盆腔炎及男性尿道炎。生殖支原体培养困难,最好的实验室诊断方法是核酸检测。

4. **解脲支原体**　为机会疾病菌,主要通过性接触传播,引起**非淋菌性尿道炎**（nongonococcal

urethritis,NGU），是常见的性传播疾病之一。在男性表现为尿道炎、附睾炎、前列腺炎,女性主要是阴道炎、宫颈炎,是感染性不孕症的常见病因。微生物学检查可作支原体分离培养及核酸检测。

人型支原体、生殖支原体、解脲支原体均可通过性接触传播,引起泌尿生殖系统感染,其防治原则主要是加强宣传教育,注意性卫生,尚无有效疫苗。可选择敏感抗生素治疗。

二、立克次体

立克次体（rickettsia）是一类**严格细胞内寄生、以节肢动物为传播媒介**的单细胞原核细胞型微生物。1901 年,美国微生物学家霍华德·泰勒·立克次（Howard Taylor Ricketts）首先发现该病原体,为纪念他在研究期间不幸感染斑疹伤寒而献身,故以他的名字命名为立克次体。1934 年,我国学者谢少文首先应用鸡胚成功分离培养出立克次体,为人类认识立克次体作出重大贡献。

立克次体种类很多,对人致病的立克次体主要有普氏立克次体、地方性斑疹伤寒立克次体和恙虫病立克次体等。

（一）生物学性状

1. 形态结构　立克次体**形态呈多形性,主要为球杆状或杆状**。大小介于细菌和病毒之间,革兰氏染色阴性,不易着色,常用吉姆萨染色法染色,光镜下可见。结构与革兰氏阴性菌相似。

2. 培养特性　**严格活细胞内寄生,以二分裂方式繁殖**。常用培养方法有动物接种、鸡胚接种以及细胞培养。

3. 抗原结构　立克次体属有两种抗原,一种是群特异性抗原,主要由胞壁脂多糖构成;另一种为种特异性抗原,由外膜蛋白构成。

普氏立克次体、地方性斑疹伤寒立克次体和恙虫病立克次体与变形杆菌某些菌株有共同抗原成分,可用变形杆菌相应菌株的菌体抗原（如 OX_{19}、OX_2、OX_k）代替立克次体抗原,检测患者血清中有无相应抗体,这种交叉凝集试验称为外-斐试验（Weil-Felix test）,可辅助立克次体病的诊断。由于外斐反应的敏感性较低,特异性较差,目前较少应用。

4. 抵抗力　立克次体抵抗力较弱,对热及常用消毒剂敏感。对四环素和氯霉素等抗生素敏感,**但磺胺类药物可促进立克次体生长繁殖**,不能用于立克次体病的治疗。

（二）致病性与免疫性

立克次体是以**节肢动物为传播媒介**感染脊椎动物宿主,其中啮齿类动物常成为寄生宿主和储存宿主,因此大多数立克次体感染可引起人畜共患病,并且多为自然疫源性疾病,其流行具有明显的地区性和季节性。临床表现以发热、头痛、皮疹、肝脾大等为特征。立克次体主要通过人虱、鼠蚤、蜱、螨等带菌节肢动物的叮咬而传播,主要致病物质是黏附素、内毒素和磷脂酶 A,黏附素与宿主细胞表面受体结合,内毒素与细菌内毒素生物学活性相似,而磷脂酶 A 可溶解宿主细胞膜和细胞内吞噬体膜,促进立克次体进入宿主细胞生长繁殖。

机体感染立克次体后可产生特异性抗体和细胞免疫,抗感染免疫以细胞免疫为主。

（三）主要致病性立克次体

1. 普氏立克次体　通过**人虱在人群中传播**,引起**流行性斑疹伤寒**,呈世界性分布,世界各地均可发生流行,患者是唯一传染源和储存宿主。传播方式为虱-人-虱。

2. 地方性斑疹伤寒立克次体　又称莫氏立克次体。啮齿类动物鼠类是其主要储存宿主和传染源,主要通过**鼠蚤和鼠虱**作为传播媒介在鼠间传播。人可通过鼠蚤叮咬而受感染,引起**地方性斑疹伤寒**,亦称鼠型斑疹伤寒。

3. 恙虫病立克次体　又称恙虫病东方体,导致恙虫病。恙虫病主要传染源是鼠类,恙螨是恙虫病立克次体的储存宿主和传播媒介。

立克次体感染后,机体都可获得较为牢固的免疫力。其实验室诊断都可采用病原体分离培养和血清学试验。预防主要是改善生活条件、讲究个人卫生、加强自身防护、灭鼠、灭蚤、灭虱、灭螨。对易感人群可接种疫苗。治疗可用多西环素、四环素类抗生素。

三、衣原体

衣原体（chlamydiae）是一类形态相似、**严格细胞内寄生**、**有独特发育周期**、能通过细菌滤器的原核细胞型微生物。1955年，我国学者汤飞凡采用鸡胚卵黄囊接种法，首次成功分离沙眼衣原体，为人类认识衣原体作出重大贡献。

对人类致病的衣原体主要有四个种，即**沙眼衣原体**（*C. trachomatis*）、肺炎衣原体（*C. pneumoniae*）、鹦鹉热衣原体（*C. psittaci*）和兽类衣原体（*C. pecorum*）。

衣原体具有多种共同特性：①革兰氏染色阴性，呈圆形或椭圆形；②同时含有两种核酸，DNA和RNA；③具有核糖体和独立的酶系统，但需要宿主细胞提供代谢所需的能量；④严格细胞内寄生，有独特发育周期；⑤以二分裂方式繁殖；⑥对多种抗生素敏感。

（一）生物学性状

1. 形态染色与发育周期　衣原体在宿主细胞内生长繁殖的过程中，可呈现原体和网状体两种形态，且有独特发育周期。

（1）原体：**原体**（elementary body，EB）形态呈球形，直径为0.2~0.4μm，有细胞壁，中央有致密的类核结构，吉姆萨染色呈紫色。是发育成熟的衣原体，具有**高度感染性**，可侵犯易感宿主细胞，但无繁殖能力。

（2）网状体：**网状体**（reticulate body，RB）又称始体（initial body），呈圆形或椭圆形，直径为0.5~1.0μm，无细胞壁。代谢活跃，能以二分裂方式繁殖，是**衣原体的繁殖型**，无感染性，主要存在于细胞内。

衣原体在Hela细胞中包涵体的变化（图片）

（3）发育周期：原体是衣原体的感染型，可吸附于易感宿主细胞，通过胞饮作用进入细胞内，被细胞膜包围形成空泡，原体在空泡中发育增殖成为网状体。网状体是衣原体的繁殖型，以二分裂方式繁殖，在空泡内发育成许多子代原体。成熟的子代原体从宿主细胞中释放出来，再感染新的易感细胞，从而开始新的发育周期。每个发育周期需24~72小时。发育过程中，细胞内可形成衣原体包涵体。

2. 培养特性　专性细胞内寄生，培养衣原体常用鸡胚卵黄囊接种法，组织细胞培养可用HeLa、McCoy和HL等细胞株。

3. 抗原结构　根据细胞壁脂多糖和主要外膜蛋白不同，可将衣原体抗原分为属特异性抗原、种特异性抗原和型特异性抗原。

4. 抵抗力　耐冷不耐热，60℃只能存活5~10分钟，对常用消毒剂和紫外线敏感。红霉素、多西环素、四环素等可抑制衣原体繁殖。

（二）致病性与免疫性

衣原体通过微小创面侵入机体，吸附并侵入易感宿主细胞，在细胞内生长繁殖，产生类似革兰氏阴性菌内毒素的物质，抑制宿主细胞代谢，导致宿主细胞破坏。

衣原体感染后，机体可产生特异性免疫应答，以细胞免疫为主，但免疫力不持久，可重复感染或持续感染。

（三）主要病原性衣原体

不同衣原体感染机体，可引起多种不同的疾病，主要病原性衣原体有以下几种。

1. 沙眼衣原体　沙眼衣原体可分为**沙眼生物亚种**、**性病淋巴肉芽肿亚种**和鼠亚种三个亚种，其中鼠亚种对人不致病。沙眼衣原体感染主要引起以下疾病。

（1）沙眼：由沙眼生物亚种A、B、Ba以及C血清型引起。主要通过**眼-眼或眼-手-眼**的途径传播。沙眼衣原体感染眼结膜上皮细胞,在细胞中繁殖引起局部炎症。主要症状为流泪、结膜充血、滤泡增生、产生黏性或脓性分泌物,晚期可出现眼睑内翻、倒睫、结膜瘢痕甚至角膜血管翳等,最终可致失明。

（2）包涵体结膜炎:由沙眼生物亚种 B、Ba、D、Da、E、F、G、H、I、Ia、J、Ja、K 血清型引起。可表现为婴儿**急性化脓性结膜炎**和**成人滤泡性结膜炎**,前者经产道感染,后者经手-眼或污染的游泳池水感染。不导致角膜损害,无后遗症。

（3）泌尿生殖道感染:由沙眼生物亚种 D~K 血清型引起,经**性接触传播**,是**非淋菌性尿道炎的主要病原体**。男性多表现为尿道炎,女性可出现尿道炎、宫颈炎、输卵管炎、盆腔炎等,可导致不孕或异位妊娠。

（4）婴幼儿肺炎:D~K 血清型引起。

（5）性病淋巴肉芽肿:由性病淋巴肉芽肿亚种的四个血清型 L1、L2、L2a、L3 引起,主要通过**性接触传播**,人是自然宿主。在男性侵犯腹股沟淋巴结,女性侵犯会阴、肛门和直肠,引起淋巴结炎和慢性淋巴肉芽肿。

2. 肺炎衣原体　人是肺炎衣原体的唯一宿主,主要经飞沫或呼吸道分泌物传播,引起肺炎、支气管炎等。

衣原体感染的微生物学检查可取患者标本直接涂片镜检寻找包涵体,或进行衣原体分离培养鉴定,也可检测衣原体的核酸或抗原成分。

预防主要是注意个人卫生,避免接触;加强宣传教育,提倡健康的性行为。目前尚无有效疫苗进行特异性预防。治疗可用四环素类、大环内酯类以及喹诺酮类等敏感的抗生素。

知识拓展

汤飞凡院士与沙眼衣原体

20 世纪初,全球近 1/6 的人口患有沙眼,但沙眼病原体一直无法确认。1955 年,我国学者汤飞凡创用含链霉素的鸡胚卵黄囊接种法,成功分离出临床标本中的沙眼病原体。根据传染病的郭霍法则,病原菌能从感染者体内分离,分离培养的病原菌能在易感者体内会引起相同的症状。汤飞凡教授在动物实验(猴子)取得成功后,在除夕之夜将培养物滴进自己的一只眼睛,最终造成了典型的沙眼症状,为了观察全部病程,坚持了 40 多天才接受治疗,无可置疑地证明了病原体对人眼的致病性。1970 年,国际上将这种介于病毒和细菌之间,对抗菌素敏感的病原体命名为衣原体。1981 年,国际眼科防治组织授予汤飞凡院士“沙眼金质奖章”的最高荣誉,我国在 1992 年发行了汤飞凡院士纪念邮票,以纪念和表彰汤飞凡院士在沙眼病原体研究中的杰出贡献。

四、螺旋体

螺旋体（spirochete）是一类细长、柔软、螺旋状、运动活泼的原核细胞型微生物。螺旋体广泛分布于自然界及动物体内,种类很多,根据螺旋的数目、大小与规则程度及螺旋间距不同,可将螺旋体分属。对人和动物致病的螺旋体有三个属。①疏螺旋体属:**疏螺旋体属**（Borrelia）有 3~10 个稀疏、浅而不规则的螺旋,其中对人致病的有奋森疏螺旋体、伯氏疏螺旋体和回归热疏螺旋体等。②密螺旋体属:**密螺旋体属**（Treponema）螺旋数目较多,比较细密规则,菌体两端尖直,其中对人具有致病性的有梅毒螺旋体、雅司螺旋体和品他密螺旋体等。③钩端螺旋体属:**钩端螺旋体属**（Leptospira）螺旋细密规则,菌体一端或两端弯曲成钩状,故称钩端螺旋体,其中问号钩端螺旋体对人和动物具有致病性。

（一）问号钩端螺旋体

1. 生物学性状

（1）形态染色：钩端螺旋体菌体纤细,长短不等,长 6~12μm,宽 0.1~0.2μm,一端或两端弯曲成钩状,常使菌体屈曲呈"C"形、"S"形或问号状。基本结构由外向内分别是外膜、细胞壁、**内鞭毛**及细胞膜包绕的**柱形原生质体**。革兰氏染色阴性,不易着色,一般用镀银染色法染色,菌体被染成棕褐色(见图 14-12)。由于钩端螺旋体菌体折光性较强,因此常用暗视野显微镜观察。

（2）培养特性：需氧或微需氧。营养要求比较高,常用含 10% 兔血清的 **Korthof 培养基**培养钩端螺旋体。最适 pH 为 7.2~7.4,最适生长温度为 28~30℃。钩端螺旋体生长缓慢,在液体培养基中培养一周后,呈半透明云雾状生长。

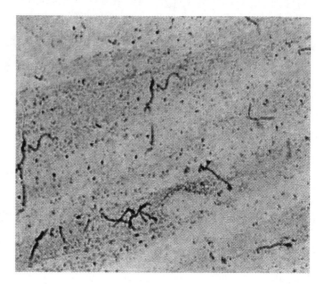

图 14-12   钩端螺旋体(镀银染色)

（3）抗原构造和分类：钩端螺旋体主要有属特异性抗原、群特异性抗原和型特异性抗原。属特异性抗原可能是糖蛋白或脂蛋白抗原,为钩端螺旋体属共有;群特异性抗原为脂多糖复合物,用于分群;型特异性抗原为菌体表面的蛋白与多糖复合物,用于钩端螺旋体分型。目前在国际上,致病性钩端螺旋体至少可分为 25 个血清群、273 个血清型,我国至少存在 19 个血清群、75 个血清型。

（4）抵抗力：抵抗力弱,对热、干燥、紫外线、化学消毒剂敏感,对青霉素敏感。在酸碱度中性的水或湿土中可存活数月,对钩端螺旋体病的传播有重要意义。

2. 流行环节   钩端螺旋体能感染人和动物,引起钩端螺旋体病。动物感染钩端螺旋体后,多呈隐性或轻症感染,但钩端螺旋体可在感染动物的肾小管中生长繁殖,并随尿液排出,污染水源和土壤,人接触后可被感染。

钩端螺旋体病是一种典型的**人畜共患病**,也是一种典型的自然疫源性疾病,其流行具有明显的地区性和季节性。很多动物可携带致病性钩端螺旋体,我国已从 50 多种动物中检出钩端螺旋体,其中**黑线姬鼠、猪和牛**是钩端螺旋体的主要储存宿主和传染源。接触污染钩端螺旋体的疫水或土壤是感染钩端螺旋体的主要途径,易感者主要是农民、渔民及户外工作人员等。

3. 致病性与免疫性

（1）致病物质：主要包括黏附素、内毒素及溶血素等。

（2）所致疾病：**钩端螺旋体病**,钩端螺旋体侵袭力很强,能通过完整或破损的皮肤、黏膜侵入机体,经淋巴系统或直接穿过血管壁进入血流,大量生长繁殖,产生多种致病物质,导致相关组织和脏器的损伤,出现钩端螺旋体病的临床症状和体征。由于感染钩端螺旋体的血清型不同,钩端螺旋体病的临床表现也有很大差异。

（3）免疫性：机体感染钩端螺旋体后,可获得对同一血清型钩端螺旋体的持久免疫力,抗感染免疫以体液免疫为主。特异性抗体有调理、凝集和溶解钩端螺旋体等作用。

4. 微生物学检查

（1）病原学检查：常用暗视野显微镜直接观察,或镀银染色后用普通光学显微镜检查。也可将标本接种于 Korthof 培养基中进行分离培养和鉴定。

（2）血清学诊断：检测患者血清中特异性抗体,既可诊断疾病,也可用于流行病学调查,常用方法有显微镜凝集试验和间接凝集试验。

1）显微镜凝集试验:用当地流行的不同血清群、型的活钩端螺旋体作抗原,分别与不同稀释度的患者血清混合,37℃孵育1~2小时,用暗视野显微镜观察结果。若血清中有相应抗体,则可见钩端螺旋体被凝集成团,双份血清标本血清凝集效价呈4倍或4倍以上增长有诊断意义。本实验特异性和敏感性均较高,但通常不用于早期诊断,主要用于流行病学调查及感染钩端螺旋体型别鉴定。

2）间接凝集试验:提取钩端螺旋体属特异性可溶性抗原吸附于载体颗粒上,检测待检血清中的相应抗体,可辅助钩端螺旋体病的诊断。

5. 防治原则　做好防鼠灭鼠工作,加强带菌家畜的管理,保护水源。对疫区人群,可接种钩端螺旋体多价疫苗特异性预防。治疗应早期使用青霉素等抗生素进行抗菌治疗。

（二）梅毒螺旋体

梅毒螺旋体,是引起人类梅毒的病原体。

1. 生物学性状

（1）形态与染色:菌体细长,长6~15μm,宽0.1~0.2μm,两端尖直,有8~14个细密而规则的螺旋,运动活泼。基本结构由外向内为外膜、细胞壁、内鞭毛及细胞膜包绕的原生质体。革兰氏染色不易着色,**镀银染色**呈棕褐色（见图14-13）,**暗视野显微镜**可直接观察梅毒螺旋体。

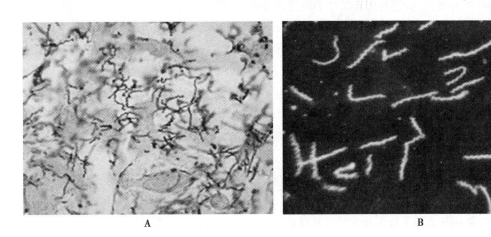

A. 兔睾丸组织中的梅毒螺旋体（镀银染色×1 000）;B. 细胞培养基中的梅毒螺旋体（暗视野显微镜×1 000）。

图14-13　兔睾丸组织和细胞培养基中的梅毒螺旋体

（2）培养特性:培养困难,在无生命人工培养基上不能生长繁殖。采用棉尾兔单层上皮细胞,在微需氧条件下,可分离培养梅毒螺旋体。

（3）抵抗力:**极弱**,对温度、干燥极为敏感,50℃条件下5分钟或离体后干燥1~2小时即可死亡,血液中的梅毒螺旋体,在4℃放置3日可死亡。对化学消毒剂敏感,对青霉素、红霉素、四环素等抗生素敏感。

2. 致病性与免疫性　梅毒螺旋体只感染人类,人是梅毒的唯一传染源。所致疾病为梅毒,是危害较严重的一种性传播疾病,可分为先天性和后天性两种。输入梅毒螺旋体污染的血液或血制品,可导致输血后梅毒。

（1）后天性梅毒:又称**获得性梅毒**,主要通过**性接触传播**。临床上可分为三期:①Ⅰ期梅毒,典型表现为**硬下疳**,多见于外生殖器,其溃疡渗出液中含大量梅毒螺旋体,传染性极强。此期持续1~2个月,硬下疳可自愈,但进入血液的梅毒螺旋体潜伏于体内,经2~3个月无症状潜伏期后可进入Ⅱ期梅毒。②Ⅱ期梅毒,全身皮肤黏膜出现**梅毒疹**,同时有全身淋巴结肿大,梅毒疹和淋巴结中有大量梅毒螺旋体。3周至3个月后,上述可体征消退,但多数患者可发展为Ⅲ期梅毒。③Ⅲ期梅毒,潜伏期较长,

Ⅲ期梅毒
（图片）

一般在Ⅱ期梅毒病后 2~7 年,甚至 10~30 年,病变波及全身器官组织,以心血管梅毒和神经梅毒最常见,可危及生命。

从出现硬下疳到梅毒疹消失后 1 年的Ⅰ期和Ⅱ期梅毒称为早期梅毒,传染性强,破坏性较小;Ⅲ期梅毒亦称晚期梅毒,传染性小,但对机体破坏性大。

（2）**先天性梅毒**:通过胎盘传播。梅毒孕妇患者体内的梅毒螺旋体经胎盘进入胎儿体内,引起胎儿全身性感染,可导致流产、早产、死胎,或新生儿出生后,表现出梅毒患儿的症状和体征,如皮肤病变、间质性角膜炎、锯齿形牙、马鞍鼻、先天性耳聋等。

梅毒螺旋体感染后,机体可产生特异性体液免疫和细胞免疫。梅毒的免疫属传染性免疫,有梅毒螺旋体感染时,机体才有免疫力,若梅毒螺旋体被清除,机体的免疫力也随之而消失。

3. 微生物学检查

（1）病原学检查:取患者硬下疳渗出液、梅毒疹渗出液或淋巴结抽出液,用暗视野显微镜直接观察梅毒螺旋体。

（2）血清学试验:检测患者血清中抗体。梅毒螺旋体感染机体后,可产生两类抗体:抗梅毒螺旋体特异性抗体和抗心磷脂抗体,后者又称反应素,无保护作用,但能与生物组织中的脂质反应,可用于梅毒血清学诊断。

1）非梅毒螺旋体抗原试验:用**正常牛心肌脂质作抗原**,检测患者血清中的反应素,常用方法有快速血浆反应素（rapid plasma reagin,RPR）试验等,用于梅毒初筛。

2）梅毒螺旋体抗原试验:以**梅毒螺旋体作抗原**,检测患者血清中特异性抗体,用于梅毒的确诊。方法有梅毒螺旋体血凝试验、荧光密螺旋体抗体吸收试验和梅毒螺旋体制动试验等。

4. 防治原则　梅毒是一种性传播疾病,预防应加强性卫生宣传教育,提倡健康性行为,目前尚无梅毒疫苗进行特异性预防;对梅毒患者确诊后,应及早用青霉素进行彻底治疗,治疗 3 个月至 1 年血清抗体持续转阴者为治愈,同时治疗结束后需定期复查随访。

思　考　题

1. 比较常见病原性细菌的生物学特性及致病特点。
2. 简述结核分枝杆菌的抵抗力及培养特性。
3. 简述破伤风梭菌的致病条件及破伤风的防治原则。

第十四章
目标测试

（杨　春）

第十五章

放　线　菌

第十五章
教学课件

第一节　放线菌的发现及分类地位

放线菌（*Actinomycetes*）是一类呈分枝状生长，主要以孢子繁殖，革兰氏染色多为阳性，阳性后高 GC 含量的单细胞原核细胞型微生物，是细菌中的一种特殊类型。

一、放线菌的发现及一般特征

1875 年，科恩（Cohn）自人泪腺感染病灶中分离到一株丝状病原菌，即链丝菌（*Streptothrix*），其菌落中的菌丝常从一个中心向四周辐射状生长，并因此而得名。1877 年，哈茨（Harz）从牛颚肿病病灶中分离得到类似的病原菌，并命名为**牛型放线菌**（*Actinomyces bovis*），该种类型病原菌属于专性寄生的厌氧型微生物。20 世纪初又相继从自然界特别是土壤中发现了许多需氧型的腐生型放线菌。如 1915 年美国土壤微生物学家瓦克斯曼（Waksman）在上大学期间研究土壤微生物时就发现了链霉菌，链霉素就是后来从这种放线菌中分离出来的。1984 年 Waksman 把好气性腐生放线菌另立为**链霉菌属**（*Streptomyces*），以与放线菌属相区别，而将厌气性寄生的种类仍保留原名——**放线菌属**（*Actinomyces*），我国也采用此分类系统。

放线菌多为腐生，少数寄生，在自然界分布广泛，主要以孢子或菌丝状态存在于土壤、空气和水中，特别以含水量低、有机质丰富、中性偏碱性的土壤中数量最多，每 1g 土壤中放线菌孢子数高达 10^7 个。泥土所特有的"泥腥味"主要由放线菌产生的代谢产物**土臭素**（geosmin）所引起。研究发现，骆驼寻找水源的主要线索就是靠嗅到土臭素。

放线菌丰富多样的资源及重要的次级代谢产物使其与人类的生产和生活关系密切。在已发现的 22 000 余种微生物来源活性化合物中，约 45% 产生于放线菌，尤其是链霉菌属。目前广泛应用的抗生素约 70% 是由各种放线菌所产生。一些种类的放线菌还能产生各种酶制剂、酶抑制剂、免疫抑制剂、维生素 B_{12} 和有机酸等。放线菌的代谢产物具有生物学功能多样性和化学机构多样性，从功能上可分为抑菌、杀虫、抗肿瘤活性、植物生长调节剂及其他多种生物活性类型；从结构上可分为含氮杂环类、大环内酯类、黄酮类、肽类、氨基糖苷类、烯萜类、醚类、酯类、醌类，及结构新颖的化合物，如含有缩肽骨架、内酰胺环、环肽结构的化合物等。此外，弗兰克菌属（*Frankia*）为非豆科木本植物根瘤中有固氮能力的内共生菌；有些放线菌有极强的分解纤维素、石蜡、角蛋白和橡胶等的能力，在环境保护、提高土壤肥力和自然界物质循环中起着重要作用；此外，部分放线菌还可用于甾体转化、烃类发酵、石油脱蜡、污水处理等方面。放线菌具有重要的生物学功能和丰富次级代谢产物，特别是一些特殊生境中的稀有放线菌是发现新颖化合物的重要资源库，值得人们进一步探索研究。

多数放线菌不致病，有致病作用的放线菌主要为放线菌属和诺卡菌属。厌氧寄生型放线菌能引起动植物及人类的疾病，如前面提到的牛型放线菌可引起牛颚肿病，衣氏放线菌对人的致病性较强；某些好氧腐生的诺卡氏菌能引起各种传染病，如星型诺卡菌和巴西诺卡菌能引起人的外源性感染。除此以外，有的链霉菌可致使马铃薯和甜菜生疮痂病等。因此，放线菌与人类关系密切，在医药工业上有重要意义。

二、放线菌在微生物中的分类地位

放线菌在形态上呈分枝状的菌丝体并产孢子，在固体培养基上的生长状态很像真菌，19世纪以前人们曾将放线菌归于真菌中。后来随着对微生物分类学的不断深入认识，特别是分类手段的改进，发现放线菌有很多生物特性与细菌相似，在一段时间内呈被认为是"介于细菌与真菌之间的一类微生物"。然而，随着科学的发展和新技术的应用，近代生物学手段即DNA的序列分析及核酸杂交的研究结果表明，放线菌和细菌的核酸含量接近，两者的DNA特别是16SrDNA有一定同源性，认为放线菌是属于一类具有分枝状菌丝体的细菌。主要依据为：①放线菌和细菌同属原核细胞型微生物，只有原始核结构，无核膜和核仁，其核物质由缠绕的裸露DNA组成，无真正组蛋白；②细胞结构和化学组成与细菌相似，细胞壁主要成分为肽聚糖，并含有DAP，细胞质中缺乏各种细胞器，核糖体同为70S；③生长最适酸碱度与细菌相似，均是中性偏碱性；④对抗生素的敏感性与细菌相似，放线菌对溶菌酶和抗细菌抗生素敏感，对抗真菌抗生素不敏感；⑤繁殖方式与细菌相似，均为无性繁殖；⑥DNA重组方式与细菌的重组方式相同。

《伯杰氏系统细菌学手册》（第2版）将高（G+C）mol%含量、革兰氏染色阳性的放线菌确定为原核生物界、细菌域、BXIV放线菌门（Actinobacteria）、I放线细菌纲、放线菌目。

第二节　放线菌的主要生物学特征

一、放线菌的形态与结构

放线菌的种类很多，多数放线菌具有发育良好的分枝状菌丝体，少数为原始丝状的简单形态。这里以与人类关系最密切、分布最广、形态特征最典型的链霉菌属为例阐述其形态构造。

链霉菌菌丝体主要由**菌丝**（hypha）和**孢子**（spore）两部分组成。

（一）菌丝

通过载片培养等方法可观察到链霉菌的细胞呈丝状分枝，不同发育阶段的菌丝分化程度不同，根据菌丝的着生部位、形态和功能可分为基内菌丝、气生菌丝和孢子丝（图15-1）。

1. 基内菌丝　链霉菌的孢子落在适宜的固体基质表面，在适宜条件下吸收水分，孢子肿胀萌发出芽，不断伸长、分枝并以辐射状进一步向培养基表面和内部伸展，形成基内菌丝（substrate mycelium），是最早发育成熟的，其主要生理功能是吸收营养和排泄代谢废物，又称初级菌丝（primary mycelium）或营养菌丝（vegetative mycelium）。基内菌丝较细，直径为0.5~0.8μm，多分枝，颜色较浅。有的基内菌丝能产生白、黄、

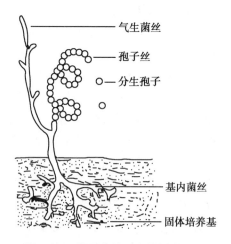

图15-1　链霉菌的形态结构模式图

气生菌丝
孢子丝
分生孢子
基内菌丝
固体培养基

橙、红、绿、紫、蓝、褐、黑等不同颜色的水溶性和脂溶性色素。若是水溶性色素可以溶解在培养基中，则使其菌落或菌苔的背面呈现相应色素的颜色。基内菌丝的颜色及是否产生水溶性色素在放线菌的分类鉴定上是定种的重要依据。

2. 气生菌丝　气生菌丝（aerial mycelium）是基内菌丝发育到一定阶段，在其上不断向空间方向长出的分枝菌丝，又称二级菌丝（secondary mycelium）。在显微镜下观察，气生菌丝较基内菌丝粗，直径为1.0~1.5μm，颜色较深，长度相差悬殊，呈直形或弯曲形。

多数链霉菌具有发育良好的气生菌丝体。而其他不同种类放线菌的气生菌丝发育程度不同。有的发育不良，气生菌丝生长不明显；还有的基本不形成气生菌丝。气生菌丝同样可产生色素，多为脂溶性色素，可以使菌落或菌苔表面带有相应颜色。

3. 孢子丝　孢子丝（sporebearing filament）是气生菌丝生长发育成熟后，在其顶端分化出可形成孢子的菌丝，又称繁殖菌丝或产孢菌丝。孢子成熟后，可从孢子丝中逸出飞散。

孢子丝的形状及着生方式随菌种而异，孢子丝形状有直形、波曲形、螺旋形。螺旋形的孢子丝较为常见，其螺旋的松紧、大小、螺数和螺旋方向因菌种而异。孢子丝着生方式有互生、轮生或丛生等，这些特征是放线菌分类鉴别的重要依据（图15-2）。

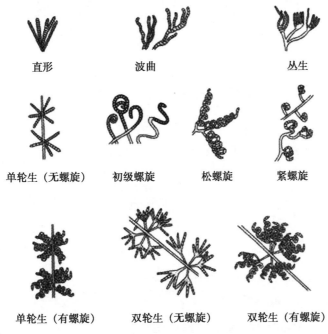

| 直形 | 波曲 | 丛生 |

| 单轮生（无螺旋） | 初级螺旋 | 松螺旋 | 紧螺旋 |

| 单轮生（有螺旋） | 双轮生（无螺旋） | 双轮生（有螺旋） |

图15-2　链霉菌不同类型的孢子丝

（二）孢子

孢子丝生长到一定阶段即可分化形成孢子（spore），形成无性孢子是放线菌的主要繁殖方式。

1. 孢子的形态特征　在光学显微镜下，孢子呈圆形、椭圆形、杆形、梭形等。应指出的是由于从同一孢子丝上分化出来的孢子，形状和大小可能也有差异，因此孢子的形状和大小不能笼统地作为分类鉴定的依据。

在扫描电子显微镜下还可看到孢子的表面结构，有的光滑、有的带有疣状或毛发状突起。孢子表面结构也是放线菌菌种鉴定的重要依据。孢子的表面结构与孢子丝的形状有一定关系，一般直形或波曲形的孢子丝形成的孢子表面光滑；而螺旋形孢子丝分化形成的孢子，其表面因种而异呈现不同状态，有光滑、带刺或毛发状突起等。

放线菌的孢子成熟后一般能分泌脂溶性色素，使带有孢子堆的菌落表面呈现一定的颜色。孢子的颜色和其表面结构特征在一定条件下比较稳定,故可以作为菌种鉴定的依据之一。

2. 孢子的形成过程　根据电子显微镜对放线菌超薄切片观察,结果表明孢子丝形成孢子采用横割分裂方式。该分裂方式的主要特征是在孢子丝中出现横隔膜,每两个横隔膜之间形成孢子。横割分裂有两种方式:①细胞膜内陷,再由外向内逐渐收缩形成横隔膜,将孢子丝分割成许多分生孢子;②细胞壁和质膜同时内陷,再逐渐向内缢缩,将孢子丝缢裂成连串的分生孢子。

3. 孢子的萌发　孢子成熟后散落在周围环境中,遇到合适的条件萌发,孢子长出芽管,芽管进一步延长,长出分枝,最后发育为成熟的菌丝体。

放线菌也可借菌丝断裂的片段形成新的菌体,起到繁殖作用,液体发酵一般都是由菌丝断裂繁殖的。

(三) 放线菌细胞的基本结构

放线菌细胞的结构与细菌相似,都属于原核细胞,具备细胞壁、细胞膜、细胞质、核物质等基本结构。个别种类的放线菌也具有细菌鞭毛样的丝状体,但一般不形成荚膜、菌毛等特殊结构。放线菌的孢子在某些方面与细菌的芽孢有相似之处,都属于内源性孢子,但细菌的芽孢仅是休眠体,不具有繁殖作用,而放线菌孢子则是一种无性繁殖方式。

1. 细胞壁　放线菌细胞壁的结构、组成与革兰氏阳性细菌相似,含有肽聚糖、胞壁酸、多糖等,但不同种属的成分并不相同。1976 年勒舍瓦里耶(Lechevalier)夫妇根据菌丝形态和细胞壁中氨基酸组成不同,将需氧放线菌分为 9 个细胞壁类型,放线菌细胞壁类型的主要构成见表 15-1。

表 15-1　放线菌细胞壁类型的主要构成

细胞壁类型	主要组分	代表菌属
I	L-二氨基庚二酸(DAP),甘氨酸	链霉菌属
II	meso-二氨基庚二酸,甘氨酸	小单孢菌属
III	meso-二氨基庚二酸	马杜拉放线菌属
IV	meso-二氨基庚二酸,阿拉伯糖,半乳糖	诺卡菌属
V	赖氨酸,鸟氨酸	放线菌属
VI	赖氨酸,天冬氨酸,半乳糖	厄氏菌属
VII	2,4-二氨基丁酸(DAB),甘氨酸	农壤霉菌属
VIII	鸟氨酸	双歧杆菌属
IX	meso-二氨基庚二酸,多种氨基酸	枝动菌属

在不同种类的放线菌中,短肽侧链上的氨基酸组成略有差异,这些差异常用于对放线菌的分类及鉴定。

2. 细胞膜　放线菌的细胞膜是紧贴细胞壁包含细胞质及核物质的一层膜状结构。该膜与细菌的细胞膜在结构、化学组成及生物学功能上都极为相似。细胞膜最重要的作用就是选择性地进行营养物质的运输及代谢废物的排出,特别是营养菌丝,其细胞膜上种类丰富的载体蛋白,在放线菌从周围环境吸收营养物质过程中发挥着重要作用。

与细菌相似,放线菌的细胞膜也能特化形成中介体。由于放线菌是丝状菌丝体,其细胞膜形成的中介体数目较多。中介体的形成,有效地扩大了细胞膜的表面积,丰富了酶的种类和数量,更有利于在细胞膜上进行电子传递。

3. 细胞质及内含物　放线菌是单细胞丝状体,菌丝无横隔,整个细胞质是贯通的。细胞质主要是由蛋白质、核酸、糖类、脂类、无机盐和大量的水所组成的半透明胶状物,其中水的含量为

60%~80%,尤其是基内菌丝的含水量更高。放线菌细胞质中一般没有细胞器的分化,比较重要的颗粒状内含物核糖体也与细菌的结构相似,属于70S。放线菌细胞质中的糖和其细胞壁中的糖合称为全细胞糖。不同种类放线菌的全细胞糖类型不同,1976年Lechevalier夫妇根据菌丝化学组成将需氧放线菌分为4个糖型,细胞壁的4个糖型见表15-2。

表15-2　放线菌全细胞糖型

糖型	特征性糖	代表菌属
A	阿拉伯糖/半乳糖	诺卡菌属,红球菌属,假诺卡菌属
B	马杜拉糖	马杜拉放线菌属,嗜皮菌属,弗兰克菌属
C	无特征性糖	嗜热单孢菌属,链霉菌属,束丝放线菌属
D	阿拉伯糖,木糖	小单孢菌属,游动放线菌属

全细胞糖型在放线菌的传统分类中常作为分类指标。

4. 核物质　放线菌的核物质同细菌的核物质一样,都为一条共价、闭合、环状、以超螺旋形式存在的双链DNA分子,又称核质体(nuclear body)或拟核。由于放线菌菌丝的细胞质是连通的,故其核质体的数目较多,为典型的多核细胞。菌丝中所含的核质体数一般与菌丝的生长速度有关,在快速生长的菌丝中,核质体DNA可占细胞总体积的15%~20%。

二、放线菌的生长与繁殖

放线菌适应环境能力强,能在相对短时间内生长繁殖、延续后代。

(一) 放线菌的培养与生长

除致病类型放线菌外,放线菌多为需氧菌,生长最适温度为28~30℃,最适pH为7.0~7.6。自然环境中的放线菌多属于化能异养型微生物,营养要求不高,能利用的碳源为葡萄糖、麦芽糖、淀粉和糊精,由于多数放线菌分解淀粉能力较强,故培养基中大多加有一定量的淀粉。能利用的氮源以鱼粉、蛋白胨、玉米浆和一些氨基酸为宜。由于放线菌对无机盐要求较高,一般培养基中需要加入多种无机盐及微量元素(如钾、钠、硫、磷、镁、铁和锰等)。在实验室分离培养腐生型放线菌常用高氏一号合成培养基。

放线菌的培养可采用固体培养和液体培养两种方式。固体培养一般可以积累大量的孢子;液体培养常可获得大量的菌丝体。在抗生素生产中,一般采用液体培养,并在发酵罐中通入无菌空气,以增加发酵液的溶氧。

(二) 繁殖方式和生活史

1. 繁殖方式　放线菌的繁殖方式简单,只有无性繁殖,即由菌丝细胞自身完成的。主要通过形成无性孢子(asexual spore)和菌丝断裂(mycelium break)两种方式进行。

(1) 无性孢子:放线菌产生的无性孢子类型主要有三种。①由气生菌丝特化的孢子丝发育形成,也称为分生孢子,多数链霉菌属的放线菌普遍采用这种方式;②由高度特化的孢囊发育形成,当孢囊成熟后,孢囊破裂并释放大量的孢子,孢子囊可在气生菌丝上形成(如链孢囊菌属),也可在基内菌丝上形成(如游动放线菌属),或两者均可生成;③由基内菌丝特化的孢子囊梗发育形成,孢子一般单个着生,如小单孢菌属的放线菌采用这种方式。

(2) 菌丝断裂:即菌丝断裂的片段形成新菌体的繁殖方式,常见于液体培养中,由于震荡、机械搅拌等因素作用,常常导致菌丝断裂成小的片段,每个菌丝片段又重新生长为新的菌丝体。如在实验室进行摇瓶培养和工厂的发酵罐中进行深层液体搅拌培养时,主要以此方式大量繁殖。

2. 放线菌的生活史　放线菌为原核生物,其生活史比真核生物简单得多,只有无性世代。简单来说就是"孢子→菌丝→孢子"的循环过程。图15-3所示主要是链霉菌的生活史,从无性孢子开始,孢子在培养基中萌发长出芽管,继续分枝生长形成基内菌丝;基内菌丝向培养基外部空间生长形成气生菌丝;气生菌丝进一步发育成熟形成孢子丝;孢子丝横割分裂特化形成孢子。

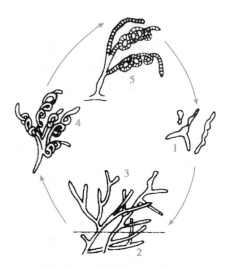

1.孢子萌发;2.基内菌丝;3.气生菌丝;
4.孢子丝;5.孢子丝分化为孢子。

图15-3　链霉菌的生活史

(三)菌落特征

由于放线菌的生活史包括孢子的萌发和菌丝积累过程,其生长速度较细菌缓慢,因此,一般需要3~7日才能形成菌落。多数菌落为圆形,略大于或接近普通细菌菌落。由于不同种类放线菌的气生菌丝发育程度不同,产孢子的能力不同,其菌落特征也有较大差异,放线菌菌落可分为以下两种类型。

1. **气生菌丝型**　链霉菌属的菌落为该类型的典型代表,菌落圆形,大小似细菌,不扩散,有时呈同心环状。基内菌丝深入培养基内,与培养基结合紧密,不易被接种针挑起。幼龄菌落由于气生菌丝初生,表面光滑很像细菌菌落,干燥、有皱褶,致密而坚实。当孢子丝成熟时,形成大量孢子布满菌落表面,使菌落呈现颗粒状、粉状或绒状。产生色素是该类菌落的突出特征,在没有形成孢子之前颜色较浅,为气生菌丝的颜色,当孢子大量成熟时,为孢子堆的颜色,菌丝体和孢子分泌的色素常不同,故菌落正面与背面常呈现不同色泽。

2. **基内菌丝型**　主要指气生菌丝不发达或无气生菌丝的菌落类型,诺卡菌属的菌落为该型的典型代表。基内菌丝紧贴培养基表面,在生长一定时间后基内菌丝很快断裂为杆状。因此,该类型菌落较小,与培养基结合不紧密,粉状,用接种针挑取易粉碎。

第三节　放线菌代表属

链霉菌属是放线菌的典型代表属,是放线菌目中最大的一个属。近年来,对稀有放线菌的研究逐渐成为天然产物研究领域的热点之一。**稀有放线菌(rare Actinomycetes)通常指那些使用常规方法分离时较链霉菌的出菌率低很多的放线菌属,但其产生的抗生素具有结构多样及活性独特的特点。**稀有放线菌主要包括诺卡菌属(*Nocardia*)、小单孢菌属(*Micromonospora*)、游动放线菌属(*Actinoplanes*)、马杜拉放线菌属(*Actinomadura*)、拟无枝酸菌属(*Amycolatopsis*)、小双孢菌属(*Microbispora*)、糖多孢菌属(*Saccharopolyspora*)等。这里介绍几个放线菌代表属。

一、链霉菌属(*Streptomyces*)

链霉菌形态上的突出特点是有发育良好的分枝状菌丝体,菌丝无横隔,分化为营养菌丝、气生菌丝、孢子丝,孢子丝再分化成孢子。孢子丝和孢子的形态因种而异,这是链霉菌属分种的主要识别性状之一。链霉菌孢子对热的抵抗力比细菌芽孢弱,但强于营养体细胞。链霉菌孢子较耐干燥,对链霉菌的保藏一般采用沙土管保藏法,在4℃的冰箱中可存活1~3年。已知的链霉菌属微生物有1 000多种,为了分类方便,我国学者根据气生菌丝(孢子堆)的颜色、基内菌丝的颜色、可溶性色素、孢子丝的形状、孢子的形状和表面结构等特征,将本属分为14个不同的类群,每个群又包括许多不同的种。14个类群中除吸水类群和轮生类群外,其他12个类群完全是根据各级菌丝色素颜色的差异来划分的。在种类的鉴定中,以形态和培养特征为主、生理生化特性为辅,并结合其细胞壁组分和核酸分析的结果进行判断。

链霉菌的次级代谢产物种类丰富,最重要的是产生抗生素。在微生物产生的抗生素中,由链霉菌产生的抗生素有近千种,应用于临床的有近百种,如灰色链霉菌(*S. griseus*)产生的链霉素;卡那霉素链霉菌(*S.kanamyceticus*)产生的卡那霉素;龟裂链霉菌(*S.rimosus*)产生的土霉素等。此外,临床应用的井冈霉素、丝裂霉素、博来霉素、制霉菌素、红霉素等,也来源于此属的微生物。这些抗生素广泛应用于临床治疗,如抗结核的链霉素,抗真菌的制霉菌素及抗肿瘤的博来霉素、丝裂霉素等;有些还可用于针对农作物的病害防治,如井冈霉素能有效防治水稻纹枯病。链霉菌属有一些种类还能产生维生素、酶及酶抑制剂等。

　　链霉菌主要分布于含水量较低,有机质丰富的中性或微碱性的土壤中,多数为腐生,好氧。在链霉菌中也有极少数与动植物疾病有关,如疮痂链霉菌(*S. scabies*)能引起马铃薯和甜菜的疮痂病;索马里链霉菌(*S. somaliensis*)是已知的人类致病链霉菌。

二、小单孢菌属(*Micromonospora*)

　　小单孢菌是一类分布广泛且能产生多种生物活性物质的稀有放线菌。多数种类在固体培养基上只形成基内菌丝,深入培养基内,不形成气生菌丝。基内菌丝纤细,直径为 0.3~0.6μm,菌丝有分枝、无横隔、不断裂,在基内菌丝上长出短孢子梗,顶端着生一个球形或椭圆形孢子,由于孢子是单个着生的,故称为小单孢菌,见图 15-4。

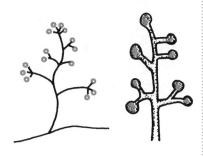

图 15-4　小单孢菌属的形态

　　小单孢菌属放线菌胞壁类型Ⅱ型,全细胞糖型 D,DNA 的(G+C)mol% 含量为 71.4%~72.8%。

　　小单孢菌分布广泛,从陆地到海洋、从热带丛林到寒冷的南极均有分布。在沼泽、河泥、湖底泥、堆肥、水生植物根际等温和、肥沃并且有着适当湿度的条件下,小单孢菌含量较高。该菌属一般为好气性腐生,最适生长温度为 32~37℃,菌落比链霉菌小,一般 2~3mm,与培养基结合紧密,表面凸起,常呈橙黄、红、深褐或黑色,菌落表面有一薄层孢子堆。

　　小单孢菌属是一类非常重要的药物微生物资源,是仅次于链霉菌属的第 2 大抗生素产生菌。目前从该属发现的抗生素达 450 种以上。如**绛红小单孢菌**(*M.purpurea*)和**棘孢小单孢菌**(*M.echinospora*)产生的**庆大霉素**(gentamycin);**相模原小单孢菌**(*M.segamiensis*)产生的**小诺米星**(sagamicin),即相模湾霉素;**伊尼奥小单孢菌**(*M.inyoensisycin*)产生的**西索米星**(sisomycin),即紫苏霉素等氨基糖苷类抗生素;海洋小单孢菌株 DPJ12 中分离得到了生物碱类抗菌药物;**小单孢菌属**(*Micromonospora*.PC4-3)中分离得到对金黄色葡萄球菌和白假丝酵母菌有抗菌活性的格尔德霉素(geldanamycin)等。此外,此属有的微生物还积累维生素 B_{12},腐生型的小单孢菌还具有较强的分解纤维素、几丁质和毒物的能力,具有一定的开发价值。

三、诺卡菌属(*Nocardia*)

　　诺卡菌属又名原放线菌属(*Proactinomyces*)。该属典型的特征是只有基内菌丝,气生菌丝发育不好,有的甚至不能形成气生菌丝,仅少数菌产生一薄层气生菌丝,可以产生杆状或椭圆形的孢子。基内菌丝纤细,直径为 0.3~1.2μm,培养 15 小时至 4 日,菌丝产生横隔膜,分枝的菌丝体断裂成长短近于一致的杆状或带有部分分叉的杆状体(图 15-5),每个杆状体内至少有一个核,以此生长成新的多核菌丝体。

　　诺卡菌属放线菌胞壁类型Ⅳ型,全细胞糖型 A,DNA 的(G+C)mol% 含量为 64%~72%。由于细胞内含有诺卡菌酸

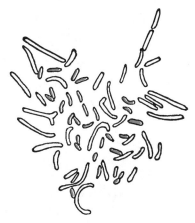

图 15-5　诺卡菌属的形态

（nocardomycolic acid），故此属微生物抗酸或部分抗酸。

诺卡菌属主要分布在土壤中，多数为需氧型腐生菌，少数为厌氧型寄生菌。繁殖速度较慢，一般需 5~7 日方可形成菌落，菌落比链霉菌菌落小，表面多皱，致密、干燥或湿润，用接种环一触即碎。多数诺卡菌能产生类胡萝卜素，使菌落呈现各种颜色，如黄、黄绿、橙红等。

本属微生物可产生约 30 多种抗生素，如地中海诺卡菌（*N. mediterranei*）产生抗结核分枝杆菌（*Mycobacterium tuberculosis*）和麻风杆菌（*M. leprae*）的利福霉素（rifomycin），抗 G⁺ 菌的瑞斯托霉素（ristocetin）。最近有研究者从地中海诺卡菌康乐变种菌株中分离得到抗菌药物 chemomicin A，其除了对革兰氏阳性细菌、枯草杆菌及粪肠球菌有抑制作用外，对人结肠癌及食管癌细胞也有体外细胞毒活性。此外，该菌属的一些种类分解能力强，在石油脱蜡、烃类发酵、污水处理等方面发挥着重要作用。

少数诺卡菌如星形诺卡菌（*N.asteroides*）和巴西诺卡菌（*N.brasiliensis*）可引起外源性感染。星形诺卡菌常经呼吸道或创口侵入机体，引起化脓性感染。免疫力低下者，如 AIDS 患者、肿瘤患者以及长期使用免疫抑制剂的人易感。此菌侵入肺部可引起肺炎、肺脓肿，表现与肺结核和肺真菌病类似，且易通过血行播散。巴西诺卡菌可因外伤侵入皮下组织，引起慢性化脓性肉芽肿，但很少播散，表现为肿胀、脓肿。

四、游动放线菌属（*Actinoplanes*）

游动放线菌一般不形成气生菌丝，基内菌丝纤细，直径为 0.2~2.0μm，不断裂。该菌属能形成孢囊，孢囊从基内菌丝长出，瓶状、球形或不规则，孢囊内产生孢囊孢子，大部分有鞭毛能游动。孢囊孢子可借助孢囊壁上的小孔或通过孢囊壁的破裂释放到周围环境中。

本属微生物适于在腐烂的植物和湿度较大的土壤中生长，生长缓慢，需 2~3 周培养才形成菌落，菌落湿润发亮。本属微生物胞壁类型Ⅱ型，全细胞糖型 D 型，DNA 的（G+C）mol% 含量为72%~73%。

本属微生物能产生多种抗细菌和抗肿瘤的抗生素。目前从该属发现的新抗生素至少有 150 种，如我国济南游动放线菌（*Actinoplanes tsinanensis*）产生的创新霉素（creatmycin），萘醌类的绛红霉素（purpuromycin）等。创新霉素对大肠埃希菌引起的尿路感染有一定疗效；绛红霉素对肿瘤、细菌、部分真菌等有一定作用。

五、马杜拉放线菌属（*Actinomadura*）

马杜拉放线菌生长需氧气、化能自养型。胞壁类型Ⅲ型，全细胞糖型 B 型，DNA 的（G+C）mol%含量为 64%~69%。本菌属细胞壁含有马杜拉糖，有生长良好的基内菌丝和气生菌丝，气生菌丝上形成短孢子链，也有的在末端卷成假孢囊。

这一菌属发现的抗生素也较多，如洋红马杜拉放线菌（*A. Carminata*）产生的洋红霉素，属蒽环类，有一定抗肿瘤活性，对 G⁺ 菌也有抑制作用；由海洋马杜拉放线菌 M048 菌株产生的含吩噁嗪-3-酮骨架的抗菌药物 chandrananimycinsA~C，它们都具有抗黑色素瘤（MEXF 514L）、结肠癌（CCLHT29）、乳腺癌（MACL MCF-7）、肺癌（LXFA 526L、LXFL 529L）等肿瘤细胞的活性，此外 chandrananimycinsC 还具有强抗细菌、真菌及藻类活性。

六、放线菌属（*Actinomyces*）

放线菌属微生物只形成基内菌丝，直径小于 1μm，无气生菌丝，基内菌丝有横隔，断裂为 V、Y、T型（图 15-6）。不形成孢子，以断裂的菌丝进行繁殖。本属多数为厌氧或兼性厌氧的微生物。细胞壁含赖氨酸，胞壁类型 V 型，DNA 的（G+C）mol% 含量为 57%~69%。

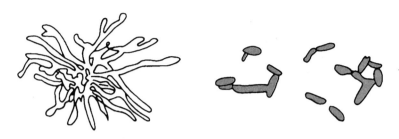

图 15-6　致病性放线菌的形态

　　寄生型放线菌正常寄居在人和动物口腔、上呼吸道、胃肠道及泌尿生殖道黏膜表面,多为条件致病菌,在一定条件下,可引起内源性感染。对人和动物致病的主要有衣氏放线菌(*A.israelii*)和牛型放线菌(*A.bovis*)。牛型放线菌可引起牛的颚肿病。衣氏放线菌存在于正常人口腔、齿龈、扁桃体与咽部。当机体抵抗力减弱或拔牙、口腔黏膜损伤时,可引起内源性感染,导致软组织慢性化脓性炎症,疾病多发于面颈、胸、肺部,称为放线菌病。病变部位常形成瘘管,排出硫黄样颗粒。将硫黄样颗粒制成压片或组织切片,在显微镜下可见放射状排列的菌丝,菌丝末端膨大呈棒状,如菊花状。

案例

肺放线菌病案例

　　张××,男性,58 岁,棉花厂的工人,有长期吸烟史与喝酒史。间断性咳嗽、咳痰三个月,伴体重下降就诊。胸部 CT 检查,显示双肺多发的小结节,大小相仿。痰涂片集菌镜检,未检测到抗酸染色阳性的杆菌。根据胸部 CT 检查结果,结合长期的吸烟史和消瘦,医师怀疑肺癌或肿瘤肺转移的可能性大。进一步病理检查,在组织切片中发现有硫磺样颗粒,制成压片后革兰氏染色,在显微镜下观察到放射状排列的菊花状菌丝。

　　问题

　　1. 该患者可能患有什么疾病?

　　2. 该病原感染有何特征?

案例解析-
肺放线菌病

思 考 题

1. 试以链霉菌为例描述这类典型放线菌的菌丝、孢子和菌落的一般特征。
2. 比较放线菌和细菌的特征,试分析放线菌的分类地位。

第十五章
目标测试

（苏　昕）

第十六章

病毒学概论

> **学习要求**
>
> 1. **掌握** 病毒的结构和化学组成;病毒的复制周期;病毒的异常增殖与干扰现象;病毒感染的致病机制;病毒感染的类型;病毒感染的检测。
> 2. **熟悉** 病毒的人工培养法;理化因素对病毒的影响;抗病毒免疫。
> 3. **了解** 病毒的大小与形态;病毒的分类;病毒感染的传播方式;病毒感染的防治原则;抗病毒药物及其作用机制。

病毒(virus)是一类个体微小、结构简单、仅有一种核酸、专性细胞内寄生、以复制方式增殖的非细胞型微生物。其主要特征为:①体积非常微小,能通过细菌滤器,须用电子显微镜放大几万倍甚至几十万倍后方可观察到;②结构简单,无细胞结构,只含有一种类型的核酸(DNA 或 RNA);③专性细胞内寄生,缺乏产生能量的酶系统和进行生物代谢的细胞器;④以复制方式增殖;⑤对传统抗生素不敏感。

病毒在自然界分布广泛,可寄生于人类、动物、植物、细菌、真菌、放线菌和支原体等生物细胞内。约 75% 的人类感染性疾病是由病毒引起的,病毒感染性疾病不仅种类多、传染性强,而且缺乏特效治疗药物。此外,某些病毒与人类的肿瘤和自身免疫病密切相关。

第一节 病毒的形态、结构与分类

完整的成熟病毒颗粒称为病毒体(virion)。**病毒体**是病毒在细胞外的结构形式,具有典型的形态结构,并具有感染性。病毒的形态、结构是指病毒体的形态、结构。

一、病毒的大小与形态

病毒大小的测量单位为纳米(nanometer,nm)。不同病毒大小悬殊,最大的约为 300nm,如痘病毒;最小的仅为 20nm,如微小 DNA 病毒。多数病毒呈球形或近似球形,少数为杆状、丝状、弹状和砖块状,噬菌体多呈蝌蚪状(图 16-1)。测量病毒大小最可靠的方法是电子显微镜技术,亦可用超速离心沉淀法、分级超过滤术和 X 线晶体衍射分析法等技术研究病毒的大小、形态、结构和亚单位等。

二、病毒的结构和化学组成

(一)病毒的结构

病毒的基本结构是核心(core)和衣壳

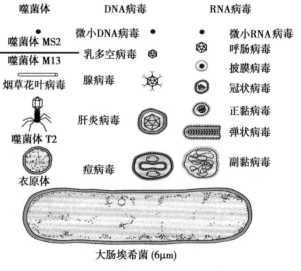

图 16-1 各类病毒形态、大小、结构示意图

（capsid）构成的核衣壳（nucleocapsid）。有些病毒的核衣壳外还有包膜（envelope）（图16-2）。有包膜的病毒称为**包膜病毒**，无包膜的病毒称为**裸露病毒**。人和动物病毒多数具有包膜。

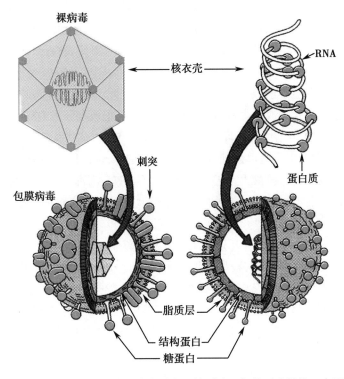

图16-2　包膜病毒、裸露病毒二十面体对称和螺旋对称结构示意图

1. 核心　位于病毒的中心，主要成分为**核酸**，构成病毒的基因组。还可能含有少量的功能性蛋白，如病毒的核酸聚合酶、转录酶或逆转录酶等。

2. 衣壳　包绕在核心外的蛋白质外壳。衣壳由一定数量的壳粒（capsomere）组成，壳粒是衣壳的形态学亚单位。壳粒由一个或多个多肽分子构成，这些多肽分子是衣壳的化学亚单位或结构亚单位。

根据壳粒数目和排列方式的不同，病毒可分为以下几种对称类型。

（1）螺旋对称型（helical symmetry）：壳粒沿着螺旋形的病毒核酸链对称排列。如正黏病毒、副黏病毒及弹状病毒等。

（2）二十面体对称型（icosahedral symmetry）：病毒核酸聚集成团，外周的壳粒排列成二十面体对称型。二十面体的每个面都呈等边三角形，由许多壳粒镶嵌组成。大多数病毒体顶端的壳粒由5个同样的壳粒包围，称为**五邻体**（penton）；三角形面上的壳粒，周围都有6个同样壳粒，称为**六邻体**（hexon）。多数情况下病毒的衣壳是包绕核酸形成的，但也有先形成空衣壳，再填充核酸的情况。

（3）复合对称型（complex symmetry）：病毒体结构较复杂，衣壳既有螺旋对称又有二十面体对称形式，如痘病毒和噬菌体等。

3. 包膜　为包绕在核衣壳外面的双层膜，是某些病毒在成熟的过程中穿过宿主细胞，以出芽方式向宿主细胞外释放时，获得的宿主细胞膜、核膜或空泡膜成分，包括脂质、多糖和少量的蛋白质。其中的蛋白质由病毒基因编码合成，而脂质、多糖来自宿主细胞。包膜表面常有不同形状的突起，称为**包膜子粒**（peplomere）或**刺突**（spike），其化学成分为糖蛋白，也称刺突糖蛋白。

包膜的主要功能是维护病毒体结构的完整性。包膜中所含的磷脂、胆固醇及中性脂肪等能加固病毒体的结构。病毒体的包膜来自宿主细胞膜，脂质成分同源，彼此易于亲和及融合，因此包膜具有辅助病毒感染的作用。包膜上具有病毒体的表面抗原，与致病性和免疫性密切相关。包膜具有病毒种、型特异性,是病毒鉴定、分型的依据之一。包膜对干、热、酸和脂溶剂敏感。乙醚能破坏病毒包膜,使其灭活而失去感染性,常用于鉴定病毒有无包膜。

4. 其他辅助结构　某些包膜病毒在其核衣壳外层和包膜内层之间有基质蛋白,其主要功能是把核衣壳蛋白与包膜联系起来,此区域称为被膜。不同病毒的被膜厚度有差异,可作为病毒鉴定的参考依据。腺病毒在二十面体衣壳的各个顶角壳粒上有触须样纤维,称纤维刺突或纤突,能凝集某些动物红细胞并损伤宿主细胞。

(二) 病毒的化学组成与功能

1. 病毒核酸　其化学成分为 DNA 或 RNA,据此可把病毒分为 DNA 病毒和 RNA 病毒两大类。病毒核酸具有多样性,可为线型或环型、单链或双链。DNA 病毒大多为双链(微小 DNA 病毒、环状病毒除外)。RNA 病毒大多是单链(呼肠病毒、博尔纳病毒除外),单链 RNA 有正链与负链之分。有的病毒核酸分节段。病毒核酸大小差异悬殊,微小 DNA 病毒的核酸仅由 5 000 个核苷酸组成,而最大的痘病毒的核酸则由约 4 000 000 个核苷酸组成。病毒核酸是病毒感染、增殖、遗传和变异的物质基础。

病毒核酸的主要功能有以下几点。①**指导病毒复制**:病毒的增殖是以其基因组为模板,经过转录、翻译过程合成病毒的前体成分,如子代病毒核酸、结构蛋白,然后再组装成子代病毒体;②**决定病毒的特性**:病毒核酸链上的基因密码记录着病毒的全部遗传信息,其复制的子代病毒保留亲代病毒的特性;③部分病毒核酸**具有感染性**:除去衣壳的病毒核酸进入宿主细胞后能增殖,被称为感染性核酸,感染性核酸不受衣壳蛋白和宿主细胞表面受体限制,易感细胞范围较广,但易被体液中核酸酶破坏,因此感染性比完整病毒体弱。

2. 病毒蛋白质　蛋白质是病毒的主要组成部分,约占病毒体总重量的 70%,由病毒基因组编码,具有病毒的特异性。病毒蛋白质可分为**结构蛋白和非结构蛋白**。

结构蛋白是组成病毒体的蛋白成分,主要分布于衣壳、包膜和基质中。包膜蛋白多突出于病毒体外,即刺突糖蛋白。基质蛋白是连接衣壳蛋白和包膜蛋白的部分,多具有跨膜和锚定的功能。

病毒结构蛋白的主要功能是:①保护病毒核酸,衣壳蛋白包绕着核酸,避免了环境中的核酸酶和其他理化因素对核酸的破坏;②参与感染过程,衣壳蛋白和包膜的刺突糖蛋白能特异性吸附至易感细胞表面受体上,介导病毒核酸进入宿主细胞,引起感染;③具有免疫原性,衣壳蛋白和包膜的刺突糖蛋白具有良好的免疫原性,病毒进入机体后,能引起特异性体液免疫和细胞免疫。

病毒的非结构蛋白是指由病毒基因组编码,但不参与病毒体构成的蛋白质,不一定存在于病毒体内,也可存在于感染细胞中。主要包括病毒编码的酶类和特殊功能的蛋白,如蛋白水解酶、DNA 聚合酶、逆转录酶、胸腺嘧啶核苷激酶和抑制宿主细胞生物合成的蛋白等。病毒的非结构蛋白常作为抗病毒药物作用靶点而备受重视。

常见病毒的病毒吸附蛋白与相应宿主细胞的受体(图片)

3. 脂质和糖　病毒体的脂质主要存在于包膜中。有些病毒含少量糖类,以糖蛋白形式存在,也是包膜的表面成分之一。多数病毒的糖蛋白能与宿主细胞表面受体结合,称为病毒吸附蛋白(viral attachment protein,VAP),VAP 与靶细胞受体结合的特异性决定了病毒感染的组织亲嗜性。有些糖蛋白还具有其他功能,如流感病毒的血凝素(hemagglutinin,HA)是激发保护性免疫反应的主要抗原。

三、病毒的分类

病毒的分类依据:①核酸的类型与结构,如 DNA 或 RNA、单链或双链、分子量、基因数和全基因组信息;②病毒体的形态和大小;③衣壳对称性和壳粒数目;④有无包膜;⑤对理化因素的敏感性;⑥免疫原性;⑦生物学特性,如宿主范围、组织亲嗜性、传播途径和致病性等(表 16-1 和表 16-2)。

表 16-1　DNA 病毒科分类及重要病毒

病毒科名	主要成员
痘病毒科	天花病毒,痘苗病毒,猴痘病毒,传染性软疣病毒
疱疹病毒科	单纯疱疹病毒 1 型和 2 型,水痘-带状疱疹病毒,EB 病毒,巨细胞病毒,人类疱疹病毒 6、7、8 型
腺病毒科	腺病毒
嗜肝病毒科	乙型肝炎病毒
多瘤病毒科	JC 病毒,BK 病毒,SV-40 病毒
乳头瘤病毒科	人乳头瘤病毒
小 DNA 病毒科	人类微小病毒 B19,腺病毒伴随病毒

表 16-2　RNA 病毒分类及重要的病毒

病毒科名	主要成员
副粘病毒科	副流感病毒,仙台病毒,麻疹病毒,腮腺炎病毒,呼吸道合胞病毒,偏肺病毒
正黏病毒科	流感病毒甲(A)、乙(B)、丙(C)型
冠状病毒科	冠状病毒,SARS 冠状病毒
沙粒病毒科	拉沙热病毒,塔卡里伯病毒群(鸠宁和马秋波病毒),淋巴细胞性脉络丛脑膜炎病毒
弹状病毒科	狂犬病病毒,水疱性口炎病毒
纤丝病毒科	埃博拉病毒,马尔堡病毒
小 RNA 病毒科	脊髓灰质炎病毒,埃可病毒,柯萨奇病毒
逆转录病毒科	人类免疫缺陷病毒,人类嗜 T 细胞病毒

知识拓展

病毒的命名

　　根据国际病毒分类委员会的病毒命名规定,病毒不采用拉丁双名法命名,而是依据分类原则,将病毒分为目(order)、科(family)、亚科(subfamily)、属(genus)、种(species)。目、科、亚科、属名的英文书写时均为斜体,且第一个字母大写;种名全部小写、正体,除非该字来源于人名、地名或科、属名。正式书写时,病毒分类名称前应冠以分类名称。以疱疹病毒为例,各分类单元的命名如下:疱疹病毒目(order *Herpesvirales*)、疱疹病毒科(family *Herpesviridae*)、甲疱疹病毒亚科(subfamily *Alphaherpesvirinae*)、单纯疱疹病毒属(genus *Simplexvirus*)、单纯疱疹病毒 1 型(herpes simplex virus 1)。

　　亚病毒(subvirus)包括类病毒、卫星病毒和朊粒等一些非寻常病毒的致病因子,是自然界中比病毒更小、结构更简单的微生物。

　　1. 类病毒(viroid)　为植物病毒,仅由 250~400 个核苷酸组成,为单链杆状 RNA,有二级结构,无包膜或衣壳,不含蛋白质。在细胞核内增殖,利用宿主细胞的 RNA 聚合酶Ⅱ进行复制。

　　2. 卫星病毒(satellite virus)　是在研究类病毒过程中发现的一种引起苜蓿、绒毛烟等植物病害的致病因子。卫星病毒可分为两类,一类可编码自身的衣壳蛋白;另一类为卫星病毒 RNA 分子,曾称为拟病毒(virusoid),需利用辅助病毒的衣壳蛋白。基因组是由 500~2 000 个核苷酸构成的单链 RNA,复制依赖辅助病毒。

有人认为人类的丁型肝炎病毒具有部分卫星病毒和类病毒的特征,是一种特殊的嵌合RNA分子。

3. 朊粒(prion)   有研究提出朊粒列入病毒范畴不适宜,其生物学地位尚未确定。但国际病毒分类委员会仍把朊粒列为亚病毒。

第二节   病毒的增殖

病毒缺乏增殖所需的酶系统,只能在易感的**活细胞内增殖**。病毒以其基因组为模板,在DNA聚合酶或RNA聚合酶以及其他必要因素作用下,复制出子代病毒的基因组,病毒基因组经过转录、翻译,合成大量的子代病毒结构蛋白,再经过装配,最终释放出子代病毒。这种以病毒核酸分子为模板进行复制的方式称为**自我复制(self replication)**。从病毒进入宿主细胞开始,经过基因组复制,到最后释放出子代病毒的过程,称为一个病毒复制周期(replication cycle)。人和动物病毒的复制周期依次包括吸附、穿入、脱壳、生物合成、装配与释放5个阶段(图16-3)。

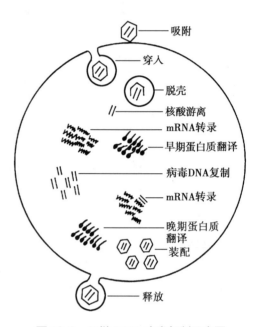

图16-3   双链DNA病毒复制示意图

一、病毒的复制周期

1. 吸附(adsorption)   病毒需先吸附于易感细胞表面方可穿入。吸附分为两个过程。①病毒与细胞的静电结合:该过程与Na^+、Mg^{2+}、Ca^{2+}等阳离子浓度有关,这种结合是**非特异性、可逆**的。②病毒表面的吸附蛋白与易感细胞表面的特异性受体结合:是**特异性、不可逆**的过程,它决定了病毒侵入的细胞类型。如脊髓灰质炎病毒的衣壳蛋白可与灵长类动物神经细胞表面的蛋白受体结合,故脊髓灰质炎病毒主要侵犯的靶细胞是神经细胞;HIV包膜糖蛋白gp120的受体是CD4分子,故HIV选择性地侵犯$CD4^+$ T淋巴细胞。VAP与受体结合的特异性是组织亲嗜性的主要决定因素,但不是唯一决定因素,如流感病毒的受体(唾液酸)存在于许多组织细胞中,但流感病毒主要感染呼吸道上皮细胞,却不能感染具有唾液酸受体的所有类型的细胞。

包膜病毒通过包膜糖蛋白吸附于受体,这些特异性的糖蛋白可有一个或多个附着位点。无包膜病毒通过衣壳蛋白或突起吸附于受体。吸附过程可在几分钟到几十分钟内完成。

2. 穿入(penetration)   病毒吸附于宿主细胞膜后,主要通过**吞饮、融合、直接穿入**等方式进入细胞。①吞饮(endocytosis):病毒与细胞表面受体结合后内凹入细胞,细胞膜内陷形式类似吞噬泡,病毒体进入细胞内。无包膜的病毒多以吞饮方式进入易感细胞内。②融合(fusion):病毒包膜与细胞膜密切接触,在融合蛋白的催化下,病毒包膜与细胞膜融合,将病毒的核衣壳释放至细胞内。有包膜病毒,如正黏病毒、副黏病毒、疱疹病毒等都以融合方式进入易感细胞内。③直接穿入:有的病毒体表面位点与细胞受体结合后,由细胞表面的酶类协助病毒脱壳,使病毒核酸直接进入宿主细胞内,如噬菌体。

3. 脱壳(uncoating)   病毒必须脱去蛋白质衣壳后,核酸才能发挥作用。多数病毒在穿入细胞时已在细胞溶酶体酶的作用下脱壳释放出核酸。少数病毒的脱壳过程较复杂,如痘病毒的脱壳过程分为两步:先在细胞溶酶体酶的作用下脱去外壳,再经病毒编码产生的脱壳酶脱去内壳,才能使病毒核酸释放出来。

4. 生物合成（biosynthesis） 病毒基因组一旦从衣壳中释放后，就进入病毒复制的生物合成阶段，即病毒利用宿主细胞提供的环境和低分子物质合成病毒核酸和结构蛋白。在生物合成阶段，用电镜不能查到细胞内的病毒，用血清学方法也检测不到病毒抗原，故此阶段称为**隐蔽期**。

根据病毒基因组类型不同，将病毒分为 7 大类型：双链 DNA 病毒、单链 DNA 病毒、单正链 RNA 病毒、单负链 RNA 病毒、双链 RNA 病毒、逆转录病毒、嗜肝 DNA 病毒。不同类型病毒的生物合成过程不同。

（1）双链 DNA 病毒的生物合成：人和动物 DNA 病毒多数是双链 DNA（double strain DNA，dsDNA），除痘病毒外，均在细胞核内合成 DNA，在细胞质内合成病毒蛋白。生物合成过程可分为早期和晚期两个阶段。早期阶段，dsDNA 病毒利用细胞核内依赖 DNA 的 RNA 聚合酶，转录出早期 mRNA，再于胞质内的核糖体上翻译成早期蛋白。这些早期蛋白是非结构蛋白，主要为合成病毒子代 DNA 所需要的 DNA 聚合酶、脱氧胸腺嘧啶激酶、调控基因和抑制细胞代谢的酶类。晚期阶段包括子代病毒 DNA 复制和结构蛋白的合成。病毒 DNA 复制为半保留复制形式，即亲代 DNA 的双链在解链酶的作用下，解开成为正、负两条 DNA 单链，再分别以这两条单链为模板，在早期合成的 DNA 聚合酶的作用下，分别合成互补的 DNA（负链或正链），复制出子代 DNA。然后以子代 DNA 分子为模板，转录出晚期 mRNA，继而在胞质核糖体上翻译出病毒结构蛋白，主要为衣壳蛋白。

双链 DNA 病毒生物合成示意图（图片）

（2）单链 DNA 病毒的生物合成：单链 DNA（single strain DNA，ssDNA）病毒以亲代为模板，在 DNA 聚合酶的作用下，产生互补链，并与亲代 DNA 链形成 ±dsDNA 作为复制中间型（replicative intermediate，RI），然后解链，由新合成的互补链为模板复制出子代 ssDNA，转录 mRNA 和翻译合成病毒蛋白质。

（3）单正链 RNA 病毒的生物合成：这类病毒不含 RNA 聚合酶，但其核酸本身具有 mRNA 的功能，可直接附着于宿主细胞的核糖体上翻译出早期蛋白——依赖 RNA 的 RNA 聚合酶。在该酶的作用下，转录出与亲代正链 RNA 互补的负链 RNA，形成双链 RNA（±RNA），即 RNA 复制中间型，其中正链 RNA 起 mRNA 作用翻译晚期蛋白（病毒衣壳蛋白及其他结构蛋白），负链 RNA 起模板作用，转录与负链 RNA 互补的子代病毒 RNA（+ssRNA）。

（4）单负链 RNA 病毒的生物合成：大多数有包膜的 RNA 病毒属于 -ssRNA 病毒。这种病毒含有依赖 RNA 的 RNA 聚合酶，病毒 RNA 在此酶的作用下，首先转录出互补正链 RNA，形成 RNA 复制中间型，再以其正链 RNA 为模板（起 mRNA 作用），转录出与其互补的子代负链 RNA，同时翻译出病毒结构蛋白和酶。

（5）双链 RNA 病毒的生物合成：病毒双链 RNA（dsRNA）在依赖 RNA 的 RNA 聚合酶作用下转录 mRNA，再翻译出蛋白质。dsRNA 病毒的复制与 dsDNA 病毒不同。dsDNA 病毒分别由正、负链复制出对应链，而 dsRNA 病毒仅由负链 RNA 复制出正链 RNA，再由正链 RNA 复制出新负链 RNA，如轮状病毒 RNA 复制就不遵循 DNA 半保留复制的原则，因而轮状病毒子代 dsRNA 全部为新合成的 RNA。

（6）逆转录病毒的生物合成：病毒在逆转录酶的作用下，以病毒 RNA 为模板，合成互补的负链 DNA 后，形成 RNA：DNA 中间体。中间体的 RNA 由 RNA 酶 H 水解，在 DNA 聚合酶作用下，由 DNA 复制成双链 DNA。该双链 DNA 则整合至宿主细胞的 DNA 上，成为前病毒（provirus），再由其转录出子代 RNA 和 mRNA。mRNA 在胞质核糖体上翻译出子代病毒的蛋白质。

（7）嗜肝 DNA 病毒的生物合成：乙型肝炎病毒属于该类型病毒，其基因组为不完全闭合 dsDNA，其复制有逆转录过程。逆转录过程发生在病毒转录后，在装配好的病毒衣壳中，以前病毒 DNA 转录的 RNA 为模板进行逆转录，形成 RNA：DNA 中间体，RNA 水解后，以 -ssDNA 为模板，合成部分互补 +ssDNA，形成不完全闭合双链环状子代 DNA。

5. 装配与释放（assembly and release）　病毒核酸及蛋白质合成之后,不同种类的病毒在细胞内装配的部位和方式亦不同。除痘病毒外,DNA病毒均在细胞核内装配;RNA病毒与痘病毒则在细胞质内装配。装配一般要经过核酸浓聚、壳粒集聚及包裹装灌核酸等步骤。包膜病毒还需在核衣壳外加一层包膜。成熟病毒向细胞外释放有两种方式。

（1）破胞释放:裸露病毒在装配完成后,随宿主细胞破裂而将子代病毒全部释放到周围组织中。

（2）出芽释放:有包膜的DNA病毒和RNA病毒以出芽方式释放到细胞外,宿主细胞通常不死亡。包膜蛋白质向胞质移动过程中经糖基转移酶与糖结合成为糖蛋白,与脂类结合成为脂蛋白。有些病毒如巨细胞病毒,很少释放到细胞外,而是通过细胞间桥或细胞融合,在细胞之间传播。致癌病毒的基因组与宿主细胞染色体整合,随细胞分裂而出现在子代细胞中。

二、病毒的异常增殖与干扰现象

1. 病毒的异常增殖　病毒在宿主细胞内复制时,并非所有的病毒成分都能装配成完整的病毒体,常有异常增殖。

（1）顿挫感染（abortive infection）:病毒进入宿主细胞后,如细胞不能为病毒增殖提供所需要的酶、能量及必要的成分,则病毒就不能合成自身的成分,或者虽合成部分或全部病毒成分,但不能装配和释放出有感染性的病毒体,称为**顿挫感染**。不能为病毒复制提供必要条件的细胞称**非容纳细胞**。

（2）缺陷病毒（defective virus）:因病毒基因组不完整或某一基因位点改变,不能进行正常增殖,复制不出完整的有感染性的病毒体,此病毒称为**缺陷病毒**。但当与另一种病毒共同感染同一宿主细胞时,若后者能为前者提供所缺乏的物质,就能使缺陷病毒完成正常的增殖,这种有辅助作用的病毒被称为**辅助病毒**。如丁型肝炎病毒是缺陷病毒,乙型肝炎病毒是其辅助病毒。

2. 干扰现象（interference）　两种病毒感染同一细胞时,可发生一种病毒抑制另一种病毒增殖的现象,称为**干扰现象**。干扰现象不仅发生在异种病毒之间,也可发生在同种、同型病毒之间。在同一病毒株中混有缺陷病毒,当与完整病毒同时感染同一细胞时,完整病毒的增殖受到抑制的现象称自身干扰现象,发挥干扰作用的缺陷病毒称为缺陷干扰颗粒（defective interfering particle,DIP）。干扰现象不仅在活病毒间发生,灭活病毒也能干扰活病毒。病毒之间的干扰现象能够阻止、中断发病,也可以使感染终止,使宿主康复。发生干扰的原因可能是病毒诱导宿主细胞产生了干扰素,也可能是病毒的吸附受到干扰或改变了宿主细胞代谢途径,阻止了另一种病毒的吸附和穿入等复制过程。在制备病毒疫苗时,应注意不同病毒株之间的合理配伍组成,避免因干扰现象而影响病毒疫苗的免疫效果。

第三节　病毒的人工培养法

由于病毒具有严格细胞内寄生的特性,故应根据病毒的种类选择相应的组织细胞、鸡胚或敏感动物进行病毒的人工培养。

1. 动物接种　是最早的病毒培养方法,目前应用较少。所用的实验动物有小鼠、大鼠、豚鼠、家兔和猴等。根据病毒种类不同,选择敏感动物及适宜接种部位,如嗜神经性病毒可接种于小鼠脑内,柯萨奇病毒可接种于乳鼠腹腔内。

2. 鸡胚培养　鸡胚对多种病毒敏感,一般采用孵化9~14日的鸡胚,根据病毒种类不同,将病毒标本接种于鸡胚的不同部位,常用的接种部位有羊膜腔（用于流感病毒的初次分离培养）、尿囊腔（用于流感病毒及腮腺炎病毒等的培养）、绒毛尿囊膜（用于天花病毒、痘苗病毒及人类疱疹病毒等的培养）、卵黄囊（用于某些嗜神经病毒的培养）。

3. 细胞培养　是病毒的人工培养和分离鉴定中最常用的方法。根据细胞生长的方式分为**单层**

细胞培养和悬浮细胞培养。根据细胞来源、染色体特征及可传代次数等可分为：①原代细胞，是由新鲜组织(动物或人胚组织)制备的单层细胞，对多种病毒敏感性高，但来源困难；②二倍体细胞，指在传代过程中保持 2 倍染色体数目的单层细胞，一般能够传 40~50 代，可用于多种病毒的分离培养和疫苗的制备，常用的二倍体细胞有来自人胚肺的 WI-26、WI-38 等；③传代细胞系，由肿瘤细胞或二倍体细胞突变而来，能在体外培养条件下持续传代，使用和保存方便，对病毒的敏感性稳定，因而广泛应用于病毒培养，但不能用来源于肿瘤的传代细胞制备疫苗，常用于病毒培养的传代细胞有 HeLa 细胞(子宫颈癌)、Hep-2 细胞(人喉上皮癌)、KB 细胞(鼻咽上皮癌)、Vero 细胞(非洲绿猴肾)等。

第四节　理化因素对病毒的影响

病毒受理化因素作用后失去感染性，称为灭活(inactivation)。灭活的病毒仍能保留其他特性，如免疫原性、红细胞凝集及细胞融合等。

一、物理因素

1. 温度　大多数病毒耐冷不耐热，在 0℃ 以下，特别是在干冰温度(-70℃)和液态氮温度(-196℃)下，可长期保持其感染性。大多数病毒于 50~60℃、30 分钟即被灭活。热对病毒的灭活作用，主要是使病毒衣壳蛋白变性和病毒包膜的糖蛋白刺突发生变化，阻止病毒吸附于宿主细胞。热也能破坏病毒复制所需的酶类，使病毒不能脱壳。

2. 酸碱度　大多数病毒在 pH 5.0~9.0 范围内比较稳定，而 pH 在 5.0 以下或 pH 在 9.0 以上迅速被灭活，但不同病毒对酸碱的耐受能力有很大不同，在 pH 3.0~5.0 时肠道病毒稳定，鼻病毒很快被灭活。

3. 射线和紫外线　X 线、γ 线和紫外线都能使病毒灭活。射线引起核苷酸链发生致死性断裂；紫外线引起病毒的多核苷酸上形成双聚体(如胸腺核苷与尿核苷)，抑制病毒核酸的复制，导致病毒失活。但某些病毒经紫外线灭活后，若再用可见光照射，因激活酶的原因，可使灭活的病毒复活，称为光复活。故不宜用紫外线照射制备病毒灭活疫苗。

二、化学因素

病毒对化学因素的抵抗力一般较细菌强，可能是病毒缺乏酶类的原因。

1. 脂溶剂　病毒的包膜含脂质成分，易被乙醚、氯仿、去氧胆酸盐等脂溶剂溶解。因此，包膜病毒进入人体消化道后，即被胆汁破坏。在脂溶剂中，乙醚对病毒包膜破坏作用最大，所以乙醚灭活试验可鉴别有包膜和无包膜病毒。

2. 酚类　酚及其衍生物为蛋白变性剂，故可作为病毒的消毒剂。

3. 氧化剂、卤素及其化合物　病毒对这些化学物质都很敏感。

4. 盐类　某些盐类能增强病毒对热的抵抗力，可用于疫苗制备。$MgCl_2$、$MgSO_4$、Na_2SO_4 等对小 RNA 病毒科、疱疹病毒科和正黏病毒科等病毒有稳定作用。如脊髓灰质炎减毒活疫苗必须冷冻保存和运输，但添加盐类后可在室温下保存数周。

第五节　病毒的感染与免疫

病毒的感染从其侵入宿主开始，病毒感染的结局取决于病毒、宿主和其他影响免疫应答的因素。病毒因素主要包括病毒的种类与毒力、感染量和感染途径等。宿主因素主要包括遗传背景、免疫状态、年龄以及个体健康状况等。

一、病毒感染的传播方式

病毒主要通过破损的皮肤、黏膜（眼、呼吸道、消化道或泌尿生殖道等）传播，但在特定条件下可直接进入血循环（输血、机械损伤、昆虫叮咬等）感染机体。多数病毒以一种途径进入宿主机体，但也可见多种途径感染的病毒，例如 HIV。

病毒感染的传播方式有水平传播（horizontal transmission）和垂直传播（vertical transmission）两种，**水平传播**是大多数病毒的传播方式。**垂直传播**是主要通过胎盘或产道将病毒由亲代传播给子代的传播方式，如风疹病毒、巨细胞病毒、HIV 及乙型肝炎病毒等。

二、病毒感染的致病机制

（一）对宿主细胞的致病作用

1. 杀细胞效应（cytocidal effect）　病毒在宿主细胞内复制后，可在很短时间内一次释放大量子代病毒，细胞被裂解死亡，称为**杀细胞性感染**（cytocidal infection）。主要见于无包膜病毒，如脊髓灰质炎病毒、腺病毒等。其机制是病毒在增殖过程中，阻断细胞核酸与蛋白质的合成，使细胞新陈代谢功能紊乱，造成细胞病变与死亡。

2. 稳定状态感染（steady state infection）　某些病毒进入细胞后能够复制，却不引起细胞裂解、死亡，常见于有包膜病毒，如流感病毒、疱疹病毒、某些披膜病毒等。病毒以出芽方式释放子代病毒，其过程缓慢，不阻碍细胞的代谢，也不破坏溶酶体膜，因而一般不引起细胞立即溶解死亡，这些不具有杀细胞效应的病毒所引起的感染称稳定状态感染。稳定状态感染可引起**宿主细胞融合**及细胞表面产生**新抗原**。

（1）细胞融合：某些病毒的酶类或感染细胞释放的溶酶体酶，能使感染细胞膜改变，导致感染细胞与邻近的细胞融合。病毒借助于细胞融合，扩散到未受感染的细胞。

（2）细胞表面出现病毒基因编码的抗原：病毒感染的细胞膜上常出现由病毒基因编码的新抗原，成为机体免疫系统攻击的靶细胞，最终导致感染细胞的破坏和死亡。

3. 包涵体形成　细胞被某些病毒感染后，普通光学显微镜下可看到与正常细胞结构和着色不同的圆形或椭圆形斑块，称为包涵体（inclusion body）。有的包涵体位于细胞质内（痘病毒），有的位于细胞核中（疱疹病毒），或细胞质、细胞核中都有（麻疹病毒）；包涵体有嗜酸性的或嗜碱性的，因病毒种类而异。

4. 细胞凋亡（apoptosis）　病毒感染可导致宿主细胞凋亡，这一过程可造成宿主病理损伤，但也可限制病毒的增殖和扩散，也是宿主细胞抵抗病毒感染的保护性反应。某些病毒如丙型肝炎病毒、疱疹病毒、腺病毒等可表达抗凋亡蛋白，抑制宿主细胞的早期凋亡，提高细胞产生子代病毒体的数量。

5. 基因整合与细胞转化　某些 DNA 病毒和逆转录病毒可将部分或全部基因组整合于宿主细胞染色体中，导致细胞转化，增殖变快，失去细胞间接触抑制。细胞转化也可由病毒蛋白诱导产生，基因整合或其他机制引起的细胞转化与肿瘤形成密切相关。

（二）病毒感染的免疫病理作用

病毒在感染中，通过与机体免疫系统相互作用，诱发免疫反应损伤机体是病毒重要的致病机制。

1. 抗体介导的免疫病理作用　病毒的包膜蛋白、衣壳蛋白均为良好的抗原，能刺激机体产生相应抗体，抗体与抗原结合可阻止病毒扩散导致病毒被清除。然而感染后许多病毒抗原可出现于宿主细胞表面，与抗体结合后，激活补体，导致宿主细胞破坏，属Ⅱ型超敏反应。抗体介导损伤的另一种机制是抗原抗体复合物引起的Ⅲ型超敏反应。病毒抗原与抗体形成的复合物随血循环沉积导致损伤。慢性病毒性肝炎患者常出现关节症状，与免疫复合物沉积于关节滑膜引起关节炎有关。

2. 细胞介导的免疫病理作用 细胞免疫是宿主清除细胞内病毒的重要机制,CTL 对靶细胞膜病毒抗原识别后引起的杀伤能终止细胞内病毒复制,对感染后的恢复起关键作用。但细胞免疫也损伤宿主细胞,造成功能紊乱,属Ⅳ型超敏反应。

3. 免疫抑制作用 某些病毒感染可抑制机体免疫功能,如麻疹病毒、风疹病毒、巨细胞病毒。某些病毒感染可以使整个免疫系统功能低下,例如 HIV 感染。病毒感染所致的免疫抑制,可激活体内潜伏的病毒或促进某些肿瘤的生长,使疾病复杂化,亦可能成为病毒持续性感染的原因之一。

4. 致炎性细胞因子的病理作用 病毒感染可引起免疫细胞释放大量的致炎性细胞因子,如INF-γ、TNF-α、IL-1 等,导致代谢紊乱,并活化血管活性因子,引起休克、弥漫性血管内凝血、恶病质等严重病理过程,甚至危及生命。

（三）病毒的免疫逃逸

病毒通过逃避免疫监视、防止免疫细胞激活、阻止免疫应答发生等方式实现病毒的逃逸免疫应答作用。病毒的免疫逃逸作用是病毒毒力的一个重要指标,也是病毒致病作用的一个重要因素。

三、病毒感染的类型

根据是否出现临床症状,病毒感染可分为**隐性感染**和**显性感染**;根据病毒在机体内感染的过程、滞留的时间,病毒感染可分为**急性感染**和**持续性感染**。持续性感染又可分为**潜伏感染**、**慢性感染**和**慢发病毒感染**。

（一）隐性病毒感染和显性病毒感染

1. 隐性病毒感染（inapparent viral infection） 病毒进入机体后不引起临床症状,称隐性病毒感染或亚临床病毒感染（subclinical viral infection）。这可能与病毒毒力弱或机体防御能力强,病毒在体内不能大量增殖,因而对组织细胞的损伤不明显有关;也可能与病毒种类和性质有关,病毒侵犯后不能到达靶细胞,故不表现出临床症状。

隐性感染者虽不出现临床症状,但机体仍可获得免疫力而终止感染。部分隐性感染者不能产生有效免疫力,病毒不能被清除,并可在体内增殖并向外界播散,这种隐性感染者也称病毒携带者（viral carrier）。**病毒携带者为重要的传染源**,在流行病学上具有重要意义。

2. 显性病毒感染（apparent viral infection） 病毒感染后引起临床症状,称为显性病毒感染或临床感染（clinical infection）。有些病毒（如天花病毒、麻疹病毒）可造成多数感染者发病;有些病毒（如脊髓灰质炎病毒、流行性乙型脑炎病毒）只造成少数感染者发病,大多数感染者呈隐性感染者。这是由机体抵抗力、入侵病毒的毒力和数量等因素所决定的。

（二）急性病毒感染

急性病毒感染（acute viral infection）也称**病原消灭型感染**,病毒侵入机体后,在细胞内增殖,经数日乃至数周的潜伏期后发病,导致靶细胞损伤或死亡,造成组织器官损伤、功能障碍,出现临床症状。但从潜伏期起,宿主即动员非特异性和特异性免疫机制清除病毒。除死亡病例外,宿主一般能在出现症状后的一段时间内,将病毒清除掉而进入恢复期,故也称病原消灭型感染。其特点为潜伏期短,发病急,病程数日至数周,病后常获得特异性免疫力。

（三）持续性病毒感染

病毒可在机体持续存在数月至数年,甚至数十年。可出现症状,也可不出现症状而长期带毒,成为重要的传染源。持续性病毒感染（persistent viral infection）有下述 3 种类型。

1. 潜伏感染（latent infection） 某些病毒在显性或隐性感染后,病毒基因组存在细胞内,有的病毒潜伏于某些组织器官内但不复制,在一定条件下,病毒被激活开始复制,使疾病复发,病愈后病毒又潜伏回组织器官。在显性感染时,可查到病毒的存在,但在潜伏期查不到病毒。疱疹病毒属的全部病毒（单纯疱疹病毒、水痘-带状疱疹病毒、巨细胞病毒、EB 病毒和人疱疹病毒 6 型）均可引起潜伏感染。唇疱疹是由单纯疱疹病毒1型从潜伏的三叉神经节沿感觉神经到达口唇皮肤与黏膜交界处的细胞增殖所致;带状疱疹是因儿童时期感染了水痘病毒,病愈后病毒潜伏于脊髓后根神经节或脑神经节,可在数十年后的老年期复发。

2. **慢性感染(chronic infection)**　病毒在显性或隐性感染后未被完全清除,血中可持续检测到病毒,因而可经输血、注射而传播。患者可表现轻微或无临床症状,但常反复发作,迁延不愈,例如慢性乙型肝炎、慢性丙型肝炎。

3. **慢发病毒感染(slow virus infection)**　为慢性发展的进行性加重的病毒感染。病毒感染后有很长的潜伏期,可达数月,数年甚至数十年。在症状出现后呈进行性加重,最终死亡。如HIV、狂犬病病毒、朊粒感染引起的疾病等。

(四)急性病毒感染的迟发并发症

急性病毒感染后1年或数年,发生致死性的并发症。如亚急性硬化性全脑炎(subacute sclerosing panencephalitis,SSPE),该病是在儿童期感染麻疹病毒后,到青春期才发作,表现为中枢神经系统疾病,在脑组织中用电镜可查到麻疹病毒。

四、抗病毒免疫

(一)固有免疫

固有免疫是机体抵御病毒感染的第一道防线。干扰素、细胞因子、单核巨噬细胞系统和NK细胞等,均能针对病毒的入侵迅速发生反应,并且激活适应性免疫防御系统。

1. **干扰素(interferon,IFN)**　是病毒或其他**干扰素诱生剂**(内毒素、人工合成的dsRNA等)刺激人或动物细胞所产生的一种**糖蛋白**,具有**抗病毒**、**抗肿瘤**和**免疫调节**等多种生物学活性。巨噬细胞、淋巴细胞及体细胞均可产生干扰素。干扰素具有广谱抗病毒作用,但不能直接杀灭病毒,而是通过与细胞表面的干扰素受体结合,激活IFN下游信号通路,使细胞产生抗病毒效应蛋白或分子,从而发挥抗病毒作用。由人类细胞产生的干扰素,根据其免疫原性不同分为α、β和γ三种。IFN-α主要由人白细胞产生,IFN-β主要由人成纤维细胞产生,二者均属于Ⅰ型干扰素,抗病毒作用强于免疫调节作用。IFN-γ由T细胞和NK细胞产生,也称免疫干扰素,属Ⅱ型干扰素,是重要的细胞因子,其免疫调节作用强于抗病毒作用。

2. **NK细胞**　能非特异杀伤受病毒感染的细胞,在感染早期,抗病毒特异性免疫应答尚未建立之前NK细胞发挥重要的作用。IFN-γ可增强其活性,活化的NK细胞还可通过TNF-α或IFN-γ等细胞因子发挥抗病毒效应。

(二)适应性免疫

病毒感染过程中,病毒的各种结构蛋白和非结构蛋白可经抗原的加工与提呈,活化T细胞及B细胞,诱发体液免疫及细胞免疫。

1. **体液免疫**　抗体可清除细胞外的病毒,并可抑制病毒通过病毒血症向靶组织扩散。

中和抗体能与细胞外游离的病毒结合从而消除病毒的感染能力,其作用机制主要是直接封闭与细胞受体结合的病毒抗原表位,或改变病毒表面构型,阻止病毒吸附、侵入易感细胞。中和抗体与病毒形成的免疫复合物,可被巨噬细胞吞噬清除。有包膜的病毒与中和抗体结合后,可通过激活补体导致病毒裂解。

病毒内部抗原或病毒表面非中和抗原可诱导产生**补体结合抗体**,此类抗体不能中和病毒的感染性,但可通过调理作用增强吞噬细胞的吞噬作用,亦可协助诊断某些病毒性疾病。含有血凝素的病毒可刺激机体产生抑制血凝现象的抗体,检测该类抗体有助于病毒感染性疾病的血清学诊断。

2. **细胞免疫**　感染细胞内病毒的清除,主要依赖于细胞免疫。

细胞毒性T细胞(cytotoxic T lymphocyte,CTL)可通过其抗原受体识别病毒感染的靶细胞,通过细胞裂解和细胞凋亡机制,直接杀伤靶细胞。在多数病毒感染中,因 CTL 可杀伤靶细胞达到清除或释放在细胞内复制的病毒,从而在抗体的配合作用下清除病毒,因此被认为是终止病毒感染的主要机制。活化的 Th1 细胞可释放 IFN-γ、TNF 等多种细胞因子,通过激活巨噬细胞和 NK 细胞诱发炎症反应、促进 CTL 的增殖和分化等,在抗病毒感染中发挥重要作用。

第六节　病毒感染的检测与防治原则

一、病毒感染的检测

病毒感染性疾病严重危害人类健康,其治疗不同于病原菌等其他微生物感染性疾病,及时准确的病毒感染检测不仅有助于指导临床治疗,而且可为控制病毒感染性疾病的流行提供实验室依据。

病毒感染的检测流程及项目（图片）

（一）病毒感染标本的采集与送检

标本的采集与送检直接影响病毒感染的检测结果,故应遵循下列原则。

（1）根据临床诊断及病期采集合适标本。如上呼吸道感染时取鼻咽分泌物,神经系统感染取脑脊液,肠道感染取粪便,病毒血症期取血液等。

（2）标本采集必须严格无菌操作。对携带有杂菌的标本,如进行病毒的分离培养时应使用抗生素处理,一般加青霉素、链霉素或根据需要加庆大霉素、两性霉素等。

（3）采集标本后应低温保存并尽快送检。

（4）用于血清学诊断的标本,应在急性期和恢复期各取一份血清,若恢复期血清效价比急性期增高 4 倍或以上才有诊断意义。

（二）病毒感染的形态学检查

1. 电镜和免疫电镜检查　对含有高浓度病毒颗粒（$\geqslant 10^7/ml$）的标本,可直接在电镜下观察。对病毒含量少的标本可用免疫电镜法检查,即先将标本与特异性抗体混合,使病毒颗粒凝聚,再进行电镜观察,比直接电镜观察更加敏感和特异,可提高病毒检出率。

2. 光学显微镜检查　光学显微镜仅能用来观察病毒感染细胞内的病理变化,如**包涵体**或多核巨细胞等。狂犬病病毒感染后可在脑神经细胞质中检出嗜酸性包涵体,称为内基小体（Negri body）,可辅助诊断狂犬病。

（三）病毒的分离与鉴定

病毒的分离与鉴定是病原学诊断的金标准,但方法复杂、要求严格且耗时较长,一般不适合临床诊断。病毒分离鉴定用于以下情况:①需对疾病进行病原学鉴别诊断;②确定新的病毒性疾病或再发性病毒性疾病的病原体;③病毒性疾病的流行病学调查;④监测病毒减毒活疫苗效果（如及时发现毒力回复突变株等）;⑤病毒生物学性状等研究和流行病学调查。

1. 病毒在细胞中增殖的鉴定指标　细胞培养是病毒的分离鉴定中最常用的基本方法,将含有病毒的标本接种于敏感细胞后,根据病毒的特性选择不同的鉴定指标。

（1）细胞病变:部分病毒在敏感细胞内增殖时引起细胞形态学改变,称为细胞病变效应（cytopathic effect,CPE）。细胞在未固定、未染色时,用低倍显微镜即可观察到 CPE,是病毒增殖的重要指标。常见的病变现象有胞质颗粒增多、细胞变圆、聚集或融合、形成包涵体,之后细胞会脱落、溶解乃至死亡。不同病毒的 CPE 特征不同,如腺病毒引起 Hep-2 细胞圆缩、团聚或呈葡萄串状;副黏病毒、疱疹病毒、呼吸道合胞病毒等引起细胞融合、形成多核巨细胞或称融合细胞。

（2）红细胞吸附:带有血凝素刺突的病毒感染细胞后,细胞膜上也可出现血凝素,使感染细胞能与红细胞结合,称之为红细胞吸附（hemadsorption）现象。常用作带有血凝素刺突的正黏病毒（流感病毒)和副黏病毒等的增殖指标。

（3）病毒干扰作用:某些病毒感染细胞后不产生明显的 CPE,但可干扰感染同一细胞的另一种病毒的正常增殖,而抑制后者所特有的 CPE,称为病毒干扰作用(viral interference)。如埃可病毒 11 型和风疹病毒都可感染猴肾细胞,前者单独感染可出现明显的 CPE,后者不能引起 CPE,但可抑制随后接种的埃可病毒 11 型在细胞中的增殖。

（4）细胞代谢的改变:病毒感染细胞后可使细胞的代谢发生变化,从而使培养液的 pH 发生改变,这种培养环境的生化改变也可作为判断病毒增殖的指标。

2. **病毒的感染性和数量测定**　采用 50% 组织细胞感染量(50% tissue culture infectious dose, $TCID_{50}$)测定、红细胞凝聚试验(red cell agglutination test)及空斑形成试验(plaque forming cell-assay, PFC)等方法可测定病毒的感染性和数量。

（1）50% 组织细胞感染量:将待测病毒液进行 10 倍系列稀释,分别接种于敏感单层细胞,培养后观察 CPE 等病毒增殖指标,以感染 50% 细胞的最高病毒稀释度为判定终点,经统计学处理后计算出 $TCID_{50}$,从而判断病毒的感染性和毒力。如用实验动物取代细胞,测定导致 50% 动物死亡的病毒量,则称为半数致死量(50% lethal dose, LD_{50})。

（2）红细胞凝聚试验:亦称血凝试验(hemagglutination test),将带有**血凝素刺突**的病毒接种鸡胚或感染组织细胞,收集其鸡胚羊膜腔液、尿囊腔液或细胞培养液,加入动物红细胞后可出现红细胞凝集。如将病毒悬液系列稀释,以血凝反应的最高稀释度作为血凝效价,可定量检测病毒的含量。

（3）空斑形成试验:将适当稀释的病毒悬液定量接种于敏感单层细胞,经一定时间培养,覆盖薄层未凝固的琼脂于细胞上,待其凝固使病毒固定后继续培养,由于病毒增殖使感染的细胞脱落,可形成肉眼可见的空斑,通常由一个感染病毒大量增殖所致,称为空斑形成单位(plaque formatting unit, PFU),计数平板中空斑数可推算出样品中的活病毒数量,通常以 PFU/ml 表示。

（四）**病毒成分的检测**

1. **病毒抗原检测**　即采用标记抗体(酶、荧光、同位素等)检测标本中病毒抗原标志物,进行病毒感染的早期诊断。

2. **病毒核酸检测**　检测病毒核酸可作出快速诊断,故在病毒感染的诊断中应用越来越广泛。

（1）核酸杂交技术:斑点杂交、细胞内原位杂交、DNA 印迹杂交、RNA 印迹杂交等常用于病毒核酸检测。

（2）核酸扩增法:选取病毒基因组保守区的特异片段作为扩增的靶基因,用特异引物扩增病毒特异序列,以诊断病毒性感染;也可选择病毒基因组变异区的片段作为靶基因,结合限制性片段长度多态性分析(restriction fragment length polymorphism, RFLP)、测序等分子生物学技术对病毒进行分型和突变的研究。目前 PCR 技术已发展到既能定性又能定量的水平,应用较多的是实时定量 PCR,而对于 RNA 病毒,则需要逆转录后进行实时定量 PCR。

基因芯片技术、基因测序技术也已应用于病毒核酸检测。

（五）**病毒感染的血清学诊断**

可采用中和试验(neutralization test, NT)、血凝抑制试验(hemagglutination inhibition test, HI)等血清学方法辅助诊断病毒感染性疾病。

1. **中和试验**　病毒在体内或细胞培养中可被特异性抗体中和而失去感染性,根据特异性抗血清能保护细胞(或鸡胚、动物)不出现病变的稀释倍数判定抗体效价。常用于人群免疫状况调查,较少用于临床诊断。

2. **血凝抑制试验**　具有血凝素刺突的病毒与相应的抗体作用后,可以阻止血凝现象,称为血凝抑制试验。常用于正黏病毒、副黏病毒及流行性乙型脑炎病毒等的辅助诊断和流行病学调查,也可鉴定病毒的型或亚型。

3. 特异性 IgM 抗体的检测　用特异的抗原检测病毒感染者血清中的 IgM 抗体,以快速早期诊断疾病。所用抗原可以是根据编码基因推导的合成肽抗原,也可以是利用基因工程表达的重组抗原,一般多用 ELISA 法检测。

二、病毒感染的防治原则

目前抗病毒药物有限,故通过人工主动免疫和人工被动免疫对病毒感染进行特异性预防尤为重要。

(一) 病毒感染的特异性预防

1. 人工主动免疫常用的生物制品

(1) 灭活疫苗:是应用物理或化学方法使病毒完全灭活而制成的疫苗。目前常用的有狂犬病疫苗、乙型脑炎疫苗、流感疫苗等。灭活疫苗的优点是安全性好、易于保存,但其诱生的免疫效果不如减毒活疫苗好。

(2) 减毒活疫苗:通常用自然或人工选择法(如温度敏感株)筛选的对人无毒或低毒的变异株制成的疫苗。常用的有脊髓灰质炎、流感、麻疹、腮腺炎、风疹的减毒活疫苗等。

(3) 亚单位疫苗:用化学方法裂解病毒,提取包膜或衣壳上的蛋白亚单位制成。例如提取具有免疫原性的血凝素和神经氨酸酶制备的流感亚单位疫苗。

(4) 基因工程疫苗:是利用基因工程技术制备的病毒疫苗。主要有基因工程亚单位疫苗、基因工程载体疫苗、基因缺失活疫苗、核酸疫苗、遗传重组疫苗等。

2. 人工被动免疫常用的生物制品　主要是从正常人血清中提取的丙种球蛋白,因正常成人一般经历过多种病毒的隐性或显性感染,血清中含有针对多种病毒的抗体,故可用于对某些病毒性疾病(如麻疹、甲型肝炎、水痘等)的紧急预防。近年来应用含有高效价的特异乙肝免疫球蛋白预防乙型肝炎的母婴传播有一定效果,还能防止接触者感染乙肝病毒。

(二) 病毒感染的药物治疗

病毒为严格细胞内寄生的微生物,故抗病毒药物必须对病毒有选择性抑制作用而又不损伤宿主细胞或机体。虽然近年来随着分子病毒学的发展已研制出多种抗病毒新药,但是,大多数抗病毒药物的应用都有一定的局限性,病毒感染的有效药物治疗一直是医学上的重要问题。

1. 核苷类药物　该类药物是最早用于临床的抗病毒药物。作用机制主要是用合成的异常嘧啶取代病毒 DNA 前体的胸腺嘧啶,病毒复制过程中,这种异常嘧啶分子掺入子代 DNA 中,从而抑制病毒复制或导致复制的病毒为缺陷病毒。目前常用的药物有无环鸟苷(阿昔洛韦)、阿糖腺苷、齐多夫定、拉米夫定等。核苷类药物除可作用于病毒的 DNA,同时也可掺入细胞的 DNA,阻抑细胞 DNA 的合成,故具有一定的毒性。

2. 非核苷类似物　如奈韦拉平(nevirapine)、吡啶酮(pyridone)等可结合至逆转录酶的活性部位,干扰逆转录酶活性。

3. 病毒蛋白酶的抑制剂　病毒可编码复制或转录后剪接、加工的酶,根据病毒蛋白酶的结构进行设计并研制病毒蛋白酶的抑制剂,有利于减少药物的副作用,而增加药物的特异性和效力。沙奎那韦(saquinavir)是第一个蛋白酶抑制剂,可抑制 HIV 复制周期中的蛋白酶活性,影响病毒结构蛋白的合成,从而阻断 HIV 复制。茚地那韦(indinavir)、利托那韦(ritonavir)是新一代病毒蛋白酶抑制剂,也可用于 HIV 感染的治疗。

4. 干扰素及其诱生剂　干扰素具有广谱抗病毒作用,且毒性小,主要用于乙肝病毒、丙肝病毒、人类疱疹病毒和乳头瘤病毒等感染的治疗。常用的干扰素诱生剂有多聚肌苷酸、多聚胞嘧酸、甘草甜素和云芝多糖等。

5. 细胞免疫制剂　目前临床上用于某些病毒感染性疾病和肿瘤治疗的细胞因子包括 IFN-α、

IFN-β、IFN-γ、TNF、白细胞介素（IL-2、IL-6、IL-12 等）、集落刺激因子（CSF）等。

6. **中草药**　有些中草药如板蓝根、大青叶、大黄、黄芪、七叶一枝花、贯众、蟛蜞菊、甘草和大蒜提取物等有抑制病毒的作用。对肠道病毒、呼吸道病毒、虫媒病毒和肝炎病毒感染有一定的防治作用。

7. **抗生素**　传统抗生素对病毒无抑制作用。但近年发现某些抗生素具有抗病毒作用，如新霉素 B 可作用于病毒复制中的调控因子，阻断 RNA 与蛋白质的结合，从而干扰病毒 RNA 的复制；真菌产物 isochromophilones Ⅰ 和 Ⅱ 及其衍生物能抑制 HIV 包膜糖蛋白 gp120 与 T 细胞的 CD4 分子结合，阻止病毒吸附和穿入细胞；放线菌产物 chloropeptin Ⅰ 和 Ⅱ 也能抑制 HIV 的 gp120 与 T 细胞的 CD4 分子结合，从而阻止病毒的吸附和穿入；siamycin Ⅰ 和 Ⅱ 可干扰病毒包膜与宿主细胞膜融合，阻止病毒的穿入。

治疗性疫苗、治疗性抗体也开始应用于某些病毒感染的治疗，抗病毒基因治疗尚处于研究阶段。

思 考 题

1. 病毒在生物学特性及致病性等方面与其他病原微生物的差异是什么？

2. 病毒感染的快速检测方法有哪些？其各自的基本原理是什么？

3. 基于病毒的生物学特性及致病性，抗病毒药物研制的靶点有哪些？困难是什么？应注意的问题有哪些？

第十六章
目标测试

（李波清）

第十七章

引起人类疾病的常见病毒

第十七章
教学课件

第一节 呼吸道感染病毒

呼吸道感染病毒(viruses associated with respiratory infection)是指以呼吸道为侵入门户,在呼吸道黏膜上皮细胞中增殖,引起呼吸道局部感染或呼吸道以外组织器官病变的病毒。包括正黏病毒科、副黏病毒科、冠状病毒科(SARS 冠状病毒、新型冠状病毒)、小 RNA 病毒科、呼肠病毒科、披膜病毒科和腺病毒科中的多种病毒。人类急性呼吸道感染中 90%~95% 是由病毒引起,传染源主要是患者及病毒携带者,经飞沫传播,传染性强。所致疾病潜伏期短,可出现各种呼吸道症状,且易发生继发性细菌感染。

一、流行性感冒病毒

流行性感冒病毒(influenza virus)简称流感病毒,是引起流行性感冒的病原体,属于正黏病毒科。流行性感冒简称流感,是一种上呼吸道急性传染病,传染性强、传播快、潜伏期短、发病率高。曾多次引起世界性大流行,对人类的生命健康危害极大。

(一)生物学性状

1. 形态与结构 流感病毒形态多为球形,直径为 80~120nm,初次分离的流感病毒呈多形态性,以丝状多见。流感病毒的结构由核心和包膜组成(图 17-1)。

(1)核心:由分节段的单负链 RNA(-ssRNA)、核蛋白(nuclear protein,NP)和 RNA 多聚酶(包括 PA、PB1 和 PB2 三个亚基)组成,共同形成核糖核蛋白(ribonucleoprotein,RNP),即核衣壳。甲型和乙型流感病毒 RNA 有 8 个节段,丙型流感病毒 RNA 有 7 个节段。由于病毒进入细胞后,核酸分节段复制,病毒成熟时再重新装配于子代病毒,所以病毒在复制过程中极易发生基因重组而导致新病毒株的出现。病毒核酸的多数节段只编码一种蛋白质(表 17-1)。其中 NP 由第 5 节段编码,M1 蛋白由第 7 节段编码,它们的组成与结构比较稳定,具有型特异性。

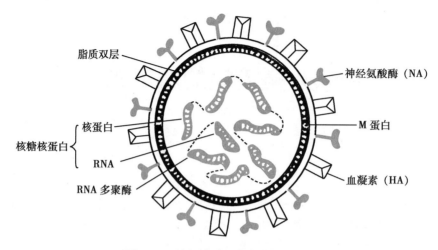

图 17-1   流行性感冒病毒结构模式图

表 17-1   甲型流感病毒基因片段的特性与功能

基因节段	核苷酸数目	编码的蛋白质	蛋白质功能
1	2 341	PB2	聚合酶组分
2	2 341	PB1	聚合酶组分
3	2 233	PA	聚合酶组分
4	1 778	HA	血凝素为包膜糖蛋白,介导病毒吸附
5	1 565	NP	核蛋白,为病毒衣壳
6	1 413	NA	神经氨酸酶,促进病毒释放
7	1 027	M1	基质蛋白,促进病毒装配
		M2	膜蛋白,为离子通道,促进病毒脱壳
8	890	NS1	非结构蛋白,抑制细胞 mRNA 翻译
		NS2	非结构蛋白,功能不详

（2）包膜：流感病毒的包膜由两层组成,内层为基质蛋白 1（matrix protein,M1）,具有保护核心和维持病毒形态的作用。M1 蛋白抗原性稳定,具有型特异性。但其诱生的抗体没有中和流感病毒的能力。外层来源于宿主细胞膜的脂质双层结构,膜表面分布着呈放射状排列的两种刺突,即血凝素（hemagglutinin,HA）和神经氨酸酶（neuraminidase,NA）。HA 和 NA 抗原结构不稳定,易发生变异,是流感病毒亚型划分的主要依据。此外,流感病毒包膜还分布有基质蛋白 2（M2）,具有离子通道的作用,有助于病毒进入感染细胞。

1）血凝素：呈柱形,由 3 条糖蛋白链以非共价形式连接成三聚体。流感病毒 HA 的原始肽链 HA0 必须裂解成 HA1 和 HA2 后才具有感染性。HA1 是与细胞表面的唾液酸受体结合的亚单位,特别容易发生变异；HA2 具有膜融合性,是流感病毒侵入宿主细胞所必需的。HA 主要功能：①凝集红细胞,HA 能与人和多种动物及禽类红细胞表面的糖蛋白受体结合,引起红细胞发生凝集,称为血凝现象；②吸附宿主细胞,病毒颗粒借助于 HA 与细胞表面受体结合而吸附到宿主细胞上,构成病毒感染宿主细胞的第一步；③免疫原性,HA 可刺激机体产生 HA 的抗体,该抗体可中和同型流感病毒,具有保护性作用,为保护性抗体,因该抗体能抑制血凝现象,亦称其为血凝抑制性抗体。

2）神经氨酸酶：呈蘑菇状,由 4 条相同的糖蛋白链组成四聚体,具有酶活性。NA 抗原结构较易发生变异。NA 的主要功能：①参与病毒释放,NA 具有水解受感染细胞表面糖蛋白末端的 *N*-乙酰神经氨酸的作用,能促使病毒的释放;②促进病毒扩散,NA 可破坏细胞膜表面的病毒特异受体,使病毒从细胞上解离,有利于病毒的扩散;③具有免疫原性,但诱导机体产生的抗体无中和作用,但能抑制该酶的水解作用,从而抑制病毒从细胞释放。

2. 分型与变异　根据 NP 和 M1 蛋白抗原性的不同,将人流感病毒分为甲（A）、乙（B）和丙（C）三型。甲型流感病毒又根据其 HA 及 NA 抗原性的不同分为若干亚型。目前发现 HA 有 H1~H16 亚型;NA 有 H1~H9 亚型。甲型流感病毒 HA 和 NA 均易发生变异,以 HA 尤为突出,所以容易引起大规模流行。在人群中流行的亚型主要是 H1~H3 和 N1~N2,但目前 H5N1、H7N2、H7N7、H9N2 禽流感病毒也可感染人。流感病毒抗原变异有两种形式。

（1）**抗原性漂移（antigenic drift）**:变异幅度小,属于量变,是核酸序列的点突变累积造成,致使 HA 或 NA 的变异率小于 1%,可引起流感的中小规模流行。

（2）**抗原性转换（antigenic shift）**:变异幅度大,属于质变,是由核酸序列不断的突变积累或外来基因片段重组所致。HA 或 NA 的变异率 2%~50%,产生新亚型。由于人群缺乏对变异病毒株的特异性免疫力,因此可以引起大规模流行。

3. 培养特性　流感病毒在鸡胚中生长良好,初次分离应先接种于羊膜腔,传代适应后接种尿囊腔。用血凝试验可判断羊水或尿囊液中有无病毒生长。流感病毒最敏感的动物是雪貂。此外,甲、乙型流感病毒在原代人胚肾、猴肾等组织细胞中也能生长。

4. 抵抗力　抵抗力较弱,不耐热,56℃条件下 30 分钟即被灭活,对干燥、紫外线、乙醚、甲醛、乳酸等敏感,在−70℃或冷冻干燥后可长期保存。

（二）致病性与免疫性

1. 致病性　传染源主要是患者,其次为隐性感染者。病毒主要经飞沫、气溶胶传播,也可以通过公用毛巾间接接触而感染。人群普遍易感,传染性很强。病毒通过其血凝素吸附于呼吸道黏膜上皮细胞,在呼吸道黏膜上皮细胞内增殖造成细胞变性、坏死脱落,黏膜充血、水肿,腺体分泌增加。经 1~4 日的潜伏期,感染者可出现喷嚏、鼻塞、咽痛、咳嗽等症状。流感病毒很少入血,但可释放内毒素样物质入血引起全身中毒症状:发热、头痛、全身酸痛、乏力、白细胞数下降等。一般 3~7 日自愈,但婴幼儿、年老体弱者易继发细菌感染,如合并肺炎等,病死率高。

2. 免疫性　人体在感染流感病毒后可产生特异性的细胞免疫和体液免疫。抗 HA 为中和抗体,包括 IgG、IgM 和 sIgA。特别是 sIgA 在局部阻止病毒感染中起重要作用。抗 NA 对病毒无中和作用,但与减轻病情和阻止病毒传播有关。抗 HA 中和抗体对同亚型病毒有免疫保护作用。

（三）微生物学检查

1. 病毒的分离与鉴定　采集急性期患者鼻咽漱液或咽拭子,经抗生素处理后,接种于鸡胚羊膜腔或尿囊腔中,经 35℃孵育 3~4 日,取羊水或尿囊液进行血凝试验,检查有无病毒增殖。如血凝试验为阳性,可用已知流感病毒各亚型特异性抗体与新分离病毒进行血凝抑制试验,鉴定型别;如血凝试验为阴性,需在鸡胚中盲目传代 3 次,仍不出现血凝则判断为阴性。

2. 血清学试验　取急性期患者和恢复期双份血清进行血凝抑制试验,若恢复期抗体效价较急性期升高 4 倍以上,具有诊断价值。

3. 快速诊断　主要采用间接或直接免疫荧光法,或 ELISA 法检测患者鼻黏膜或咽漱液及呼吸道脱落细胞中病毒抗原。用 PCR、核酸杂交或序列分析等方法检测病毒核酸及分型鉴定。

（四）防治原则

流感病毒传染性强,传播迅速,流行期间应尽量避免人群聚集。公共场所可用乳酸蒸气进行空气消毒。流感疫苗有灭活疫苗和减毒活疫苗,但因流感病毒抗原易变异,及时掌握变异动态及选育毒株,使疫苗的抗原性与流行株相同或近似极为重要。

目前尚无有效的特效治疗,主要是对症治疗和预防继发性细菌感染,干扰素滴鼻及服用中草药有一定疗效。

知识拓展

禽 流 感

禽流感是由甲型流感病毒引起的禽类传染性疾病,可以在多种动物中传播,特别容易在禽类(尤其是鸡)之间引起流行,民间俗称"鸡瘟"。禽流感病毒可分为高致病性、低致病性和非致病性三大类。其中高致病性禽流感是由 H5 和 H7 亚毒株(以 H5N1 和 H7N7 为代表)引起的疾病。高致病性禽流感病毒可以直接感染人类。人感染高致病性禽流感是《传染病防治法》中规定的按甲类传染病采取预防、控制措施的乙类传染病。

二、副黏病毒

副黏病毒科(*family paramyxovirus*)核酸不分节段,主要包括麻疹病毒、腮腺炎病毒、呼吸道合胞病毒和副流感病毒等。

(一)麻疹病毒

麻疹病毒(measles virus)是引起麻疹的病原体,麻疹是儿童时期最为常见的急性呼吸道传染病,可感染任何年龄段的易感人群。临床上以发热、上呼吸道炎症、结膜炎、口腔黏膜斑及全身丘疹为特征。我国自 20 世纪 60 年代开始普遍接种麻疹减毒活疫苗后,发病率大大降低。

1. 生物学性状　形态为球形或丝状等。核酸为单负链 RNA,不分节段,不易发生基因重组。核衣壳呈螺旋对称,包膜表面有两种刺突,即血凝素(hemagglutinin,HA)和溶血素(haemolysin,HL)。HA 蛋白能凝集猴、狒狒等动物的红细胞,并能与宿主细胞受体吸附;HL 具有溶血和细胞融合活性,可引起多核巨细胞形成。

除灵长类动物外,一般动物对麻疹病毒都不易感,在人胚肾、人羊膜细胞及 HeLa、Vero 等多种传代细胞中可增殖,出现细胞病变,形成多核巨细胞。

2. 致病性与免疫性　人是麻疹病毒唯一的自然宿主,传染源是急性期患者,在出疹前 2~4 日至出疹后 2~5 日有传染性。通过飞沫传播,或通过被鼻咽腔分泌物污染的玩具、用具或密切接触传播。麻疹病毒传染性极强,易感者接触后几乎全部发病,潜伏期 9~12 日。病毒首先在呼吸道上皮细胞内增殖,然后进入血流,出现第一次病毒血症。病毒随血流到达全身淋巴组织大量增殖,再次入血形成第二次病毒血症,引起全身病变。患者的前驱症状有高热、畏光、鼻炎、结膜炎、咳嗽等。发热 2 日后,口颊黏膜可出现中心灰白色外、周围有红晕的黏膜斑(Koplik 斑),对早期诊断具有一定意义。此后全身皮肤相继出现红色斑丘疹,4 日后疹块消退、脱屑,麻疹一般可自愈。有些年幼体弱的患儿,易并发细菌性肺炎,严重者可导致死亡。极个别患者在患麻疹数年后出现亚急性硬化性全脑炎(subacute sclerosing panencephalitis,SSPE),这是麻疹晚期中枢神经系统并发症,发生率为0.6/10 万~2.2/10 万。患者大脑功能发生渐进性衰退,表现反应迟钝、精神异常、运动障碍,最后出现昏迷死亡。SSPE 患者血液和脑脊液中有异常高水平的抗麻疹病毒抗体,患者脑组织中麻疹病毒为缺陷病毒。

麻疹病毒抗原性强,只有一个血清型,病愈后可获得牢固免疫力。6 个月内的婴儿体内有来自母体的抗体,可免受感染。

3. 防治原则　预防措施主要是接种麻疹减毒活疫苗。在我国初次免疫为 8 月龄婴儿,90% 以上可获得免疫力。7 岁时加强免疫,免疫力可维持 10~15 年。对接触麻疹的易感儿童,紧急采用被动免疫,5 日内给予肌内注射丙种球蛋白或胎盘球蛋白。

（二）腮腺炎病毒

腮腺炎病毒（mumps virus）主要引起流行性腮腺炎,人是腮腺炎病毒的唯一宿主。传染源为急性期患者,通过飞沫或被鼻咽分泌物污染的食具、玩具传播,潜伏期 18~21 日。病毒侵入机体首先在呼吸道上皮细胞及局部淋巴结内增殖,然后入血引起病毒血症,随血流侵入腮腺或其他器官。患者表现为发热,一侧或两侧腮腺肿大、疼痛,病程 1~2 周。青春期感染者,男性易合并睾丸炎（约 25%）,甚至导致不育,女性可合并卵巢炎（约 5%）,少数患者出现无菌性脑膜炎或获得性耳聋等。

预防腮腺炎应及时隔离患者,防止传播。有些国家已将腮腺炎病毒、麻疹病毒和风疹病毒组成三联疫苗,取得了较好效果。目前尚无治疗腮腺炎的特效药物。

（三）呼吸道合胞病毒

呼吸道合胞病毒（respiratory syncytial virus,RSV）是婴幼儿急性下呼吸道感染的重要病原体,可引起细支气管炎和细支气管肺炎。在较大儿童和成人主要引起上呼吸道感染。RSV 经飞沫通过呼吸道传播,流行季节为冬季。RSV 感染局限于呼吸道,不产生病毒血症。病毒侵入呼吸道上皮细胞内增殖引起细胞融合,由病理性免疫应答造成细胞损伤。支气管和细支气管坏死物与黏液、纤维等结集在一起,很易阻塞婴幼儿狭窄的气道,导致严重的细支气管炎和细支气管肺炎,甚至死亡。RSV 也是医院内感染的重要病原体。RSV 感染后,免疫力不强,自然感染不能防止再感染,且至今未有安全有效的预防疫苗。

三、其他呼吸道病毒

（一）冠状病毒和 SARS 冠状病毒

冠状病毒（coronavirus,CoV）在分类上属于冠状病毒科、冠状病毒属。由于病毒包膜上有向四周伸出的突起,电镜下可见病毒颗粒的外膜突起呈日冕或皇冠状,根据这一形态学特征被命名为冠状病毒。冠状病毒感染动物和人。目前从人分离的冠状病毒主要包括普通冠状病毒 229E、OC43、NL63、HKU1（HCoV 229E、OC43、NL63、HKU1）、SARS 冠状病毒（severe acute respiratory syndrome coronavirus,SARS-CoV）、新型冠状病毒（severe acute respiratory syndrome coronavirus 2,SARS-CoV-2）和中东呼吸综合征冠状病毒（Middle East respiratory syndrome coronavirus,MERS-CoV）等七种冠状病毒。

1. 冠状病毒 病毒呈多形性,直径为 80~160nm,核酸为单正链 RNA,不分节段,核衣壳呈螺旋对称,有包膜,其表面有突起。

CoV 感染在世界各地普遍存在,可感染各年龄组人群,引起普通感冒和咽喉炎。某些冠状病毒株还可引起成人腹泻或胃肠炎。该病毒主要经飞沫传播,流行期为冬春两季。疾病的潜伏期短,平均 3 日,病程一般为 7 日,病后免疫力不强,可发生再感染。

2. SARS 冠状病毒 SARS 冠状病毒是引起严重急性呼吸综合征（severe acute respiratory syndrome,SARS）的病原体,我国称其所致疾病为传染性非典型性肺炎。

SARS 冠状病毒形态与冠状病毒类似,病毒颗粒呈不规则形,直径为 60~220nm,包膜表面有向四周伸出的突起,形状如花冠（图 17-2）。核心为单正链 RNA,主要编码结构蛋白 N、S、M、E 蛋白等。S 蛋白是刺突

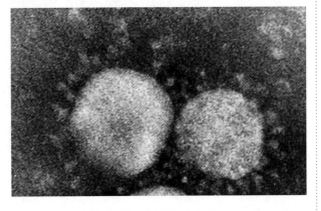

图 17-2 SARS 冠状病毒

糖蛋白,是病毒的主要抗原,可与细胞受体结合使细胞发生融合。SARS-CoV 可在 Vero E6 细胞内增殖并引起细胞病变。该病毒对脂溶剂敏感,不耐热和酸,可用 0.2%~0.5% 过氧醋酸或 10% 次氯酸钠消毒,普通消毒剂也可使其灭活。

传染源主要是 SARS 患者、隐性感染者。SARS-CoV 通过呼吸道分泌物、粪便等排出。病毒经飞沫侵入呼吸道而传播。SARS 起病急,潜伏期一般为 4~5 日,患者表现为发热,体温高于 38℃,可伴有头痛乏力、关节痛等,继而干咳、胸闷气短等症状。严重者可出现呼吸困难、弥散性血管内凝血、休克、心律失常等症状,此种患者传染性极强,且病死率很高。肺部 X 线片可出现明显病理变化,单侧或双侧有阴影。

机体感染此病毒后,产生抗该病毒的特异性抗体,可产生细胞免疫防御反应,但反应过度可造成免疫病理损伤。

SARS 的微生物学诊断方法:①病毒分离鉴定,必须在 BSL-3 实验室中进行;②核酸检测,采集患者血、呼吸道分泌物提取核酸,用特异引物进行 RT-PCR,检测 SARS-CoV 核酸;③血清学检查,采患者血清,用 ELISA、免疫荧光等方法检测血清中 SARS-CoV 特异抗体,包括 IgM、IgG,但一般在患病 12 日后检出率高,用于早期诊断有困难。

SARS 的预防措施主要是隔离患者、切断传播途径和保护易感人群。对患者治疗主要采用支持疗法,如早期氧疗及适量激素疗法等。给予抗病毒类药物和大剂量抗生素,可防止病情发展及并发症的发生。目前已研制出灭活疫苗、腺病毒载体疫苗、重组亚单位疫苗等。

（二）腺病毒

腺病毒(adenovirus)最初于 1953 年从人的增殖腺分离出来,可感染人和畜禽,某些型的人腺病毒接种新生地鼠可诱生肿瘤,在医学上具有重要意义。

腺病毒呈球形,直径 70~90nm,核心为双链 DNA 的无包膜病毒。核衣壳呈二十面体立体对称,由 252 个壳粒组成,其中 240 个壳粒组成六邻体,12 个壳粒组成五邻体,位于二十面体的顶端,对细胞有毒性。从每个五邻体上伸出一根长短不同的线状突起,称为纤突。纤维突起含有病毒吸附蛋白和型特异性抗原,并具有血凝性。腺病毒有 100 余种血清型。腺病毒对理化因素抵抗力较强,耐酸,耐乙醚等脂溶剂。紫外线照射 30 分钟或加热至 56℃经 30 分钟可被灭活。

腺病毒主要通过呼吸道、消化道和眼结膜传播,可引起临床多种疾病。呼吸道感染引起急性咽炎、支气管炎、肺炎等;消化道感染引起胃肠炎与腹泻;眼部感染引起滤泡性结膜炎和流行性角膜结膜炎等。腺病毒感染多发生于婴儿和儿童,感染后可产生特异性抗体,获持久免疫力,健康成人血清中一般具有多种腺病毒抗体。

（三）风疹病毒

风疹病毒(rubella virus)有包膜,直径为 50~70nm,核酸为单正链 RNA,衣壳为二十面体对称,包膜刺突有血凝性。病毒对热、乙醚、三氯甲烷敏感,紫外线可使其灭活。

病毒经呼吸道传播,在局部淋巴结增殖后,经病毒血症播散全身。儿童是主要易感者,表现为发热、麻疹样出疹,但较轻,伴耳后和枕下淋巴结肿大。成人感染症状较严重,除出疹外,还有关节炎和关节疼痛、出疹后脑炎等。风疹病毒能垂直传播导致胎儿先天性感染。孕妇在孕期 20 周内感染风疹病毒对胎儿危害最大,引起胎儿死亡或出生后表现为先天性心脏病、先天性耳聋、白内障等畸形及其他风疹综合征,如黄疸性肝炎、肝大、肺炎、脑膜脑炎等。有计划地接种风疹疫苗对优生优育有重要的意义。

第二节　消化道感染病毒

　　消化道感染病毒是指一群常通过污染的水源及食物经消化道传播,引起胃肠道或肠道外症状的一类病毒,包括肠道病毒与急性胃肠炎病毒。肠道病毒包括脊髓灰质炎病毒、柯萨奇病毒、埃可病毒和新型肠道病毒等,以感染肠道为原发感染,但主要引起脊髓灰质炎、心肌炎等多种肠道外感染性疾病;急性胃肠炎病毒包括轮状病毒、杯状病毒、星状病毒和肠道腺病毒等,主要引起病毒性胃肠炎,表现为腹泻、呕吐等急性胃肠炎症状。

一、肠道病毒

　　肠道病毒(enterovirus)属于小RNA病毒科,是一类生物学性状相似、形态最小的单正链RNA病毒。常见的肠道病毒包括脊髓灰质炎病毒、柯萨奇病毒、埃可病毒和新型肠道病毒68~71型。由于新型肠道病毒不断被发现,国际病毒命名委员会决定从肠道病毒68型起,按发现顺序统一命名,迄今共发现100多型肠道病毒。肠道病毒共同特征:①病毒体呈球形,直径20~30nm,衣壳呈二十面体立体对称,无包膜;②基因组为单正链RNA,有感染性,具有mRNA的功能;③在宿主细胞质内增殖,迅速引起细胞病变;④抵抗力较强,耐酸,耐乙醚,对紫外线、干燥敏感;⑤主要经粪-口途径传播,多为隐性感染。

(一)脊髓灰质炎病毒

　　脊髓灰质炎病毒(poliovirus)是脊髓灰质炎的病原体。病毒侵犯脊髓前角运动神经细胞,导致弛缓性肌肉麻痹,多见于儿童,故脊髓灰质炎亦称小儿麻痹症。病情轻重不一,轻者无瘫痪出现,严重者累及生命中枢而死亡,大部分病例可治愈,仅小部分留下后遗症。由于有效的疫苗预防,脊髓灰质炎发生率已显著降低。

　　1. 生物学性状

　　(1)形态结构:脊髓灰质炎病毒具有典型的肠道病毒形态。病毒体呈球形,直径为27nm,衣壳为二十面体立体对称(由VP1~VP4四种多肽组成),核心含有单正链RNA,无包膜。

　　(2)基因组与编码蛋白:病毒基因组为单正链RNA,长约为7.4kb。基因组中间为连续开放读码框架,两端为保守的非编码区,非编码区与其他肠道病毒的同源性很高。此外,5′端共价结合一个小分子蛋白质Vpg(22~24个氨基酸),与病毒RNA合成和基因组装配有关;3′端带有polyA尾,加强了病毒的感染性。病毒RNA进入细胞后,可直接起mRNA作用,翻译出一个约有2 200个氨基酸的大分子前体蛋白,经酶切后形成病毒结构蛋白VP1~VP4和各种功能性蛋白。后者至少包括2个蛋白酶和一个依赖 RNA 的 RNA 聚合酶。结构蛋白 VP1、VP2 和 VP3 均暴露在病毒衣壳的表面,可诱导产生中和抗体,VP1 还与病毒吸附有关;VP4 位于衣壳内部,一旦病毒 VP1 与细胞表面受体结合后,VP4 即被释出,衣壳松动,病毒基因组脱壳穿入细胞。病毒在细胞质中进行生物合成,装配成完整病毒体,并通过细胞裂解方式释放。

（3）抵抗力:脊髓灰质炎病毒在外界环境中有较强的生存力。在污水和粪便中可存活数月,在冰冻条件下可保存几年。在酸性环境中较稳定,不易被胃酸和胆汁灭活,耐乙醚、耐乙醇。但对紫外线、干燥、热敏感,56℃条件下 30 分钟可被灭活。对各种氧化剂如高锰酸钾、过氧化氢溶液、漂白粉等很敏感。

2. 致病性与免疫性　传染源为患者、无症状带毒者或隐性感染者。脊髓灰质炎病毒主要存在于粪便和鼻咽分泌物中,通过粪-口途径传播。易感者多为 15 岁以下,尤其是 5 岁以下儿童。

脊髓灰质炎病毒经口侵入机体后,先在咽喉部扁桃体和肠道下段上皮细胞、肠系膜淋巴结内增殖,不出现症状或只有轻微发热、咽喉痛、腹部不适等,90% 感染者表现为隐性感染或轻症感染。只有少数感染者,病毒可入血引起第一次病毒血症,随血流病毒扩散至全身淋巴组织或其他易感组织中进一步增殖后,大量病毒再度入血形成第二次病毒血症。病毒随即侵入中枢神经系统,在脊髓前角运动神经细胞中增殖,引起细胞病变,轻者表现为暂时性肢体麻痹,重者则留下永久性弛缓性肢体麻痹后遗症,即脊髓灰质炎。极少数患者发展为延髓麻痹,导致呼吸、心脏衰竭死亡。

由于疫苗的预防,脊髓灰质炎病毒野毒株的感染已显著减少,但疫苗相关麻痹型脊髓灰质炎(vaccine-associated paralytic poliomyelitis,VAPP)病例时有出现,应引起足够重视。VAPP 可由疫苗中毒力回复的 2 型和 3 型病毒引起。

病后和隐性感染均可使机体获得对同型病毒的牢固免疫力。以体液免疫为主,血清中可产生 IgG、IgM 中和抗体和肠道局部出现特异性 sIgA 抗体。6 个月以内的婴儿可从母体获得被动免疫,较少感染。

3. 微生物学检查

（1）病毒分离与鉴定:粪便标本加抗生素处理后,接种原代猴肾细胞或人源性传代细胞培养,病毒在细胞质中增殖,产生典型的细胞病变。用中和试验进一步鉴定其型别。

（2）血清学试验:取患者发病早期和恢复期双份血清进行中和试验,若恢复期血清特异性抗体效价有 4 倍或以上增长,则有诊断意义。亦可检测血清中特异性 IgM。

（3）快速诊断:核酸杂交、RT-PCR 等分子生物学方法可检测患者咽拭子、粪便等标本中的病毒基因组的存在,进行快速诊断。同时可根据毒株核苷酸组成或序列的差异,或酶切位点的不同等来区别脊髓灰质炎病毒的疫苗株与野毒株。

4. 防治原则　脊髓灰质炎可通过人工主动免疫有效预防。自从 20 世纪 50 年代广泛应用灭活脊髓灰质炎疫苗(inactivated polio vaccine,IPV)和口服脊髓灰质炎减毒活疫苗(live oral polio vaccine,OPV)以来,脊髓灰质炎发病率急剧下降,除非洲、中东和亚洲发展中国家外,绝大多数发达国家已消灭了脊髓灰质炎野毒株。

IPV 和 OPV 都是三价混合疫苗,免疫后都可获得抗三个血清型脊髓灰质炎病毒感染的免疫力。OPV 既可诱发血清抗体,预防麻痹型脊髓灰质炎的产生,又可刺激肠道局部产生 sIgA,阻止野毒株在肠道增殖和在人群中流行。OPV 口服后可以在咽部存留 1~2 周,并在数周内自消化道排出,因此疫苗病毒的传播可使接触者形成间接免疫。OPV 热稳定性差,保存、运输、使用要求高,有毒力回复的可能,有发生 VAPP 的风险,目前新的免疫程序建议首先使用 IPV 免疫 2 次后再口服 OPV 进行免疫。

中国脊髓灰质炎疫苗之父顾方舟

顾方舟是我国著名医学家、病毒学家。1955年，江苏南通暴发大规模的脊髓灰质炎疫情，随后疫情迅速蔓延。顾方舟临危受命，开始了脊髓灰质炎疫苗的研究工作。1960年底，首批500万人份疫苗在全国11个城市推广，流行高峰纷纷削减。为了便于在全国推广免疫，顾方舟和研究团队成功改进剂型，将需要冷藏的液体疫苗制成固体糖丸，这是中国消灭脊髓灰质炎之路的独特创举。1964年，糖丸疫苗在全国推广，脊髓灰质炎的年平均发病率从1949年的4.06/10万，下降到1993年的0.046/10万。自1994年发现最后一例患者后，至今未发现由本土野病毒引起的脊髓灰质炎病例。2000年，经世界卫生组织西太区消灭"脊灰"证实委员会证实，我国成为无脊髓灰质炎国家。2019年1月2日，"人民科学家"顾方舟在北京逝世，享年92岁。这位被称为"糖丸爷爷"的中国脊髓灰质炎疫苗之父，为实现我国全面消灭脊髓灰质炎并长期维持无脊灰状态而奉献了一生，护佑了几代中国人的健康成长。

（二）柯萨奇病毒、埃可病毒、新型肠道病毒

1. 生物学性状　柯萨奇病毒（coxsackie virus）、致肠细胞病变人孤儿病毒（enterocytopathogenic human orphan virus，ECHO，简称埃可病毒）和新型肠道病毒（new enterovirus）的生物学性状及感染、免疫过程与脊髓灰质炎病毒相似，但不同类型肠道病毒在致细胞病变以及对乳鼠或猴的致病性等方面各具特点。柯萨奇病毒和埃可病毒与脊髓灰质炎病毒的区别在于对乳鼠和猴的致病性。柯萨奇A组病毒感染乳鼠产生广泛性骨骼肌炎，引起迟缓性麻痹；而柯萨奇B组病毒感染乳鼠产生局灶性肌炎，引起痉挛性麻痹，并常伴有心肌炎、脑炎和棕色脂肪坏死等。

2. 致病性与免疫性

（1）致病性：传染源为患者或无症状感染者。主要通过粪-口途径传播，也可通过呼吸道或眼部黏膜感染。柯萨奇病毒和埃可病毒类别多，分布广泛，感染人类的机会多。由于病毒受体广泛分布于包括中枢神经系统、心、肺、胰、黏膜、皮肤等多种组织，因而引起的疾病谱复杂。常引起以下几种不同的临床疾病。

1）无菌性脑膜炎：几乎所有的肠道病毒都与无菌性脑膜炎、脑炎和轻瘫有关。临床早期症状为发热、头痛、全身不适、呕吐和腹痛、轻度麻痹，1~2日后出现颈强直、脑膜刺激症状等。

2）疱疹性咽峡炎：由柯萨奇A组的A2~A6、A8、A10引起。典型症状为发热、咽喉痛、软腭及悬雍垂周围出现水疱性溃疡损伤。

3）手足口病（hand-foot-mouth disease）：主要由柯萨奇病毒A组5、10、16型和新型肠道病毒71型引起。其中以柯萨奇病毒A16型（CoxA16）和新型肠道病毒71型（EV71）最为常见。该病多发生于婴幼儿，主要表现为手、足、口腔黏膜等部位出现水疱疹，有时可蔓延至臀部和腿部。个别患者可引起心肌炎、肺水肿、无菌性脑膜脑炎等并发症。

4）流行性胸痛：常由柯萨奇B组病毒引起。散发性胸痛也可由其他肠道病毒引起。症状为突发性发热和单侧胸痛，胸部X线多无异常。

5）心肌炎和心包炎：主要由柯萨奇A组9、16型和B组1~5型病毒引起，埃可病毒1、6、9、19型也可引起。散发流行于成人和儿童，新生儿感染后出现发热和不明原因的心力衰竭，病死率高。

6）急性结膜炎和急性出血性结膜炎：分别由柯萨奇A24型和新型肠道病毒70型引起。

（2）免疫性：柯萨奇病毒和埃可病毒感染可诱导机体产生特异性抗体，并形成针对同型病毒的免疫力。

3. 微生物学检查　由于病毒种类多,临床表现多样,所以微生物学检查对确定病因尤为重要。通常采集咽拭子、粪便和脑脊液等标本接种猴肾细胞或乳鼠进行病毒分离;再用组合或单价特异血清做中和试验进行鉴定,或者根据乳鼠病理学损伤和免疫学分析进行鉴定。另外,用 ELISA 法检测病毒抗体或 RT-PCR 法检测病毒核酸等可以辅助诊断病毒感染。

4. 防治原则　除一般的卫生措施外,目前尚无有效的治疗药物和预防疫苗。对有感染性的患者应当隔离。

二、急性胃肠炎病毒

急性胃肠炎病毒(acute gastroenteritis virus)是指经胃肠道感染和传播的病毒,主要可引起急性胃肠炎,临床表现腹泻、呕吐等,包括轮状病毒、肠道腺病毒、杯状病毒、星状病毒等。

(一)轮状病毒

轮状病毒(rotavirus)是澳大利亚学者毕晓普(Bishop)等首次从急性腹泻患儿的十二指肠黏膜超薄切片中发现的病毒颗粒,形似车轮,命名为轮状病毒。1983 年我国病毒学家洪涛又发现了成人腹泻轮状病毒(adult diarrhea rotavius,ADRV)。轮状病毒归类于呼肠病毒科(*Reoviridae*)是人类、哺乳动物和鸟类腹泻的重要病原体。A 组轮状病毒是婴幼儿重症腹泻最重要的病原体,是引起婴幼儿死亡的主要原因之一。B 组轮状病毒引起成人腹泻。

1. 生物学性状

(1)形态与结构:轮状病毒呈球形,直径为 60~80nm,双层衣壳,内衣壳子粒沿病毒核心边缘呈放射状排列,如车轮的辐条结构,负染后在电镜下观察,病毒外形呈车轮状(图 17-3)。外层衣壳在电子显微镜下可见有一层半透明的光滑薄膜,这是典型的轮状病毒的形态特征,有诊断价值。只有具有双层衣壳结构的完整病毒颗粒才有感染性。

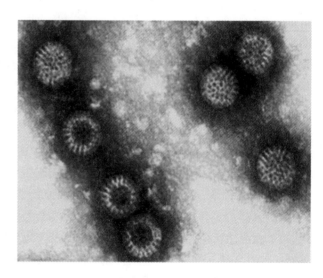

图 17-3　轮状病毒

(2)基因组:病毒基因组为双链 RNA,约 18 550bp,由 11 个基因片段组成。每个片段含一个开放读码框架(open reading frame,ORF),分别编码 6 个结构蛋白(VP1~VP4、VP6、VP7)和 5 个非结构蛋白(NSP1~NSP5)。VP4 和 VP7 位于外衣壳,决定病毒的血清型。轮状病毒基因组片段在聚丙烯酰胺凝胶电泳中由于迁移率的不同而形成特征性的电泳图谱,不同轮状病毒的电泳图谱不同,据此可对轮状病毒进行快速鉴定。

(3)分型:根据病毒内衣壳 VP6 的抗原性不同,可将轮状病毒分为 A~G 这 7 个组。A 组轮状病毒是引起婴幼儿急性胃肠炎的主要病原体;B 组仅在我国成人中暴发流行;C 组病毒引起的腹泻仅见于个别报道;D~G 组只引起动物腹泻。

(4)抵抗力:轮状病毒对理化因素及外界环境有较强的抵抗力,在粪便中可存活数日至数周。

2. 致病性与免疫性

(1)致病性:传染源是患者和无症状带毒者。轮状病毒引起的急性胃肠炎,主要通过粪-口途径传播,还可通过呼吸道传播。病毒侵入人体后在小肠黏膜绒毛细胞内增殖,造成细胞溶解死亡,微绒毛萎缩、变短、脱落;腺窝细胞增生、分泌物增多,使肠道对水分的正常吸收能力下降而引起水样腹泻,造成水和电解质的丧失。潜伏期为 24~48 小时,患者出现发热、水样腹泻和呕吐,一般为自限性,病程为 3~5 日。严重者可出现脱水、酸中毒而导致死亡。

（2）免疫性：人体感染轮状病毒后，机体内很快产生特异性抗体，抗体只对同型病毒具有中和保护作用，由于 6 个月至 2 岁婴幼儿产生 sIgA 能力弱，所以重复感染率较高。

3. 微生物学检查

（1）检测病毒或病毒抗原：患者粪便中存在大量病毒颗粒，取粪便进行直接电镜或免疫电镜检查，易检出轮状病毒颗粒。采用直接或间接 ELISA 法检测粪便上清液中的轮状病毒抗原，具有较高的敏感性和特异性。

（2）检测病毒核酸：从粪便标本中提取病毒 RNA，使用聚丙烯酰胺凝胶电泳法，根据轮状病毒 11 个基因片段特殊分布图进行分析判断，在临床诊断和流行病学调查中有重要意义。RT-PCR 检测病毒核酸不仅灵敏度高，还可进行 G、P 分型。

（3）细胞培养分离病毒：轮状病毒可在原代猴肾细胞，传代 MA104 猴肾上皮细胞等中增殖，胰酶预处理病毒可加强其对细胞的感染性，但因病毒培养程序较复杂，非临床诊断的常用方法。

4. 防治原则　预防以控制传染源、切断传播途径为主。口服减毒活疫苗可刺激特异性抗体产生，获得保护效果。治疗原则主要是及时输液，补充血容量，纠正电解质失衡等支持疗法，以降低婴儿的病死率。

（二）肠道腺病毒

肠道腺病毒（enteric adenovirus，EAd）40、41、42 三型已证实是引起婴儿病毒性腹泻的第二位病原体。因腹泻住院的患者中，有 15% 由 EAd 引起。EAd 归属于人类腺病毒 F 组，其形态结构、基因组成、复制特点与其他腺病毒基本一致。我国学者应用 A549 细胞分离 40 型亦获得成功。

世界各地均有儿童腺病毒急性胃肠炎的报告，主要经粪-口传播，也可经呼吸道传播。四季均可发病，以夏季多见，可引起暴发。主要侵犯 5 岁以下儿童，引起水样腹泻，可伴有咽炎、咳嗽等呼吸道症状，发热及呕吐较轻。通过检查病毒抗原、核酸及血清抗体可以进行微生物学诊断。目前尚无有效疫苗和抗病毒治疗方法，主要采取对症治疗。

（三）杯状病毒

杯状病毒（calicivirus）为球形、直径约为 27~38nm 的单正链 RNA 病毒，衣壳呈二十面体对称，无包膜。引起人类急性病毒性胃肠炎的人杯状病毒（human calicivirus，HuCV）主要有诺如病毒和沙波病毒。

诺如病毒（norovirus，NV）也称小圆结构病毒，基因和抗原性呈高度多样性。目前分为 5 个基因组，进一步又分为多个不同的基因型及不同的变异株。此病毒至今尚不能人工培养，也没有动物模型。病毒对热、乙醚和酸稳定，60℃条件下 30 分钟仍有感染性。NV 是世界上引起急性病毒性胃肠炎暴发流行最主要的病原体之一，在美国有 85% 以上的急性非细菌性胃肠炎的暴发与该病毒有关，我国也有暴发流行的报道。疾病高发季节为秋冬季，可累及任何年龄组。患者、隐性感染者及健康带毒者均可为传染源。主要传播途径为粪-口传播，也可通过呕吐物的气溶胶传播。该病毒传染性强，人群普遍易感。在人口聚集的学校、幼儿园、医院等场所容易引起暴发，成为突发公共问题。感染可引起小肠绒毛轻度萎缩和黏膜上皮细胞的破坏。

沙波病毒（sapovirus，SV）以往称典型杯状病毒，其形态特点是其表面有典型的杯状凹陷。主要引起 5 岁以下儿童腹泻，但发病率很低。其临床症状类似轻型轮状病毒感染。

免疫电镜可用于鉴定从粪便中浓缩的病毒。ELISA 方法既可检测标本中的病毒抗原，也可检测患者血清中特异性抗体。核酸杂交技术和 RT-PCR 可检测病毒核酸。尚无有效疫苗。

第三节　肝 炎 病 毒

肝炎病毒（hepatitis virus）是以侵害肝脏为主，并引起病毒性肝炎的病原体。目前公认的人类肝炎病毒有 5 种,即甲型肝炎病毒(hepatitis A virus,HAV)、乙型肝炎病毒(hepatitis B virus,HBV)、丙型肝炎病毒(hepatitis C virus,HCV)、丁型肝炎病毒(hepatitis D virus,HDV)和戊型肝炎病毒(hepatitis E virus,HEV),在分类学上各归属于不同的病毒科和属(表 17-2)。

表 17-2　各型肝炎病毒的比较

特点	HAV	HBV	HCV	HDV	HEV
病毒科	小 RNA 病毒	嗜肝 DNA 病毒	黄病毒	未确定	肝炎病毒
病毒大小	27nm	42nm	30~60nm	35~37nm	32~34nm
基因组类型	+ssRNA	dsDNA	+ssRNA	ssRNA	+ssRNA
基因组大小	7.5kb	3.2kb	9.5kb	1.7kb	7.5kb
细胞培养	有	无	无	无	无
传播方式	粪-口传播	血源传播 垂直传播	血源传播 垂直传播	血源传播 垂直传播	粪-口传播
感染率	高	高	中	低,区域性	区域性
转为慢性化	无	有	有	有	无
致癌性	无	有	有	不明确	无

除甲、乙、丙、丁和戊型肝炎病毒外,还有一些病毒,如黄热病毒、巨细胞病毒、EB 病毒、风疹病毒等,虽也可引起肝脏功能损坏,但不列入肝炎病毒范畴。

一、甲型肝炎病毒

甲型肝炎病毒(hepatitis A virus,HAV)是甲型肝炎的病原体,曾列为小 RNA 病毒科肠道病毒属72 型,后归类为小 RNA 病毒科的嗜肝病毒属。

（一）生物学性状

1. 形态与结构　　HAV 颗粒呈球形,直径为 27nm,二十面体立体对称,无包膜。电镜下可见实心颗粒和空心颗粒两种,实心颗粒为完整成熟的病毒体,有感染性;空心颗粒不含核酸,有免疫原性而无感染性。HAV 只有一个血清型。

2. 基因结构与功能　　病毒基因组为 +ssRNA,长约为 7.5kb,由 5′ 端非编码区(5′NCR)、编码区、3′ 端非编码区(3′NCR)和 polyA 尾 4 部分组成。编码区只有 1 个 ORF,分为 P1、P2 和 P3 三个功能区。其中 P1 区编码具有免疫原性、能刺激机体产生特异性中和抗体的衣壳蛋白(VP1、VP2、VP3)。P2 和 P3 区编码病毒复制所必需的 RNA 多聚酶,蛋白酶等非结构蛋白。3′NCR 后接与 HAV RNA 稳定性有关的 polyA 尾。

3. 动物模型与细胞培养　　黑猩猩、绒猴、猕猴、红面猴等对 HAV 易感,感染后可在粪便中检出病毒颗粒,血清中可出现 HAV 的相应抗体。HAV 可在原代绒猴肝细胞、传代恒河猴胚肾细胞、非洲绿猴肾细胞、人胚肺二倍体细胞及肝癌细胞系等细胞中增殖。病毒在细胞中增殖非常缓慢,一般不引起致细胞病变效应。

4. 抵抗力　　HAV 抵抗力较强,耐热,60℃可存活 4 小时。耐酸,可在 pH 1.0 条件下存放 2~8 小时而保持感染性,对乙醚、氯仿均有抵抗力。煮沸 5 分钟、紫外线、甲醛等可被灭活。

（二）致病性和免疫性

HAV 的主要传染源为甲型肝炎患者,尤其是无黄疸型肝炎患者和隐性感染者。潜伏期为 5~50

日,平均 30 日。在潜伏期末、临床症状出现前,即有大量病毒从感染者粪便排出。发病 2 周后,随着肠道中抗 HAV IgA 及血清中抗 HAV IgM/IgG 的产生,粪便中不再排出病毒。HAV 主要经粪-口传播,传染性极强。HAV 随患者粪便排出体外,通过污染水源、食物、海产品(如毛蚶等)、食具等传播而造成散发性流行或大流行。

HAV 在感染者血液中持续时间较短,通过输血或注射方式传播较为少见。HAV 经口侵入人体后首先在口咽部或唾液腺中增殖。HAV 在细胞内增殖非常缓慢,并不直接造成明显肝细胞损害。当肝细胞内 HAV 复制高峰期过后,患者才出现明显的肝损伤。而黄疸出现时,血液和粪便中 HAV 量却明显减少,同时体内出现抗体,提示 HAV 引起的肝脏损伤与机体的免疫应答过程有关。甲型肝炎好发于儿童和青壮年,发病较急,临床表现有发热、疲乏、食欲缺乏、肝大、腹痛、肝功能损害或黄疸等。一般不转为慢性和携带者,预后大多良好。

HAV 感染后机体可产生抗-HAV IgM(急性期和恢复期)和 IgG 抗体(恢复后期),IgG 抗体具有终身免疫力,对 HAV 的再感染有免疫防御作用。

（三）微生物学检查

实验室诊断以免疫学检查和病原学检测为主。最常用的特异性诊断指标是抗-HAV IgM,该抗体出现早,短期达高峰,是甲型肝炎近期感染的重要指标。抗-HAV IgG 或 HAV 总抗体检测有助于 HAV 流行病学调查、了解个体的既往感染或 HAV 疫苗接种后效果。病原学检测包括核酸分子杂交和 RT-PCR 检测 HAV RNA;EL1SA 法检测 HAV 抗原;免疫电镜(IEM)检测病毒颗粒等。

（四）防治原则

预防甲型肝炎主要通过控制传染源,切断传播途径。接种甲肝疫苗是控制 HAV 感染的最有效措施。甲肝疫苗包括减毒活疫苗和灭活疫苗两类,均为细胞培养疫苗,接种后能产生持久良好的免疫效果,可有效地预防甲肝流行;人血或胎盘丙种球蛋白可用于紧急预防。

二、乙型肝炎病毒

乙型肝炎病毒(hepatitis B virus,HBV)是乙型肝炎的病原体。HBV 感染是全球公共卫生问题,我国为高流行区,人群携带率约为 7.18%,目前我国 HBV 携带率逐年下降,5 岁以下儿童携带率已低于 1%。HBV 感染后临床表现成多样性,可表现为重症肝炎、急性肝炎、慢性肝炎或无症状携带者。

（一）生物学性状

1. 形态与结构　用免疫电镜可在乙型肝炎患者的血清中见到三种不同形态的病毒颗粒(图 17-4)。

（1）大球形颗粒:1970 年戴恩(Dane)首先在乙型肝炎患者血清中发现,又称为 Dane 颗粒。Dane 颗粒是有感染性的完整的 HBV 颗粒,呈球形,直径为 42nm,具有双层衣壳。其外衣壳相当于一般病毒的包膜,由脂质双层与蛋白质组成,HBV 表面抗原(hepatitis B surface antigen,HBsAg)即镶嵌于此脂质双层中。

用去垢剂去除病毒的外衣壳后,可暴露

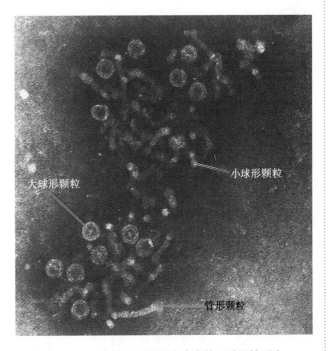

图 17-4　电镜下乙型肝炎病毒的三种颗粒形态

出直径为 27nm 的二十面体核心结构。核心的表面为病毒的内衣壳,内衣壳蛋白为 HBV 核心抗原(hepatitis B core antigen,HBcAg)。HBcAg 经酶或去垢剂作用后,可暴露出 HBV e 抗原(hepatitis B e antigen,HBeAg)。HBeAg 可自肝细胞分泌至血清中,而 HBcAg 则仅存在于感染的肝细胞内,一般不存在于血液循环中。病毒核心内部含病毒的双链 DNA 和 DNA 聚合酶。

(2)小球形颗粒:直径为 22nm,无核酸,成分为 HBsAg,一般很少含 Pre-S1 或 Pre-S2 抗原。

(3)管形颗粒:长 100~500nm,直径为 22nm,是由小球形颗粒"串联而成"。

2. 基因结构与功能　HBV 基因组是由长链 L(负链)和短链 S(正链)组成的不完全双链环状 DNA。长链为 3.2kb,短链的长度相当于长链的 50%~85%。长链含有四个开放读码框架(ORF),分别称为 S、C、P 和 X 区(图 17-5)。

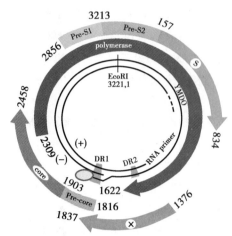

1. S: 表面抗原基因;2. Pre-S2: 前表面抗原 1、2 基因;3. Core: 核心抗原基因;4. Pre-Core: 前核心抗原基因;5. X: X 基因;6. Polymerase: 多聚酶基因。

图 17-5　HBV 基因结构模式图

(1)S 区:由 S 基因、Pre-S1 基因和 Pre-S2 基因组成,编码 HBsAg、Pre-S1 和 Pre-S2 抗原。

(2)C 区:由 Pre-C 基因和 C 基因组成,编码 HBcAg 和 HBeAg。

(3)P 区:编码 HBV 的 DNA 多聚酶。

(4)X 区:编码 HBxAg。X 蛋白可反式激活一些细胞的原癌基因,与原发性肝癌的发生有关。

3. 抗原组成

(1)表面抗原(HBsAg):HBsAg 大量存在于感染者血液中,是 HBV 感染的主要标志。HBsAg 具有抗原性,可诱导机体产生特异保护性抗-HBs,是制备疫苗的最主要成分。HBsAg 有不同的亚型,各亚型均有共同的 a 抗原表位。此外,还有两组互相排斥的亚型抗原表位(d/y 和 w/r)。按不同的组合形式,构成 HBsAg 四个基本亚型,即 adr、adw、ayr、ayw。HBsAg 亚型的分布有明显地区差异,我国汉族人群以 adr 多见,少数民族多为 ayw。因有共同的 a 抗原表位,故制备疫苗时各亚型间有交叉保护作用。Pre-S1 及 Pre-S2 抗原具有与肝细胞表面受体结合的表位,其抗原性比 HBsAg 更强,抗-Pre-S2 及 Pre-S1 能通过阻断 HBV 与肝细胞结合而起抗病毒作用。

(2)核心抗原(HBcAg):存在于 Dane 颗粒核心结构的表面,为内衣壳成分,其外被 HBsAg 所覆盖,故不易在血液循环中检出。HBcAg 的抗原性强,能刺激机体产生抗-HBc。抗-HBc IgG 在血中持续时间较长,为非保护性抗体;抗-HBc IgM 的存在常提示 HBV 处于复制状态。

(3)e 抗原(HBeAg):为可溶性蛋白质,游离存在于血液中,其消长与病毒体及 DNA 多聚酶的消长基本一致,故可作为 HBV 复制及具有感染性的一个指标。

(4)x 抗原(HBxAg):存在于感染的细胞内,为 X 基因编码的抗原,在慢性肝病晚期患者阳性检出率较高,能反式激活一些细胞的原癌基因及病毒基因,影响细胞周期和细胞生长因子基因及原癌基因的表达,促进细胞转化,与原发性肝细胞癌的发生有一定关系。

4. 动物模型与细胞培养　黑猩猩是 HBV 最敏感的动物,常用于 HBV 的致病机制研究和疫苗效果及安全性评价。HBV 尚不能在体外细胞中培养,目前采用病毒 DNA 转染的细胞培养系统,在细胞中表达 HBsAg、HBcAg 并分泌 HBeAg,有些细胞还可持续产生 Dane 颗粒,为抗病毒药物筛选和疫苗研制开辟了新途径。

5. 抵抗力　HBV 对外界环境的抵抗力较强,对低温、干燥、紫外线均有耐受性。不可被 70% 乙醇灭活。100℃加热 10 分钟和环氧乙烷等均可灭活 HBV,0.5% 过氧醋酸、5% 次氯酸钠及 3% 漂白粉可用于消毒。

（二）致病性与免疫性

1. **传染源**　患者或无症状 HBV 携带者是主要传染源。乙型肝炎的潜伏期较长（30~160 日），在潜伏期、急性期及慢性期，患者的血清都具有传染性。

2. **传播途径**

（1）经血传播：极微量带病毒血液通过破损皮肤和黏膜进入机体可造成感染。因此，输血、共用注射器、牙刷、剃须刀等可传播 HBV；针灸针、采血针、拔牙器械、内镜污染的器械均可引起医源性传播。

（2）密切接触传播：由于 HBV 可存在于体液中，通过密切接触或性接触而感染 HBV，造成 HBV 感染家庭聚集的现象。

（3）母婴传播：主要是分娩时经产道及分娩后哺乳使新生儿感染。胎儿经胎盘受染后多成为表面抗原携带者，其中 80% 为长期携带者。

3. **致病机制**　HBV 在肝细胞增殖，病毒与宿主间的相互作用以及宿主的免疫应答是致肝细胞损伤的主要原因。由于机体免疫应答强弱的不同导致乙型肝炎临床表现多样化，表现为无症状 HBsAg 携带者、急性肝炎、慢性肝炎、重症肝炎等。

（1）细胞免疫介导的病理损伤：HBV 感染后，CTL 对肝细胞的损伤起主要作用。CTL 在清除病毒的同时也破坏了受染肝细胞。CTL 释放大量炎性因子，一方面活化抗原非特异效应细胞如巨噬细胞、中性粒细胞、NK 细胞等扩大免疫病理效应，另一方面也发挥其直接的细胞毒作用，破坏感染及非感染的肝细胞，引起肝细胞坏死，甚至大面积的肝细胞坏死形成重症肝炎。同样 HBV 特异性 CD4⁺T 细胞也参与肝细胞的损伤。

（2）免疫复合物引起的病理损伤：血液中游离的 HBV 可与相应抗体形成免疫复合物沉积于肝外组织，通过Ⅲ型超敏反应，临床上出现各种相关的肝外症状，主要表现为短暂发热、膜性肾小球肾炎、皮疹、多发性关节炎及小动脉炎等。如果免疫复合物于肝内大量沉积，引起毛细血管栓塞，可诱导 TNF-α 产生而导致急性肝坏死，临床表现为重症肝炎。

（3）自身免疫反应引起的病理损伤：HBV 感染肝细胞后，肝细胞膜除出现病毒特异性抗原外，还会引起肝细胞表面自身抗原改变，暴露出肝特异性脂蛋白抗原（liver specific protein，LSP），LSP 作为自身抗原可诱导机体产生针对肝细胞的自身免疫应答损害肝细胞。

4. **免疫性**　HBV 可诱导机体产生抗-HBs、抗-HBc、抗-HBe、抗 Pre-S1 及抗 Pre-S2 的抗体。具有保护作用的中和抗体是抗-HBs、抗 Pre-S1 及抗 Pre-S2。抗-HBs 可中和血液中的 HBV，阻止病毒与肝细胞结合，是清除细胞外病毒的主要因素。特异性 CTL 具有直接杀伤、清除 HBV 感染的细胞，活化的 CTL 产生的细胞因子还可通过肝内窦状内皮细胞间的孔隙、激活肝内非特异性免疫细胞如 NK 细胞、NKT 细胞、巨噬细胞等，产生大量 IFN-γ 和 TNF-α 等细胞因子而抑制 HBV 复制，最终达到清除 HBV 的目的。

（三）微生物学检查

1. **HBV 抗原抗体的检测**　HBcAg 因存在于肝细胞内，外周血中一般不易查到。临床上主要通过检查血清中的 HBsAg、抗-HBs、抗-HBc、HBeAg、抗-HBe（俗称"两对半"），进行乙型肝炎的诊断、判断预后、筛选献血员、选择疫苗接种对象、判断疫苗接种效果及流行病学调查等。抗原、抗体的血清学标志与临床关系较为复杂，必须对几项指标同时分析，方能有助于临床判断（表 17-3）。

2. **血清 HBV-DNA 检测**　应用核酸杂交技术、常规 PCR 或荧光定量 PCR 可以直接检测血清 HBV-DNA，这些方法特异性强、敏感性高，可检出极微量的病毒，已用于临床诊断和药物治疗效果的评价。

表 17-3　HBV 抗原、抗体检测结果的临床分析

HBsAg	抗-HBs	HBeAg	抗-HBe	抗-HBc IgM	抗-HBc IgG	结果分析
+	−	−	−	−	−	HBV 感染或无症状携带者
+	−	+	−	+	−	急性或慢性乙型肝炎（传染性强，"大三阳"）
+	−	−	+	−	+	急性感染趋向恢复（"小三阳"）
+	−	+	−	+	+	急性或慢性乙型肝炎或无症状携带者
−	+	−	+	−	+	乙型肝炎恢复期
−	−	−	−	−	+	既往感染
−	+	−	−	−	−	既往感染或接种过疫苗

3. Pre-S1、Pre-S2 和抗 Pre-S1、抗 Pre-S2 检测　Pre-S1 和 Pre-S2 先于 HBV-DNA 出现，且与 HBsAg、HBeAg、HBV-DNA 及 HBV-DNA 多聚酶成正相关，可作为 HBV 新近感染的标志，表示有 HBV 复制及血液有传染性。由于 Pre-S1 和 Pre-S2 的抗原性比 HBsAg 更强，因此抗 Pre-S1、抗 Pre-S2 是 HBV 感染后最早出现的抗体，该抗体为中和抗体。

（四）防治原则

1. 一般预防措施　严格筛选献血员，手术器械及患者排泄物等要进行严格消毒，提倡使用一次性注射器。对高危人群及 HBV 阳性母亲的婴儿应采取特异性预防措施。

2. 人工主动免疫　目前使用的基因工程疫苗是最有效的预防方法。新生儿、婴幼儿和学龄前儿童未接种过乙肝疫苗者可进行接种；对成人高危人群中的易感者，包括医务人员、血透析和大量受血前的患者及餐饮人员等预防接种。

3. 人工被动免疫　使用含高效价抗 HBs 的人血清免疫球蛋白（HBIg）可用于对 HBV 接触者进行紧急预防。用 HBIg 与 HBsAg 疫苗对新生儿作被动-主动免疫，可有效地阻断母婴传播。

4. 治疗措施　目前广谱抗病毒药物和具有调节免疫功能的药物同时使用，可达到较好的治疗效果。干扰素、拉米夫定、泛昔洛韦及清热解毒、活血化瘀的中草药具有一定疗效。

三、丙型肝炎病毒

丙型肝炎病毒（hepatitis C virus，HCV）属黄病毒科丙型肝炎病毒属。HCV 感染呈全球性分布，主要经血或血制品传播。HCV 感染的重要特征是感染易于慢性化，急性期后易于发展成慢性肝炎，部分患者可进一步发展为肝硬化或肝癌。

（一）生物学性状

1. 形态结构　病毒颗粒呈球形，直径约为 50nm，有包膜和表面突起。

2. 基因结构　HCV 基因组为单正链 RNA，只含一个 ORF。分 9 个基因区：自 5′ 端开始，依次为 5′ 端非编码区（5′NCR）、核心蛋白区（C 区）、包膜蛋白-1 区（E1 区）、包膜蛋白-2 非结构蛋白-1 区（E2/NS1 区）、非结构蛋白-2 区（NS2 区）、非结构蛋白-3 区（NS3 区）、非结构蛋白-4 区（NS4 区）、非结构蛋白-5 区（NS5 区）和 3′ 端非编码区（3′NCR）。

我国流行株主要为 HCV1 和 HCV2。HCV 基因组易发生变异，且表现为高度的异源性、多样性和非均一性，其中 E1~NS2 区为基因中变异最大的区域，在不同分离株中核苷酸差异可达 30% 左右。由于包膜蛋白抗原高度变异而逃避免疫细胞及免疫分子的识别，病毒得以持续存在，这是 HCV 感染极易慢性化的主要原因。故迄今为止仍无法在丙型肝炎患者中确定出中和抗体及保护性抗体，给疫

苗的研制带来了极大的困难。

3. **易感动物**　已在转染模型上获得 HCV 病毒颗粒。黑猩猩是唯一敏感的理想动物模型。

4. **抵抗力**　HCV 对各种理化因素的抵抗力较弱,对酸、热均不稳定,HCV 对三氯甲烷、乙醚等有机溶剂敏感,紫外线照射、100℃条件下 5 分钟煮沸、20% 次氯酸、甲醛(1∶6 000)处理均可使 HCV 失活。血液或血液制品经 60℃处理 30 小时后可完全灭活 HCV。

(二)致病性与免疫性

1. **致病性**　HCV 传播途径与 HBV 相似,主要经血传播,因此丙型肝炎过去称为输血后肝炎。丙型肝炎患者和 HCV 阳性血制品为主要传染源,同性恋者、静脉药物依赖者以及接受血液透析的患者为高危人群。潜伏期为 2~17 周,平均 10 周,但由输血或血制品引起的丙型肝炎潜伏期较短,大多数患者不出现症状或症状较轻,发病时已呈慢性过程。慢性丙型肝炎症状轻重不一,约有 20% 的患者可逐渐发展为肝硬化或肝癌。

2. **免疫性**　HCV 感染后,患者体内可先后出现抗 HCV 的 IgM 型和 IgG 型抗体,但出现时间较晚,感染后平均 82 日才出现抗 HCV 抗体。由于在同一个体内 HCV 感染不断出现 HCV 的免疫逃逸株,故抗 HCV 抗体的保护作用不强。在免疫力低下人群中,HBV 和 HCV 可同时感染,常导致疾病加重。

(三)微生物学检查

1. **检测病毒 RNA**　目前用于检测 HCV-RNA 的方法主要采用常规 RT-PCR 或套式 RT-PCR,后者比前者敏感,可检出患者血清中极微量的 HCV-RNA。此外,定量 PCR 技术,如荧光定量 PCR 技术不但可以对病毒进行定性,还可对病毒复制水平进行定量检测。

2. **检测抗体**　抗-HCV 检测可作为 HCV 感染的诊断指标及供血员的筛选指标,常用的筛选试验有 ELISA,对筛选试验可疑阳性者可用条带免疫法或重组免疫印迹法进行确认,以确定 HCV 抗体的特异性。

(四)防治原则

严格筛选献血员和加强血制品的管理,加强消毒隔离制度,防止医源性传播。丙型肝炎目前尚无有效的疫苗进行特异性主动免疫,控制输血传播是目前丙型肝炎最主要的预防措施。IFN-α、利巴韦林可用于临床抗 HCV 治疗。

四、丁型肝炎病毒

丁型肝炎病毒(hepatitis D virus,HDV)是丁型肝炎的病原体。1977 年意大利学者里兹托(Rizzetto)用免疫荧光法检测乙型肝炎患者肝组织切片,发现肝细胞内除了 HBsAg 外,还有一种新抗原,称其为 δ 抗原。通过黑猩猩感染实验证明它具有感染性,故称为 δ 因子。后来证实该因子为一种缺陷病毒,必须在 HBV 辅助下才能复制。1984 年正式命名为丁型肝炎病毒。

已知的动物病毒中唯一具有单负链共价闭合环状 RNA 基因组的缺陷病毒,必须在 HBV 或其他嗜肝 DNA 病毒的辅助下才能复制。

完整成熟的 HDV 为球形颗粒,直径为 35~37nm,核衣壳为二十面体对称。核衣壳含有病毒 RNA 和丁型肝炎病毒抗原(HDAg)。包膜表面蛋白来自 HBV 的 HBsAg,保护 HDV-RNA 免受水解酶水解,并在 HDV 感染中发挥重要作用。基因组为共价闭合环状-ssRNA,含 9 个 ORF,长约为 1.7kb,是动物病毒中最小的核酸分子。HDAg 是 HDV 编码的唯一蛋白质,仅有 1 个血清型,主要分布于细胞核内,与 HDV-RNA 结合为核糖核蛋白形式。单独 HDAg 可被 HBsAg 包被形成不含 HDV-RNA 的"空壳颗粒"。HDAg 主要存在于肝细胞内,在血清中出现早,消失快,不易被检测到,能刺激机体产生特异性抗-HD,但无保护作用。

HDV 的传染源为感染 HBV/HDV 的携带者和患者,特别是慢性感染者。HDV 传播方式与 HBV

基本相同,主要经输血或注射传播,HDV 母婴垂直传播并不多见。HDV 感染有两种形式:①同时感染(coinfection),同一时间感染 HDV 和 HBV,即同时发生急性乙型肝炎和急性丁型肝炎,急性乙型肝炎时 HBV 的复制呈一过性,因此也限制了 HDV 的复制,故大多数同时感染患者的病程为自限性,临床特征和发展成慢性肝炎的危险性类似于单纯的急性乙型肝炎。同时感染者中发展成慢性的患者病情严重,可在较短时间内形成肝硬化;②重叠感染(superinfection),在慢性乙型肝炎或 HBsAg 携带者基础上再感染 HDV,大多数重叠感染者可发展为慢性肝炎,或使原肝脏病变及临床病程恶化,如导致急性重症肝炎,甚至死亡。

常用 ELISA 或 RIA 检测血清中 HDAg 或抗 HDV。HDAg 可于 HDV 感染早期检出,慢性患者则检不出,但肝活检 HDAg 可呈阳性。也常用血清斑点杂交法、原位杂交或 PCR 方法检测HDV-RNA。

丁型肝炎预防原则与乙型肝炎相同。接种乙肝疫苗可预防丁型肝炎。严格筛选献血员和血制品,可防止医源性感染。可用重组 α 干扰素或 γ 干扰素治疗,但由于同时存在 HBV 和 HDV 感染,故丁型肝炎的抗病毒治疗效果不理想。

五、戊型肝炎病毒

戊型肝炎病毒(hepatitis E virus,HEV)曾称为肠道传播的非甲非乙型肝炎病毒,是戊型肝炎的病原体。病毒体呈球形,直径为 32~34nm,无包膜,表面有锯齿状突起,形似杯状。电镜下可见空心和实心两种颗粒,实心颗粒为完整的 HEV,空心颗粒为不含完整 HEV 基因组的病毒颗粒。基因组为单正链 RNA(+ssRNA),长约为 7.5kb,由编码区 5′ 端非结构区和 3′ 端结构区两部分组成。共有 3 个部分重叠的 ORF。ORF1 编码病毒复制所需的依赖 RNA 的 RNA 多聚酶等非结构蛋白,ORF2 编码病毒衣壳蛋白,ORF3 编码的多肽可能具有特异性。

HEV 传染源为患者和隐性感染者,潜伏期末和急性期初的患者粪便排毒量大,传染性最强。主要经粪-口途径传播,易通过污染水源而导致大规模暴发流行。病毒在肝细胞内复制,通过直接损伤和免疫病理作用引起肝细胞的炎症或坏死,临床上可表现为急性肝炎、重症肝炎和胆汁瘀滞型肝炎,多数为自限性感染,发病 6 周后可好转康复,不发展为慢性,也不形成慢性携带者。孕妇感染 HEV 后病情常较严重,在妊娠 6~9 个月发生感染的病死率可达 10%~20%。

目前常用 ELISA 法检测患者血清中的抗-HEV 作为实验室诊断 HEV 感染的依据。RT-PCR 法检测患者血清、胆汁和粪便中的 RNA 是诊断急性戊型肝炎的特异性方法,急性期血清 RNA 检出率达 70%。

切断传播途径为主要的综合性预防措施,包括保证安全用水、防止水源被粪便污染、加强食品卫生管理、讲究个人卫生和提高环境卫生水平。

第四节　逆转录病毒

逆转录病毒科(Retroviridae)是一组含逆转录酶(reverse transcriptase,RT)的 RNA 病毒,分两个亚科:正逆转录病毒亚科和泡沫逆转录病毒亚科,前者包括 α、β、γ、δ、ε 5 个逆转录病毒属及一个慢病毒属,后者仅有一个泡沫病毒属。对人致病的主要是人类免疫缺陷病毒(human immunodeficiency virus,HIV)和人类嗜 T 细胞病毒(human T lymphotropic viruses,HTLV)。人类免疫缺陷病毒属于慢病毒属,人类嗜 T 细胞病毒属于 δ 逆转录病毒属。

一、人类免疫缺陷病毒

HIV 是获得性免疫缺陷综合征(acquired immunodeficiency syndrome,AIDS)即艾滋病的病原体。

HIV 有 HIV-1 和 HIV-2 两个型别,现在世界上流行的艾滋病大多由 HIV-1 引起,HIV-2 仅在非洲西部地区呈地区性流行。

(一)生物学性状

1. 形态与结构 HIV 病毒体呈球形,直径约为 100~120nm。电镜下病毒最外层为脂蛋白包膜,其中嵌有包膜糖蛋白 gp120 和跨膜糖蛋白 gp41,包膜与核衣壳之间有一层内膜蛋白(p17)。衣壳呈二十面体立体对称,主要由衣壳蛋白(p24)组成。核心为子弹头状,含两条完全相同的 RNA 链,其上紧密结合着核衣壳蛋白(p7)、逆转录酶(p66/51)、整合酶(p32)及蛋白酶(p11)(图 17-6)。

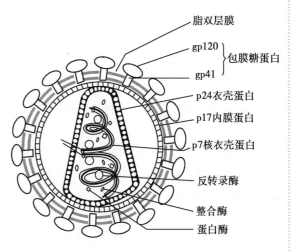

图 17-6 HIV 结构模式图

2. 基因结构与功能 HIV 的基因组全长约有 9 700 个碱基,基因结构比其他逆转录病毒复杂,含有 3 个结构基因(*gag*、*env*、*pol*)和 6 个调节基因(*tat*、*nef*、*vif*、*rev*、*vpr*、*vpu*)。

(1)结构基因及编码蛋白:①*gag* 基因编码内膜蛋白(p17)和衣壳蛋白(p24)。②*env* 基因编码 gp120 和 gp41 两种包膜糖蛋白,在 gp120 的肽链上,有些区段(V1~V5)的氨基酸序列呈高度易变性,是病毒逃避机体免疫机制的所在;其高变区的 V3 肽段含有病毒体与中和抗体结合的位点,亦是病毒体与宿主细胞表面 CD4 分子结合的部位;gp41 的疏水性氨基末端,具有介导病毒包膜与宿主细胞膜融合的作用。③*pol* 基因编码逆转录酶(p66/p51)、蛋白水解酶和整合酶,逆转录酶具有多聚酶和核酸内切酶的功能,与病毒的复制有关。

(2)调控基因及编码蛋白:①*tat* 基因和 *rev* 基因均为 HIV 所特有,分别编码 tat 和 rev 蛋白,前者激活 HIV 基因转录,后者转运 HIV-RNA 出核。②*nef* 基因编码的 Net 蛋白能提高 HIV 复制能力和感染性;激活 CD4$^+$T 淋巴细胞,有利于 HIV 在细胞内的各种活动;促进 MHC 分子和 CD4 分子内吞,有利于受感染细胞逃避免疫清除;阻止受感染细胞凋亡。③*vpr* 基因编码的蛋白 R 能转运病毒 DNA 入核,抑制 CD4$^+$T 细胞分裂、生长;帮助 HIV 利用感染细胞的资源进行病毒复制。④*vpu* 基因为 HIV-1 特有,编码的病毒蛋白可下调 CD4 表达,促进病毒释放。⑤*vif* 基因编码病毒感染因子,Vif 蛋白具有拮抗细胞内胞嘧啶脱氨酶对 HIV 新合成 DNA 的攻击,确保 HIV 在体内的复制。

3. 培养特性 恒河猴及黑猩猩可作为 HIV 感染的动物模型,但其感染过程及产生的症状与人类不同。在体外,HIV 只感染 CD4$^+$T 细胞和巨噬细胞。实验室中常用新鲜分离的正常人 T 细胞或用患者自身分离的 T 细胞来培养 HIV。

4. 抵抗力 HIV 对理化因素的抵抗力较弱。在液体或血清中,56℃加热 10 分钟即可灭活,0.2% 次氯酸钠、0.1% 漂白粉、70% 乙醇、50% 乙醚、0.3%H_2O_2 和 0.5% 来苏处理 5 分钟,均可灭活病毒。但病毒在 20~22℃可存活 7 日,在冷冻血制品中,须 68℃加热 72 小时才能保证灭活病毒。

(二)致病性与免疫性

1. 传染源与传播途径 AIDS 的传染源是无症状 HIV 携带者和 AIDS 患者。HIV 可存在于血液、精液、阴道分泌物、唾液、乳汁和脑脊液中。AIDS 的传播途径主要有以下三种方式。

(1)性传播:包括同性恋或异性恋间的性行为,直肠和肛门皮肤黏膜的破损更易感染。

(2)血液传播:通过输血、血液制品或污染的注射器传播,静脉吸毒者共用不经消毒的注射器和针头易造成严重感染。

（3）母婴传播：HIV可经胎盘、产道或哺乳等方式传播，其中经胎盘传播最常见。如不采取干预措施，HIV母婴传播的概率为15%~45%。

2. 致病机制　HIV入侵机体后，选择性地吸附并攻击表达CD4分子的免疫细胞，主要是辅助T淋巴细胞（CD4$^+$T细胞）。此外，单核-巨噬细胞、树突状细胞、脑小神经胶质细胞等也是受感染的靶细胞。细胞表面CD4分子是HIV包膜糖蛋白gp120的受体，HIV的gp120与细胞膜上CD4分子结合后，由gp41介导使病毒体穿入易感细胞内。HIV感染主要造成以CD4$^+$T细胞缺损为中心的严重免疫缺陷，患者外周淋巴细胞减少，因CD4$^+$T细胞减少与CD8$^+$T细胞相对增多而出现CD4$^+$T/CD8$^+$T比例倒置；迟发型超敏反应减弱或消失；NK细胞、巨噬细胞活性减弱，从而导致宿主严重的免疫缺陷，引起机会感染和肿瘤的发生。

从HIV入侵机体到发展为典型的AIDS，临床上可分为急性感染期、无症状潜伏期和发病期。病程早期，感染者血清抗体水平往往升高，但随着疾病的进展，CD4$^+$T细胞大量减少，B细胞对各种抗原产生抗体的功能也直接和间接地受到影响。临床潜伏期经历时间往往有3~5年，甚至长达10年。但随着感染时间的延长，当机体受到各种因素的激发，潜伏的病毒又重新开始大量复制增殖，免疫系统的损害进行性加重，逐步发展为艾滋病相关综合征乃至临床期，即出现典型艾滋病。感染者血中HIV呈阳性，CD4/CD8比例倒置，出现AIDS痴呆综合征（AIDS dementia complex，ADC）、周围神经炎等中枢神经系统疾患及严重免疫缺陷，易发生各种条件致病菌、病毒、寄生虫感染或并发肿瘤，如Kaposi肉瘤或恶性淋巴瘤。出现艾滋病临床症状者5年间病死率高达90%。

3. 免疫性　HIV感染也能刺激机体产生特异性细胞免疫应答，尤其是细胞毒性T细胞（CTL）对HIV感染细胞的杀伤和阻止病毒间的扩散有重要作用。由于HIV能逃避宿主免疫系统的清除作用，因此，人体一旦被HIV感染，则长期携带病毒。

（三）微生物学检查

1. 检测病毒抗体　常用的血清学方法有ELISA、胶乳凝集试验，可作为常规筛选HIV抗体阳性患者。选用蛋白印迹法、免疫荧光染色法检测衣壳蛋白p24抗体和糖蛋白gp120的抗体，可确诊HIV感染。

2. 检测病毒核酸或抗原　用RT-PCR法检测HIV基因，已被应用于HIV感染的早期诊断。用ELISA检测血浆中低水平的p24抗原可用于诊断。

3. 病毒分离　取新鲜分离的正常人淋巴细胞或脐血淋巴细胞，用PHA刺激并培养3~4日后，接种患者的血液单个核细胞、骨髓细胞、血浆或脑脊液等标本。经培养2~4周后，如有病毒生长，则出现不同程度的细胞病变效应。也可用间接免疫荧光法检测培养细胞中的病毒抗原，或用生化方法检测培养液中的逆转录酶活性，以确定HIV的存在。

（四）防治原则

1. 预防　目前尚无有效疫苗。艾滋病以综合性预防措施为主：①广泛地开展宣传教育，普及防治知识，认识本病的传染源、传播方式及危害性，杜绝吸毒和性滥交；②建立HIV感染和AIDS的监测系统，掌握流行动态，对高危人群实行监测，严格管理AIDS患者及HIV感染者；③对供血者进行HIV抗体检测，确保血液制品安全；④加强国境检疫，严防传入；⑤暴露后24小时内选用2种及以上药物实施暴露后预防（post exposure prophylaxis，PEP），有暴露风险人群可实施暴露前预防（pre-exposure prophylaxis，PrEP）。

2. 抗病毒治疗　目前临床上治疗HIV感染的药物主要作用靶点为HIV复制过程中3个关键酶，分为三类：①核苷类逆转录酶抑制剂，如齐多夫定（zidovudine，AZT）、双脱氧胞苷（dideoxy cytidine，DDC）、双脱氧肌苷（dideoxyinosine，DDI）和拉米夫定（lamivudine）等；②非核苷类逆转录酶抑制剂，如地拉夫定（delavirdine）和奈韦拉平（nevirapine）；③蛋白酶抑制剂，如塞科纳瓦（saquinavir）、瑞托纳瓦（ritonavir）、英迪纳瓦（indinavir）和奈非那韦（nelfinavir）等。采用核苷类和/或非核苷类逆转录酶抑制剂与蛋白酶抑制剂组合成二联或三联疗法,针对 HIV 复制周期的两个关键环节抑制病毒的增殖。联合疗法的优点是能迅速降低患者血浆中 HIV-RNA 载量至极低水平,推迟 HIV 病情的发展,并延长患者的生命。

二、人类嗜 T 细胞病毒

人类嗜 T 细胞病毒(HTLV)为有包膜的 RNA 病毒,分为 HTLV-1 和 HTLV-2 两个型别。病毒的形态结构和复制与 HIV 相似。包膜表面有糖蛋白刺突 gp46、gp21,衣壳含有 p24、p19 和 p15 三种蛋白。包膜糖蛋白 gp46 与细胞表面的 CD4 分子结合,介导病毒侵入 CD4$^+$T 细胞,并使受染细胞转化为白血病细胞。HTLV 可经输血、共用注射器、性传播、母婴途径等方式传播,HTLV-1 引起成人 T 细胞白血病、慢性进行性脊髓病和 B 细胞淋巴瘤等。HTLV-2 型可能引起毛细胞白血病和慢性 CD4 细胞淋巴瘤。

第五节　其他病毒及朊粒

一、虫媒病毒

虫媒病毒(arbovirus)是指一大群通过吸血的节肢动物(蚊、蜱、白蛉等)叮咬人、家畜及野生动物而传播疾病的病毒。

节肢动物媒介吸食病毒血症期的脊椎动物血液而被终身感染,甚至病毒可在节肢动物体内经卵传代,从而成为病毒的传播媒介和贮存宿主。因此,所致疾病具有明显的地方性和季节性。该类病毒在自然界存在节肢动物-鸟/哺乳动物-节肢动物的持久循环,鸟类或哺乳动物是病毒的重要贮存宿主和传染源,所以具有自然疫源性和人畜共患性。虫媒病毒致病力强,所致疾病潜伏期短、发病急、病情严重。虫媒病毒分别归属于披膜病毒科、黄病毒科、布尼亚病毒科,对人类致病的有 100 种以上,我国流行的主要有黄病毒科的流行性乙型脑炎病毒、登革病毒和森林脑炎病毒。

(一)流行性乙型脑炎病毒

流行性乙型脑炎病毒(epidemic encephalitis type B virus)又称日本脑炎病毒,是流行性乙型脑炎(简称乙脑)的病原体。乙脑是一种以蚊为传播媒介的急性传染病,多发生于夏秋季。

乙脑病毒为球形,直径约为 35~50nm,核酸为单股正链 RNA。衣壳蛋白(C)为二十面立体对称,含脂质的包膜,包膜表面有糖蛋白(E)刺突,即病毒血凝素。乙脑病毒只有一个血清型,抗原性稳定,疫苗预防效果好。

在我国,乙脑病毒的传播媒介主要为三带喙库蚊、致乏库蚊和白纹伊蚊。家畜和家禽在流行季节感染乙脑病毒,猪是乙脑病毒的重要传染源。当携带病毒的雌蚊叮咬人时,病毒随蚊虫唾液传入人体皮下。人感染乙脑病毒后,大多数为隐性感染及部分顿挫感染,仅少数发生脑炎,临床上表现为高热、意识障碍、抽搐、颅内压升高以及脑膜刺激征。重症患者可死于呼吸循环衰竭,部分患者病后遗留失语、强直性痉挛、精神失常等后遗症。

(二)登革病毒

登革病毒(dengue virus)是登革热和登革出血热的病原体。由于患者有发热、关节肌肉剧痛等症状,故俗称断骨热。该病广泛流行于热带、亚热带地区,特别是东南亚、西太平洋及中南美洲。

登革病毒形态结构与乙脑病毒相似。有 4 个血清型,各型病毒间抗原性有交叉。该病毒可在蚊体内增殖,也可使用初生乳鼠脑内接种培养。登革病毒的抵抗力不强,化学消毒剂、脂溶剂、56℃加热30 分钟、蛋白酶均可灭活病毒。

登革病毒的主要传播媒介是伊蚊。患者及隐性感染者是本病的主要传染源,自然界中的灵长类是病毒在自然界循环的动物宿主。病毒感染先在毛细血管内皮细胞及单核巨噬细胞系统中复制增殖,然后经血流扩散,引起发热,头痛,乏力,肌肉、骨骼和关节痛,约半数伴有恶心、呕吐、皮疹或淋巴结肿大。部分患者可于发热 2~4 日后症状突然加重,发生出血和休克。临床上将登革热分为普通型和登革出血热-登革休克综合征两种类型。前者病情较轻,一般只引起发热和疼痛等轻微症状;后者病情较重,有出血和休克症状,多发生于再次感染的儿童或成人。登革病毒感染的预防措施包括改善卫生环境,减少蚊虫滋生,防蚊灭蚊和防止蚊虫叮咬。目前尚无安全、有效的疫苗。

二、出血热病毒

出血热(hemorrhagic fever)是以发热、皮肤和黏膜出现瘀点或瘀斑、不同脏器的损害和出血,以及低血压和休克等为特征的疾病。引起出血热的病毒种类较多,它们分属于不同的病毒科。在我国已发现的有布尼亚病毒科的汉坦病毒和新疆出血热病毒及黄病毒科的登革病毒。

(一)汉坦病毒

汉坦病毒(hantaviruses)是引起肾综合征出血热(hemorrhagic fever with renal syndrome,HFRS)和汉坦病毒肺综合征(hantavirus pulmonary syndrome,HPS)的病原体。主要流行于欧亚大陆,HFRS在我国主要集中在东北三省、长江中下游和黄河下游各省。

病毒体呈圆形、卵圆形或多形态性,平均直径约为 120nm,病毒的核酸为单股负链 RNA,分为长、中、短三个片段,核衣壳为螺旋对称,有包膜,包膜上有刺突,病毒在 pH 5.6~6.4 时可凝集鹅红细胞。多种传代、原代及二倍体细胞均对 HFRS 病毒敏感,实验室常用非洲绿猴肾细胞(VeroE6)、人肺癌传代细胞(A549)等来分离培养该病毒。采用中和试验,可将病毒分为 6 种血清型:汉滩病毒(I 型)、汉城病毒(II 型)、普马拉病毒、希望山病毒、辛诺柏病毒、多布拉伐病毒。

黑线姬鼠和褐家鼠是我国各疫区 HFRS 病毒的主要宿主动物和传染源。携带病毒的动物通过唾液、尿、粪排出病毒污染环境,人或动物通过呼吸道、消化道摄入或直接接触感染动物受到传染。螨类也可能是传播媒介。

人对 HFRS 病毒普遍易感。人群感染后仅少数人发病,大部分人呈隐性感染状态。HFRS 潜伏期一般为 2 周左右,起病急,发展快。典型病例具有三大主症,即发热、出血和肾脏损害。临床经过分为发热期、低血压休克期、少尿期、多尿期和恢复期。病死率为 3%~20%,一般为 5% 左右。HPS 是以肺组织的急性出血、坏死为主,病理变化为肺水肿、胸膜渗出液增多等。

(二)克里米亚-刚果出血热病毒

克里米亚-刚果出血热病毒(Crimean-Congo hemorrhagic fever virus,CCHV)引起克里米亚-刚果出血热。该病是一种人兽共患病,1965 年从我国新疆塔里木盆地出血热患者的血液、尸体内脏及捕获的硬蜱中分离得到的病毒,被命名为新疆出血热病毒。实际上新疆出血热病毒就是克里米亚-刚果出血热病毒。

病毒的结构、培养特性及抵抗力与汉坦病毒相似,但其抗原性、传播方式、致病性不同。克里米亚-刚果出血热流行具有明显的季节性,硬蜱为传播媒介,人被携带病毒的蜱叮咬而感染。患者的主要临床表现为发热、全身肌肉疼痛、中毒症状和出血。病后获牢固的免疫力。

(三)埃博拉病毒

埃博拉病毒(Ebola virus)是埃博拉出血热的病原体,以 1976 年首次暴发地埃博拉河命名,属丝状病毒科。埃博拉出血热是人畜共患病,病死率高。最近一次暴发流行发生于几内亚、利比里亚和塞拉利昂等非洲西部国家,自 2013 年 12 月至 2014 年 11 月,共报道病例超过 1.4 万例,死亡超过 0.5 万例,是有史以来规模最大的一次埃博拉出血热疫情。

病毒呈细长丝状,直径约为 80nm,长为 800~1 400nm,核酸为单负链 RNA,其外包绕着螺旋状的核衣壳,其表面有包膜,包膜上有糖蛋白刺突。埃博拉病毒可分为 5 个亚型:扎伊尔型、塔伊森林型(科特迪瓦型)、苏丹型、莱斯顿型和本迪布焦型。埃博拉病毒可在多种传代细胞中生长,如 Vero 细胞、MA-104、SW-13 及人静脉内皮细胞等。埃博拉病毒抵抗力较弱,对脂溶剂、β-丙内酯、酚类及次氯酸敏感;对紫外线敏感;60℃条件下 30 分钟可灭活病毒。但室温(20℃)下病毒可稳定保持其感染性。

传染源为带毒灵长类动物和患者,人群普遍易感。主要传播途径为接触传播,包括接触感染者(人或动物)的血、尿、体液、排泄物、分泌物、呕吐物;接触死亡患者的尸体和血液;使用未经消毒的注射器或性接触;此外,吸入感染性的代谢产物、分泌物等也可造成传播。病毒能侵袭多种组织细胞如巨噬细胞、内皮细胞、肝细胞、肾细胞和肾上腺皮质细胞等,导致细胞变性、坏死,使毛细血管通透性增加、广泛性出血;组织细胞溶解、气管上皮细胞坏死和严重的病毒血症。血管内皮细胞坏死是导致低血容量性休克的主要原因。潜伏期为 2~21 日,起病急,表现为高热、头疼、肌痛等,随后病情迅速恶化,出现恶心、呕吐、腹痛、腹泻等,后期发生出血现象,表现为黏膜出血、呕血、黑便等。发病后 7~16 日因低血容量性休克、多器官功能障碍而死亡。

微生物学检查可用患者组织、血液标本及排泄物进行病毒分离培养;也可用病毒感染的 Vero 细胞或其提取物做抗原,以免疫荧光法和 ELISA 检测血清中病毒抗体;还可用 RT-PCR 法检测病毒 RNA,但与活病毒相关的实验需在生物安全四级(BSL-4)实验室进行。

目前埃博拉出血热尚无有效的治疗方法和疫苗。主要采取综合性预防措施,特别要严格消毒患者接触过的物品及其分泌物、排泄物和血液等;尸体应立即火化;发现可疑患者应立即隔离,避免直接接触感染者及其血液、分泌物和尸体。医护人员应佩戴防护设备,与患者密切接触者应隔离观察,如出现发热立即入院隔离。在疫区,避免接触或食用果蝠、猿猴等野生动物。

三、疱疹病毒

疱疹病毒科(*Herpesviridae*)是一群中等大小、有包膜的 DNA 病毒,现已发现的疱疹病毒有 100 多种。与人类疾病有关的疱疹病毒称人类疱疹病毒(human herpes virus,HHV),目前已知的有 8 种(表 17-4)。

表 17-4　人类疱疹病毒的种类及其所致的主要疾病

正式命名	常用名	所致疾病
人类疱疹病毒 1 型	单纯疱疹病毒 1 型	齿龈炎、咽炎、唇疱疹、角膜结膜炎、疱疹性脑炎、脑膜炎
人类疱疹病毒 2 型	单纯疱疹病毒 2 型	生殖器疱疹、新生儿疱疹
人类疱疹病毒 3 型	水痘-带状疱疹病毒	水痘、带状疱疹
人类疱疹病毒 4 型	EB 病毒	传染性单核细胞增多症、Burkitt 淋巴瘤、鼻咽癌
人类疱疹病毒 5 型	巨细胞病毒	巨细胞包涵体病、先天性畸形、输血后传染性单核细胞增多症、肝炎、间质性肺炎
人类疱疹病毒 6 型	人类疱疹病毒 6 型	婴儿急疹、幼儿急性发热病
人类疱疹病毒 7 型	人类疱疹病毒 7 型	未确定
人类疱疹病毒 8 型	人类疱疹病毒 8 型	Kaposi 肉瘤

疱疹病毒的共同特点:①病毒体呈球形,直径为 150~200nm,核心为双股线形 DNA,衣壳呈二十面体,有包膜,包膜表面有刺突。②大多疱疹病毒能在人二倍体细胞内增殖,引起细胞病变,核内形成

嗜酸性包涵体,病毒可以使受染细胞融合,形成多核巨细胞。③病毒感染后,可引起多种类型感染,如增殖感染、潜伏感染、整合感染和先天性感染。④所致疾病多种多样,非常复杂,不仅因型别而不同,而且还因感染类型及个体的免疫状态而异。

(一) 单纯疱疹病毒

单纯疱疹病毒(herps simple virus,HSV)呈球形,核心为线形双链 DNA,衣壳为 20 面体对称,有包膜,包膜有刺突。有两种血清型,即 HSV-1 和 HSV-2。抵抗力较弱,对热、酸及脂溶剂敏感。

传染源是患者和病毒携带者,病毒存在于疱疹液中以及唾液、阴道分泌物中,HSV-1 可通过直接或间接接触传播,感染人口腔、皮肤黏膜及中枢神经系统。HSV-2 则通常为性传播,引起生殖系统感染。HSV 也可经胎盘垂直传播或分娩时经产道传给新生儿。人感染 HSV 后,80%~90% 为隐性感染,显性感染只占少数。

1. 原发感染　HSV-1 的原发感染多见于 6 月龄至 2 岁婴幼儿。常引起疱疹性龈口炎,还可引起疱疹性角膜炎、皮肤疱疹性湿疹、疱疹性脑炎等。HSV-2 的原发感染多源于性生活后,主要引起生殖器疱疹。

2. 潜伏感染与复发性感染　HSV 原发感染后,少数病毒可长期以一种非复制的状态存留在神经细胞内,以潜伏感染的形式存在于宿主体内,HSV-1 潜伏于三叉神经节和颈上神经节,HSV-2 潜伏于骶神经节。当机体受到各种非特异性刺激,潜伏的病毒被激活增殖,沿感觉神经轴索下行到神经末梢支配的上皮细胞内继续增殖,引起复发性局部疱疹。HSV-1 的复发感染常见唇疱疹和疱疹性角膜炎,HSV-2 则仍为生殖器疱疹。

(二) 水痘-带状疱疹病毒

水痘-带状疱疹病毒感染导致水痘和带状疱疹,是同一病原体引起不同临床表现,传染源主要是患者,包括水痘患者和带状疱疹患者。

1. 水痘　是儿童常见呼吸道传染病,其传播途径为飞沫或直接接触,儿童初次感染后,全身出现丘疹、水疱疹,并可发展为脓疱疹。皮疹分布呈向心性,以躯干较多。

2. 带状疱疹　带状疱疹实为潜伏在感觉神经节中的 VZV 的复活感染,带状疱疹仅发生于过去有水痘病史的人,病毒可潜伏于脊髓后根神经节或脑神经的感觉神经节中。病毒被激活后,病毒在神经节内复制并沿神经轴突下行到达所支配的皮肤细胞内增殖,引起皮肤疱疹、疼痛,皮肤疱疹常成簇并沿神经分布连成带状,故称带状疱疹。带状疱疹常发生于身体一侧,以躯干中线为界,好发部位为胸、腹和面部。

(三) EB 病毒

EB 病毒(Epstein-Barr virus EBV)的传染源是 EBV 抗体阳性而仍排毒的健康人、隐性感染者和患者,主要通过唾液感染,偶可经性接触或输血传播。

与 EBV 感染有关的疾病有:①传染性单核细胞增多症,是一种急性的全身淋巴细胞增生性疾病;②非洲儿童恶性淋巴瘤(Burkitt 淋巴瘤),多见于 6~7 岁儿童,好发于颜面、腭部,多数儿童在发病前已受到 EBV 感染;③鼻咽癌,多发生在 40 岁以上的中老年人。

四、狂犬病病毒

狂犬病病毒(rabies virus)属弹状病毒科(*Rhabdoviridae*),是引起狂犬病的病原体。病毒在野生动物(如狼、狐狸、臭鼬、浣熊、蝙蝠等)及家畜(如犬、猫等)中传播。人被病兽或携带病毒的动物咬伤而感染。

(一) 生物学性状

病毒外形呈子弹状,大小约为 75nm×180nm。病毒基因组为单负链 RNA,病毒核心的核蛋白、多聚酶、基质蛋白呈螺旋对称排列。包膜表面有许多糖蛋白刺突,与病毒的感染性、血凝性和毒力等相关。

病毒感染动物的宿主范围很广。狂犬病病毒对神经组织有较强亲嗜性,在易感动物或人的中枢神经细胞(主要是大脑海马回的锥体细胞)中增殖,在细胞质内形成圆形或椭圆形的嗜酸性包涵体,称内基小体,可作为诊断狂犬病的依据。

狂犬病病毒可发生毒力变异。从自然感染动物体内分离的病毒称为野毒株,其特点是发病潜伏期长,易侵入脑组织和唾液腺内,易形成内基小体。将野毒株在家兔脑内连续传代后,病毒对兔致病的潜伏期由 2~4 周逐渐缩短至 4~6 日,此病毒株称为固定毒株。固定毒株对人及犬的致病力减弱,可用于制备疫苗。

过去曾认为狂犬病病毒仅有一个血清型,但有研究发现从不同动物分离的病毒株的包膜抗原结构、培养特性和毒力等均有明显差异。应用单克隆抗体技术可将病毒分为 6 个血清型。

狂犬病病毒对外界的抵抗力不强,易被强酸、强碱、甲醛、碘、乙醇等灭活,对蛋白酶、紫外线和 X 射线敏感。

（二）致病性与免疫性

人患狂犬病主要是被患病动物咬伤所致,但亦可因破损的皮肤黏膜接触含病毒物质而感染。人被其咬伤后,病毒通过伤口进入体内。潜伏期一般为 1~3 个月,但亦有短至一周或长达数年才出现症状者,其长短取决于被咬伤部位距头部的远近及伤口内感染的病毒量。狂犬病的典型临床表现为神经兴奋性增强,吞咽或饮水时喉头肌肉痉挛,甚至闻水声或其他轻微刺激均可引起痉挛发作,故又称恐水病。这种典型症状经 3~5 日后,患者转入麻痹期,最后因昏迷、呼吸及循环衰竭而死亡。病死率几乎为 100%。

（三）微生物学检查

人被犬和其他动物咬伤后,检查动物是否患有狂犬病,对其采取预防措施极为重要。一般不宜将动物立即杀死,应将其捕获隔离观察,若经 7~10 日不发病,可认为该动物不是狂犬病和咬人时唾液中尚无狂犬病病毒。若观察期间发病,即将其杀死,取脑海马回部位组织涂片,用免疫荧光抗体法检查病毒抗原,同时作组织切片检查内基小体。对狂犬病患者的生前诊断可取唾液沉渣涂片、睑及颊皮肤活检。用免疫荧光抗体法检查病毒抗原。也可应用 RT-PCR 法检测标本中的狂犬病病毒 RNA。

（四）防治原则

捕杀野犬,加强家犬管理,注射犬用疫苗,是预防狂犬病的主要措施。人被动物咬伤后,应采取下列预防措施。

1. 伤口处理　可用清水、3%~5% 肥皂水或 0.1% 苯扎溴铵反复冲洗伤口,再用复方聚维酮碘及 75% 乙醇涂擦。

2. 被动免疫　用高效价抗狂犬病病毒血清于伤口周围与底部行浸润注射及肌内注射,剂量为 40IU/kg。

3. 疫苗接种　狂犬病的潜伏期一般较长,人被咬伤后如及早接种疫苗,可以预防发病。一些有接触病毒危险的人员,如兽医、动物管理员和野外工作者等,亦应用疫苗预防感染。我国目前用地鼠肾原代细胞或二倍体细胞培养制备的灭活病毒疫苗,第 0、3、7、14、28 天各肌内注射 1ml,免疫效果良好。对伤口严重者,应联合使用人抗狂犬病免疫球蛋白或马狂犬病免疫球蛋白,必要时再联合干扰素以增强保护效果,并加强注射疫苗 2~3 次。

狂犬病案例

患者,女,8 岁。2 个月前被宠物狗咬伤手部,伤口较深,有出血,复方聚维酮碘消毒处理后未接种狂犬病疫苗或注射抗病毒血清等处理。3 日前出现发热、恶心、头痛等症状,口服抗菌药物未见好转。因突然出现痉挛和昏迷来医院就诊。入院时意识模糊、烦躁不安、流涕、呼吸困难。查体:体温 39.8℃,心率 120 次/min,血压 80/60mmHg,脑电图重度异常。入院第 2 日出现呼吸困难加重,唾液和汗液分泌增多,饮水时出现恐水和喉肌痉挛,于入院第 3 日死亡。

案例解析-
狂犬病

问题

1. 该患者初步诊断为何种疾病?引起该病的病原体是什么?
2. 该病原体如何传播?所致疾病如何进行特异性预防?

五、人乳头瘤病毒

人乳头瘤病毒(human papillomavirus,HPV)属乳头瘤病毒科乳头瘤病毒属。

HPV 呈球形,直径为 52~55nm,二十面体立体对称,无包膜。病毒基因组为双链环状 DNA。应用基因克隆和分子杂交方法,现已发现 HPV 有 100 多个型,各型之间的同源性少于 50%。目前 HPV 尚不能在组织细胞中培养。

HPV 对皮肤和黏膜上皮细胞有高度亲嗜性。病毒复制能诱导上皮增殖,表皮变厚,伴随棘层增生和某些程度表皮角化,在颗粒层常出现嗜碱性核内包涵体。上皮增殖形成乳头状瘤,也称为疣。

HPV 的传播主要通过直接接触感染者的病损部位或间接接触被病毒污染的物品。生殖器感染主要由性交传播,新生儿可经产道受感染。病毒感染仅停留于局部皮肤和黏膜中,不产生病毒血症。不同型的 HPV 侵犯的部位和所致疾病也不尽相同。例如尖锐湿疣主要由 HPV-6、HPV-11 型引起;跖疣和寻常疣多由 HPV 的 1 型、2 型、4 型引起;扁平疣主要由 HPV 的 3 型、10 型所致;与宫颈癌发生最相关的是 16 型、18 型,其次是 31 型、45 型、33 型、35 型、39 型、51 型、52 型和 56 型。

局部药物治疗或冷冻、电灼、激光等可用于皮肤、黏膜的寻常疣和尖锐湿疣的治疗。由 L1 蛋白制备的 HPV 病毒样颗粒疫苗,包括 HPV 二价(16 型、18 型)疫苗、HPV 四价(6 型、11 型、16 型、18 型)疫苗和 HPV 九价(6 型、11 型、16 型、18 型、31 型、33 型、45 型、52 型、58 型)疫苗,可预防宫颈癌及生殖器疣等。

六、朊粒

朊粒(prion)又称朊蛋白(proin protein,PrP),其本质是由正常宿主细胞基因编码、构象异常的蛋白质,不含核酸,具有自我复制能力和传染性。朊粒是人和动物传染性海绵状脑病(transmissible spongiform encephalopathy,TSE)的病原体。由于朊粒至今尚未检出任何核酸成分,很多学者认为不宜将其列入病毒范畴,因此朊粒的生物学分类目前仍未定论。

(一)生物学性状

朊粒是一种异常折叠的朊蛋白,其分子量为 27~30kDa。这种异常蛋白在电镜下呈纤维状或杆状,称为羊瘙痒病相关纤维(scrapie associated fibril,SAF)在某些 TSE 的脑组织中朊粒可聚集形成光学显微镜下可见的淀粉样斑块。

人和多种动物的染色体存在编码朊蛋白的基因,编码的蛋白是细胞朊蛋白(cellular prion protein,PrP^C),人类的PrP^{C}由253个氨基酸组成,其三维结构具有4个α-螺旋结构,无β-折叠,对蛋白酶K敏感,为正常的基因产物,目前确切的功能尚不清楚,可能与细胞的跨膜信号传导有关。在某些因素作用下,PrP^{C}错误折叠、构象发生异常改变,形成具有致病作用的羊瘙痒病朊蛋白(scrapie prion protein,PrP^{SC}),即朊粒。其三维结构中有2个α-螺旋及4个β-折叠(图17-7),对蛋白酶K有抗性,仅存在于感染动物的组织中,与致病和传染有关,PrP^{C}与PrP^{SC}的主要区别(表17-5)。

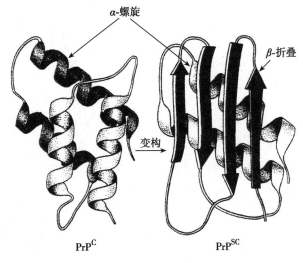

图 17-7　朊粒的三维结构

表 17-5　PrP^C 与 PrP^{SC} 的主要区别

特点	PrP^C	PrP^{SC}
分子构象	α-螺旋占42%,β-折叠占3%	α-螺旋占30%,β-折叠占43%
对蛋白酶K作用	敏感	抗性
对去污剂的溶解性	可溶	不可溶
存在部位	正常人及动物	感染的人及动物
致病性与传染性	无	有

朊粒不具有病毒体结构,可通过5nm或更小的滤膜,对福尔马林、蛋白酶、电离辐射和紫外线等的抵抗力强。而对酚类、乙醚、丙酮、强去污剂和漂白剂等敏感。朊粒耐高温和耐强碱。疯牛病的脑组织匀浆经134℃甚至大于138℃高温维持1小时后,动物实验仍有感染力,植物油的沸点(160~170℃)不足以灭活病原。

(二) 致病性与免疫性

朊粒病是一种人和动物的致死性中枢神经系统慢性退行性疾病。该疾病的共同特点是:①潜伏期长,可达数月至数年甚至数十年,一旦发病呈慢性、进行性发展,以死亡告终;②病变部位只发生在中枢神经系统,而不累及其他器官;③病理特征是脑皮质神经元退行性变化、空泡变性,星形(小胶质)细胞则高度增生,脑皮质疏松呈海绵状并伴有淀粉样斑块形成,病变处无炎症反应;④患者可有痴呆、共济失调、眼球震颤和癫痫等主要临床表现,不能诱导产生朊粒特异性的免疫应答。

朊粒是一类完全不同于细菌、病毒、真菌、卫星病毒和类病毒的病原因子,其致病机制尚未完全阐明。目前认为,PrP^{SC}与细胞表面PrP^{C}的结合,可触发后者变构形成更多的PrP^{SC},最终使大量PrP^{SC}从细胞释放后沉积于脑组织中,引起神经细胞空泡变性,组成特殊的淀粉样斑块而造成海绵状脑病。约有15%朊粒病患者具有遗传性,为常染色体显性遗传,由 *PrP* 基因突变所致。其他病例或为传染性病例,因医源性感染或通过食人尸脑、人肉或由疯牛病病牛传染所致;此外,还有散发性病例,但传播途径不清。目前已知人和动物的朊粒病共有10种。

思 考 题

1. 流行性感冒病毒的变异形式包括哪些?
2. 简述乙型肝炎病毒的传染源和传播途径。
3. 人类免疫缺陷病毒的传染源、传播途径及预防原则包括哪些?
4. 狂犬病的临床表现和防治原则包括哪些?
5. 人乳头瘤病毒的主要传播途径,所致疾病包括哪些?

第十七章
目标测试

（王海河）

第十八章

真 菌 学

1801

第十八章
教学课件

第一节 真菌学概论

真菌(fungus)是一类细胞核高度分化,有核膜和核仁,胞质内有完整细胞器,细胞壁由几丁质或纤维素构成,不含叶绿素,不分根、茎、叶,能进行无性或有性繁殖的真核细胞型微生物。

真菌在自然界分布广泛,种类繁多,目前已发现有十余万种,其中绝大多数对人类无害反而有益,如用于酿酒、生产抗生素和酶类制剂等。有 400 余种真菌与动物或人类的疾病有关,其中能引起人类疾病的真菌有 150 余种,包括致病性真菌、条件致病性真菌、产毒性真菌及致癌性真菌等,可引起人类感染性、中毒性、超敏反应性及肿瘤性疾病。由于器官移植、放射治疗、广谱抗生素、免疫抑制剂、激素及抗肿瘤药等的大量应用,机体菌群失调或免疫力降低,真菌感染发病率呈明显上升趋势,特别是**条件致病性真菌感染**更为常见。

真菌是生物界中很大的一个类群,在分类学上与植物界和动物界并列为真菌界(Fungi)。目前真菌分为 4 门:接合菌门(Zygomycota)、子囊菌门(Ascomycota)、担子菌门(Basidiomycota)、壶菌门(Chytridiomycota)。真菌通常又分为三类,即酵母菌、霉菌和蕈菌(大型真菌),它们归属于不同的亚门。

一、真菌的生物学性状

真菌与细菌在大小、结构和化学组成等方面有很大差异。真菌比细菌大几倍至几十倍,小到肉眼看不见的酵母菌,其细胞宽度(直径)为 2~6μm,长度为 5~30μm;大到肉眼可见的蕈菌类,大型菌类菌盖直径达 10cm 以上。真菌在其生长发育过程中,表现出复杂多样的形态特征。真菌结构比细菌结构复杂,真菌细胞最外层是坚硬的细胞壁,主要成分是**几丁质**的微原纤维组成的多糖,还有蛋白质、脂质及无机盐类,**不含肽聚糖**。各种真菌细胞壁的结构不完全相同,多细胞真菌的菌丝和孢子的细胞壁结构也不相同。真菌细胞内微细结构与高等植物细胞基本相同,有典型的核结构和完整的细胞器(图 18-1)。

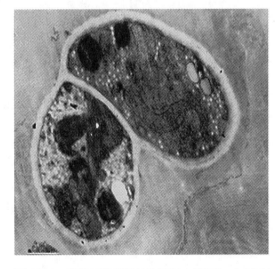

图 18-1 真菌细胞超微结构透射电镜图(×8 000)

（一）真菌的形态与结构

真菌按形态、结构可分为单细胞真菌和多细胞真菌两大类。

1. **单细胞真菌**　呈圆形或卵圆形,根据是否产生假菌丝分为酵母菌(yeast)和类酵母菌。

（1）酵母菌:这类真菌以**出芽方式**繁殖,芽生孢子成熟后脱落成独立个体,故不产生假菌丝,酵母菌菌落与细菌菌落相似。可对人致病的主要有新生隐球菌。

（2）类酵母菌:这类真菌也是以出芽方式繁殖,但产生的芽生孢子不与母细胞脱离,并持续延长,可伸入培养基内,形成**假菌丝**(pseudohypha)。类酵母菌菌落与酵母菌菌落相似,但在培养基内可见假菌丝组成的假菌丝体。对人致病的主要有白假丝酵母菌。

2. **多细胞真菌**　是由菌丝和孢子两大基本结构组成,这类真菌一般称为丝状真菌(filamentous fungus)或霉菌(mold)。多细胞真菌的菌丝和孢子的形态随真菌种类不同而异,是**鉴别真菌**的重要标志。

（1）菌丝(hypha):多细胞真菌成熟的孢子在适宜环境下长出芽管,芽管进一步延长呈丝状,称为菌丝;菌丝继续生长并长出许多分枝,交织成团,形成菌丝体(mycelium)。菌丝体按**功能**可分为三类:①营养菌丝(vegetative mycelium),是指深入被寄生物体内或培养基中吸取和合成营养物质的菌丝体;②气生菌丝(aerial mycelium),是指向空气中生长的菌丝;③生殖菌丝(reproductive mycelium),是指部分气生菌丝体中发育到一定阶段可产生孢子的那部分菌丝。菌丝按**结构**可分为两类:①无隔菌丝指菌丝中无隔膜将其分段,整条菌丝内有许多核,为一个单细胞,又称多核单细胞;②有隔菌丝指菌丝内部在一定间距有横隔膜结构,将菌丝分成一连串的细胞。隔膜中有小孔,可允许胞质流通。绝大部分致病性真菌为有隔菌丝(图 18-2)。

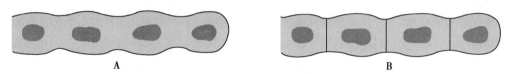

图 18-2　真菌的无隔菌丝(A)和有隔菌丝(B)

显微镜下菌丝可有多种形态:如螺旋状、球拍状、结节状、鹿角状、梳状等,不同种类的真菌可有不同形态的菌丝,依据菌丝的形态有助于鉴别不同真菌(图 18-3)。

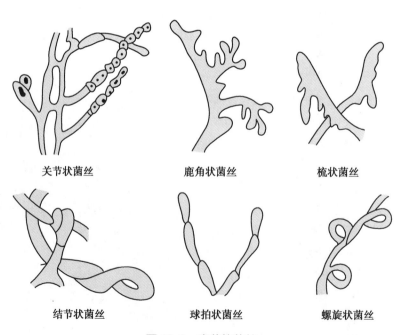

关节状菌丝　　　　鹿角状菌丝　　　　梳状菌丝

结节状菌丝　　　　球拍状菌丝　　　　螺旋状菌丝

图 18-3　真菌的菌丝

（2）孢子（spore）：孢子是真菌的繁殖结构,由生殖菌丝产生。一条生殖菌丝可产生多个孢子,在适宜条件下孢子可出芽长出芽管,发育成菌丝。

孢子也是真菌鉴定和分类的主要依据。真菌孢子根据**繁殖方式**可分有性孢子与无性孢子两大类。①无性孢子:由菌丝上的细胞分化或出芽生成,不发生两性细胞的配合。根据形态,无性孢子可分为叶状孢子（thallospore）、分生孢子（conidium）和孢子囊孢子（sporangiospore）三种类型（图18-4）。叶状孢子是由生殖菌丝内细胞直接形成的孢子,又分为芽生孢子（blastospore）、厚膜孢子（chlamydospore）和关节孢子（arthrospore）3 种类型。致病性真菌大多数产生无性孢子。②有性孢子:由同一菌体或不同菌体的两个细胞配合（质配和核配）后,经减数分裂形成。有性孢子可分为接合孢子（zygospore）、子囊孢子（ascospore）及担（子）孢子（basidiospore）等。非致病性真菌绝大多数产生有性孢子。这些孢子的形状、大小、结构、颜色,以及着生情况有助于鉴别不同真菌。

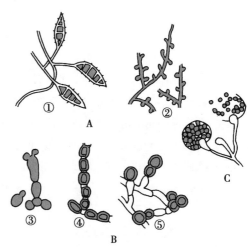

A. 分生孢子；B. 叶状孢子；C. 孢子囊孢子；①大分生孢子；②小分生孢子；③芽生孢子；④关节孢子；⑤厚膜孢子。

图 18-4　真菌的无性孢子

（二）真菌的繁殖与培养

1. 真菌的繁殖方式　真菌可依靠其菌丝和孢子繁殖,主要有无性繁殖和有性繁殖两种繁殖方式。无性繁殖是真菌的主要繁殖方式,具有简单、快速、产生新个体多的特点,产生形式多样化,主要有芽生、裂殖、隔殖以及菌丝断裂四种形式。

2. 真菌的培养　真菌对营养的要求不高,在**沙保培养基（Sabouraud medium）**中即能生长良好,该培养基成分简单,主要含有葡萄糖（或麦芽糖）、蛋白胨、氯化钠和琼脂;最适 pH 为 4.0~6.0;丝状真菌最适培养温度为 22~28℃,但某些深部感染真菌如酵母型和类酵母型真菌则在 37℃生长较好;真菌生长需要较高的湿度与氧;多数病原性真菌生长较慢,大多需培养 1~4 周才能出现典型菌落,有时在培养基中加入抗生素,以抑制细菌生长,防止污染。

真菌在沙保培养基上培养一般可形成以下三种类型的菌落。

（1）酵母型菌落（yeast type colony）:大多数单细胞真菌可在培养基上生长出**类似细菌**的圆形菌落,菌落表面柔软而致密,光滑湿润,直径为 2~3mm,边缘整齐,如新生隐球菌的菌落。显微镜下可见单细胞性的卵圆形芽生孢子,无菌丝。

（2）类酵母型菌落（yeast-like type colony）:部分可形成假菌丝的单细胞真菌在培养基表面形成的菌落类似酵母型菌落,在培养基内部因假菌丝向下生长,伸入培养基中,形成的分枝看似丝状菌落,故名为类酵母型菌落,如白假丝酵母菌的菌落。显微镜下可见单细胞性的卵圆形芽生孢子,有假菌丝。

（3）丝状型菌落（filamentous colony）:多细胞真菌的菌落形式,由菌丝体组成。不同多细胞真菌在培养基上可形成形态、颜色与结构大小不同的丝状菌落,菌丝一部分向空中生长,形成孢子,使菌落呈絮状、绒毛状或粉末状。**丝状菌落的形态和颜色可作为鉴别真菌的参考依据。**低倍显微镜下可观察到菌落中的菌丝结构、孢囊梗或分生孢子梗和各式孢子。

知识拓展

子实体和蕈菌

子实体（fruiting body），是由真菌的气生菌丝特化而成的具有一定形状的产孢结构。子实体表面是整齐排列成栅状的子实层，子实层的部分细胞可发育成担子或子囊，形态多样。子实体含有比菌丝体更多的蛋白质、糖类等有机化合物。

蕈菌（mushroom），即大型真菌，又称伞菌，通常是指那些能形成大型肉质子实体的真菌，包括大多数担子菌类和极少数的子囊菌类，子实体是蕈菌的果实体，是蕈菌主要食用和药用的部分。常见的蕈菌有香菇、金针菇、木耳、银耳、茯苓、灵芝等，它们既是一类重要的菌类，又是食品和制药工业的重要资源。

（三）真菌的抵抗力与变异性

真菌对热的抵抗力不强，一般60℃1小时菌丝和孢子均可被杀死。真菌对干燥、紫外线及一般消毒剂则有较强的抵抗力，对常用抗细菌感染的抗菌药物均不敏感；对2%石炭酸、2.5%碘酊、0.1%升汞或10%甲醛溶液较敏感；两性霉素B、5-氟胞嘧啶、克霉唑、益康唑、伊曲康唑、制霉菌素等对部分真菌有抑制作用。

真菌容易发生变异。在人工培养基中多次传代或孵育过久，可出现形态、结构、菌落类型、颜色及各种生理性状（包括毒力）的改变。

有些真菌可因环境条件如营养、温度、氧气等因素的改变，发生酵母菌型菌落和丝状型菌落两种形态的互变，称为**双相性真菌（dimorphic fungi）**，如芽生菌、组织胞浆菌、球孢子菌等，这些真菌在宿主体内或含动物蛋白的营养培养基上37℃培养时表现为酵母菌型，而在普通培养基上25℃左右培养时呈丝状菌型。此外，不同菌种的皮肤癣菌在寄生状态时，形态往往固定，但在实验室培养同一菌种时，其形态与外观可能因培养环境的不同而有所变异，这些变异可概略为：①菌落的外观、形态、颜色（色素生成）及大小；②菌丝的形成、大小、颜色、分节状况；③有性或无性繁殖方式；④生理性状及毒力。造成这些变异的原因除了培养基本身的营养成分因素外，相对湿度、pH、温度，甚至有其他真菌或细菌同时生长时都会有所影响。

二、真菌的致病性与免疫性

（一）致病性

不同种类的真菌可以不同形式致病，同一疾病可由不同真菌引起，一种真菌也可引起不同类型的疾病。归纳起来主要有以下五种类型。

1. 致病性真菌感染　主要是一些外源性致病性真菌感染，可引起皮肤、皮下和全身性真菌感染。皮肤及皮下真菌感染即浅部真菌感染，是常见的一种真菌感染类型，主要由**皮肤癣菌**（*dermatophyte*）引起，该菌有**嗜角质性**，能产生蛋白酶水解角蛋白，在皮肤局部繁殖后，可通过机械刺激和代谢产物的作用，引起局部炎症和病变；而全身性真菌感染即深部致病性真菌感染，如组织胞浆菌（*histoplasma*）等侵袭机体，遭吞噬细胞吞噬后，不被杀死而在吞噬细胞内繁殖，抑制机体的免疫功能，引起组织慢性肉芽肿、溃疡和坏死。

2. 机会致病性真菌感染　主要是一些内源性真菌感染，如白假丝酵母菌（*Candida. albicans*）、新生隐球菌（*Cryptococcus neoformans*）、曲霉菌（*Aspergillus*）、毛霉菌（*Mucor*）和卡氏肺孢子菌（*Pneumocystis carinii*）等致病感染，这些真菌致病力不强，只有在**机体免疫力下降或菌群失调情况下**引起感染。如肿瘤、糖尿病及免疫缺陷患者，在长期使用广谱抗菌药物、免疫抑制剂、激素、放射治疗等过程中易伴发这类真菌感染,给临床治疗带来很大困难。

3. 真菌超敏反应性疾病　主要由一些外源性非致病性真菌引起,如交链孢霉(*Alternaria*)、镰刀菌(*Fusarium*)、曲霉菌(*Aspergillus*)和青霉菌(*Penicillium*)等,经呼吸道、消化道或经皮肤黏膜接触进入机体内,引起荨麻疹、接触性皮炎、哮喘、过敏性鼻炎等各类超敏反应。按诱发超敏反应的性质可分为感染性超敏反应和接触性超敏反应。

4. 真菌毒素中毒　有些真菌在农作物、食物上生长繁殖及代谢过程可以产生真菌毒素,人、畜食入后可导致急性或慢性中毒,称为真菌中毒症(mycotoxicosis)。根据不同真菌毒素作用的靶器官不同,可分为肝脏毒、肾脏毒、神经毒、超敏反应性皮炎及血液系统病变等。真菌毒素中毒多受环境因素的影响,发病有地区性和季节性,但无传染性,不引起流行。

5. 真菌毒素与肿瘤　研究发现有些真菌的毒素与肿瘤的发生有关,如黄曲霉菌产生的黄曲霉毒素有致癌作用,部分曲霉菌也可产生类似黄曲霉毒素的致癌物质,可诱发实验动物恶性肿瘤。

（二）免疫性

临床上真菌病的发病率不高,而真菌在自然界的分布如此广泛,说明人体对真菌感染有较强的免疫力。机体的固有免疫对阻止真菌感染起着重要的作用,而适应性免疫与真菌病的恢复密切相关。固有免疫包括皮肤黏膜的屏障作用、正常菌群的拮抗作用和单核-巨噬细胞及中性粒细胞的吞噬作用,但被吞噬的真菌孢子并不能完全被杀灭。此外,正常体液中的抗菌物质如 IFN-γ、TNF-α 等细胞因子在抗真菌感染方面也具有一定的作用。真菌侵入机体后,刺激机体的免疫系统,产生适应性免疫应答,包括细胞免疫和体液免疫,其中以细胞免疫为主,同时可诱发迟发型超敏反应。真菌感染一般不能形成持久的病后免疫。

三、真菌感染的防治原则

对于真菌病目前尚无特异性的预防方法。

1. 皮肤癣菌感染的预防主要是**注意皮肤清洁卫生**,避免直接或间接与患者接触。预防足癣要保持鞋袜干燥,防止真菌孳生,或以甲醛棉球置鞋内杀菌后再穿。治疗主要是局部使用癣药水或克霉唑、达克宁霜剂等抗真菌药物,但较难根治,易复发。癣症严重的患者也可考虑口服灰黄霉素等药物,但这些药物对肝、肾等脏器都有一定损伤作用。

2. 对于深部真菌感染的预防,主要在于**去除各种诱发因素,提高机体的免疫力**,严格掌握免疫抑制剂、皮质激素以及广谱抗生素等药物的应用。治疗药物有两性霉素 B、克霉唑、益康唑等,这类药使用后副作用较大,实用性差;酮康唑、伊曲康唑具有较广的抗真菌谱,安全性高,毒副作用低。5-氟胞嘧啶毒性较低,但抗真菌谱较窄,易产生抗药性,故常与两性霉素 B 联合应用。

3. 对于真菌性食物中毒的预防,加强市场管理和卫生宣传,严禁销售和食用发霉的食品,**注意饮食卫生**。

第二节　与人类疾病有关的主要病原性真菌

一、皮肤及皮下感染真菌

（一）皮肤感染真菌

皮肤感染真菌是指寄生或腐生于角蛋白组织(表皮角质层、毛发或指/趾甲)的一群浅部感染性真菌,一般不侵入皮下等深部组织和内脏,不引起全身感染,主要引起各种癣。皮肤感染真菌可分为皮肤癣菌和角层癣菌两类。

1. 皮肤癣菌　是寄生于皮肤角蛋白组织的浅部真菌,在皮肤局部增殖及代谢产物刺激机体产生病理反应,引起感染皮肤各部位**癣**(tinea)病,以手足癣最多见。皮肤癣菌有 40 多种,分属于 3 个属,即表皮癣菌属(*Epidermophyton*)、毛癣菌属(*Trichophyton*)、小孢子癣菌属(*Microsporum*)。在沙保氏培养基上,于 25℃培养时则可形成特殊的丝状菌落与分生孢子。根据菌落形态、颜色和所产生的分生孢子形态,可对其进行初步鉴定(表 18-1)。

表 18-1 皮肤癣菌的种类、侵犯部位及形态特征

皮肤癣菌属名	侵犯部位			菌落颜色	镜检特征		
	皮肤	指(趾)甲	毛发		大分生孢子	小分生孢子	厚膜孢子
表皮癣菌属 (*Epidermophyton*)	+	+	−	黄绿	卵圆形或粗棒状,壁较薄,数目多	无	数目较多
毛癣菌属 (*Trichophyton*)	+	+	+	灰,白,红,紫,黄,橙,棕	细长棒状,壁较薄,数目少	丛生呈葡萄状,梨状,棒状,较多见	有时多见
小孢子癣菌属 (*Microsporum*)	+	−	+	灰白,橘红,棕黄	纺锤状,壁较厚,数目多少不一	卵形或棒状,不呈葡萄状	比较常见

2. 角层癣菌 是指腐生于表皮角质或毛干表面的浅部真菌,可引起角层型和毛发型病变。引起这种感染的真菌有以下两种:①糠秕状鳞斑癣菌(*Malassezia furfur*),该菌具有**嗜脂性**,多发于高温多汗的夏季,能产生对黑色素细胞有抑制作用的二羧酸,引起颈、胸、背、腹等部位的皮肤表面出现黄褐色的花斑癣,俗称"汗斑",一般只影响美观,不影响健康;②何德毛结节菌(*Piedraia hortae*),主要侵犯**头发**,在毛干上形成坚硬的砂粒状黑色结节,黏于发干引起黑毛结节病。

(二)皮下感染真菌

皮下组织感染真菌为存在于土壤或腐败植物中的腐生菌,一般经宿主的外伤伤口侵入皮下,感染一般只限于局部,但也可缓慢向周围组织扩散,或经淋巴、血液向全身扩散致病。皮下感染真菌主要有孢子丝菌和着色真菌两类。

1. 孢子丝菌 腐生性真菌,广泛存在于土壤、木材及植物表面等,引起的疾病叫孢子丝菌病(sporotrichosis)。主要病原菌是申克孢子丝菌(*Sporotrichum schenckii*),该菌为双相性真菌,在组织内为酵母型,镜下可见圆形或梭形孢子,常位于中性粒细胞和单核细胞内;在沙保培养基上 25℃培养为丝状型,呈灰褐色的皱褶薄膜菌落;在含胱氨酸的血平板上 37℃培养则长出酵母型菌落。感染途径主要为创伤皮肤接触被孢子丝菌污染的植物和土壤等,发生皮肤、皮下组织及其附近淋巴管的慢性炎症,甚至亚急性或慢性肉芽肿。此菌也可通过呼吸道或消化道感染,经血行播散至其他器官引起深部感染。

2. 着色真菌 广泛存在于土壤和植物中,是在一群分类上相近、引起的症状相似、均能引起病损皮肤颜色改变的真菌的总称,引起的疾病叫着色真菌病(chromomycosis)。在我国引起着色真菌病的以卡氏枝孢霉(*Cladosporium carrionii*)为主,其次为裴氏着色真菌(*Fonsecaea pedrosoi*)。这类真菌在沙保培养基上生长缓慢,常需培养数周,形成丝状菌落,但菌丝较短,菌落多呈灰黑色或墨黑色。着色真菌一般经外伤侵入人体,感染多发部位为颜面、下肢和臀部等皮肤暴露部位。

二、深部感染真菌

深部感染真菌主要侵犯机体深部组织和器官,可扩散至全身任何器官,引起全身性的感染,是慢性消耗性疾病死亡的重要原因之一。深部感染真菌包括致病性真菌和机会致病性真菌两大类。

(一)致病性真菌

致病性真菌(pathogenic fungi)的感染受地理位置和气候条件的限制仅发生在世界的某些地区,

故称作**地方性真菌**,在我国较少见。但近年来因国际交流增多,我国地方性真菌发生的机会也有所增多。此类真菌为腐生菌,主要存在于土壤中,通常由呼吸道吸入或经伤口侵入机体而发生感染,引起**全身性真菌病**(systemic mycoses)。大多数感染者症状不明显,有自愈倾向,但出现症状时感染可能已经扩散至全身各器官,可引起死亡。此类真菌均为双相性真菌,在宿主体内寄生时呈酵母型,在室温人工培养时转变成丝状菌。

致病性真菌主要有5种,包括荚膜组织胞浆菌(*Histoplasma capsulatum*)、厌酷球孢子菌(*Coccidioides immitis*)、皮炎芽生菌(*Blastomyces dermatitidis*)、巴西副球孢子菌(*Paracoccidioides brasiliensis*)、马尔尼菲青霉(*Penicillium marneffei*)等(表18-2)。

表18-2 致病性真菌种类、流行情况及形态特征

致病性真菌	疾病名称	流行地区	镜检特征
荚膜组织胞浆菌	组织胞浆菌病	主要流行于热带、亚热带、温带地区等30多个国家,大多数发生在美国	临床组织标本镜检可见单核吞噬细胞内有圆形或卵圆形的酵母型细胞,有不着色荚膜样物质
厌酷球孢子菌	球孢子菌病	流行于美国西南部、南美洲等地	临床组织标本镜检可见较大的厚壁球孢子,内含许多内生孢子
皮炎芽生菌	芽生菌病	主要流行于美国、加拿大、英国和墨西哥,其次是非洲和中东	临床组织标本镜检可见厚壁、芽颈较宽的酵母型细胞,以单芽生方式繁殖
巴西副球孢子菌	副球孢子菌病	在中南美洲散发流行,尤其是巴西、阿根廷、秘鲁、委内瑞拉等地	临床组织标本镜检可见厚壁、芽颈较宽的酵母型细胞,以多芽生方式繁殖
马尔尼菲青霉	马尔尼菲青霉病(可发生于健康者,但更多见于免疫缺陷或免疫功能低下者,多见于艾滋病患者)	主要流行于东南亚地区,我国广西、广东等地也有感染者	镜下可见圆形或长方形关节孢子,可见个别菌丝

(二) 机会致病性真菌

机会致病性真菌(opportunistic fungi)多数是机体内的正常菌群,正常情况下不致病,当机体免疫力减退或菌群失调时才会引发疾病,**肺和脑**是最常受到侵犯的器官,有时甚至被数种真菌同时感染,机会致病性真菌产生的孢子也可引发过敏症。由于各种免疫抑制剂、抗生素、糖皮质激素及抗肿瘤药物的广泛使用,机会致病性真菌引发的疾病有所增加。

1. **假丝酵母菌属**(*Candida*) 该属有270多个种,对人具有致病性的大约有8个种。在特殊情况下因机会性感染可引起皮肤、黏膜及器官的炎症,即假丝酵母菌病(candidiasis),以白假丝酵母菌感染最为常见。

白假丝酵母菌俗称白色念珠菌,其菌体呈圆形或卵圆形,直径为3~6μm,革兰氏染色阳性,以出芽方式繁殖,在组织内易形成芽生孢子和假菌丝,培养后可见**厚膜孢子**(图18-5),白假丝酵母菌在普通琼脂、血琼脂及沙保培养基上均能生长,在室温或37℃需氧孵育2~3天,可形成灰白色或奶油色、表

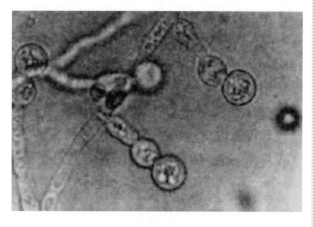

图18-5 白假丝酵母菌的假菌丝和厚膜孢子(×2 000)

面光滑的类酵母型菌落。

白假丝酵母菌通常存在于人体口腔、上呼吸道、肠道、生殖道黏膜等部位,在机体的免疫力下降或菌群失调时,菌体得以大量繁殖或异位寄生,造成机会性感染,引起各种假丝酵母菌病。如在脑脊液、尿道、肾脏或血液内发现此菌,表示机体已受到感染。常见的感染有:①皮肤黏膜感染,皮肤感染好发于潮湿、皱褶部位,形成有分泌物的糜烂病灶,还可引起甲沟炎及甲床炎;黏膜感染则常见新生儿鹅口疮、口角糜烂、外阴与阴道炎等。②内脏感染,可引起支气管炎、肺炎、肠炎、膀胱炎及肾盂肾炎等,侵入血流可引起败血症。③中枢神经系统感染,可引起脑膜炎、脑膜脑炎及脑脓肿等,多由原发病灶转移而来,预后不良。

取不同部位标本涂片染色镜检,可见到革兰氏染色阳性的酵母样芽生细胞及假菌丝。观察培养物,可根据菌落形态、菌丝、芽管及厚膜孢子存在与否进行鉴定。

目前尚未建立有效的预防措施,局部治疗可用各种抗真菌霜剂、膏剂;全身治疗可用氟康唑、两性霉素 B、伊曲康唑等;内脏和中枢神经系统的假丝酵母菌病应使用两性霉素 B 和 5-氟胞嘧啶。

2. 隐球菌属(Cryptococcus)　该属菌的种类较多,在自然界分布广泛,主要的致病菌是新生隐球菌,其在土壤及鸟(鸽)粪中大量存在,也可存在于人体的体表、口腔和粪便中。

新生隐球菌为圆形,直径 4~12μm,菌体外周有一层**肥厚的胶质样荚膜**,比菌体可大 1~3 倍。该菌以出芽方式繁殖,但不形成假菌丝。用墨汁负染色后,显微镜下可见在黑色背景中的圆形或卵圆形的透亮菌体,外包有一层透明的荚膜(图 18-6)。在血琼脂或沙保培养基上,25~37℃培养数日后,可形成酵母型菌落,表面光滑黏稠,日久可液化,由乳白色逐渐转变为棕褐色。此菌不能发酵糖类,具有尿素酶,能分解尿素,该特性可与假丝酵母菌相区别。

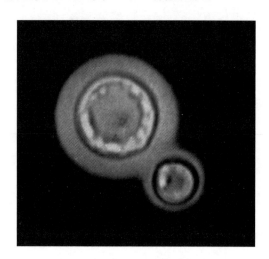

图 18-6　新生隐球菌(墨汁染色)

新生隐球菌的致病物质主要是**荚膜多糖**,具有抗吞噬、诱发免疫耐受等作用。根据其抗原性可分为 A、B、C、D 和 AD 这 5 个血清型,国内临床新分离株以 A 型居多,约占 70%。其传染方式主要是经呼吸道感染,偶尔也可经由皮肤、伤口及胃肠道侵入。菌体自呼吸道进入后,首先在肺部引起轻度炎症,当机体免疫力下降时,可从肺部播撒至全身其他部位,如骨骼、心脏、皮肤等,但最易侵犯的是中枢神经系统,引起慢性脑膜炎,如不及早诊治,常导致患者死亡。隐球菌病有些有自限性,患者的病症局限于肺炎,预后良好。

新生隐球菌的实验诊断以显微镜检查为主,取脑脊液、痰或脓液等标本涂片,墨汁负染色后镜检,若看到出芽菌体外有一圈肥厚的荚膜即可作出诊断。血清学检查有利于判断预后,主要是应用ELISA 试验或乳胶凝集试验测定新生隐球菌的荚膜多糖抗原,若抗原滴度不断升高,提示新生隐球菌在体内持续繁殖,治疗有效后抗原滴度下降。

新生隐球菌感染的预防主要是控制传染源,用碱处理鸽粪,免疫力低下者避免接触鸽粪等。治疗肺部或皮肤感染可用 5-氟胞嘧啶、伊曲康唑等。中枢神经系统感染则应用两性霉素 B 静脉滴注或口服伊曲康唑治疗,必要时鞘内注射抗菌药物进行治疗。

3. 曲霉属(Aspergillus)　曲霉广泛分布于自然界,种类达 900 余种,一般不致病,只有少数属于机会致病菌。对人有致病性的有烟曲霉菌(A.fumigatus)、黄曲霉菌(A.flavus)、黑曲霉菌(A.niger)、土曲霉菌(A.terreus)、构巢曲霉菌(A.nidulans)等,以烟曲霉菌最为常见。

曲霉菌的菌丝为分枝状多细胞性有隔菌丝,接触培养基的菌丝分化出厚壁的足细胞,并由此向上长出分生孢子梗,其顶端膨大形成球形或椭圆形顶囊,在顶囊表面以辐射方式长出一层或二层杆状小梗,小梗顶端着生一串圆形的分生孢子,有黄、蓝、棕黑等不同颜色,并形成一个菊花样的头状结构,称为**分生孢子头**(图18-7)。曲霉菌在沙保培养基上形成絮状或绒毛状丝状菌落,可呈不同颜色。曲霉菌的顶囊、小梗及分生孢子穗的形状、颜色等常是鉴定本属菌的重要依据。

曲霉菌能侵犯机体许多部位而致病,统称曲霉菌病(aspergillosis),所致疾病有直接感染、超敏反应及毒素中毒等,此类菌主要通过呼吸道侵入,故最多见的是肺曲霉菌病,包括真菌球形肺曲霉菌病,即局限性肺曲霉菌病、肺炎型曲霉菌病和超敏性支气管肺曲霉菌病。有些患者因发生败血症而引起全身性曲霉菌病。有些曲霉菌产生的毒素可导致人或动物的急、慢性中毒,主要损伤肝、肾及神经等组织。黄曲霉毒素与人类肝癌的发生有密切关系。治疗多选用两性霉素 B、5-氟胞嘧啶、伊曲康唑等药物。

4. 毛霉属(*Mucor*)　毛霉广泛存在于自然环境中,空气和土壤中都有毛霉孢子,能引起蔬菜、果品、药材等霉变。毛霉引起的感染称毛霉菌病(mucormycosis),通常发生在**重症疾病的晚期**,机体免疫力极度下降时易合并本菌的感染。

毛霉菌在沙保氏培养基上生长迅速,形成丝状菌落,菌丝无隔,初为白色,逐渐转为灰黑色或黑色。毛霉菌的气生菌丝一般单生,菌丝末端膨大为球状孢子囊,囊内充满多核的原生质,由此发育成许多子囊孢子。孢子囊下的菌丝称为孢子梗,孢子梗伸入囊内的部分称为囊轴(图18-8)。成熟的子囊孢子从破裂的囊壁释放出来,环境适宜时,可萌发而成新的菌丝。

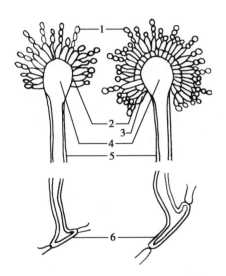

1. 分生孢子;2. 小梗;3. 梗基;4. 顶囊;
5. 分生孢子梗;6. 足细胞。

图18-7　曲霉

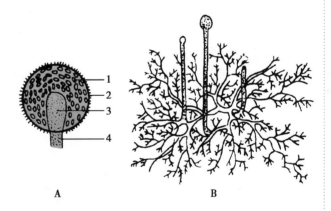

A. 孢子囊;B. 毛霉全图;1. 孢子;2. 膜;3. 囊轴;4. 孢囊梗。

图18-8　毛霉

毛霉菌感染多数首先发生在鼻或耳部,经口腔唾液流进上颌窦和眼眶,可引起坏死性炎症和肉芽肿,可再经血液侵入脑部,引起脑膜炎。同时也可扩散到肺部、胃肠道等全身各器官,可导致死亡。本菌感染无特效治疗方法,早期可使用两性霉素 B、外科手术切除病灶,积极治疗相关疾病。

5. 肺孢子菌属(*Pneumocystis*)　该属菌分布于自然界、人和多种哺乳动物的肺内,当机体免疫力下降时引起机会感染,即肺孢子菌肺炎(pneumocystis pneumonia,PCP)。常见的有卡氏肺孢子菌(*P.carinii*)和伊氏肺孢子菌(*P.jiroveci*)。肺孢子菌过去被称为肺孢子虫,因其具有原生动物的生活史及虫体形态而归于原虫。但研究发现肺孢子菌的超微结构及基因和编码的蛋白均与真菌相似,现将其归属于真菌。

肺孢子菌为单细胞型,兼具原虫及酵母菌的特点。**发育过程经历几个阶段**(图 18-9),即滋养体(小、大滋养体)、囊前期、孢子囊(内含 2~8 个孢子)。自然界中存在的孢子囊经呼吸道吸入肺内,孢子从孢子囊中释放,继续发育繁殖,形成小滋养体、大滋养体,进入囊前期,形成孢子囊。

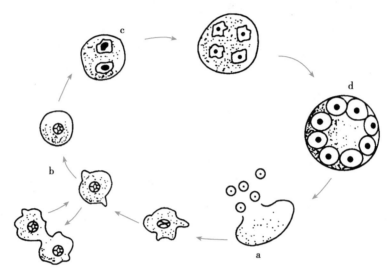

a. 小滋养体;b. 大滋养体;c. 囊前期;d. 孢子囊。

图 18-9　肺孢子菌发育周期

肺孢子菌的感染多为隐性感染。当宿主抵抗力下降时,潜伏在肺内以及新侵入的肺孢子菌得以大量繁殖,引起肺孢子菌肺炎。本病多见于身体虚弱和营养不良的儿童、接受免疫抑制剂治疗或抗癌化疗、先天性免疫缺陷的患者。艾滋病患者大部分合并本病,发病初期为间质性肺炎,病情迅速发展,重症患者因窒息死亡。肺孢子菌也可以引起中耳炎、肝炎、结肠炎等疾病。

实验室诊断可采集痰液或支气管灌洗液,用革兰氏染色或亚甲蓝染色显微镜检查,观察到滋养体或孢子囊可以确诊,还可选用 ELISA、免疫荧光技术、补体结合实验、PCR 及 DNA 探针技术进行诊断。

临床对长期大量使用免疫抑制剂治疗的患者应警惕诱发肺孢子菌肺炎,应隔离患者及早治疗,降低病死率。肺孢子菌对多种抗真菌药不敏感。

第三节　与药物有关的真菌

真菌种类繁多,与医药生产关系密切,迄今药用真菌已达 120 余种,一些真菌类中药能够进行人工培养大量生产。有的真菌可直接入药,还可利用一些真菌生产药物和保健类制剂,具有显著的社会效益和经济效益。但是,也有些真菌易污染中药材,若保存不妥,易导致其腐烂变质。

一、酵母菌

酵母菌是人类较早应用于生产面包、酿酒等的一类真菌。酵母菌种类较多,代表菌为啤酒酵母(*Saccharomyces cerevisiae*)和葡萄汁酵母(*S.uvarum*),可广泛用于食品发酵、酿造啤酒、制造乙醇、作为饲料和药用。有些酵母菌因菌体含丰富的蛋白质、维生素和酶等生理活性物质,医药上将其制成酵母片,用于治疗因不合理饮食引起的消化不良症,也可调节体质衰弱患者的新陈代谢机能。此外,酵母菌也是产生单细胞蛋白、提取制备核苷酸、辅酶 A、细胞色素 C 及多种氨基酸等的理想原料。

二、霉菌

1. 毛霉属　毛霉菌繁殖能力强,繁殖速度快,易引起蔬菜、果品、药材等发生霉变。有的菌株分解蛋白质能力较强,使蛋白质分解产生鲜味和芳香的物质,可用于淡豆豉、豆腐乳的酿造。有的菌株有较强的糖化能力,可用于淀粉类原料的糖化。

2. 根霉属(*Rhizopus*)　根霉的形态与毛霉相似,菌丝不分隔,无性孢子为孢囊孢子,有性孢子为接合孢子。但与毛霉不同的是,根霉在培养基上生长时,菌丝伸入培养基内成为有分枝的假根,从假根的相反方向伸出数根孢囊梗,顶端膨大成球形的孢子囊。假根之间有弧形气生菌丝相连,贴靠培养基表面匍匐生长,称为匍匐菌丝。

根霉菌能产生高活性淀粉酶,是工业上有名的**糖化菌**。其中有的菌株是甾体化合物转化的重要菌株,如黑色根霉菌(*Rhizopus niger*)可将黄体酮转化为 11α-羟基黄体酮,增加了皮质激素类化合物的活力,使其有高度抑制炎症的效应。由于根霉菌分解淀粉的能力较强,容易引起含淀粉类的食物、药品等霉变。

3. 曲霉属　曲霉属真菌种类较多,广泛分布于空气、土壤、谷物和各种有机物中,有些是**发酵工业和酿造工业**上的重要真菌。我国自古以来就利用曲霉的糖化作用和分解蛋白质的能力制曲酿酒造酱。现代发酵工业利用曲霉生产枸橼酸、葡萄糖酸、酶制剂、抗生素等。

4. 青霉属(*Penicillium*)　青霉和曲霉有许多相似之处,但无足细胞和顶囊。孢子囊结构与曲霉不同,分生孢子梗顶端不膨大,但有多次分枝,在最后分枝的小梗上长出成串的分生孢子,呈扫帚状。扫帚状分枝及分生孢子颜色可作为分类的依据。青霉的菌落为蓝绿色圆形大菌落,表面似天鹅绒状。

青霉属真菌种类繁多,**分布极为广泛**,几乎在一切潮湿的物品上均能生长。在工业生产中有较高的经济价值,如青霉分解有机物能力很强,常用某些青霉来生产柠檬酸、葡萄糖酸等。**产黄青霉**(*P.chrysogenum*)是青霉素的产生菌。青霉容易使工农业产品、生物制剂、药品等霉变,也可污染实验室。

5. 木霉菌属(*Trichoderma*)　木霉菌属真菌广泛分布于自然界,能引起**木材腐烂、中药霉变**。木霉生长较快,菌落初为白色羊毛状或棉花状,后表面有不同程度的绿色。菌丝分隔,从菌丝直立长出分生孢子柄,柄上长出两两对称的侧支,侧支上再长出小梗,小梗上长出分生孢子穗,每穗有 15 个左右球形的小分生孢子。

6. 犁头霉菌属(*Absidia*)　犁头霉菌属真菌广泛分布于土壤、空气和酒曲中,可引起**食品、中药变质**。犁头霉菌丝与根霉相似,也可形成弧形的匍匐菌丝和假根。与根霉的主要不同是:犁头霉的孢子囊柄散在生长于匍匐菌丝的中间,而不是从假根处长出的。

7. 头孢霉属(*Cephalosporium*)　头孢霉属真菌存在于土壤、植物残体中,头孢霉菌丝有隔、分枝、常结成绳束状。分生孢子梗直立不分枝,中央较粗而末端逐渐变细,分生孢子从梗顶端生出后,靠黏液聚成圆头状,遇水即散开。有些菌株可产生抗癌物质,有些菌株可生产重要的抗生素,如**顶头孢霉菌**(*C. acremonium*)可产生头孢菌素 C(β-内酰胺类抗生素)。

三、蕈菌

蕈菌(mushroom),通常是指那些能形成大型肉质子实体的真菌,包括大多数担子菌类和极少数的子囊菌类。蕈菌中的多糖类物质已被证实可抑制肿瘤细胞的恶性增生,提高机体的免疫力和抗病能力。

1. 香菇[*Lentinus edodes*(Berk.)Sing]　又称香蕈、冬菇,属担子菌纲、伞菌科。野生香菇寄生于阔叶树的倒木上,现多进行人工培养。香菇具有**开胃健脾、益气助食、化痰理气**等功效,可治疗毒菌中毒、水肿、高血压等病症。经常食用可预防肝硬化和维生素 B_2、维生素 C 缺乏等。香菇多糖有抗肿瘤和免疫激活作用。

2. 灵芝   属担子菌纲,多孔菌科的多年生高等真菌紫芝[*Ganoderma japonicum*(Fr.)Lloyd]和赤芝[*Ganoderma lucidum*(Leyss.ex Fr.)Karst]的子实体,野生灵芝生长在阔叶树的木桩旁以及立木或倒木上,现多人工栽培。灵芝有**补中益气、养血安神、止咳平喘**等功效,可用灵芝及其制剂(水煎剂、酊剂、糖浆、片剂等)治疗虚劳、咳嗽、气喘、神经衰弱、失眠、消化不良等病症。灵芝多糖能增强机体的免疫功能。

3. 茯苓[*Poria cocos*(Schw.)wolf.]   属担子菌纲,多孔菌科真菌茯苓的菌核,呈球形、椭圆形或不规则形态,表皮黑褐色多皱。其外皮为"茯苓皮",皮下的淡红色部分为"赤茯苓",内部的白色部分即为"茯苓",苓块中穿有松根部分者称茯神。茯苓有**利水渗湿、健脾补中、宁心安神**等功效,常用于治疗各种水肿、痰饮、脾胃虚弱、消化不良、心悸、失眠、健忘等病症。茯苓多糖具有增强免疫力、抗肿瘤和抗炎等作用。

4. 猪苓[*Polyporus umbellatus*(Pers.)Fr.]   属担子菌纲,多孔菌科真菌猪苓的干燥菌核。形态不规则,表面凹凸不平,棕黑色或黑褐色。子实体从地下菌核生出,菌柄有多个分枝,每个顶端有一圆形菌盖。猪苓有**利水渗湿**作用,用于治疗小便不利、水肿、湿盛泄泻、湿热淋浊等病症。猪苓多糖能增强机体免疫功能,用于原发性肺癌、肝癌、子宫颈癌和白血病等放射治疗的辅助治疗。

5. 冬虫夏草[*Cordyceps sinensis*(Berk.)Sacc.]   为子囊菌纲真菌冬虫夏草菌的子座及其寄生蝙蝠蛾科昆虫幼虫尸体的复合体。冬季菌丝侵入蛰居于土壤中的幼虫体内,不断生长发育,使菌丝充满整个虫体而导致其僵死。至夏季从幼虫尸体的头部长出细长如棒球棍状的子实体,长为4~11cm,其顶部稍膨大,内有许多卵圆形的子囊壳,壳内有数个细长的子囊,每个子囊内有 2 个子囊孢子。由于其子实体露出地面,外形似草;而充满菌丝的虫体在土壤中与子实体相连,夏季采收其子实体和虫体,故称之为冬虫夏草。其功效有**补虚损、益精气、实腠理**,为滋养肺肾之药。常用于治疗肺虚或肺肾两虚之咳喘短气、劳嗽痰血、阳痿遗精、病后虚损不复等病症。

6. 银耳(*Tremella fuciformis* Berk.)   又称白木耳,属担子菌纲一种真菌的子实体,此菌寄生于多种阔叶树的朽木上。由多个呈鸡冠状的子实体瓣片组成,白色半透明,干燥后呈淡黄色。银耳具有**滋阴、润肺、养胃、生津**等功效。可用于治疗虚劳咳嗽、虚热口渴等病症。银耳多糖能增强机体的免疫功能,并能拮抗环磷酰胺等免疫抑制剂所致的免疫功能低下。

案例

中药材发霉了怎么办?

随着国内居民生活水平的提高,保健养生的意识也逐渐在加强,很多人会购买各种养生药材,通过食补的方式,来增强抵抗力。但有不少人采购了名贵药材后,因为贮存保管不当,药材发霉了,甚是可惜。

问题

1. 什么是发霉?在什么情况下容易发霉?

2. 中药发霉了对药效有影响吗?

3. 如何保存中药材?

思 考 题

1. 比较真菌孢子与细菌芽孢的区别。
2. 简述真菌的培养特性。
3. 真菌对人类的致病性包括哪几方面？

第十八章
目标测试

（运晨霞）

第十九章

抗　生　素

第十九章
教学课件

学习要求

1. **掌握**　抗生素的概念、医用抗生素的特点、抗生素效价的微生物测定方法、耐药性产生的遗传学机制与生物化学机制。
2. **熟悉**　抗生素的分类与主要作用机制、抗生素的单位表示法及耐药性的防控。
3. **了解**　抗生素的生物合成机制、抗生素产生菌的分离和筛选过程。

　　抗生素被称为"医学王冠上的一颗明珠"，从 1928 年发现青霉素至今，以青霉素为代表的抗生素从病魔手中挽救了无数的生命。迄今从自然界中发现和分离的抗生素已超过 10 000 多种，通过结构改造制备的半合成抗生素近 10 万种，但实际用于临床的抗生素仅 100 多种，连同各种半合成衍生物及盐类共约 300 多种。抗生素在临床应用中还存在诸多问题，如毒副作用、过敏性、耐药性等，仍需继续探索研究，改造现有菌种及抗生素，提高发酵产量，研究开发新抗生素，尤其是抗肿瘤、抗病毒、抗真菌的抗生素，以满足医疗事业的需求。

第一节　抗生素的概念和分类

一、抗生素的概念和医用抗生素的特点

　　1. 抗生素的概念　**抗生素**（antibiotics）是生物（包括微生物、植物和动物）在其生命活动过程中产生的（或以化学、生物、生物化学方法衍生的），能在低微浓度下选择性地抑制或影响他种生物功能的有机物质。磺胺类、喹诺酮类、唑类等是化学合成的抗菌物质。

　　2. 医用抗生素的特点　目前抗生素的工业化生产主要是用微生物生产。某些结构简单的抗生素可以用化学方法合成，如氯霉素。此外，采用化学方法或生物化学方法对天然抗生素进行结构改造制备半合成抗生素也是抗生素的重要来源。目前医疗用抗生素有如下基本要求。

　　（1）**差异毒力**（differential toxicity）大：**差异毒力是指抗生素对微生物或肿瘤细胞等的抑制或杀灭作用与其对机体损害程度的差异**。抗生素的差异毒力越大，越有利于临床应用。抗生素的差异毒力大小与其作用机制有关，某种抗生素抑制了他种生物的某一代谢，而机体不具备此代谢，该抗生素就可能具有较大的差异毒力。例如青霉素能抑制细菌细胞壁的合成，而人及哺乳动物细胞不具有细胞壁，因而青霉素的差异毒力非常大。

　　（2）生物活性强：抗生素的生物活性强主要体现在极微量的抗生素就对微生物等他种生物具有抑制或杀灭作用。抗生素抗菌作用的强弱常用最低抑菌浓度（minimal inhibitory concentration，MIC）来表示。**MIC 指能抑制微生物生长所需药物的最低浓度，一般以 μg/ml 为单位表示**。MIC 数值越小，则作用越强。

　　（3）作用具有选择性：不同的抗生素具有不同的作用机制，因而每种抗生素都具有一定的抗菌谱或抗肿瘤谱。**抗菌谱**（antimicrobial spectrum）指某种抗生素所能抑制或杀灭微生物的范围和所需剂量。范围广者称为广谱抗生素，范围窄者称为窄谱抗生素。

此外,良好的抗生素应具有的特性还包括:不易使病原菌产生耐药性,不易引起超敏反应,毒副作用小,吸收快,血药物浓度高且不易被血清蛋白结合而失活等。

二、抗生素的分类

抗生素种类繁多,性质复杂,用途广泛,随着新抗生素的大量出现,需要对抗生素进行分类,以便其临床应用和不断深入研究,但目前尚无统一的分类方法。习惯上以产生来源、作用对象、化学结构、作用机制等作为抗生素分类依据。根据作用对象可以分为抗细菌、抗真菌、抗肿瘤、抗寄生虫类抗生素等。

1. 根据抗生素的来源分类

(1) 放线菌产生的抗生素:放线菌中的链霉菌产生的抗生素数量最多。如链霉素、卡那霉素(kanamycin)、四环素(tetracycline)等。从稀有放线菌等可获得许多新的抗生素。

(2) 真菌产生的抗生素:例如,青霉菌产生的青霉素、灰黄霉素(griseofulvin)等;顶头孢霉产生的头孢菌素(cephalosporin)等;曲霉菌属产生的桔霉素(citrinin)等。

(3) 细菌产生的抗生素:细菌中以枯草杆菌属和假单胞菌属的抗生素产生菌居多,如杆菌肽(bacitracin)、多黏菌素(polymyxin)等。

(4) 动物和植物产生的抗生素:如地衣和藻类植物产生的松萝酸(usnic acid),从被子植物大蒜中提取的蒜素(allicin),从裸子植物红杉树皮提取的紫杉醇(paclitaxel),从中药材中提纯的常山碱(febrifugine)、小檗碱(berberine)等以及从动物脏器中制得的鱼素(ekmolin)等。

此外,某些结构简单的抗生素已可完全人工合成,例如氯霉素。

2. 根据抗生素的化学结构分类

(1) β-内酰胺类抗生素:如青霉素、头孢菌素等。

(2) 氨基糖苷类抗生素:如链霉素、卡那霉素、巴龙霉素(paromomycin)等。

(3) 大环内酯类抗生素:如红霉素(erythromycin)、螺旋霉素(spiramycin)、柱晶白霉素(leucomycin)、阿奇霉素(azithromycin)、阿维菌素(avermectin)等。

(4) 四环类抗生素:如四环素(tetracycline)、土霉素(terramycin)等。

(5) 多肽类抗生素:如环孢素 A(cyclosporin A,CsA)、多黏菌素 B(polymyxin B)、杆菌肽(bacitracin)、万古霉素(vancomycin)、博来霉素(bleomycin)等。

(6) 蒽环类抗生素:如柔红霉素(daunorubicin)、多柔比星(adriamycin)等。

化学结构决定抗生素的理化性质、作用机制、疗效等,按化学结构分类具有重要意义,但由于抗生素结构的类型很多,尚有多种抗生素不被包括在以上六大类抗生素中,例如利福霉素属于安莎类、瑞他帕林属于截短侧耳素类抗生素。

第二节　抗生素的主要作用机制

抗生素常作用于微生物的某一代谢环节,进而抑制微生物的生长、繁殖甚至产生致死效应。不同的抗生素作用位点不同,因而不同的抗生素常具有不同的抗菌谱和作用机制。

一、抑制细胞壁的合成

革兰氏阳性细菌和革兰氏阴性细菌的细胞壁共有成分为肽聚糖,阻断肽聚糖的合成途径,细菌细胞壁将无法完全合成,从而抑制或杀死微生物。与革兰氏阴性细菌相比,革兰氏阳性细菌细胞壁中的肽聚糖层更厚且致密,大多数作用于革兰氏阳性菌的抗生素,主要与抑制肽聚糖的合成有关。下面结合金黄色葡萄球菌肽聚糖的合成过程,阐述抑制肽聚糖合成的常用抗生素的作用特点。

1. 肽聚糖的生物合成过程　金黄色葡萄球菌的肽聚糖合成主要分为三个阶段(图 19-1)。

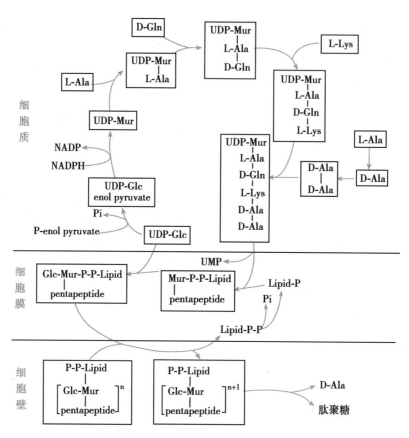

图 19-1　金黄色葡萄球菌肽聚糖的生物合成示意图

（1）基本单元的形成:肽聚糖是由 N-乙酰胞壁酸（MurNAc）、N-乙酰葡糖胺（GlcNAc）及短肽侧链组成,其前体物质是 UDP-MurNAc-五肽和 UDP-GlcNAc。UDP-GlcNAc 由糖酵解的中间产物6-磷酸果糖生成。UDP-GlcNAc 与磷酸烯醇式丙酮酸缩合,双键还原形成 UDP-MurNAc,L-Ala、D-Gln 和 L-lys 相继加到 UDP-MurNAc 上,生成中间物胞壁酰三肽;在消旋酶作用下两个 L-Ala 分子异构化为 D-Ala,进而经二肽合成酶作用合成 D-Ala-D-Ala 二肽;二肽 D-Ala-D-Ala 又加到胞壁酰三肽上,形成 UDP-MurNAc-五肽终产物。所有这些反应均发生在细胞质中。

（2）单体的形成及跨膜转运:UDP-MurNAc-五肽首先脱去 UMP,胞壁酸与十一聚异戊二烯磷酸（类脂分子,作为胞壁酰五肽的载体）形成二磷酸二酯键。通过 β-1,4 糖苷键,UDP-GlcNAc 联结到MurNAc-五肽-PP-类脂上,形成双糖五肽中间体 GlcNAc-β-1,4-MurNAc-五肽-PP-类脂,从而完成了单体的合成。双糖五肽合成后,5 个 Gly 分子通过肽键连接在 Lys 的 ε-NH 上。这些反应发生在细胞质膜上,借类脂载体的作用,双糖五肽通过胞膜至胞壁受体,完成跨膜转运。

（3）肽聚糖链的组装及三维结构的构建:肽聚糖合成的最后几步是由酶催化完成,包括①转糖基酶,催化 M（MurNAc 的缩写）上的 C-1 与 G（GlcNAc 的缩写）上的 C-4 之间形成 β-1,4 糖苷键;②转肽酶,转肽反应在五肽次末端 D-Ala 的羧基和末端 Gly 的氨基之间发生;③D-羧肽酶,催化五肽末端D-Ala 水解;④内肽酶,催化水解已合成的肽聚糖链上的肽键。

通过转肽反应及转糖基反应,双糖五肽被转到受体上,即新生肽聚糖链。在转糖基反应中,十一聚异戊二烯焦磷酸脱磷酸化释放出来,重新进入循环,这是一种释能反应。微生物在生长及分裂期间,必然要合成新的肽聚糖,这时内肽酶在细胞壁内表面变得活跃起来,水解已存在的链,产生出自由末端,通过转肽及转糖基反应,接受新生的肽聚糖链。

多糖链之间可以通过肽键由转肽酶催化进一步交联。该反应发生在细胞质膜外表面。

2. 抑制细菌细胞壁肽聚糖合成的抗生素　多数抑制细胞壁肽聚糖合成的抗生素作用有共同的

特点:①通常是杀菌作用为主,通过裂解或不裂解细胞这两种机制产生杀菌效应;②对静止细胞无作用,因为这类抗生素的作用机制均与酶的活性有关,当细胞正在生长时,所合成的酶有活性,当细胞处于静止期时,细胞的酶无活性。下面列举几种代表性的抗生素。

（1）β-内酰胺类抗生素:如青霉素、头孢菌素、头霉素和新型 β-内酰胺类抗生素等。其作用机制主要是抑制肽聚糖合成的转肽反应,使相邻的聚糖链不能连接成交联结构,使肽聚糖的三维空间结构不能形成,造成细菌细胞壁缺陷,不能抵抗低渗环境而致死。

（2）环丝氨酸:环丝氨酸作用机制是抑制 UDP-MurNAc 五肽的形成。环丝氨酸的结构类似丙氨酸,可以作为拮抗物,抑制 L-Ala 转化为 D-Ala 的消旋酶活性以及 D-Ala-D-Ala 二肽合成酶的作用。

（3）万古霉素:万古霉素的作用机制主要是通过与末端为 D-Ala-D-Ala 的多肽形成复合物,阻断双糖五肽与胞壁受体结合,进而影响肽聚糖的合成。

（4）杆菌肽:杆菌肽的作用机制主要是能与类脂载体上的十一聚异戊二烯焦磷酸形成复合物,阻止脱磷酸化反应成为十一聚异戊二烯磷酸,影响类脂的再生,即影响肽聚糖的合成。

对细胞膜的深入研究发现,细菌细胞膜有特殊的蛋白质分子,能与 β-内酰胺类抗生素结合,被称之为青霉素结合蛋白（penicillin binding protein,PBP）。PBPs 具有很高的转肽酶和羧肽酶活性,是细胞生长所必需的,控制着细胞延长和分裂等基本过程,被认为是 β-内酰胺类抗生素的原始作用靶位。

3. 抑制真菌细胞壁合成的抗生素　真菌细胞壁含有特殊的甘露聚糖、几丁质、葡聚糖等成分。棘白菌素类抗生素能够非竞争性地抑制真菌细胞壁中 β-1,3-葡聚糖合成酶的活性,引起真菌细胞壁裂解和细胞内外渗透压的改变,从而杀死真菌细胞。多氧菌素 A 是真菌几丁质合成酶的抑制剂。

二、影响细胞膜的功能

微生物的细胞膜位于细菌胞壁与细胞质之间,控制细胞内外的物质交换,细胞膜的功能一旦受到损害,微生物可发生死亡。作用于细胞膜的抗生素通常缺乏专一性且毒性较大。

1. 多黏菌素　多黏菌素属多肽类抗生素,分子中有碱性亲水性基团（多肽）与亲脂链（脂肪酸）。亲水性基团与细胞膜磷脂上的磷酸基形成复合物,而亲脂链可以插入细胞膜的脂肪链之间,因而解聚细胞膜的结构,使细胞膜的通透性增加,导致微生物细胞内的主要成分如氨基酸、核酸和钾离子等泄漏,因而引起微生物死亡,对大多数革兰氏阴性菌有抑制作用。

2. 两性霉素 B　两性霉素 B 是抗真菌的多烯类抗生素,与真菌细胞膜上的固醇部分结合,可导致细胞膜上产生水溶性孔道,使细胞内钾离子、氨基酸、核苷酸等细胞内含物外泄,从而导致真菌死亡。哺乳动物细胞膜中含有胆固醇,真菌细胞膜含有麦角甾醇,两性霉素 B 对麦角甾醇的亲和力高于对胆固醇的亲和力,所以两性霉素 B 有一定的差异毒力。两性霉素 B 对新型隐球菌和白假丝酵母菌等具有良好的抗菌作用。

3. 短杆菌肽　短杆菌肽属多肽类抗生素,这类抗生素能将自身插入到细胞膜结构中,形成小孔,诱导阳离子从细胞内渗出。短杆菌肽对某些革兰氏阳性菌有较强的杀菌作用。

三、干扰蛋白质的合成

许多抗生素是以直接抑制细菌细胞内蛋白质合成而对人体副作用最小为目的而设计的。氨基糖苷类、四环素类、氯霉素类、大环内酯类、林可霉素类、恶唑烷酮类等许多抗生素的原始作用点都是蛋白质的合成系统。根据作用位点不同可分为三类:①影响氨酰-tRNA 合成的抗生素;②影响核糖体功能的抗生素;③抑制核糖体外因子的抗生素。

1. 影响氨酰-tRNA 合成的抗生素　在进行合成多肽链之前,氨基酸必须先活化,每种氨基酸首先在特异的氨酰-tRNA 合成酶（ARS）作用下,与特异的 tRNA 结合,形成氨酰-tRNA,继而进行蛋白质的翻译。许多氨基酸或氨酰腺苷酸类似物可以通过与活性位点的结合而抑制氨酰-tRNA 的形成,继而抑制 ARS 的功能。例如莫匹罗星,可竞争性抑制异亮氨酰-tRNA 合成酶,阻止异亮氨酸渗入,中止细菌细胞内含异亮氨酸的蛋白质合成,从而抑菌或杀菌,主要针对革兰氏阳性细菌,已经被用于耐甲氧苯青霉素金黄色葡萄球菌感染的治疗。

2. 影响核糖体功能的抗生素　氨基糖苷类(链霉素)、大环内酯类(红霉素)、四环素类抗生素和化学合成药物恶唑烷酮类等,作用于蛋白质合成的起始、延长、终止等阶段的不同环节。

3. 抑制核糖体外因子的抗生素　例如莫西霉素(mocimycin),与蛋白质合成延长因子之一的 EF-Tu 产生特异性结合,形成氨酰-tRNA-EFTuGTP-莫西霉素的复合物,EF-Tu 被固定在核糖体上,使核糖体失活,从而抑制细菌蛋白质合成。再如夫西地酸,可干扰蛋白质合成中延伸因子 EF-G 的功能,进而影响蛋白质的合成。

四、抑制核酸的合成

有些抗生素通过抑制核苷的生物合成和干扰核酸(DNA 或 RNA)的合成发挥抑菌、杀菌或抗肿瘤作用。

1. 博来霉素　博来霉素主要作用机制是引起 DNA 损伤,既能在单链又能在双链 DNA 上产生多个断点,还可抑制 DNA 连接酶和 DNA 聚合酶,干扰 DNA 的复制。博来霉素对皮肤癌、头颈部癌、食管癌、肺癌、宫颈癌、阴茎癌、恶性淋巴瘤有效。

2. 利福霉素　利福霉素属安莎类抗生素,其作用机制是与 RNA 聚合酶 β 亚基形成不可逆的复合物,抑制转录的延伸。利福霉素对原核生物细胞 RNA 合成有选择性抑制作用。此外,利福霉素还抑制 RNA 指导的 DNA 聚合酶(逆转录酶)和 RNA 复制酶。利福霉素类抗生素目前在临床应用的有利福平、利福喷丁及利福布丁等,主要用于治疗结核病及其他分枝杆菌感染。

3. 多柔比星和柔红霉素　多柔比星和柔红霉素属于蒽环类抗生素,是有效的抗肿瘤抗生素。蒽环类抗生素可插入 DNA 的小沟中并与 DNA 发生交叉联结,形成"药物-DNA-拓扑异构酶Ⅱ",可裂解复合物,抑制拓扑异构酶Ⅱ活性,使断开 DNA 双链后无法恢复双链完整性,从而抑制 DNA 复制和 RNA 转录,进而诱导肿瘤细胞的凋亡。多柔比星抗瘤谱较广,对多种肿瘤细胞都有杀伤作用,主要适用于急性白血病、恶性淋巴瘤等。柔红霉素主要用于治疗急性粒细胞及急性淋巴细胞白血病。

4. 新生霉素　新生霉素属香豆素类药物,其主要作用机制为 DNA 回旋酶的抑制剂,可作用于 DNA 回旋酶 β 亚基,阻止该酶的活性,使共价闭合环状 DNA 不能转变为负超螺旋 DNA,从而无法维持细菌体内正常的超螺旋水平。新生霉素主要用于治疗耐药性金黄色葡萄球菌引起的感染,但由于细菌易产生对新生霉素的耐药性,常和其他抗菌药物配伍应用。

五、干扰细胞的能量代谢和电子传递体系统

作用于能量代谢以及电子传递体系统的抗生素,由于多数毒性较强,限制了在临床上的广泛应用。如抗霉素 A(antimycin A),是呼吸链电子传递体系的抑制剂,可以使细胞色素 b 变成还原状态,细胞色素 c1 变成氧化状态,抑制细胞色素 b 和细胞色素 c1 间的电子传递。

第三节　抗生素产生菌的分离和筛选

一、新抗生素产生菌获得的途径

1. 生态学途径　从自然界分离并筛选新抗生素产生菌。抗生素主要来源于微生物,而在自然界中,土壤的微生物最丰富,临床所用的天然抗生素的产生菌几乎都来源于土壤。为了扩大筛选新抗生

素的来源,已从土壤微生物扩展到海洋微生物,从一般常见微生物扩展到极端微生物,甚至是不可培养的微生物等。

2. 遗传学途径　微生物能够合成许多具有实用价值的化合物,但在自然条件下存在于菌体中的DNA 序列多数并不表达(沉默基因)或极低水平表达。通过改变微生物基因组中的 DNA 序列,改造微生物的性能,就能够获得理想的高产突变株。随着基因工程技术的发展,通过遗传学途径筛选新抗生素得到了快速发展。主要可归结为六种方法:自发突变,诱发突变,突变生物合成,遗传重组,原生质体技术融合和基因克隆技术。

采用基因克隆技术,人们首先需要获得某已知抗生素的结构基因,然后通过一定的载体将基因片段导入特定的微生物中,则可产生完全符合人们设计的新抗生素;随着对抗生素生物合成基因以及调控基因的深入了解,人们已能够在分子水平上改造微生物,改善或提高限速步骤相关酶的活性,或增加单位细胞内控制限速步骤相关酶的基因拷贝数;增加细胞内携带抗生素生物合成基因簇质粒的拷贝数,可使微生物过量合成某种抗生素;采用重组 DNA 技术和细胞融合技术能在不同的程度上打破生物种属间的屏障,获得“杂交”分子的新产物,通过活化微生物的某些沉默基因,也可能获得一些新结构的活性物质。

3. 新筛选方法的运用　1980 年以来,从微生物发酵产物中获得的新结构类型抗生素有 4 个,即1985 年上市的莫匹罗星(mupirocin)、2003 年上市的达托霉素(daptomycin)、2007 年上市的瑞他莫林(retapamulin)、2011 年上市的非达霉素(fidaxomicin)。传统的筛选方法已经越来越难从微生物代谢产物中获得具有开发价值的抗生素。随着生命科学的发展,以及新方法、新技术和新型筛选模型的构建,为人类进一步从微生物代谢产物中寻找新型抗生素展现了前景。如应用定向生物合成和突变生物合成的原理,以及培养超敏细菌以寻找微量的新抗生素,选用新的肿瘤模型,如用鼠肉瘤病毒 M(MSV.M)、鸟类粒细胞白血病病毒等来筛选抗肿瘤的抗生素。

由于绝大多数抗生素的原始产生菌是从自然界分离筛选获得,本节以土壤放线菌分离为例,简单说明新抗生素产生菌的常规分离和筛选过程,筛选模型的种类与应用。

二、土壤微生物的分离

1. 采土　土壤的种类和自然条件,影响着放线菌的种类、分布和数量,因此,在采土时,应注意地区、时间和植被情况。采土季节以春秋二季为宜,雨季不宜采土。去除植被及表土,取 5~10cm 深处的土壤,将各点采取土壤装入无菌容器,贴上标签。

2. 分离和纯化菌株　取土壤样品,以无菌水适当稀释涂布于适宜的培养基上,在一定温度下培养,培养基不同可分离到不同的菌种,在分离时最好多选用几种培养基,为避免细菌和真菌污染,分离时可于培养基中加入一些抑制杂菌生长的药物。经培养后挑取单个菌落涂布平板,重复几次进行菌株纯化,获得纯培养物。纯化后的菌株,根据菌落的形态、培养特征等,初步排除相同微生物;采用生理生化反应和 16S rRNA 等方法进行菌种鉴定;转接到斜面培养基,培养后进行菌种保藏,备用。

三、筛选、早期鉴别与分离精制

筛选是指从大量微生物中鉴别出具有实用价值的抗生素产生菌的过程。一种有效的抗生素的出现与其筛选方法有关,筛选方法越先进,发现新抗生素的概率也越大,抗生素的产量也越高,因此,改进筛选技术、建立新的筛选方法非常重要。

1. 筛选模型　**筛选模型是指在筛选工作中为检测抗生素生物活性所使用的试验菌、噬菌体、肿瘤细胞等**。经典筛选模型即以受试微生物为对象,常用琼脂扩散法,预先制备含受试微生物的平板,然后以无菌滤纸片蘸取各放线菌的摇瓶培养发酵液或切取一定大小的微生物琼脂培养块,置于含受试微生物的平板上,培养后观察有无抑菌圈产生。为了避免致病菌的感染与扩散,应尽可能地选择非致病微生物,且能代表某些类型致病菌的微生物作为受试微生物,见表19-1。**应根据筛选目的选用合适的筛选模型。**

表 19-1　常用的受试微生物和所代表的病原微生物

试验菌	代表的病原微生物	试验菌	代表的病原微生物
金黄色葡萄球菌	革兰氏阳性球菌	白色假丝酵母菌	酵母状真菌
枯草杆菌	革兰氏阳性杆菌	曲霉	丝状真菌
耻垢分枝杆菌	结核杆菌	噬菌体	病毒
大肠埃希菌	革兰氏阴性杆菌		

（1）抗细菌抗生素的筛选模型

1）以细菌细胞壁为靶标的抗生素筛选模型:通过对细胞壁合成途径、基因和生理学的研究,人们认识到细胞壁合成途径中的反应是非常重要的,而控制反应的目的基因大多是保守序列,与哺乳动物的相似性很微小,可以作为抗生素干预的靶标,显示较好的差异毒力。人们已经发现能有效抑制细菌细胞壁合成的抗生素,如作用于肽基转移酶的青霉素类、头孢菌素类、碳青霉烯类等。

2）改变细胞膜通透性的物质的筛选:有些物质本身没有很强的抗菌活性,但能增加其他抗生素进入细菌细胞的能力,使一些原来不能进入细菌的药物进入菌体内,抑制细菌的生长繁殖。因此,采用此模型能够增加新抗生素的检出率,也有可能筛选到既能抑制细胞膜合成,又有抗菌作用的抗生素,对临床治疗铜绿假单胞菌的感染有重要的意义。

3）抑制细菌外排泵的物质的筛选:某些细菌中存在着药物的主动外排系统,使进入菌体内的抗生素被排出体外而不能有效抑菌或杀菌。因此筛选能抑制细菌外排作用的物质,可使抗生素在菌体内积累达到一定浓度,抑制细菌的生长或杀死细菌。

4）细菌自溶酶诱导剂的筛选:细菌自溶酶普遍存在于细菌中,在正常情况下自溶酶的产生受到严格控制,在某些条件下,自溶酶的活性可被诱导,从而引起细菌细胞壁肽聚糖结构破坏,引起细菌裂解。因此,利用此模型筛选细菌自溶酶诱导剂,利用自溶酶杀伤自身的特点,可寻找低毒抗生素。

（2）抗真菌抗生素筛选模型

1）利用真菌细胞形态变化筛选抗生素:某些抗真菌抗生素通过抑制真菌细胞壁的形成,使真菌细胞膨大形成假原生质球,借助显微镜低倍镜即可观察到这种异常的细胞形态。

2）多烯类抗生素活性增强剂的筛选:多烯类抗生素抗真菌活性强,但毒性大。如两性霉素 B 抗真菌活性强,临床上用于治疗内脏真菌感染,但有溶血作用,因此,临床使用受到限制。

（3）抗病毒抗生素筛选模型

1）体外筛选系统:根据靶病毒类型选择合适的细胞株,当细胞长满单层后,接种一定量病毒,当病毒吸附到敏感细胞后,加入待筛选物质,经一定时间培养观察待筛选物质的作用,如细胞病变、pH变化、病毒蚀斑的减少、病毒的数量等。

2）体内筛选系统:不同的病毒有不同的体内筛选系统,根据待筛选药物抑制病毒的特性选择适当的动物模型评价其疗效,如单纯疱疹病毒的动物模型有脑炎模型、角膜炎模型、皮肤疱疹模型。

（4）抗肿瘤抗生素筛选模型

1）噬菌体筛选模型:噬菌体是由核酸和蛋白质组成的非细胞型微生物,具有病毒的共性。因此可采用噬菌体来代替肿瘤病毒作为筛选抗肿瘤抗生素的模型。

2）细胞膜缺陷型酵母突变株筛选模型:酿酒酵母突变株（*Saccharomyces cerevisiae* FL200）对抗肿瘤抗生素很敏感,如对 DNA 有烷化作用的丝裂霉素,能嵌入 DNA 的柔红霉素、多柔比星以及使 DNA 发生单链断裂的博来霉素等均能选择性地抑制该变株的生长,但却不能掺入原株细胞。因此酵母细胞膜缺陷型突变株可作为抗肿瘤抗生素的初筛菌株。

（5）新型抗生素筛选模型：随着高通量筛选技术的出现及小分子诱导技术的出现，获取新型、高活性抗生素的可能性也会大大提高。这些新型抗生素筛选模型包括以下几类。

1）基于隐形基因簇的抗生素筛选模型：随着各种微生物全基因组的测序，人们发现在微生物的基因组中存在着大量与次生代谢有关的"隐形基因簇"，激活这些沉默的隐形基因簇使其表达，为新微生物活性物质的筛选开辟了新方向。研究发现，在微生物培养过程中加入某些特殊的小分子化合物往往能够激活这些隐形基因簇，从而可能诱导微生物产生新的化合物。这种小分子诱导技术由于其操作简单、方便，已被广泛应用于新型抗生素的筛选和开发。

2）基于基因敲除技术的抗生素增效剂筛选模型：20世纪90年代以来，随着基因组学、转录组学及蛋白组学等迅猛发展，人们获得了丰富的生物信息学数据，并借助于基因敲除技术在不同水平来阐明这些基因或蛋白的功能。针对那些不直接与菌体生长或致病性相关、但能够增强对已知抗生素敏感性的蛋白建立各种筛选模型，有可能获得某些已知抗生素的增剂。

3）利用基因组寻找抗生素作用靶点筛选模型：微生物基因组研究提供了大量靶标，筛选对各靶标有显著作用的抑制剂来研发新抗生素，如双组分信号传导系统、辅酶代谢、细胞分裂、脂肪酸合成、蛋白质分泌和DNA复制相关蛋白等。细菌双组分系统由感受蛋白和调节蛋白组成，调控细菌对外界环境刺激的反应，和哺乳动物的调节系统有很大差别，从而成为抗菌药物作用"靶标"。核糖开关是位于mRNA区域的特定片段，被小分子配体激活后可顺式调控基因表达，无须蛋白参与，因此核糖开关可以作为抗生素开发的新靶点。细菌细胞分裂过程有一系列蛋白参与，统称为Fts蛋白（filamentous temperature sensitive protein, Fts protein），其中FtsZ蛋白是最保守的细菌分裂蛋白，在隔膜形成中起关键作用，引发并控制细菌细胞的分裂过程，以FtsZ为靶标，筛选抗生素，选择性抑制细菌二分裂繁殖，但不抑制人类细胞有丝分裂。

知识拓展

基于反义RNA技术的脂肪酸合成酶抑制剂筛选模型与平板霉素的发现

当今人类面临的细菌耐药性问题日益严重，采用新的筛选方法筛选具有新作用机制、新结构的抗生素的研究显得尤为迫切。平板霉素（platensimycin）是第一种以微生物脂质合成为作用靶标的抗生素，它可抑制细菌脂质生物合成从而起到杀菌或抑菌的作用，是一种对革兰氏阳性致病菌（包括耐药菌株和结核分枝杆菌）敏感的广谱、强效的新型抗生素。脂肪酸生物合成酶对病原菌的存活至关重要，细菌与人类的脂肪酸合成途径不同，人类进行的是Ⅰ型脂肪酸合成途径，而细菌则属于Ⅱ型脂肪酸合成途径，FabF是其关键酶。研究者应用反义RNA技术抑制金黄色葡萄球菌FabF基因的mRNA表达量，从而减少目标脂质分子的数量，这种缺陷菌株就对抑制脂肪酸合成的抗生素更为敏感，提高了检测灵敏度，便于筛选低浓度的靶向脂质合成的特异性抗生素。研究者利用该模型筛选了83 000株潜在抗生素产生菌的天然产物后，终于从一株土壤微生物平板链霉菌（Streptomyces platensis）中分离筛选到平板霉素。基于反义RNA沉默技术构建的靶标特异性超敏全细胞筛选模型几乎适用于所有已知基因序列以及相应反义RNA序列的靶标，它在筛选低浓度的靶向特异性抗生素中具有美好前景。

2. 早期鉴别　经过筛选获得的阳性菌株需进行早期鉴别，对有价值的抗生素产生菌需从产生菌及其产生的抗生素两方面进行，鉴定过程需要和已知菌及已知抗生素进行比较鉴别。

首先，通过形态、培养、生理生化反应等试验，对抗生素产生菌进行初步的分类鉴定，了解产生菌的生物学性状，这些工作有利于与已知菌比较，有利于后续工作对抗生素产生的发酵条件的研究。

其次,对筛选获得的抗生素应进行抗菌谱或抗瘤谱的测定,并采用纸层析法测定抗生素的极性和在各种溶媒中的溶解度,采用纸电泳法判断抗生素是酸性、碱性、中性或两性。测定结果除与已知抗生素比较外,还可以为后续从发酵液中分离抗生素提供参考依据。随着抗生素进一步的分离纯化,可采用薄层层析法、高效液相分析法、各种光谱分析、磁共振、质谱、X 射线衍射等方法测定抗生素的理化性质和结构。

3. 分离精制　将可能产生新抗生素的菌种进行扩大培养,然后选择合适的方法将抗生素从培养液中提取出来,进一步精制纯化。在分离和精制纯化过程中,应跟踪测定抗生素的生物活性,从而获得足够量的精制抗生素样品供临床前试验研究和临床试验使用。

四、临床前试验与临床试验

1. 临床前试验　分离精制所得的抗生素样品必须先进行一系列的临床前试验研究,包括:临床前药效试验,动物治疗保护性试验,抗生素在动物体内的吸收、分布、代谢、排泄等动力学试验,动物的毒性试验(急性、亚急性、慢性),毒理学试验等。可探索适宜的药物剂量、给药方式、药物的不良反应等。为了规范临床前试验管理,保障用药安全,2017 年国家食品药品监督管理总局制定了《药物非临床研究质量管理规范》(Good Laboratory Practice of Non-clinical Laboratory Study,GLP)。20 世纪 80 年代以来,GLP 制度成为国际上从事新药安全性研究实验室共同遵循的质量管理规范。

2. 临床试验　为保证药物临床试验过程规范,结果科学可靠,保护受试者的权益并保障其安全,根据《中华人民共和国药品管理法》和《中华人民共和国药品管理法实施条例》,参照国际公认原则,制订了《药品临床试验管理规范》(Good Clinical Practice,GCP)。GCP 是临床试验全过程的标准规定,包括方案设计、组织实施、监察、稽查、记录、分析、总结和报告。凡药品进行各期临床试验,包括人体生物利用度或生物等效性试验,均须按本规范执行。GCP 与"赫尔辛基宣言"的原则相一致,使试验受试者的权益、安全及健康得到保护,同时亦保证了试验资料的准确性、真实性及可信性。

经临床试验效果良好的抗生素,再经药政部门审查批准,方可投入生产和临床使用。药品上市后还需进行再评价。

第四节　抗生素的制备

抗生素的制备分为发酵和提取两个阶段。发酵是指抗生素产生菌在一定培养条件下生物合成抗生素的过程,该过程包括菌体生长和产物合成两种代谢过程。提取是指运用一系列物理和化学的方法将抗生素从发酵培养物中提取并精制成抗生素成品的过程。

抗生素生产的一般流程为:菌种→孢子制备→种子制备→发酵→发酵液预处理及压滤→提取及精制→成品检验→成品包装。

一、发酵阶段

(一) 现代抗生素发酵的一般特点

现代抗生素发酵具有需氧发酵、液体深层发酵和纯种发酵的特点。

1. 需氧发酵　发酵产品可以由需氧微生物和厌氧微生物产生,其中抗生素发酵生产多是由需氧微生物进行的,在需氧发酵过程中必须不断地向培养液中提供氧气并进行机械搅拌。氧气通过微生物的呼吸作用,在微生物体内进行物质代谢和能量代谢。

2. 液体深层发酵　现代化抗生素发酵生产一般采用液体深层发酵,在大型发酵罐内进行大规模的生产。发酵罐附有温度、pH、溶氧、氧化还原电位、泡沫和液位等参数的传感器,有的还可连接到微型计算机,便于监测和自动控制发酵过程。

3. 纯种发酵　抗生素发酵一般为纯种发酵,发酵过程需注意防止杂菌及噬菌体污染。

（二）抗生素发酵的一般生产过程

抗生素发酵生产过程一般包括孢子制备、种子制备和发酵。这是对抗生素产生菌进行逐步扩大培养的过程。

1. 孢子制备　孢子制备是发酵生产的一个重要环节。孢子的质量、数量对以后的种子制备、菌丝生长、繁殖和抗生素发酵产量都有明显的影响。孢子制备一般在试管或扁茄形瓶内进行,不同菌种的孢子制备工艺有其不同的特点。

放线菌的孢子培养一般采用琼脂斜面固体培养基,培养基的组成要适合于孢子的形成,如麸皮、蛋白胨和无机盐等。碳源含量约为1%,氮源含量不超过0.5%。

真菌的孢子培养,一般以大米、小米、麸皮、麦粒等天然农产品为培养基。

细菌的孢子培养多采用碳源限量而氮源丰富的斜面培养基,牛肉膏、蛋白胨常被用作有机氮源。

2. 种子制备　种子制备是将固体培养基上培养出的孢子或菌体转入到液体培养基中培养,使其繁殖成大量菌丝体的过程。种子培养过程包括孢子发芽和菌丝繁殖。种子培养的目的是使有限数量的孢子萌发生长,形成足够数量的菌丝体供发酵使用,可以缩短发酵罐内菌丝生长繁殖的时间,增加抗生素的合成时间。种子培养基要求比较丰富和完全,并易被菌体分解利用,常用的碳源为葡萄糖、淀粉、糊精或糖蜜;常用的氮源为一些无机氮和容易利用的蛋白胨、酵母膏、玉米浆等;有时在种子培养基中也常加入微小颗粒状的豆饼粉作为氮源,有利于孢子萌发、菌丝体生长、避免菌丝结球等。

种子制备在种子罐内进行。一般可分为一级种子、二级种子和三级种子。孢子被接入到体积较小的种子罐中,经培养后形成大量的菌丝,此为一级种子。将一级种子接入体积较大的种子罐内,经培养形成更多的菌丝,这样的种子为二级种子。以此类推还有三级种子。用一级、二级、三级种子转入发酵罐所进行的发酵分别称为二级、三级、四级发酵。抗生素发酵多采用三级发酵。某些菌种孢子萌发缓慢,需将孢子经摇瓶培养成菌丝后再接入种子罐,此即摇瓶种子。

3. 发酵　发酵的目的是获得大量的抗生素发酵产物。发酵过程可分为菌体生长、抗生素产物合成和菌体自溶三个阶段。在整个发酵过程中应注意控制以下各因素。

（1）防止杂菌污染:在抗生素发酵过程中,污染杂菌的主要原因是发酵设备和培养基灭菌不彻底、种子污染杂菌、发酵设备渗漏、空气过滤系统被污染和操作不慎等。因此,在移种、取样等过程中应保证严格的无菌操作,并且在发酵的不同阶段应取样进行杂菌检查。

（2）营养物质:发酵培养基中营养物质的种类与含量对发酵过程有重要的影响,既涉及菌体的生长繁殖,又涉及代谢产物的形成。抗生素产物大多是在菌体大量形成并达到一定生长阶段后形成的,由于不同生长阶段对营养的要求有差异,因此,发酵培养基应供给微生物生长繁殖以及生物合成抗生素所需的营养,其原材料应尽可能价廉且来源广泛。进入抗生素合成阶段后,需采用加糖、补料等方式延长抗生素合成期,提高产量。

（3）pH:pH是发酵过程中各种产酸和产碱的生化反应的共同结果。适合微生物生长和合成产物的 pH 范围往往不同。可通过在发酵培养基中加入一些缓冲物质,如 $CaCO_3$,可使发酵过程的 pH 保持相对稳定;如果达不到要求,可在发酵过程中直接补加酸、碱、氨水或补料的方式来控制,特别是补料效果较明显,经常以加入生理酸性物质如 $(NH_4)_2SO_4$ 或生理碱性物质如硝酸盐等控制发酵阶段的pH 变化;采用补料的方法,可以同时实现补充营养、延长发酵周期、调节 pH 和改变培养液性质等多种目的。如青霉素发酵的补料工艺,利用控制葡萄糖的补加速率来控制 pH 的变化,使青霉素的发酵产量提高了 25%。

（4）温度:抗生素产生菌的生长和抗生素合成需要在不同的酶催化下进行,因此,微生物的生长繁殖及合成代谢产物常常在不同温度下进行。抗生素发酵多采用变温发酵。在发酵过程中,利用自动控制或手动调节的阀门,将冷却水或热水通入发酵罐的夹套或蛇形管中,通过热交换调控发酵温度。

（5）前体（precursor）：前体是指在抗生素生物合成过程中，被菌体直接用于产物合成而自身结构无显著变化的物质。采用添加前体的方式进行发酵，可控制抗生素的合成方向，明显提高产品产量和主要成分含量。如青霉素 G 发酵生产以添加苯乙酸或苯乙酰胺作为前体，不仅可以增加青霉素 G 的含量，还能提高青霉素的总产量。但培养基中前体物质浓度超过一定量时，对产生菌有一定的毒副作用，使用时应注意前体的加入量和加入方式，最好分批少量加入。

（6）通气、搅拌及控制泡沫：抗生素发酵所用微生物多为需氧菌，发酵液中溶氧浓度的控制是重要的控制参数之一。通过空气过滤系统为发酵罐输入无菌空气，供抗生素产生菌利用。同时在发酵罐内设置搅拌和挡板以增加通气效果。由于发酵过程中有蛋白类表面活性剂（如黄豆饼粉等）的存在，因此，在通气条件下，发酵液很容易起泡。泡沫使发酵罐的装料系数减少，氧传递系数减少；泡沫过多时造成液面升高，大量逃液并增加染菌机会。泡沫的控制可采用调整培养基的成分和改变某些发酵条件，以及采用机械消泡或消泡剂消泡，如在发酵罐内安装消泡桨或加入天然油脂类、聚醚类消泡剂。

（7）发酵终点判断：随着发酵过程的进行，营养物质被逐渐消耗，代谢废物不断积累，菌体分泌能力下降，进入发酵自溶期，菌体自溶释放的分解酶还可能破坏已形成的发酵产物。因此，在发酵过程中需要定期取样分析，测定抗生素含量、发酵液的 pH、含糖量、含氮量、菌丝含量及形态观察等，据此确定合适的发酵终点的表现，确定合理的放罐时间。

二、发酵液预处理及产物提取阶段

发酵结束后，发酵液中除含有所需要的抗生素外，还含有大量的菌体、未利用完的培养基成分以及中间代谢产物等。因此，需经压滤或离心等方法进行发酵液预处理，除去重金属离子、蛋白质和菌体，获得的滤液可供进一步提取和精制。

1. 发酵液预处理　发酵液预处理目的是改善发酵液的流变性质，以利于固液分离。具体内容就是除去发酵液中的高价金属无机离子（Fe^{3+}、Ca^{2+}、Mg^{2+}）、重金属离子、蛋白质、菌体等，并尽可能使抗生素转入以后要处理的相中（多数是液相），以利于后续的提取操作。

发酵液预处理的方法根据不同的物质其预处理方法不同。

（1）细小菌体细胞及细胞碎片的去除：采用凝聚和絮凝方法，增大发酵液中悬浮粒子的体积，将菌体和固体微粒聚集成较大的絮团，以利于后续固液分离。

（2）杂蛋白的去除：①变性沉淀法，加热使蛋白质凝固，使发酵液后续过滤速度加快；②等电点沉淀法，调节 pH，利用等电点沉淀法以利于蛋白质和某些盐类的沉淀等；③加各种沉淀剂沉淀，在酸性溶液中，蛋白质可与一些阴离子如水杨酸盐、过氯酸盐、三氯醋酸盐等形成沉淀，在碱性溶液中，蛋白质能与一些阳性离子如 Cu^{2+}、Zn^{2+}、Fe^{3+} 等形成沉淀；④吸附，在发酵液中加入一些反应剂，相互反应生成的沉淀物对蛋白质具有吸附作用而使蛋白质凝固。

（3）高价金属离子的去除：对提取和成品质量影响较大的是 Fe^{3+}、Ca^{2+}、Mg^{2+} 等高价金属离子，预处理中必须将其去除。①Fe^{3+} 的去除：可使用亚铁氰化钾（黄血盐），形成普鲁士蓝沉淀而除去；②Ca^{2+} 的去除：可使用草酸钠或草酸，形成在水中溶解度极低的草酸钙而除去；③Mg^{2+} 的去除：可使用草酸或磷酸盐等使形成沉淀除去。再经过压滤或离心等方法除去重金属离子、蛋白质和菌体，获得过滤液供进一步提取。

2. 提取　提取是指将发酵液或菌体中的微生物代谢产物，如抗生素等初步抽提、浓缩和纯化的过程。当抗生素等微生物代谢产物存在于发酵液时，一般采用吸附法、沉淀法、溶剂萃取法和离子交换法等方法提取；当抗生素等微生物代谢产物存在于菌体内部时，需采用固-液萃取法提取。

（1）吸附法：利用适当的吸附剂，在一定的 pH 条件下，使发酵液中抗生素被吸附剂吸附，然后改变 pH，以适当的洗脱剂将抗生素从吸附剂上解吸下来以达到浓缩和提纯的目的。常用的吸附剂有活性炭、氧化铝、白土、硅胶等。丝裂霉素、青霉素、链霉素等的提取均采用过吸附法。

吸附法优点:操作简单、成本低。

吸附法缺点:选择性较差、吸附性能不稳定、影响环境卫生等。

（2）沉淀法:利用抗生素在等电点时从其溶液中沉淀出来,或在一定的 pH 条件下,能与某些酸、碱或金属离子形成不溶性或溶解度极小的复盐,使抗生素从发酵液中析出的过程。如四环素、土霉素、金霉素等的提取均采用此法。

沉淀法优点:设备简单、成本低、收率高。

沉淀法缺点:后续过滤较难,常与溶剂萃取法联合使用。

（3）溶剂萃取法:利用抗生素在不同的 pH 条件下以不同的化学状态存在,以及它们在水和与水不互溶的溶剂中溶解度不同的特性,使抗生素从一种溶液转移到另一种液体中,以达到浓缩和提纯的过程。青霉素、红霉素、麦迪霉素、新生霉素、创新霉素等的提取均采用此法。

溶剂萃取法优点:浓缩倍数大,产品纯度较高,生产周期短。

溶剂萃取法缺点:溶剂耗量大,成本高,设备要求较高而复杂(配备有溶剂回收装置、防火、防爆措施)。

（4）离子交换法:利用某些抗生素能解离为阳离子或阴离子的特性,使其与离子交换树脂进行选择性交换,被吸附至离子交换树脂上,再用合适的洗脱剂将抗生素从树脂上洗脱下来,以实现分离、浓缩、提纯的过程。应用此法提纯的抗生素必须是极性化合物。酸性抗生素可用阴离子交换树脂提取,碱性抗生素可用阳离子交换树脂提取。卡那霉素、链霉素、新霉素、庆大霉素、巴龙霉素、博来霉素、万古霉素、杆菌肽等均采用离子交换法提取。

离子交换法优点:设备简单、操作方便、成本低。

离子交换法缺点:pH 变化大、生产周期长。

（5）固-液萃取法:利用抗生素在不同相中有不同的溶解度,将固相中的抗生素转移到液相的提取方法。如制霉菌素、灰黄霉素、两性霉素 B 等的提取采用此方法。

固-液萃取法优点:设备简单,操作方便。

固-液萃取法缺点:提取效率低,提取纯度低。

3. 精制　　精制是指将抗生素等产物的浓缩液或粗制品进一步提纯并制成产品的过程。可重复使用或交叉运用上面几种方法。此外,在精制过程中还常用结晶、重结晶、晶体洗涤、蒸发浓缩、无菌过滤、干燥等。由于一般抗生素的稳定性较差,应避免常压蒸馏、升华、过酸或过碱等方法。

层析技术的发展非常迅速,新型层析介质层出不穷,新的流出液成分检测技术不断出现,已经成为抗生素等生物活性物质分离和纯化技术中极其重要的组成成分,如凝胶过滤层析、离子交换层析、反相层析、疏水作用层析和亲和层析等。此外,由于电子计算机技术的迅速发展,以及对发酵过程动力学的深入研究和直接测量元件的增加等,电子计算机在发酵过程中的应用已日益广泛,这些也对提高抗生素产品的质量标准提供了有力的保证。

第五节　抗生素的生物合成

抗生素是微生物的次级代谢产物（secondary metabolites）,其产生过程和分子结构较为复杂,而且受到多基因调控,所以要实现抗生素的基因工程化比较困难。本节主要以青霉素为例,介绍抗生素的生物合成。

一、次级代谢与次级代谢产物

微生物在一定的生长时期,以初级代谢产物为前体,合成一些对微生物生命活动无生理功能的物

质,这一过程被称为次级代谢(secondary metabolism),所形成的产物为次级代谢产物。次级代谢产物多是分子结构较复杂的化合物,如抗生素、毒素、激素、生物碱及维生素等。次级代谢及次级代谢产物主要有以下特点。

1. 次级代谢与初级代谢紧密相连　初级代谢的关键性中间体往往是次级代谢的前体,次级代谢一般在菌体指数生长后期或稳定期进行。如抗生素的发酵即符合此规律,即先有微生物生长,之后才是抗生素的合成。

2. 次级代谢产物对微生物的生长、繁殖无明显影响　初级代谢产物往往是微生物生长不可缺少的物质。而次级代谢产物虽然本身可能重要,但常常对微生物本身没有明确的生理功能,不是微生物本身生长、繁殖所必需的。

3. 催化次级代谢的酶专一性不高　催化初级代谢的酶专一性强,而催化次级代谢的酶专一性不高,如参与抗生素生物合成的酶对底物的特异性不强。因此,一种微生物的次级代谢产物大多是一组具有相似结构的化合物。同一种微生物的不同菌株能产生多种在分子结构上完全不同的次级代谢产物。

4. 在一定条件下能大量合成次级代谢产物　次级代谢产物的合成既受菌体本身遗传因素调控外,又受外界环境的影响,可通过菌种选育和优化发酵条件等可以提高次级产物的产量。

二、抗生素生物合成的代谢途径

1. 抗生素生物合成的基本过程　抗生素作为次级代谢产物之一,其生物合成的基本过程如下:营养物被摄入细胞→形成初级代谢产物→合成小分子的抗生素前体物质→前体物质经修饰、重排等→进入各抗生素所特有的合成途径→聚合或装配,合成抗生素。

2. 抗生素合成的有关代谢途径　抗生素合成所需的前体物质主要经下列途径获得:①脂肪酸代谢(如醋酸盐、丙酸盐等);②氨基酸代谢;③糖代谢;④嘌呤及嘧啶代谢;⑤芳香族生物合成(莽草酸途径);⑥一碳单位代谢。大多数抗生素的前体物质不是由单一途径而来,而是经多条代谢途径合成。

三、青霉素的生物合成途径及代谢调控

抗生素作为次级代谢产物,其生物合成的调控包括酶活性的激活和抑制、酶合成的诱导和阻遏。此外,抗生素的生物合成还受到碳、氮代谢物的调控。这里以青霉素为例说明其生物合成途径及代谢调控。

1. 青霉素的生物合成途径　在产黄青霉菌细胞内青霉素的生物合成的第一步以一分子L-α-氨基己二酸、一分子L-半胱氨酸和一分子L-缬氨酸作为起始原料开始合成。其中α-氨基己二酸(AAA)的形成过程为:α-酮戊二酸→高柠檬酸→高顺乌头酸→高异柠檬酸→草酰戊二酸→α-酮己二酸→α-氨基己二酸。这三个不同的氨基酸分子在 acvA(pcbAB)基因编码的 ACV 合成酶的作用下,以酰胺键首尾相连形成 ACV 三肽化合物[δ-(α-氨基己二酰)-半胱氨酰-缬氨酸,L-α-AA-L-cys-D-val]。第二步是 ACV 三肽化合物在 ipnA(pcbC)基因编码的异青霉素 N 合成酶(Isopenicillin synthetase,IPNS)的催化下进一步环化,形成异青霉素 N(IPN,L-α-AA-6-APA)。异青霉素 N 再经异青霉素 N 酰基水解酶的作用水解掉 L-α-氨基己二酸的侧链形成 6-氨基青霉烷酸(6-Aminopenicillanic acid,6-APA),6-APA 是制备各种半合成青霉素的重要原料。同时在酰基转移酶的作用下,使发酵液中加入的前体苯乙酸的苯乙酰基通过与 6-APA 的 6 位上的氨基形成酰胺键而形成青霉素 G(图 19-2)。

2. 青霉素生物合成的代谢调控

(1)碳源物质的调控:对产黄青霉菌的青霉素 G 发酵研究表明,发酵培养基中碳源物质的种类和浓度对青霉素 G 的产量影响较大。葡萄糖对菌体生长有利,但对青霉素的生物合成有明显的阻遏作用,因为葡萄糖的分解产物抑制青霉素合成中的关键酶(ACV 合成酶、异青霉素 N 合成酶)的产生,

L-α-氨基己二酸
L-半胱氨酸
L-缬氨酸
ACV合成酶
LLD-ACV
三肽
异青霉素N合成酶
异青霉素N
异青霉素N酰基水解酶
6-APA
苯乙酰基
酰基转移酶
青霉素G

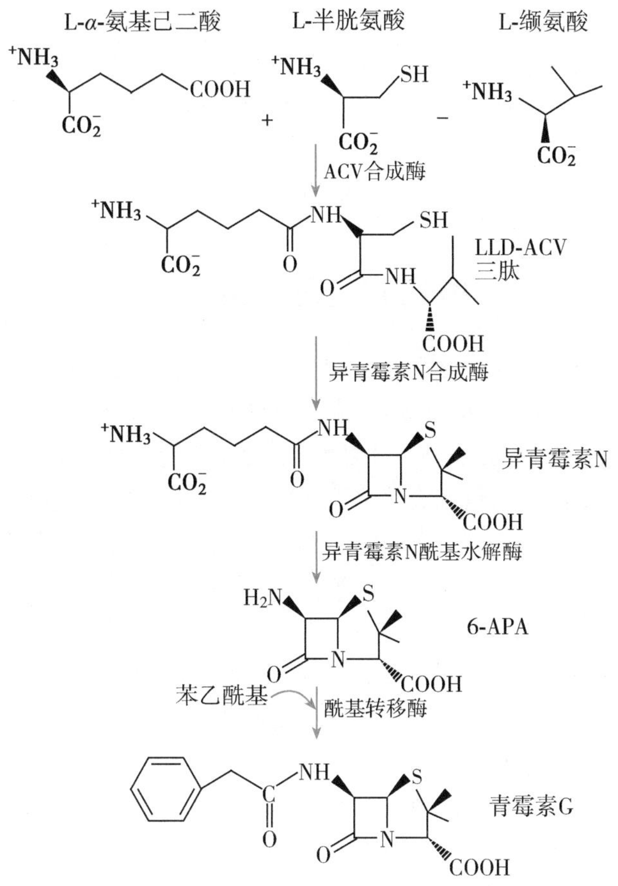

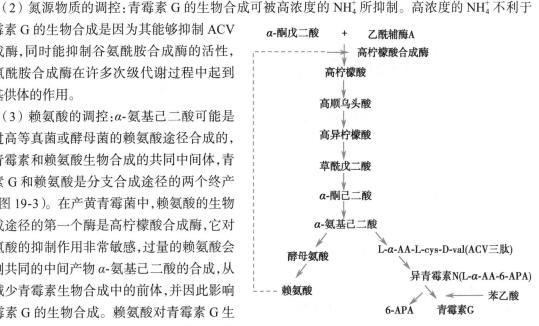

图 19-2 青霉素 G 的生物合成途径

导致青霉素 G 不能合成。双糖、低聚糖和多糖等有利于青霉素的生物合成，其中乳糖的效果最明显。

在青霉素 G 发酵工业中，可以通过计算机控制葡萄糖的分批补料，使葡萄糖维持在一个较低的浓度，同样可以实现青霉素的高产。

（2）氮源物质的调控：青霉素 G 的生物合成可被高浓度的 NH_4^+ 所抑制。高浓度的 NH_4^+ 不利于青霉素 G 的生物合成是因为其能够抑制 ACV 合成酶，同时能抑制谷氨酰胺合成酶的活性，谷氨酰胺合成酶在许多次级代谢过程中起到氨基供体的作用。

（3）赖氨酸的调控：α-氨基己二酸可能是经过高等真菌或酵母菌的赖氨酸途径合成的，是青霉素和赖氨酸生物合成的共同中间体，青霉素 G 和赖氨酸是分支合成途径的两个终产物（图 19-3）。在产黄青霉菌中，赖氨酸的生物合成途径的第一个酶是高柠檬酸合成酶，它对赖氨酸的抑制作用非常敏感，过量的赖氨酸会抑制共同的中间产物 α-氨基己二酸的合成，从而减少青霉素生物合成中的前体，并因此影响青霉素 G 的生物合成。赖氨酸对青霉素 G 生物合成有抑制作用，α-氨基己二酸又能逆转赖

α-酮戊二酸 + 乙酰辅酶A
高柠檬酸合成酶
高柠檬酸
高顺乌头酸
高异柠檬酸
草酰戊二酸
α-酮己二酸
α-氨基己二酸
酵母氨酸
L-α-AA-L-cys-D-val(ACV三肽)
异青霉素N(L-α-AA-6-APA)
赖氨酸
苯乙酸
6-APA
青霉素G

图 19-3 赖氨酸对青霉素 G 生物合成的调控

氨酸的抑制作用。

（4）缬氨酸的调控：缬氨酸是青霉素 G 生物合成的前体物之一。缬氨酸的形成是在乙酰羟酸合成酶的作用下，将丙酮酸首先转变为乙酰乳酸，最后再形成缬氨酸。过量的缬氨酸反馈抑制乙酰羟酸合成酶。对一株高产青霉素的产黄青霉突变株的研究结果表明，L-缬氨酸对乙酰羟酸合成酶的反馈抑制作用明显降低，细胞内可积累高浓度缬氨酸，使青霉素的产量明显提高。

第六节　耐　药　性

耐药性（drug resistance）也称为抗药性，是指微生物或肿瘤细胞对药物敏感性降低的现象，是微生物或肿瘤细胞对药物所具有的相对抗性。 耐药性的程度一般以该药物对某种微生物的最低抑菌浓度（minimal inhibitory concentration, MIC）来衡量。随着抗生素的不断发现和在临床上的广泛应用，细菌以及其他微生物的耐药性问题日趋严重，已对临床抗感染治疗造成了很大威胁，引起了全球的关注。

一般微生物的耐药性与菌种自身的固有特性有关，受其细胞内的遗传信息控制。有些微生物由于具有一些独特的结构或代谢，天生对药物不敏感，这种现象称为天然不敏感性（过去常称为固有耐药）。如链球菌对氨基糖苷类抗生素天然耐药；肠道阴性杆菌对青霉素 G 天然耐药。铜绿假单胞菌对许多药物不敏感等。另一现象是有些微生物个体对原来敏感的抗生素通过遗传性的改变而获得了耐药性，称之为获得性耐药（acquired resistance），常是在临床上不合理用药或长期用药之后表现出的耐药性，如金黄色葡萄球菌产生 β-内酰胺酶而对 β-内酰胺类抗生素耐药。

多重耐药（multiple drug resistance, MDR）又称多药耐药，是指某一微生物可同时对两种以上作用机制不同的药物所产生的耐药性。这是由于多重耐药性菌株的遗传物质上带有多种耐药基因。有时微生物对结构类似或作用机制类似的抗生素均有耐药现象，称为交叉耐药（cross drug resistance）。这主要是由于微生物细胞内单一基因突变导致对两种以上药物产生耐药性的原因。

另外，一些因为基因突变而致的耐药菌，不仅对该药物具有耐药性，而且需要该药物作为特殊的营养因素，这种现象称为药物依赖性（drug dependence），也称赖药性。此外，还有一些微生物对药物抑菌作用的敏感性未改变，而对药物的杀菌作用具有相对抗性，这种现象称为耐受性（tolerance）。即该菌在最低抑菌浓度时仍受到抑制，但最小杀菌浓度提高，抗生素此时表现的是抑菌，而不是杀菌作用。

一、耐药性产生的遗传学机制

微生物对药物的耐药性可由染色体、质粒或两者兼有介导。大多数耐药性是由质粒编码，少数由染色体编码。产生耐药性的原因可能是质粒或染色体上带有与耐药性有关的基因。如目前世界上医院内感染的主要致病菌之一的耐甲氧西林金黄色葡萄球菌（Methicillin-resistant *Staphylococcus aureus*, MRSA），其染色体上带有一种与耐药性相关的 *mecA* 基因。另外，有些具多重耐药性的菌株，可能含有两个以上的耐药质粒，或其耐药质粒上可能含有多个耐药基因。耐药性产生的遗传学机制可以分为天生不敏感性和获得性耐药。

1. **天生不敏感性**　天生不敏感性是细菌稳定的遗传特性，它受细菌染色体 DNA 控制并且具有典型的种属特异性，如多数革兰氏阴性杆菌耐甲氧西林和万古霉素、肠球菌耐头孢菌素、厌氧菌耐氨基糖苷类药物等。

极少量的耐药菌存在于大量的敏感菌之中原本不足为害，但经临床频繁使用抗生素之后，药物杀死或抑制敏感菌的生长，而耐药性细菌继续生长繁殖，由此对耐药菌起到选择作用，形成了耐药菌系。

2. **获得性耐药**　获得性耐药是细菌在抗菌药物选择性压力存在下经过基因突变，或细菌在生长过程中由于耐药移动因子的转移而获得的对某种/些药物的耐药性。其中移动因子包括质粒、转座子、整合子等。

（1）基因突变：在抗菌药物压力下的基因突变常常发生在药物作用靶基因中，当发生突变后，靶基因的表达产物的空间构型与理化性质发生变化，导致药物的结合作用下降或消失，进而产生耐药性。

（2）细菌间耐药性基因的转移：耐药性的遗传信息存在于质粒或染色体上。耐药性的遗传信息可通过多种机制由一种细菌向另一种细菌传递，耐药性基因的转移包括接合、转导、转化等。

耐药性转座子转移：转座子在细胞间耐药性的基因转移中也起着非常重要的作用，转座子上所带的编码耐药性蛋白的基因随转座子转移而转移入敏感菌，尤其是多重耐药的转移，从而导致耐药菌的广泛传播。

整合子介导的耐药性：**整合子是整合在一起的 DNA 片段，包括一个整合酶、一个增强子及一个整合子重组位点。**其特点是可形成耐药基因簇，具有基因捕获及表达能力，是细菌外源性遗传物质的贮存场所。整合子缺乏自主传递能力，经常与细菌种内和种间遗传物质的载体如质粒和/或转座子连在一起。整合子在革兰氏阴性菌内广泛分布，是耐药性在革兰氏阴性菌中的重要传播源。

二、耐药性产生的生物化学机制

耐药性产生的生物化学机制是指耐药微生物遗传学的改变在生物化学上的表现。主要体现在以下方面。

1. 产生使抗生素失去生物活性或结构破坏的酶　细菌常常可以产生一种或多种水解酶或钝化酶来水解或修饰进入细菌细胞内的抗生素，使之失去生物活性而导致耐药性。

（1）β-内酰胺酶：是细菌对 β-内酰胺类抗生素耐药的主要原因。由于耐药菌产生 β-内酰胺酶（包括青霉素酶、头孢菌素酶等），使其 β-内酰胺环的酰胺键断裂而失去抗菌活性。

（2）氨基糖苷类钝化酶：是细菌对氨基糖苷类抗生素产生耐药性的主要原因。这类酶通过磷酸化、乙酰化和腺苷酸化等途径对抗生素进行修饰而使其灭活。目前，这一类的修饰酶主要有 N-乙酰基转移酶、磷酸转移酶、腺苷酸转移酶等三类。另外氯霉素类耐药菌产生的氯霉素-乙酰基转移酶也属此类钝化酶。

（3）红霉素酯化酶：红霉素酯化酶由质粒介导，主要作用是水解红霉素及大环内酯类抗生素结构中的内酯而使之失去抗菌活性。

2. 抗生素作用靶位的修饰或改变　许多微生物的耐药性是通过抗生素作用靶位的修饰或改变发挥作用的。由于基因突变，一些细菌形成抗生素不能与之结合的作用靶位，或者即使能与之结合形成复合体，但靶位仍能保持其功能，微生物就出现耐药性。如链霉素耐药突变株染色体上的 *str* 基因发生突变，使得核糖体 30S 亚基上的 S12 蛋白的构型发生改变，致使链霉素不能与核糖体结合，因此不能抑制菌体蛋白质合成，菌体因此产生耐药性。再如耐甲氧西林金黄色葡萄球菌（MRSA），含有一个 20 000~60 000 碱基的基因盒（*SCCmec*），编码另一种青霉素结合蛋白 MecA，甲氧西林不能与之结合。

3. 细胞膜通透性改变　由于细胞膜的通透性发生改变致使药物进入细胞浓度减少，使微生物细胞表现出耐药性。一些与抗生素透入细胞相关的特有蛋白被称为膜孔蛋白，其结构的改变可能降低细胞膜的通透性而使药物的透入浓度降低。如铜绿假单胞菌对 β-内酰胺类抗生素具有天然不敏感性，其原因之一就是其细胞膜上缺乏帮助转运这类药物的膜孔蛋白或可利用的膜孔蛋白数量极少，使得抗生素进入较少。四环素耐药菌株的耐药性也属于膜透性的改变类型。

4. 主动外排系统　有些微生物细胞膜上可能存在一种使药物外排的机制，在降低药物摄入的同时，促进药物的外排，使抗生素达不到抑制浓度，微生物因而产生耐药性，称为细菌主动外排系统

（active efflux system）或外排泵系统（efflux pump system）。研究表明主要有两大类外排系统：特异性外排系统和多种药物耐药性外排系统。特异性外排系统一般只作用于某一类的抗生素，而多种药物耐药性外排系统可以作用于多种抗生素。编码这些系统的基因可以通过染色质或质粒垂直或水平传递给同种或异种细菌，从而使耐药性不断传播。

5. 生物被膜的形成　**细菌生物被膜**（bacterial biofilm，BBF），**也称为细菌生物膜，是细菌为适应生存环境形成的由细菌和胞外多聚物**（extracellular polymeric substances，EPS）**组成的膜**。EPS 为细菌分泌的胞外多糖蛋白复合物，可将细菌包裹其中形成膜状物。生物被膜的形成也是细菌耐药性机制之一，有时可使细菌耐药性明显增强 10~1 000 倍；生物被膜内的细菌有抵抗机体免疫系统的能力，使机体的吞噬细胞、杀伤细胞及所分泌的酶等不能有效地杀伤细菌，从而可以逃避宿主的免疫作用。从而使诸多慢性感染性疾病反复发作并难以控制，给临床治疗带来困难，对人类危害极大。

微生物对抗生素的耐药机制不同，大多数细菌对某种抗菌药物或对多种抗菌药物的抗性具有多种耐药机制。当不同的抗生素作用于相同的位点时，常出现交叉耐药。

三、耐药性的防控

知识拓展-
细菌对抗生
素和重金属
的联合抗性

1. 合理使用抗生素　①尽早明确病原学诊断是合理应用抗生素的前提，严禁滥作为预防用药；②按照抗菌药物的药效学（抗菌谱和抗菌活性）和人体药动学（吸收、分布、代谢和排泄过程）特点不同，以及医院内微生物的耐药性和流行趋势等因素，选择合适的抗生素品种，制订正确的给药方案；③联合用药要慎重，把握联合用药指征与注意联合用药的原则，必须根据抗菌药的作用特性和机理合理选择，通过联合用药达到药物协同作用、扩大抗菌谱或防止产生耐药性的目的。

2. 研制新抗生素、改造现有抗生素　研究和开发具有新化学结构的抗生素，改造现有的抗生素。目前，半合成抗生素的使用已成为克服耐药性的主要途径。从中药里寻找抗菌物质也是对付耐药菌的有效途径。

3. 开展替代抗生素的研究　噬菌体是能感染细菌、真菌、放线菌等微生物的病毒，具有宿主专一性，噬菌体制剂有助于控制耐药菌感染。抗菌肽、抗菌的抗体、益生菌制剂等也可能成为对付耐药菌的方法。

4. 加强耐药机制的研究　针对微生物各种耐药机制，研制对耐药微生物有效的抗生素，对于临床治疗由耐药菌导致的感染和阻断耐药性的传播均有重要意义。大多数耐药性都是由质粒所编码，开发**质粒消除剂**，消除耐药质粒，则可恢复菌株对抗生素的敏感性。开发新的稳定性高的药物及新的**酶抑制剂**，提高阻遏蛋白水平，调控外排基因的表达，或者设计相应的阻断剂，封闭基因。开发对生物被膜有作用的抗菌药物，寻找能解离胞外基质和抑制胞外基质合成的物质，增强抗生素的通透性；**群体感应**（quorum sensing，QS）是细菌某些基因的表达受到与群体密度相关信号分子调控的现象，在调控细菌生物被膜的形成过程中发挥着至关重要的作用，研发 QS 抑制剂为控制细菌生物被膜的危害提供了重要的方法。

第七节　抗生素含量测定

抗生素种类繁多，应用广泛，准确的含量表示方法也各有不同。本节主要介绍常用的抗生素含量的表示方法：效价、单位的基本概念以及效价测定方法。

一、抗生素的效价和单位

抗生素是一种生物活性物质，可以利用抗生素对生物所起作用的强弱来判定抗生素的含量。抗生素的含量通常用效价或单位表示。

效价（potency）指在同一条件下比较抗生素的被检品和标准品的抗菌活性,常用百分数表示。也就是说,效价是被检品的抗菌活性与标准品的抗菌活性的比值,也可以表示为被检品的实际单位数与其标示量的比值。

单位（unit,u）是衡量抗生素有效成分的具体尺度。各种抗生素单位的含义可以各不相同,常见有以下几种。

1. 重量单位　以抗生素的生物活性部分的重量作为单位,1μg=1u。用这种表示方法,对于不同盐类的同一抗生素而言,只要它们的单位相同,即使盐类重量不同,其实际有效含量是一致的。如土霉素盐酸盐、链霉素硫酸盐、红霉素乳糖酸盐、新生霉素钠(钾)盐等抗生素,均以重量单位表示。

2. 类似重量单位　以特定的抗生素盐类纯品的重量为单位,包括非活性部分的重量,1μg=1u。例如纯金霉素盐酸盐及四环素盐酸盐,均以类似重量单位表示。

3. 重量折算单位　以与原始的生物活性单位相当的纯抗生素实际重量为1单位加以折算。以青霉素为例,最初规定:一个青霉素单位系指在50ml肉汤培养基内,完全抑制金黄色葡萄球菌生长的最小青霉素量为1单位。青霉素纯化后,这个量相当于青霉素G钠盐0.598 8μg,因而国际上一致规定:0.598 8μg为1单位,则1mg=1 670u。

4. 特定单位　以特定的一批抗生素样品的某一重量作为一定单位,经有关的国家机构认可而定。如特定的一批杆菌肽1mg=55u;制霉菌素1mg=3 000u等。

标准品、国际标准品与国际单位（international unit,IU）:标准品是指与商品同质的、纯度较高的抗生素,每毫克含有一定量的单位,可供作测定效价的标准。每种抗生素都有其自己的标准品。国际标准品是经国际协议,每毫克含一定单位的标准品,其单位即为国际单位。抗生素的国际标准品是在联合国世界卫生组织（World Health Organization,WHO）的生物检定专家委员会的主持下,委托指定的机构(主要是英国国立生物标准检定所,National Institute for Biological Standards and Control)组织标定、保管和分发。由于国际标准品供应有限,各国通常由国家监制一批同样的标准品,与国际标准品比较,标定效价单位,分发各地使用,作为国家标准品。我国的国家标准品由中国药品生物制品检定所标定和分发。

5. 标示量　抗生素制剂标签上所标示的抗生素含量。标示量原则上以重量表示(指重量单位),但少数成分不清的抗生素(如制霉菌素)或照顾用药习惯(如青霉素)仍沿用单位表示。

二、抗生素效价的微生物检定法

抗生素含量测定方法主要分为化学法、生物学法、仪器法。大多数抗生素应用生物学的微生物检定法。微生物检定法是在适宜条件下,根据量反应平行线原理设计,通过检测抗生素对微生物的抑制作用,计算抗生素活性(效价)的方法,包括管碟法和浊度法。微生物检定法灵敏度高、被检品用量少,与临床使用有平行关系,但其操作繁杂、误差较大[±（5%~10%）],出结果时间较长(细菌需14~24小时,酵母需24~36小时)。

1. 管碟法（cylinder plate method）　系根据抗生素在一定浓度范围内,对数剂量与抑菌圈直径(面积)呈直线关系而设计,通过检测抗生素对微生物的抑制作用,比较标准品与供试品产生抑菌圈的大小,计算出供试品的效价。

（1）管碟法原理:利用抗生素在固体培养基中的平面扩散作用,依据量反应平行线原理并采用交叉实验设计方法,在相同实验条件下通过比较标准品(已知效价)和供试品两者对所接种试验菌产生的抑菌圈(直径或面积)大小,来测定供试品效价的一种方法。该方法包括制备菌悬液、制备标准品溶液、制备供试品溶液以及制备双碟等步骤,最后通过二剂量法或三剂量法进行检定。

（2）管碟法基本操作过程:在含有高度敏感性试验菌的琼脂平板上放置小钢管(内径为

6.0mm±0.1mm,外径为 8.0mm±0.1mm,高为 10.0mm±0.1mm),管内放入标准品和被检品的溶液,经过培养,当抗生素扩散至适当范围内就产生透明的无菌生长范围,常呈圆形,称为抑菌圈。比较标准品与被检品的抑菌圈大小,利用不同的计算原理就可推算出抗生素的效价。

（3）公式的推导原则:抗生素在一定浓度范围内,其浓度和抑菌圈直径成曲线关系。如果将抗生素浓度改为对数浓度,就能得到一条直线。抑菌圈的直径与抗生素浓度的对数之间的关系,可以用斜截式的直线方程式来表示。

$$y=a+bx$$

式中,y 为抑菌圈直径;x 为抗生素浓度的对数;a 为截距;b 为斜率。

（4）抗生素效价测定方法

1）一剂量法:一剂量法又称为标准曲线法,是用已知效价的标准品溶液先制备出标准曲线,并在同样条件下测出被检品溶液的抑菌圈直径平均值,再求出其与标准品溶液的抑菌圈直径平均值之差,即可在标准曲线上直接查曲线,获得被检品溶液的浓度并换算成效价。由于被检品和标准品都只用一个剂量,故称为一剂量法。

2）二剂量法:二剂量法为最常用方法,又称四点法。二剂量法可抵消斜率和截距的影响,以标准品和被检品分别做出的直线互相平行,所以又称平行线法,是一种相对效价的计算法。

本法系将抗生素标准品和被检品各稀释成一定比例（2∶1 或 4∶1）的两种剂量,在同一平板上比较其抗菌活性,再根据抗生素浓度对数和抑菌圈直径成直线关系的原理计算被检品效价。

主要操作方法:取含菌层的双碟(直径约为 90mm,高为 16~17mm)4 个以上,每个平板表面放置 4 个小钢管,在每一双碟中对角的 2 个不锈钢小管中分别滴装高浓度及低浓度的标准品溶液,其余 2 个不锈钢小管中分别滴装相应的高低浓度的被检品溶液;高、低浓度的剂距为 2∶1 或 4∶1。在规定条件下培养后,分别测量各个小钢管周围出现抑菌圈的直径(二剂量法标准品溶液的高浓度所致的抑菌圈直径为 18~22mm),按生物检定统计法进行可靠性测验及效价计算。

先求出 W 和 V:$W=(SH+UH)-(SL+UL)$;$V=(UH+UL)-(SH+SL)$。

再将 W、V 代入公式求 θ:$\theta=D \cdot antilog(IV/W)$。

然后,将 θ 代入求 Pr:$Pr=Ar \cdot \theta$。

式中,UH 为被检品高剂量之抑菌圈直径;UL 为被检品低剂量之抑菌圈直径;SH 为标准品高剂量之抑菌圈直径;SL 为标准品低剂量之抑菌圈直径;θ 为被检品和标准品的效价比值;D 为标准品高剂量和与被检品高剂量之比,一般为1;I 为高低剂量之比的对数,即 log2 或 log4,目前二剂量法中均为 log2;Pr 为被检品实际单位数;Ar 为被检品标示量或估计单位。

微生物测定法存在生物差异,会影响结果的精确度,必须借助生物统计方法处理,观察生物差异对测定结果的影响程度,控制实验误差的允许范围,使微生物测定法结果达到一定的精确程度。《中国药典》(简称《中国药典》)(2020 年版)规定,凡应用生物检定法测定效价的品种都必须遵照生物检定统计法计算误差项、可靠性测验和可信限。在可靠性测验证明实验结果成立之后方可进行抗生素效价的计算,并同时计算可信限和可信限率,以期测知该结果的精确度。

3）三剂量法:三剂量法原理和方法基本同二剂量法。不同之处在于取含菌层双碟 6 个以上,在每一双碟中间隔的 3 个不锈钢小管中分别滴装高浓度、中浓度及低浓度的标准品溶液,其余 3 个不锈钢小管中分别滴装相应的高、中、低浓度的被检品溶液;3 种浓度的剂距为 1∶0.8。在规定条件下培养后,分别测量各个小钢管周围出现抑菌圈的直径(三剂量法标准品溶液的中心浓度所致的抑菌圈直径在 15~18mm),并照生物检定统计法进行可靠性测验及效价计算。

三剂量法不常采用,只用于标定标准或仲裁被检品等特殊情况。

（5）管碟法特点:基本操作和设计适用于多种抗生素,试验结果较稳定;样品用量少,灵敏度高;适合于大批样品的测定;但是凡具有抗菌活性的物质都会干扰测定结果;试验过程长,通常需第 2 天才有结果;操作手工化,需熟练人员才能得到较正确的结果;影响因素较多。

（6）管碟法影响因素:管碟法测定抗生素效价的原理是以抗生素在琼脂平板中的扩散动力学为基础,因此,影响扩散的因素均可影响测定结果的准确性,如培养基原材料的质量,琼脂中的杂质、抑菌圈直径,扩散系数,扩散时间,培养基厚度,钢管中抗生素总量以及抗生素的最小抑菌浓度等。这些因素不仅影响抑菌圈的大小,也影响抑菌圈的清晰度。

2. 浊度法（turbidimetric method） **微生物浊度法是利用抗生素在液体培养基中对试验菌生长的抑制作用,通过测定培养后细菌浊度值的大小,比较抗生素标准品与供试品对试验菌生长抑制的程度,以测定抗生素效价的一种方法。**

（1）基本原理:浊度法是将不同浓度的标准品及供试品,加到接种了试验菌的液体培养基内,混匀,经过一定时间的培养（通常约为 4 小时）。经培养后观察试验菌生长浑浊度,在光电比色计中测定透光率,浊度越大,透光率就越小。浊度法不以试验菌有无生长的区分为终点,而是将标准品浓度和试验菌生长所致浑浊度求得一定的比例,再由标准品的试验菌生长浑浊度来推算供试品的效价。

凡是能制成均匀悬液的微生物均可应用于浊度法。因此,浊度法具有快速、灵敏度高、误差小、易操作、不受扩散因素的影响等优点。但这一方法往往因供试品中含有杂质,影响细菌生长,并且不适用于有色或混浊的供试品。

美国、英国、日本等国药典均对利用浊度法测定抗生素效价进行收载,《中国药典》（2005 年版）首次收载此类方法。《中国药典》（2020 年版）通则对几乎所有的抗生素效价测定法,均同时收载了管碟法和浊度法两种方法。

（2）主要操作方法:该方法包括制备菌悬液、制备标准品溶液、制备供试品溶液以及含试验菌液体培养基的制备等步骤,最后通过标准曲线法进行检定。

取适宜大小厚度均一的已灭菌试管,在各品种项下规定的剂量反应线性范围内,以线性浓度范围的中间值作为中间浓度,标准品溶液选择 5 个剂量,剂量间的比例通常为 1 : 1.25 或更小,被检品根据估计效价或标示量溶液选择中间剂量,每一剂量不少于 3 个试管。在各试管中精密加入含试验菌的液体培养基 9.0ml,再分别精密加入各浓度的标准品或供试品溶液各 1.0ml,立即混匀,按随机区组分配将各管在规定条件下培养至适宜测量的浊度值（通常约为 4 小时）;在线测定或取出立即加入甲醛溶液 0.5ml 以终止微生物生长;在 530nm 或 580nm 波长处测定各管的吸光度。同时另 2 支试管各加入药品稀释剂 1.0ml,再分别加入含试验菌的液体培养基 9.0ml,其中 1 支试管与上述各管同法操作,作为细菌生长情况的阳性对照,另 1 只试管立即加入甲醛溶液 0.5ml,混匀,作为吸光度测定的空白液。按照标准曲线法进行可靠性测验和效价计算。

采用浊度法测定抗生素效价,方法耗时短,操作简单,灵敏度高,不仅解决了管碟法测定抗生素效价误差较大的问题,而且试验结果受人为影响因素较少,有很大的应用前景,为解决多组分抗生素效价测定的困难开拓了新思路。

案例

病毒性感冒和支原体肺炎的用药选择

甲、乙两位患者,都有发热、乏力、头痛、咽痛、咳嗽、肌肉酸痛等症状,患者甲在医院中诊断为病毒性感冒,患者乙在医院中诊断为肺炎支原体感染。

问题

1. 请问二者是否都有必要进行抗生素治疗?

2. 如果需要,选择哪类抗生素来治疗? 请说明该类抗生素的作用机制。

案例解析-
病毒性感冒
和支原体肺
炎的用药
选择

思　考　题

1. 什么是抗生素？医用抗生素必须具备哪些特点？
2. 请简述抗生素的分类及主要作用机制。
3. 请简述细菌耐药性产生的遗传机制和生物化学机制。

第十九章
目标测试

（陈向东）

微生物在其他药物生产中的应用

学习要求

1. 掌握 微生物来源药物的种类、微生物转化及微生物组合生物合成的概念。

2. 熟悉 氨基酸、维生素和甾体化合物的微生物生产方法。

3. 了解 微生物法在酶制剂和酶抑制剂、蛋白、多糖等药物生产中的应用。

第二十章
教学课件

抗生素工业的发展带动了其他微生物工业的发展。许多微生物的菌体本身或其代谢产物,包括初级代谢产物或次级代谢产物,已被广泛地应用于工业、农业和医药领域,抗生素是微生物的代谢产物,氨基酸、维生素、酶制剂和酶抑制剂、菌体制剂等都是微生物来源的药物,微生物细胞和微生物来源的酶在甾体化合物等半合成药物生产以及药物代谢研究、生物检定等方面显示出广阔的应用前景。

第一节　微生物来源的药物

一、氨基酸

氨基酸是构成蛋白质的基本单位,亦是人体及动物生长代谢所需的重要营养物质,具有重要的生理作用,已被广泛应用于食品、饲料和医药等工业。目前在医药方面使用量最大的是氨基酸输液,给手术后或烧伤患者补充大量蛋白质营养,在医疗保健事业上起着重要作用。

氨基酸的生产方法有提取法、合成法、发酵法和酶法,其中发酵法又可分为直接发酵法和添加前体的发酵法。构成蛋白质的大部分氨基酸均可采用微生物发酵法生产,其中产量最大的是谷氨酸和赖氨酸。发酵法生产氨基酸的关键是控制发酵条件和保持氨基酸生产菌种在大规模发酵过程中的稳定。为了大量生产氨基酸,必须采取各种措施打破微生物对氨基酸生物合成代谢的抑制调控。在氨基酸产生菌的菌种选育工作中,常通过选择营养缺陷型突变、抗氨基酸结构类似物突变、细胞透性改变的突变株等来消除或减弱终产物反馈调节,使产生菌的代谢向有利于大量合成某种人们所需要的氨基酸方向发展。在大规模发酵生产中,氨基酸生产菌株的代谢不平衡易导致菌株回复突变,从而使发酵产量下降甚至发酵失败,需采用适当措施保持菌株的稳定性,目前常用的主要有以下几种:①选育遗传稳定、不易发生突变的生产菌株;②选择适合该菌种的保存方法;③种子培养基应营养充分,以保证营养缺陷型生产菌株的生长;④定向增加菌株的遗传标记数量,尽量降低回复突变发生率;⑤添加药物抑制回复突变株的生长。

1. 谷氨酸　谷氨酸是利用微生物发酵法生产的第一种氨基酸,目前其年产量居各种氨基酸之首。谷氨酸产生菌主要是棒状杆菌属(*Corynebacterium* sp.)、短杆菌属(*Brevibacterium* sp.)和黄杆菌属(*Flavobacterium* sp.),我国谷氨酸发酵生产所用的菌种有北京棒状杆菌(*C. pekinense*)AS1.299,钝齿棒状杆菌(*C. crenatum*)B_9和$T_{6\text{-}13}$,天津短杆菌(*B. tianjinese*)$T_{6\text{-}13}$的突变株等。

谷氨酸的生物合成途径大致为:葡萄糖经糖酵解途径(EMP)和己糖单磷酸途径(HMP)生成丙酮酸,再氧化成乙酰辅酶A,然后进入三羧酸循环,生成α-酮戊二酸,经谷氨酸脱氢酶的作用,在NH_4^+的存在下生成L-谷氨酸。谷氨酸棒状杆菌的谷氨酸合成途径见图20-1。

在谷氨酸的发酵过程中,生物素是重要的生长因子,一般需控制在亚适量条件下才能得到高产量的谷氨酸。生物素缺乏,三羧酸循环在生成α-酮戊二酸时就受到阻挡,细菌不生长;生物素过量时则易生成乳酸或琥珀酸,使谷氨酸产量降低。生物素的用量因菌株以及碳源、氮源浓度的不同而有所变化,通常在5μg/L(培养基)以下。细胞膜组成中饱和脂肪酸和不饱和脂肪酸的比例与细胞膜的渗透性有关,生物素的量减少可影响细胞脂肪酸的正常合成与分布,使膜中饱和脂肪酸和不饱和脂肪酸的比例改变,增加谷氨酸的透过性,减少了细胞内谷氨酸的积累,从而消除反馈抑制,使谷氨酸的生物合成继续进行。除生物素外,在谷氨酸发酵时主要需控制的培养条件包括:①溶氧,供氧充足时生成谷氨酸,供氧不足时则转入乳酸发酵;②NH_4^+,NH_4^+适量时生成谷氨酸,过量时生成谷氨酰胺,缺乏时则生成α-酮戊二酸;③pH,pH中性或微碱性时生成谷氨酸,酸性时生成乙酰谷氨酰胺;④磷酸盐浓度,磷酸盐浓度高时转入缬氨酸发酵。

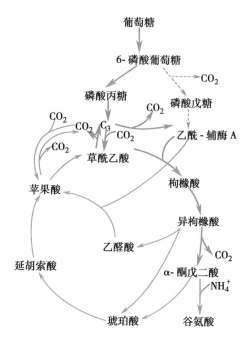

粗线表示主要途径;细线表示乙醛酸己糖途径

图 20-1   谷氨酸生物合成途径

2. 赖氨酸   赖氨酸是人类和动物的必需氨基酸之一,是重要的食品和饲料添加剂,可用于面包、儿童营养品以及配制营养注射液等。

目前赖氨酸已可由微生物发酵生产,主要是谷氨酸棒状杆菌、北京棒状杆菌、黄色短杆菌或乳糖发酵短杆菌等谷氨酸产生菌的高丝氨酸营养缺陷型兼AEC[S-(2-氨基乙基)-L-半胱氨酸,赖氨酸的结构类似物]抗性突变株,这是应用代谢调节研究成果的典型例子,由于人为地解除了赖氨酸生物合成的反馈调节,从而能够大量积累赖氨酸,其生物合成途径及调控见图20-2。采用高丝氨酸营养缺陷型突变型,则天冬氨酸β-半醛不再转变为苏氨酸和甲硫氨酸,而是集中用于赖氨酸的合成,同时苏氨酸与赖氨酸对天冬氨酸激酶的协同反馈抑制作用被解除,就能产生大量的赖氨酸。发酵结束后,可采用离子交换法进行提取。

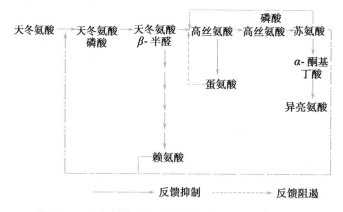

图20-2   谷氨酸棒状杆菌赖氨酸生物合成的反馈调节

二、维生素

维生素（vitamin）主要以酶类的辅酶或辅基形式参与生物体内的各种生化代谢反应，维生素还是防治由于维生素缺乏引起的各种疾病的首选药物。维生素不仅可以有效地应用于维生素缺乏症的治疗和预防，还可与许多药物联合使用，增强药物的作用以及防止、减轻药物的副作用。

维生素类药物可采用化学合成、动植物提取和微生物发酵等方法获得。目前采用微生物发酵法生产的维生素有维生素 C、维生素 B$_2$、维生素 B$_{12}$、β-胡萝卜素等，其中以维生素 C 的生产规模最大。

1. 维生素 C　维生素 C（Vitamin C）又称抗坏血酸（ascorbic acid），参与人体内多种代谢过程，是人体内必需的营养成分。维生素 C 具有较强的还原能力，可作为抗氧化剂，已在医药、食品工业等方面获得广泛应用。

维生素 C 的生产方法主要有化学合成法、半合成法（化学合成与生物转化并用）、两步发酵法（包括两种不同的方法）和重组菌一步发酵法。

化学合成法一般指莱氏法（Reichstein）（图 20-3），其合成流程为：D-葡萄糖→D-山梨醇→L-山梨糖→双丙酮-L-山梨糖→2-酮基-L-古龙酸→L-抗坏血酸（维生素 C）。半合成法指的是化学合成中的 D-山梨醇转化为 L-山梨糖的反应采用弱氧化醋杆菌（Acetobacter suboxydans）发酵完成，其他步骤仍是采用化学合成方法。

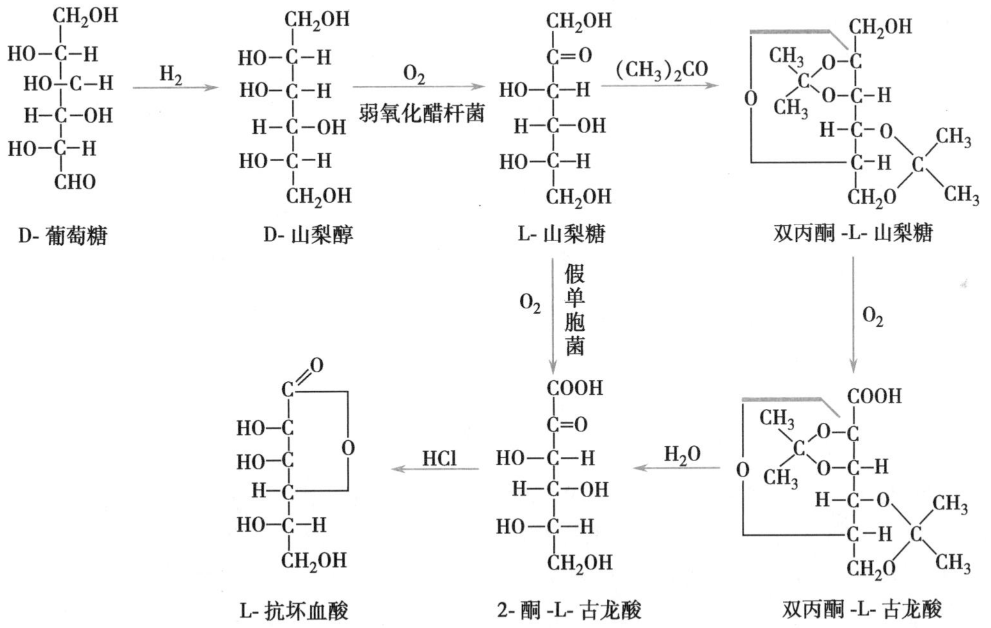

图 20-3　维生素 C 生物合成过程

两步发酵法有两种。一种是我国发明的两步发酵法，采用两种不同的微生物进行两步生物转化：先采用弱氧化醋杆菌将 D-山梨醇转化为 L-山梨糖，再采用假单胞菌（Pseudomonas sp.）将 L-山梨醇转化为 2-酮基-L-古龙酸（2-KLG）（图 20-3），然后再酸化生成维生素 C。与半合成法相比，该法具有所需设备少、成本低、"三废"减少等优点。目前不仅在国内推广使用，而且已向国外转让该专利。1985 年，国际著名的瑞士罗氏公司以 550 万元人民币买走我国的维生素 C 两步发酵法专利，创造了中国医药史上第一项软技术出口的记录。另一种两步发酵法也是采用两种微生物进行两步生物转化（图 20-4），先采用欧文氏菌（Erwinia sp.）将 D-葡萄糖转化成 2,5-二酮-D-葡萄糖酸，再采用棒状杆菌（Corynebacterium sp.）将 2,5-二酮-D-葡萄糖酸转化成 2-酮基-L-古龙酸。与莱氏法和我国发明

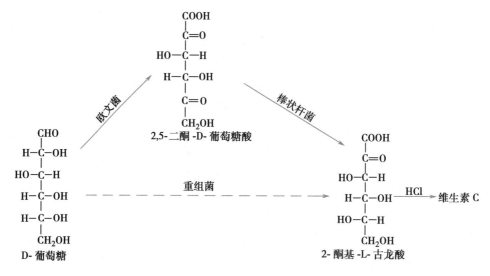

（2-酮-L 古龙酸生物合成途径）

图 20-4 维生素 C 的二步发酵法及重组菌发酵

的两步发酵法相比,此法不占优势,因而未投入工业生产。但其研究工作为重组菌一步发酵法提供了基础。

重组菌一步发酵法:是将棒状杆菌的 2,5-二酮-D-葡萄糖酸还原酶基因克隆到欧文氏菌体内,构建基因工程菌,直接将葡萄糖发酵生成 2-酮基-L-古龙酸,大大改进和简化了维生素 C 的生产工艺路线。

知识拓展

技高一筹的生产维生素 C 的中国方法——二步发酵法

经典的维生素 C 的生产方法是 1933 年德国人发明的莱氏化学法,但它需要的工序较多、连续操作难度大、生产时伴有大量有毒气体和"三废"的产生,因而对生产设备和车间环境要求很高。1969 年 2 月,中科院微生物研究所科研人员开发了以生物氧化代替化学氧化的全新二步法工艺路线:以第一步发酵所得的 L-山梨糖为原料,用氧化葡萄糖酸杆菌(小菌)和假单胞菌(大菌)的混合菌株进行第二步发酵生成 2-酮基-L-古龙酸,然后经过转化精制得到维生素 C。1976 年,上海第二制药厂首先使用全新的生产工艺开始试验性生产维生素 C。1980 年 4 月,该方法获得国家发明二等奖。1985 年,我国的维生素 C 两步发酵法专利的国外使用权以 550 万元人民币转让给国际著名的瑞士罗氏公司,创造了我国医药史上第一项软技术出口的记录。同时该法在国内药企快速推广,形成了我国在微生物 C 产业中的世界性相对优势。微生物的二步生产法可以大大减少化工原料污染和"三废"产生,缩短流程,使生产成本明显降低,从而为我国带来了巨大的经济效益和社会效益,我国也一跃成为维生素 C 的生产大国,国际市场份额占比高达 85%。这一成果是我国科技工作者不畏艰难、勇于创新的智慧结晶,是理论与实践相结合的成功范例,也是科技作为第一生产力的集中体现。

2. 维生素 B$_2$（Vitamin B$_2$） 又称核黄素（riboflavin）,在自然界中多数以与蛋白质相结合的形式存在,又被称为核黄素蛋白。维生素 B$_2$ 是动物发育和许多微生物生长的必需因子,是临床上治疗眼角膜炎、白内障、结膜炎等的主要药物之一。

能生物合成维生素 B$_2$ 的微生物有某些细菌、酵母菌和霉菌。工业生产中目前最常用的为真菌子囊菌亚门中的棉病囊霉（*Ashbya gossypii*）以及阿舒假囊酵母（*Eremothecium ashbyii*）。目前生产维生素 B_2 的方法主要是发酵法，产量已达 4 000~8 000μg/ml，维生素 B_2 属于初级代谢产物，初级代谢产物的积累通常受到较为严格的终产物反馈调节控制，不能大量积累。为了打破发酵生产中的终产物反馈调节控制，生产此类发酵产物的工业菌株通常是代谢上有缺陷的经过人工诱变处理筛选的突变菌株，通常是与产物合成相关的营养缺陷型、产物结构类似物抗性突变株、细胞透性改变的突变株。维生素 B_2 通常采用二级发酵，产物维生素 B_2 主要存在于菌丝中，少部分存在于发酵液中，因此在提取时，需将菌丝中的维生素 B_2 用 121℃蒸汽抽提 1 小时，然后将提取液和发酵液合并在一起浓缩，再离心分离即可。

3. 维生素 B_{12}（Vitamin B_{12}）　是含钴的有机化合物，故又称为氰钴胺素（cyanocobalamin）或钴胺素（cobalamin）。维生素 B_{12} 及其类似物参与机体内许多代谢反应，是维持机体正常生长的重要因子，是临床上治疗恶性贫血的首选药物。

维生素 B_{12} 可从肝脏中提取或化学合成法合成，但生产成本都太高，目前主要用微生物来生产。维生素 B_{12} 的产生菌有细菌和放线菌。最初生产维生素 B_{12} 主要从链霉素、庆大霉素的发酵液中进行回收，但产量很低，现在一般用谢氏丙酸杆菌（*Propionibacterium shermanii*）和脱氮假单胞杆菌（*Pseudomonas denitrificans*）等微生物来直接进行发酵生产，每毫升发酵液中的维生素 B_{12} 可达几十微克。另外，诺卡菌属和分枝杆菌属的某些菌种，在以烷烃作碳源的培养基中也能合成较多量的维生素 B_{12}，以甲烷或甲醇作碳源的细菌合成维生素 B_{12} 的能力也很强。

4. 辅酶 Q（coenzyme Q，CoQ）　即泛醌（ubiquinone），是生物体内广泛存在的脂溶性醌类化合物，结构式如图 20-5。不同来源的辅酶 Q 其侧链异戊烯单位的数目不同，人类和哺乳动物的辅酶 Q 侧链是 10 个异戊烯单位，故称辅酶 Q_{10}。

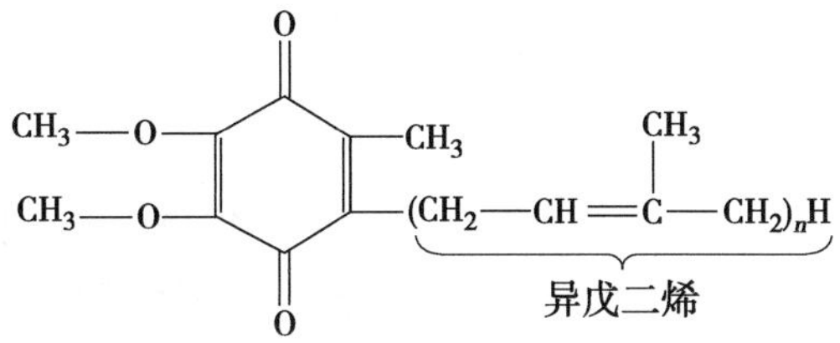

辅酶 Q 是细胞自身产生的代谢激活剂、天然抗氧化剂，具有保护生物膜的结构完整性，增强免疫反

图 20-5　辅酶 Q 结构式

应等功能。临床上可用于癌症、心力衰竭、冠心病、高血压、帕金森综合征等疾病的辅助治疗。辅酶 Q_{10} 在医药、食品添加剂、保健品等领域有着广泛的应用。

辅酶 Q_{10} 的生产有四种方法：动植物组织提取法、植物细胞培养法、化学合成法和微生物发酵法。微生物发酵法生产辅酶 Q_{10} 有以下优点：①发酵产物生物活性好；②发酵原料廉价易得；③便于工业化生产。国内外报道的辅酶 Q_{10} 产生菌主要有酵母菌和细菌，如热带假丝酵母（*Candida tropicalis*）、掷孢酵母（*Sporobolomyces roseus*）、荚膜红假单胞菌（*Rhodopseudomonas capsulate*）、球形红假单胞菌（*Rhodopseudomonas sphaeroides*）等，其中红螺菌科的细菌（荚膜红假单胞菌、球形红假单胞菌等）发酵产量相对较高。选育性能优良的菌种、优化发酵工艺，微生物发酵法生产辅酶 Q_{10} 具有良好的发展前景。

三、酶及酶抑制剂

酶（enzyme）是生物产生的催化剂，在生物进行新陈代谢活动中必不可少，绝大多数酶是蛋白质。随着某些疾病的发病原因与酶反应的关系逐渐被人们所认识，酶已作为一类新的药物用来治疗某些疾病。对微生物酶的研究能了解微生物代谢规律，从而控制代谢过程，可用来筛选某些新药或新产物。酶也可以用作临床诊断试剂以及其他药物分析中，一些工具酶已成为基因工程中必不可少的实验材料。

酶抑制剂（enzyme inhibitor）主要是指能通过中和抑制或竞争抑制作用特异地抑制某些酶的活性的小分子化合物。酶抑制剂可调节人体内某些代谢，增强机体的免疫能力，达到预防和治疗某些疾病的目的,还可用于某些抗药性细菌感染的治疗,同时也是研究生物功能和疾病过程有用的工具。因此,酶抑制剂的研究已普遍引起微生物学、医学和药学工作者的关注。

1. 酶制剂　酶的来源有动物、植物和微生物三大类,其中以微生物为主要生产来源。这是因为微生物种类繁多,生物酶资源丰富,而且微生物在人工控制条件下,比较适合大规模的工业化生产。微生物酶的发酵方法与其他发酵工业相类似,首先选择合适的产酶菌种,然后采用适当的培养基和培养条件进行发酵,使微生物生长繁殖并合成和积累大量的酶,最后将酶分离纯化,制成一定形式的制剂供使用。酶的发酵生产受底物诱导和酶作用的终产物阻抑、分解代谢物调节等多种调节作用,生产中可采用添加诱导剂、产酶促进剂以及流加工艺等以提高酶的产量。

临床上常用的微生物酶主要有以下几种。

（1）链激酶（streptokinase）与链道酶（streptodornase）: 主要是由乙型溶血性链球菌（β-hemolytic Streptococcus）的某些菌株所产生。链激酶可用于治疗脑血栓及溶解其他部位的血凝块。链道酶又称链球菌 DNA 酶,可使脓液中的脱氧核糖核酸核蛋白和 DNA 分解,降低脓液的黏度,在临床上可用于脓胸的治疗。

（2）透明质酸酶（hyaluronidase,HAase）: 是使透明质酸产生低分子化作用的酶的总称,广泛存在于动物血浆、组织液等体液及肾、肝等器官,蛇毒、蝎毒等动物毒液中。透明质酸酶又称为扩散因子,能水解组织基质中的透明质酸,使组织出现间隙,可促使皮下输液、局部积贮的渗出液或血液加快扩散而利于吸收。临床用作药物渗透剂,促进药物的吸收,促进手术及创伤后局部水肿或血肿消散。一些细菌也可产生透明质酸酶,如酿脓链球菌（Streptococcus pyogenes）、产气荚膜梭菌（Clostridium Perfringens）等,但目前仍存在酶活性相对较低、产量少等问题。重组酶是提高产量、降低生产成本的重要途径,因而一般采用微生物异源重组表达来生产透明质酸酶。

（3）天冬酰胺酶（asparaginase）: 多种细菌都能产生天冬酰胺酶,目前主要用大肠埃希菌生产。天冬酰胺酶的主要作用是将天冬酰胺水解成天冬氨酸与氨,可消耗某些肿瘤细胞所需的天冬酰胺,在临床上用于治疗白血病及某些肿瘤。

（4）β-内酰胺酶（β-lactamase）: 水解 β-内酰胺类抗生素的 β-内酰胺环,使抗生素失活,例如青霉素酶（penicillinase）,许多细菌都能产生该类酶。β-内酰胺酶可用于 β-内酰胺类抗生素的微生物学检查以及青霉素过敏患者的救治等。

2. 酶抑制剂　微生物来源的酶抑制剂具有低毒性、分子量小、结构新颖、种类繁多等特点,已成为研究生物功能和疾病发生机制的重要工具。在医药领域,酶抑制剂已被广泛应用于增强机体免疫力、调节生理功能、治疗耐药菌感染等多个方面。酶抑制剂的筛选采用和抗生素筛选类似的方法。由于各种类别的酶具有各自反应的特殊性,酶抑制剂的筛选模型要更多样化一些。建立一个合适的筛选模型是研究开发酶抑制剂的基础工作。

目前发现由微生物产生的酶抑制剂已达数十种,医药领域广泛应用的酶抑制剂主要有蛋白酶抑制剂、细胞膜表面酶抑制剂、糖苷酶和淀粉酶抑制剂、β-内酰胺酶抑制剂、胆固醇合成酶抑制剂及肾上腺素合成酶抑制剂等。如由一种链霉菌产生的蛋白酶抑制剂,即抑肽素（pepstatin）,临床上可用于治疗胃溃疡;由链霉菌产生的泛涎菌素（panosialin）是淀粉酶的特异性抑制剂,可用于防止肥胖症、糖尿病等;β-内酰胺酶抑制剂可用于治疗产 β-内酰胺酶的耐药菌导致的感染,由棒状链霉菌（Streptomyces clavuligerus）产生克拉维酸（clavulanic acid）,又称棒酸,它对多种 β-内酰胺酶具有良好的特异性抑制活性,其与阿莫西林制成的复合制剂（如 Augmentin）已上市,对青霉素耐药菌所引起的感染具有明显疗效;由霉菌产生的他汀类（statins）药物（如洛伐他汀、普伐他汀、辛伐他汀和西立伐他汀）属于羟甲戊二酰辅酶 A（HMG-CoA）还原酶抑制剂,HMG-CoA 还原酶为肝细胞合成胆固醇过程中的限速酶,他汀类药物与底物 HMG-CoA 具有相似的结构片段能够竞争性抑制其生成甲羟戊酸,降低胆固醇的生成和体内含量,从而可显著降低致命性和非致命性心血管疾病事件的发生率。

四、多糖

微生物产生的多糖（polysaccharide）在食品、医药、石油、化学及其他工业都有很大的应用潜力，在世界上的销售额较大，微生物多糖工业已成为一个新型发酵工业领域。在医药领域应用的微生物多糖有右旋糖酐、环糊精、真菌多糖等。

1. **右旋糖酐**　又名葡聚糖，是若干葡萄糖脱水形成的聚合物。右旋糖酐是由肠膜明串珠菌（*Leuconostoc mesenteroide*）发酵生产的。它可作为代血浆的主要成分，具有维持血液渗透压和增加血液容量的作用，临床上用于抗休克、消毒和解毒等，脂代谢异常是引起动脉硬化的主要原因，而右旋糖酐硫酸酯钠对此有明显的药理作用。

2. **环糊精**　是淀粉经细菌产生的环状糊精葡糖酰基转移酶作用生成的一系列环状低聚糖。环糊精用途广泛，在食品、日用化工、卷烟、医药等工业均有应用。在医药工业上环糊精可作为药物的稳定剂，同时还在提高药效、减缓药物的毒性和副作用方面有一定作用。

3. **真菌多糖**　高等真菌可产生多糖类物质，其中有些多糖具有药用价值。我国沿用上千年的药用真菌有灵芝、茯苓、猴头菌、银耳、香菇和冬虫夏草等，这些真菌的多糖都具有药理活性。从大型真菌（蕈菌）中分离出的多糖具有增强机体免疫功能和抗肿瘤的作用，在临床上有明显的预防和治疗效果，例如香菇多糖、云芝多糖、灵芝多糖、茯苓多糖等。多糖结构修饰后可能增加新功效，例如硫酸酯化的香菇多糖可抗人类免疫缺陷病毒。

除上述大型真菌来源的多糖外，还有多种微生物多糖被证明具有抗肿瘤、抗病毒、抗心血管疾病、抗氧化、免疫调节等多种生物活性和药用功能。酵母葡聚糖是第一个被发现具有免疫活性的葡聚糖。卡介菌多糖具有增强免疫等功能，卡介菌多糖核酸临床用于预防和治疗慢性支气管炎、哮喘、感冒。海洋中也蕴藏着丰富的微生物资源，从中可提取多种具有活性的海洋微生物多糖，例如一株海洋真菌 *Keissleriella* sp. 中得到的多糖 YCP 具有抗肿瘤作用。植物内生菌是药用活性物质的一个重要资源库，大量研究发现内生菌来源的多糖也具有抗氧化、免疫调节、抗癌、抗菌等多种生物活性，例如从铁皮石斛茎中内生真菌 *Fusarium solani* DO7 分离到的多糖 DY1 和 DY2 对金黄色葡萄球菌和大肠杆菌有很强的抗菌活性。

五、微生物菌体来源的药物

医药中应用的微生物菌体来源的药物主要有疫苗、药用酵母、活菌制剂、单细胞蛋白等几种类型。

1. **药用酵母**　药用酵母是一种经高温干燥灭活的酵母菌。酵母细胞中含有丰富的营养物质，如蛋白质、氨基酸、维生素等，并含有辅酶 A、细胞色素 C、谷胱甘肽、麦角固醇和核酸等生理活性物质以及多种酶类。药用酵母可促进机体的代谢机能，增进食欲，用于治疗消化不良和维生素 B 族缺乏症。生产药用酵母一般采用乙醇或啤酒发酵后的废酵母经加碳酸钠去除苦味而制得，也可采用直接发酵法制备。

2. **菌体蛋白**　菌体蛋白又叫微生物蛋白、单细胞蛋白。用于生产单细胞蛋白的微生物种类很多，包括细菌、放线菌、酵母菌、霉菌以及某些原生生物。用于菌体蛋白生产的微生物通常要具备下列条件：所生产的蛋白质等营养物质含量高，对人体无致病作用，味道好并且易消化吸收，培养条件简单，生长繁殖迅速等。单细胞蛋白的生产过程也比较简单：菌种在适宜条件下发酵完毕，离心、沉淀等方法收集菌体，再经过干燥处理，就制成了单细胞蛋白成品。

3. **微生态制剂**　微生态制剂（microbial ecological agent）是根据微生态原理制成的制剂，包括益生菌（probiotics）、益生元（prebiotics）和合生元（synbiotics）。**益生菌**是指适量摄取后对宿主的健康能发挥有效作用的活的微生物，常用的益生菌种主要有乳酸菌、双歧杆菌、肠球菌、大肠埃希菌、蜡样芽孢杆菌、酵母菌等。**益生元**是指一类不被宿主消化吸收却能够选择性地促进体内益生菌生长增殖、提高其活性,从而改善宿主健康的有机物质,如果糖、乳果糖、异麦芽糖和低聚糖等。**合生元**是指由益生菌与对其生长有协同效应的益生元混合制备而成的微生态制剂,它同时具有益生菌和益生元的作用。微生态制剂已被应用于饲料、农业、医药保健和食品等各领域中。微生态制剂曾经主要指活菌制剂(living bacteria agents),但随着微生态制剂研究的不断发展和深入,死菌体、菌体成分、代谢产物也被证明具有功效。微生态制剂具有调节微生态和酶的平衡、提高免疫功能等作用。

六、其他

1. 核酸类药物   核酸类药物主要包括嘌呤核苷酸、嘧啶核苷酸及其衍生物。这些物质中有许多是重要的药物,如肌苷和辅酶 A 可治疗心脏病、白血病和血小板减少及肝病等,ATP 可制成能量合剂治疗代谢紊乱,辅助治疗心脏病、肝病等。目前已能利用微生物发酵法和酶解法生产肌苷和肌苷酸、鸟苷和鸟苷酸、腺苷和腺苷酸等。随着研究的深入,核酸类药物的种类和应用必将日益扩大。

2. 生物碱   除植物含有生物碱外,微生物也能合成生物碱。例如紫麦角菌(*Claviceps purpurea*)产生麦角碱,将紫麦角菌人工接种于黑麦上可以制备大量的麦角碱,亦可利用深层培养的方法生产,麦角碱在临床上主要作为子宫收缩剂。一种诺卡氏菌能产生安莎美登素(ansamitocin),其结构与从植物美登木中得到的美登木素很相似,安莎美登素对白血病具有一定疗效,已受到医药界的重视。

3. 有机酸   微生物可用于生产多种有机酸。例如,利用黑曲霉生产枸橼酸,用于泡腾剂,枸橼酸钠作为抗凝血剂,枸橼酸钾用于膀胱炎的治疗;德式乳杆菌(*Lactobacillus delbrueckii*)和米根霉(*Rhizopus oryzae*)等可用于生产乳酸;弱氧化葡糖酸杆菌(*Gluconobacter suboxydans*)和黑曲霉可生产葡萄糖酸,乳酸钙和葡萄糖酸钙都是口服的钙源。柠檬酸和乳酸还广泛用于食品、饮料、化妆品、化工和纺织等工业中。

4. 螺旋藻   螺旋藻(spirulina)是一类可光合放氧的蓝细菌,属蓝藻门(Cyanophyta)颤藻目(Oscillatoriales)颤藻科(Osciallatoriaceae)螺旋藻属(*Spirulina*),因其菌体呈疏松或紧密的有规则的螺旋形弯曲,故而得名。螺旋藻是一种广泛分布于世界各地的藻类,呈蓝绿色。非洲、美洲的一些居民将螺旋藻作为食物食用已有一千多年的历史。螺旋藻中的蛋白质比例可高达菌体干重的60%~80%,且含有八种人体的必需氨基酸,把螺旋藻添加到食品中,可以起到蛋白质的互补作用,大大改善谷物蛋白质的营养质量,螺旋藻中还含有具有防癌、治癌作用的藻类蛋白。螺旋藻藻体中多糖含量高达干重的 14%~16%,螺旋藻多糖具有增强机体免疫功能、轻癌症放疗、化疗的毒副反应、抗肿瘤等作用。螺旋藻中还含有 γ-亚麻酸等一些不饱和脂肪酸,以及多种维生素、酶类、矿物质等,在医疗保健方面有很大价值。

5. 微生物农药(microbial pesticide)   微生物或其代谢产物可作为农药,促进作物生长和防治危害农作物的病、虫、草、鼠害,微生物农药包括细菌、真菌、病毒或其代谢物,例如苏云金杆菌的伴胞晶体、白僵菌、核多角体病毒发酵产生的阿维菌素、吸水链霉菌井冈变种(*Streptomyces hygroscopicus* var. *Jinggangsis yen*)发酵产生井冈霉素等。微生物农药具有选择性强,对人、畜、农作物和自然环境安全,不易产生抗性等特点,是农药的发展方向之一。

第二节 微生物在半合成药物中的应用

微生物转化(microbial transformation),又称为微生物催化,是利用微生物的作用对底物分子(天然化合物或有机化合物)的某一特定部位进行修饰和改造,使其转化成结构类似但具有更好活性和价值的新化合物的过程。这一过程是由某种微生物产生的一种或几种特殊的胞外或胞内酶作为生物催化剂进行的一种或几种化学反应。该过程不包括以单一基质为底物进行的微生物合成和将有机或无机高分子化合物降解为小分子化合物的微生物降解过程。与传统化学合成相比,微生物转化具有选择性好、催化效率高、反应条件温和、环境友好、成本低、反应速度快等优点。微生物转化广泛用于生产甾体化合物、维生素、抗生素、生物碱、氨基酸等,维生素C的发酵就部分采用了微生物转化,微生物转化还可以用于药物分子设计、药物组分代谢机制研究等方面,在药学领域的应用前景十分广阔。

一、甾体化合物

甾体化合物(steroidal compound)又称类固醇(steroid),是一类含有环戊烷多氢菲核(甾体化合物的母核,见图20-6)的化合物,普遍存在于动、植物的组织中。比较重要的甾体化合物有胆固醇、胆酸、肾上腺皮质激素、孕激素、性激素、植物皂素等。甾体化合物尤其是甾体激素对机体发挥着非常重要的调节作用,因此,在医疗上应用非常广泛,如肾上腺皮质激素能治疗或缓解胶原病、过敏性休克等疾病;各种性激素是治疗雄性器官功能衰退和某些妇科疾病的主要药

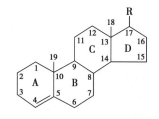

图20-6　甾体化合物的母核

物,是治疗乳腺癌、前列腺癌的辅助治疗剂,也是需求量较大的口服避孕药的主要成分。早期的甾体化合物都是从天然物质中提取原料,再经过化学方法改造获取。由于其原料来源的局限性、过程的复杂性以及回收效率较低,远远不能满足医疗上的需要。后来人们发现一些微生物可以使甾体化合物的一定部位发生有价值的转化反应,且专一性强、产量高、反应条件温和,微生物转化在甾体化合物合成中的应用日益扩大,已成为微生物工业中的重要部分。

用微生物转化方法生产甾体化合物往往是化学合成路线中的某一步或几步,转化过程可分为两个阶段,菌体生长阶段和转化阶段。

菌体生长阶段:菌种经孢子制备、种子制备后移种至发酵罐培养,目标是微生物细胞生长和繁殖。

转化阶段:是将用于微生物转化的基质(甾体激素药物化学合成的中间产物)加到培养好的微生物培养物中,利用微生物将基质转化。许多种基质对微生物具有毒性,加入有毒基质的浓度一般为0.001%~0.08%。为了提高转化产量,可采用流加的方式加入基质,以降低机制的毒性。无毒的基质可一次性投料,基质浓度一般为3%~4%。很多基质难溶于水,在添加基质时,通常先将基质溶解于丙酮、乙醇、甲醇、二甲基甲酰胺等溶媒与水混合的溶剂中,再加到微生物培养体系中进行微生物转化。

至今已发现的微生物转化甾体化合物的反应类型很多,包括氧化、还原、水解、酰化、异构化、卤化和A环开环等多种反应类型,每一反应类型又包括许多种不同的反应。下面介绍在生产中最常用的羟基化反应、环氧化反应、脱氢反应与侧链降解反应。

1. **羟基化反应**　羟基化反应在甾体化合物的微生物转化中最重要也最常用,利用各种微生物可以在甾体化合物的母核的不同位置上进行各种羟基化反应,可得到一些有意义的产物,如可的松、氢化可的松等。

在甾体类药物合成中,比较重要的是C-11α、C-11β、C-16、C-17位上发生的羟基化反应。如使11α位发生羟基化反应的微生物有曲霉(*Aspergillus*)、黑根霉(*Rhizopus nigricans*)等(图20-7),使11β位发生羟基化反应的有新月弯孢霉(*Curvularia lunata*)、蓝色犁头霉(*Absidia coerulea*)等(图20-8)。

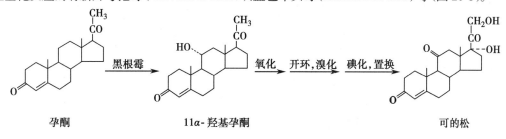

孕酮　　　　　　　　　　　　11α-羟基孕酮　　　　　　　　　　　　　可的松

图 20-7　C-11α 羟基化反应

莱氏化合物 S　　氢化可的松　　去氢氢化可的松

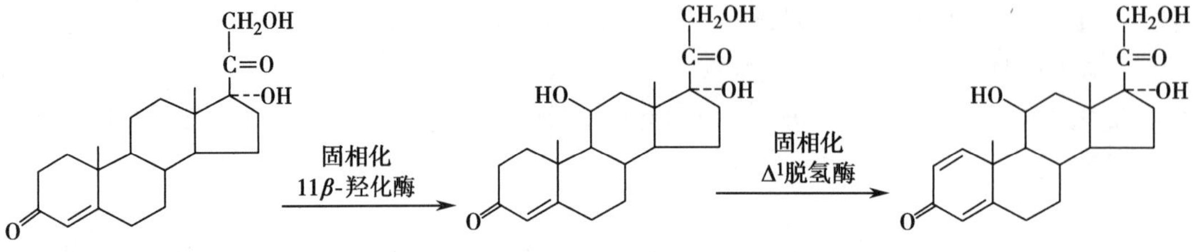

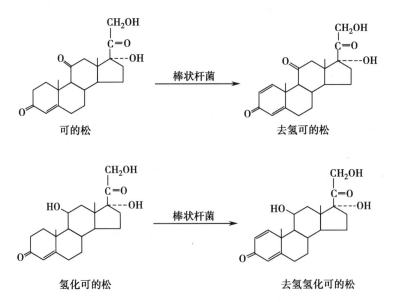

图 20-8　C-11β 羟基化反应

2. 环氧化反应　具有 11β-羟化能力的新月弯孢霉或短刺小克银汉霉（*Cunninghamella blakesleana*）可将 17*α*,21-二羟基孕甾-4,9（11）-二烯-3,20-二酮［17α,21-dihydraxypregna-4,9（11）-diene-3,20- dione］转变成 9*β*,11*β*-环氧化物（图 20-9）。

德曼酮　　10-环氧-德曼酮　　4,5,1,10-双环氧-德曼酮

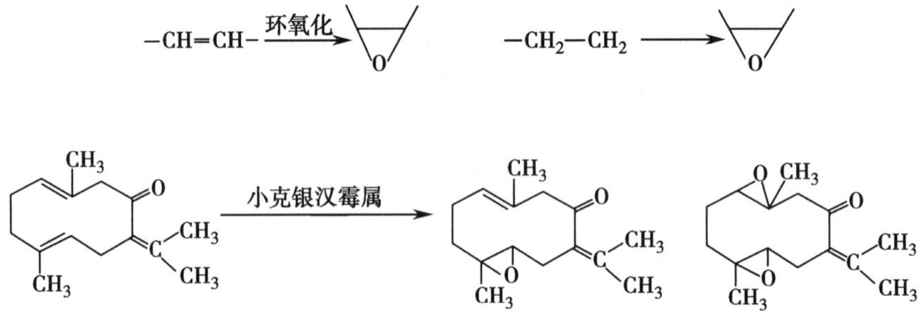

图20-9　环氧化反应

3. 脱氢反应　微生物对甾体母核的脱氢反应，可在不同位置上进行，但主要是在 A 环上的 C-1 和 C-2 位，这是工业生产去氢可的松和去氢氢化可的松的重要反应，在 C-1 位和 C-2 位之间形成双键后，其生物活性较其母体增强数倍。不同微生物的脱氢能力不同，细菌的脱氢能力较强，其中尤以棒状杆菌属和分枝杆菌属中某些种的脱氢活力最大（图 20-10）。

可的松　　去氢可的松

氢化可的松　　去氢氢化可的松

图 20-10　脱氢反应

4. 侧链的降解　具有生物活性的甾体类药物的基本母核来自动植物的甾体化合物,经侧链降解后获得,而侧链降解这一反应也可由微生物来完成。能降解甾体化合物侧链的微生物有诺卡菌、简单节杆菌、耗牛分枝杆菌、分枝杆菌等。由胆固醇(Ⅰ)或豆固醇(Ⅱ)经微生物降解侧链得到雄甾烷-1,4-二烯-3,17-二酮(androstane-1,4-diene-3,17-dione,ADD)及4-雄甾烯-3,17-二酮(4-androstene-3,17-dione,4AD),然后以ADD或4AD为原料可合成各种性激素,避孕药及利尿剂等(图20-11)。上述微生物转化法生产ADD比用薯蓣皂苷以化学方法制造ADD要减少十几步反应。

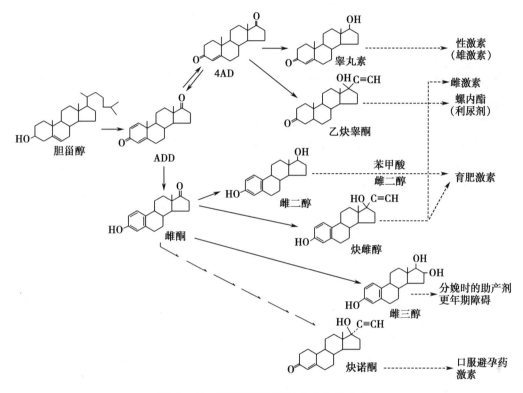

图 20-11　侧链降解及甾体化合物的合成

5. 甾体化合物的微生物转化反应方法　生产中应用的方法主要有单相发酵法、双相发酵法和固定化酶法。

单相发酵法:又称生长细胞转化法,直接将甾体化合物的前体加到已培养好的微生物中,其加量主要取决于菌种的转化能力和该化合物的毒性。在转化时通常需供给一定量的氧气,形成的产物大部分不直接进入培养液中,而存在于微生物细胞内部或表面。因此,转化结束后需将培养液及菌体二者同时进行抽提,然后浓缩精制。

双相发酵法:又称静息细胞转化法,先将生长好的菌体进行分离,然后以缓冲液或蒸馏水制成适宜浓度的菌悬液,再加入甾体基质进行转化。此法转化时的培养基比较简单,pH亦易控制,而且对产物污染少,因而较容易分离终产物。

固定化酶与固定化细胞法:从菌体中提取转化酶(或直接采用菌体),固定于不溶于水的载体上形成固相,装柱。然后将需转化的底物通过柱,收集过柱液即得到转化物。例如以11β-羟化酶及Δ^{1}脱氢酶分别制成固相酶,并分别装柱,然后以莱氏化合物S连续通过上述二柱,即可得到泼尼松龙(图20-12)。

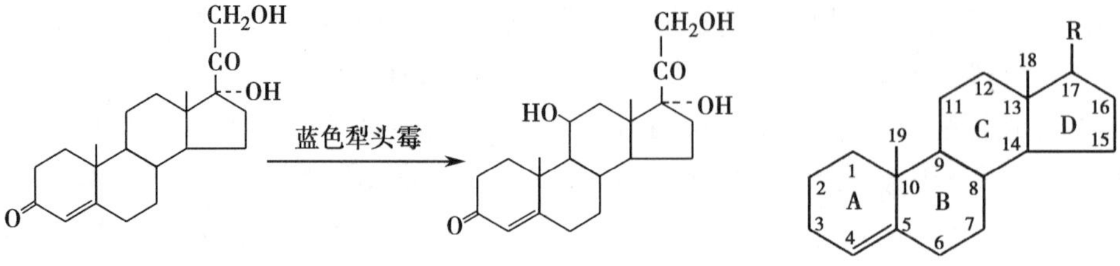

图 20-12　甾体化合物的固相酶法

二、手性药物

手性药物（Chiral Drugs）是指分子结构中存在手性因素的化学药物。手性药物（外消旋体混合物）中各对映体物理化学性质相似（仅旋光性不同），但它们在人体内的药理活性、代谢过程及毒性存在显著的差异。例如，治疗帕金森病的多巴胺，只有左旋的才有药理活性；普萘洛尔的（S）（－）对映体具有高的 β 受体拮抗活性，主要用于治疗高血压和心绞痛，其（R）（＋）对映体却有避孕作用；氯霉素 RR 对映体的抗菌活性是 SS 对映体抗菌活性的 50~100 倍；反应停（沙利度胺）分子中的（R）异构体起镇静作用，而（S）异构体对胚胎有很强的致畸作用；抗厌氧菌和原虫的奥硝唑，左旋奥硝唑对中枢系统几乎无毒性，而右旋奥硝唑是神经毒性的主要来源。据统计，目前世界上正在开发的药物中有三分之二属于手性药物，其中 75% 的手性药物需要以单一纯化的对映体来进行开发。FDA 及 ICH等都发布了手性药物指导原则，因此手性药物的合成已成为药物研究的热点。利用微生物转化技术可有效拆分手性药物，得到特定的手性产物，也能对现有手性药物进行改造，改变其药效。通过微生物转化进行酶法拆分和合成手性化合物在制药工业中已有非常广泛的应用，例如，用脂肪酶拆分非甾体抗炎药（S）-萘普生的消旋体，用腈水解酶催化消旋扁桃腈转化为（R）扁桃酸。与化学合成法相比，应用微生物转化技术进行不对称合成更具优越性：①转化底物某一基团的专一性强，其他基团无须保护；②通过菌种选育和转化条件优化，可以得到极高的转化率；③反应条件温和、环境污染少。DNA重组技术的应用和新的转化系统的开发，越来越多的手性药物有可能采用微生物转化方法进行生产。

三、中药的微生物转化

中药的微生物转化是利用微生物产生的酶对外源性中药底物进行结构转化的生物化学过程。目前微生物转化技术广泛用于在中药天然化合物的合成、修饰与改造，中药炮制以及中药代谢机制研究等领域，其已成为获得结构新颖、独特、低成本、低毒性和高活性药物的新途径之一，从而极大推进了中药现代化研究的进程。

1. 微生物转化用于中药合成已取得很大进展。例如将抗疟疾药物青蒿素的生物合成相关基因导入微生物，利用微生物生产青蒿素前体青蒿酸，重组酿酒酵母高效半合成青蒿素推进了半合成青蒿素产业化进程；利用重组枯草杆菌催化底物 1-苯基-2-甲氨基丙酮转化为 d-伪麻黄碱，是大规模生产麻黄碱的理想途径之一。

2. 微生物转化可以通过提高中药中活性成分的量，改变中药活性成分的比例来提高中药的药效。例如，采用黄曲霉转化甘草后可以提高甘草次酸的含量，从而显著增强甘草的抗炎与镇痛效果。

3. 微生物转化中药可改造和修饰天然药物，提高中药药性和减轻中药的不良反应。例如，采用假单胞菌、毛霉和禾谷镰刀菌等将喜树碱转化为抗癌活性更高的 10-羟基喜树碱；采用酵母菌或霉菌转化发酵大黄，有效降低大黄中导致不良反应的结合性蒽醌衍生物含量，减轻副作用。

4. 微生物转化中药化学成分可产生新的天然化合物库，是增加化合物种类的有效手段。例如，荨麻青霉在对莪术醇进行生物转化过程中产生了一种对副流感病毒、呼吸道合胞病毒具有较好抑制作用的新化合物(15-羟基莪术醇)。通过与药理筛选手段相结合,可以从微生物转化产物中寻找适宜药用的天然活性先导化合物。

第三节　微生物组合生物合成技术在药物开发中的应用

微生物组合生物合成技术(Microbial Combinatorial Biosynthesis)是指以微生物作为细胞工厂,应用基因重组技术,重新组合药物合成的基因簇,合成许多新的非天然的化合物的技术和方法(图 20-13)。

一、微生物组合生物合成的技术范畴

微生物组成生物合成主要包括两个技术范畴:①对原菌株进行遗传改造,利用基因克隆操作技术,对天然产物合成基因簇进行缺失、置换或插入等操作,获得重组菌株,产生所需的天然产物或结构类似物。例如,研究者将链霉菌中的红霉素合成基因(6-去氧红霉素内酯合成酶基因簇,DEBS)进行部分替换或敲除后,获得了多种新红霉素类似物;②它也可将不同来源的天然产物合成基因簇进行重组,通过微生物的异源表达构建新的合成代谢途径,产生批量的新型天然产物。例如从海洋软体动物分离到小单孢菌 ML1(*Micromonospora* sp.ML1)可以产生抗肿瘤抗生素 thiocoraline,但该菌生长缓慢,研究者将其 thiocoraline 生物合成相关基因簇在易于培养的变铅青链霉菌(*Streptomyces lividans*)实现了异源表达,以便于发酵生产。随着高通量测序技术和宏基因组分析技术的不断发展,许多之前尚未研究的化合物的代谢路线和合成基因陆续被发现,目前被鉴定的与微生物生物合成相关的基因簇已有 200 多种,比如聚酮合成酶(PKS)、非核糖体多肽合成酶(NRPS)、杂合的聚酮/非核糖体多肽合成酶(杂合 NRPS-PKS)等的基因簇。因此微生物组合生物合成技术将为药物的筛选和开发提供丰富的化合物资源。

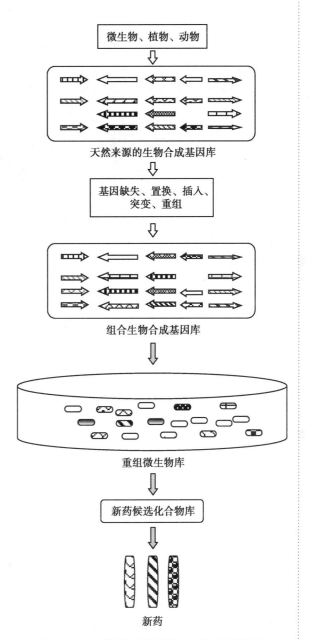

图 20-13　微生物组合生物合成技术的原理

二、微生物组合生物合成技术在药物合成的应用策略

目前主要采用的生物组合合成策略有:①沉默或缺失部分生物合成基因簇,在原宿主菌重建新的代谢物合成途径;②通过修饰部分生物合成基因或者外源导入其他相关基因簇,产生新的代谢产物;③代谢途径相关基因的异源重组或非宿主表达;④敲除或失活部分前体代谢途径关键酶,阻断前体代

谢途径,建立新的非前体代谢途径。与传统的提取和化学合成方法相比,微生物组合生物合成技术可以打破遗传学的限制,通过微生物异源宿主表达以及基因簇模块的替换、失活、突变与重组等技术手段高效、快速地获得大量新的非天然化合物,从而为新药开发提供了全新的资源库。

思 考 题

1. 谷氨酸发酵生产时需要控制的培养条件主要有哪些?
2. 与传统的化学合成相比,微生物转化技术在药物合成中的优势是什么?
3. 简述微生物组合生物合成的技术策略。

第二十章
目标测试

(邓祖军)

第二十一章

药物的抗菌试验

> **学习要求**
>
> 1. **掌握** 连续稀释法、琼脂扩散法的原理与方法。
> 2. **熟悉** 最低抑菌浓度与最低杀菌浓度的含义及测定方法；活菌计数法、苯酚系数测定法、棋盘格法、纸条试验、梯度平板纸条试验等的原理与方法。
> 3. **了解** 体外抗菌试验的用途及其影响因素；药物的体内抗菌试验。

第二十一章
教学课件

　　药物的**抗菌试验**（antimicrobial test）是体外或体内测定微生物对药物敏感程度的试验，目的在于检查药物的抗微生物效能，已广泛应用于科研、生产与临床，如抗菌药物的筛选、提取过程中的追踪、抗菌谱的测定、药物含量的测定、药物血浓度测定、指导临床用药的药敏试验等方面。药物抗菌试验包括体外抗菌试验与体内抗菌试验，体外抗菌试验优点是方法简便、需时短、用药量少，不需要动物与特殊设备；不足是没有体内复杂因素参与，有时与体内抗菌试验结果不一致，因此通常不能只根据体外试验结果确定一种药物是否有抗菌作用。一般先进行体外抗菌试验，若发现药物有抗菌作用，可再进行体内抗菌试验。

第一节　体外抗菌试验

　　体外抗菌试验（antimicrobial test *in vitro*），也称**药敏试验**（drug susceptibility test），主要用于体外筛选鉴定新药是否具有抗菌活性或体外测定微生物对药物的敏感程度，指导临床合理用药或监测细菌耐药性变迁，控制与预防耐药菌感染的发生与流行，并为临床经验用药提供依据。

　　体外抗菌试验包括用于区别药物是否具有抑菌或杀菌活性的抑菌试验；测定药物杀菌活性的杀菌试验；以及检查两种药物联合作用的联合抗菌试验等。抑菌即药物仅能抑制微生物生长繁殖，但不能杀灭微生物，除去药物后微生物又能生长；杀菌即药物可杀灭微生物，除去药物后，微生物不能再生长繁殖。抗菌药物抑制或杀灭病原微生物的能力为**抗菌活性**（antibacterial activity），一般同一药物在浓度低时呈抑菌活性，在浓度高时呈杀菌活性。药物的抑菌活性或杀菌活性是在一定条件下相对而言，与检测时药物的浓度、培养基的组成、温度、pH 及所用菌种、菌量等许多因素有关。

一、抑菌试验

　　体外抑菌试验是常用的抗菌试验，常用方法包括连续稀释法与琼脂扩散法。

　　1. 连续稀释法（serial dilution test）　可体外定量测定药物的抗菌作用，可测定药物的最低抑菌浓度（minimal inhibitory concentration，MIC），较琼脂扩散法精确，是最常用的体外抗菌试验方法。**MIC 是指药物能完全抑制某种微生物生长所需的最低浓度，一般以 µg/ml 或 U/ml 为单位，数值越小，则作用越强；**连续稀释法也可测定药物的最低杀菌浓度（minimal bactericidal concentration，MBC）。**MBC 是指药物能完全杀灭某种微生物生长所需的最低浓度，一般以 µg/ml 为单位，数值越小，作用越强。**按培养基的物理状态分液体培养基连续稀释法与固体培养基连续稀释法，均适用于细菌、真菌等试验菌的药敏试验。

（1）液体培养基连续稀释法（broth dilution method）：液体法的菌体与药物充分接触，结果比固体法更具有精确性与可重复性；其缺点是药液与培养基若不澄清，无法直接观察结果，须进一步试验才能确定 MIC 值。方法是在一系列试管中，将待检药物用合适的液体培养基作连续倍比稀释（常为双倍稀释），使药物浓度沿试管顺序依次成倍递减；然后于各管中各加入等量试验菌液，经一定时间培养后，观察各试管内液体浑浊情况，记录能抑制试验菌生长的最低药物浓度（即 MIC）（图 21-1）。

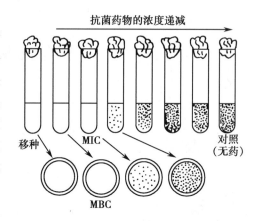

图 21-1　液体培养基连续稀释法示意图

在测定中草药煎剂时，由于有些煎剂颜色较深，肉眼不易分辨是否有效，因而须再于每管中取数环移种于适当培养基上，经培养后观察有无菌生长而决定之。

（2）固体培养基连续稀释法（agar dilution method）：可同时测定多个试验菌的 MIC，容易发现污染菌，不受药物颜色及浑浊度的影响，适于新抗菌药物筛选及评定新药的药效学试验；但固体法不易进行再培养而确定 MBC，固体法与液体法结果一般有较好一致性，但由于液体法可能使试验菌对药物较固体法更敏感一些，导致两法 MIC 有差别。固体法主要包括平板法与斜面法。

1）平板法：常用于非酵母样真菌的药敏试验及颜色深、透明度差的样品的抗菌作用测定。方法是将药物稀释成系列浓度，与琼脂培养基混合，制成一批药物浓度呈系列递减的平板。然后将含有一定量的试验菌液［约含 10^5 CFU（菌落形成单位）左右］以点种法接种于平板上；同时设无药空白平板对照，以及上市药物作为阳性对照，培养后观察结果。

2）斜面法：常用于须长时期培养的试验菌（如结核分枝杆菌）或避免孢子飞扬污染环境的真菌。方法是将系列浓度的各药物分别混入固体琼脂培养基中制成斜面，在斜面上接种定量试验菌，培养后观察斜面是否有菌生长，判断 MIC。

2. 琼脂扩散法（agar diffusion test）　主要用于体外定性测定药物抑制微生物生长的作用，具有方法简便、快速、技术要求不高、易掌握操作、可同时进行多样品或多菌株研究的特点，但精确度不高、试验过程中干扰因素较多，如受培养基质量、细菌接种量、药敏纸片质量、纸片含药的准确性与均匀性等诸多因素的影响较大。

原理是当药物在琼脂胶内向四周自由扩散，随着扩散距离的增加，抗菌药物的浓度呈对数减少，会形成药物浓度由高到低的自然梯度，即扩散中心浓度高而边缘浓度低，抑菌浓度范围内的试验菌不能生长，而抑菌浓度范围外的菌株则继续生长，从而在药物中心点的周围形成无菌生长的透明抑菌圈或抑菌距离。各种病原菌对抗菌药物的敏感性不同，同种病原菌的不同菌株对同一药物的敏感性也有差异，从而呈现大小不同的透明抑菌圈或抑菌距离。抑菌圈或抑菌距离的大小可反映试验菌对测定药物的敏感程度，与该药物的抑菌效应成正比，并与该药对试验菌的 MIC 呈负相关，即抑菌圈越大，MIC 越小。

方法是将试验菌加入琼脂培养基，混合倾注平板，或以无菌棉拭子蘸取试验菌液，均匀涂布于培养基表面，然后将抗菌药物加至培养基表面，培养适当时间（细菌 18~24 小时，酵母菌 48 小时），测量抑菌圈或抑菌距离大小。根据药物加入的方式不同，琼脂扩散法主要分为滤纸片法、打孔法、管碟法和挖沟法。

（1）滤纸片法（纸碟法）：是琼脂扩散法中最常用的方法，可在一个平板上测定多种药物或一种药物不同浓度对同一种试验菌的抗菌作用。该法适用于新药的初筛试验，初步判断药物是否有抗菌作用；及临床药敏试验，在一个平板上可进行一菌多药的测定，指导临床合理选择用药。

滤纸片分湿、干两种,可以在试验时用无菌纸片蘸取药物溶液制成湿纸片,也以预先做成含一定药物浓度的干燥纸片,一般来说预先做成的干燥纸片更实用、准确。制成含菌平板后,将蘸取药液的湿纸片或预先做成的含药物的干纸片置于平板上,培养后观察结果,若试验菌生长被抑制,纸片周围出现透明抑菌圈,量取抑菌圈直径以此判断试验药物抑菌作用的强弱(图21-2)。

1981年,WHO曾推荐Kirby-Bauer法(K-B法)作为标准化的药敏试验。K-B法基本原理同前面叙述滤纸片法,但须用统一的培养基(水解酪蛋白培养基)、菌液浓度、纸片质量、纸片含药量以及其他试验条件。结果判断以卡尺精确量取,据抑菌圈的直径大小判断该菌对药物是敏感(susceptible,S)、中介(intermediate,I)或耐药(resistant,R)。

(2)打孔法:适于药物血浓度的监测,血清用量少,敏感性高,操作简便。方法是在含菌平板上打孔,孔内加入不同浓度药液,经培养后观察抑菌圈。

(3)管碟法:加药量相对较多,适于中药的体外抗菌试验;方法与打孔法相同,只是将药液加到含菌平板上的小管内(详见第十九章第七节)。

(4)挖沟法:适用于在一个平板上测定一种药物对多种不同试验菌的抗菌作用。方法是先制备普通琼脂平板,并在平板上挖直沟,在沟内滴加药液,在沟两侧垂直划线接种各种试验菌。经过培养后观察沟两侧试验菌生长情况,根据沟两边所生长试验菌离沟的抑菌距离长短来判断药物对这些菌的抗菌作用强弱(图21-3)。由于沟槽加药量比较大,该法也适合中药提取物的体外抗菌试验。

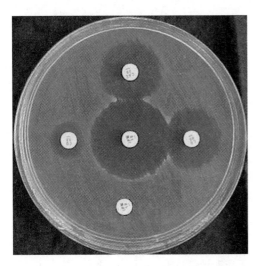

图21-2 滤纸片法检测药物的抗菌(大肠埃希菌)试验

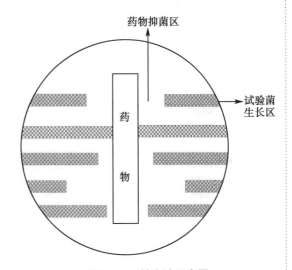

图21-3 挖沟法示意图

二、杀菌试验

1. 最低杀菌浓度测定 杀菌试验用以评价药物对微生物的致死活性。**最低杀菌浓度**指该药物能杀死细菌的最低浓度,也可称之为**最低致死浓度**(minimal lethal concentration,MLC)。利用测定最低抑菌浓度(MIC)以上各试验管培养物,分别取出0.1ml,分别转种于合适的琼脂培养基平板上,培养后平板上的细菌菌落数少于5个,或存活的菌数不多于原始接种数的0.1%的药物最低浓度即为该药物的MBC或MLC。

2. 杀菌曲线(killing-curves,KCs) 不同抗菌药物浓度的杀菌速度是药物杀菌作用的一个重要参数。在适当浓度的药物内加入定量的试验菌液(约含10^5 CFU)培养,每隔一定时间取样并稀释,用平板活菌计数法(plate viable counting method)计数长出的菌落数或菌落形成单位(colony forming unit,CFU),绘制活菌数的对数—时间曲线,即为杀菌曲线。杀菌曲线从存活的微生物数计算出药物对微生物的致死率。如果药物作用后,存活菌数很少,则可采用微孔滤膜过滤法测定,即用微孔滤膜过滤药物与试验菌的混合液,洗净药液,将滤膜放在平板上培养后计数菌落数。

3. 苯酚系数(phenol coefficient)测定法　简称酚系数,又称石炭酸系数,仅适用于酚类消毒剂杀菌效力的测定。是以苯酚为标准,在规定的试验条件下,作用一定时间,将待测的化学消毒剂与苯酚对伤寒沙门菌或金黄色葡萄球菌的杀菌效力相比较,所得杀菌效力的比值。苯酚系数是了解消毒剂杀菌效力的一种方法。

苯酚系数 = 消毒剂的杀菌稀释度/苯酚的杀菌稀释度

苯酚系数大于或等于 2 为合格。

现将测定的大致方法举例说明如下。将标准苯酚准确稀释为 1:90、1:100、1:110……,待测消毒剂准确稀释为 1:150、1:170、1:200……。分别取上述稀释液各 5ml(或 10ml)加入一系列无菌试管中,置于 20℃恒温水浴,使反应保持在 20℃下进行。各管内再加伤寒沙门菌培养液各 0.5ml,立即开始准确计时,在加菌后第 5、10、15 分钟,分别从管中取一接种环的混合液接种于一支 5ml(或 10ml)的肉汤培养基中,培养一定时间后,观察并记录结果。"+"为有菌生长,"−"为无菌生长(表 21-1)。

表 21-1　苯酚系数测定

待测物	浓度	作用时间/min		
		5	10	15
苯酚	1:90	−	−	−
	1:100	+	−	−
	1:110	+	+	−
消毒剂	1:150	−	−	−
	1:170	−	−	−
	1:200	−	−	−
	1:225	−	−	−
	1:250	+	−	−
	1:275	+	+	−

根据 5 分钟不能杀菌,10 分钟能杀菌的最大稀释度为标准来计算,则:

苯酚系数 =250/100=2.5

或根据 3 个相同杀菌结果的稀释度比值的平均值来计算,则:

苯酚系数 =(225/90+250/100+275/110)/3=2.5

苯酚系数越大,则被测消毒剂的效力越高。但苯酚系数的应用有一定局限性,因为某一消毒剂对伤寒沙门菌的苯酚系数的大小并不能完全代表它对其他菌作用的强弱。另外,苯酚系数法还有以下一些缺点:①有机物存在时消毒剂失去活性;②消毒剂可能对组织有毒性;③随温度变化而影响测定结果;④只适用于同类消毒剂的杀菌效力测定,对非酚类、季铵盐及不稳定的次氯酸盐等均不能给予正确评价。

三、联合抗菌试验

在药学工作中,常需检查两种或两种以上抗菌药物在联合应用时的相互作用以及抗菌药物与不同 pH 或不同离子溶液的相互影响。例如,在制药工业中,为了得到抗菌增效的配方,常进行两种或两种以上的抗菌药物复方制剂的筛选;中成药配方中常有多种抗菌药材;联合用药更重要的是在临床应用,如用于尚未确定是何种细菌引起的急、重症感染的经验治疗及多种细菌引起的混合感染等情况。抗菌药物联合作用的效果有四种:如加强药物抗菌作用的为**协同**(synergism);减弱药物作用的为**拮抗**(antagonism);相互无影响的为**无关**(indifference);作用为两者之和的为**累加**(addition)。联合抗菌试验的方法包括棋盘稀释法、纸条试验、琼脂扩散纸片法与梯度平板纸条试验等。

1. 棋盘稀释法(check board dilution test)　是目前常用的联合抗菌试验的定量方法。由于在试验时,含两种不同浓度药物的试管或平板排列呈棋盘状而得名,用以评价两种药物同时用不同浓度进行联合试验时的抗菌活性。棋盘法的主要优点在于甲、乙两药的每个药物浓度都有单独与另一个药物不同浓度的联合,因此能精确测定两种抗菌药物在适当浓度的比例下所产生的相互作用。

可根据培养基的物理状态分为液体培养基稀释法和固体培养基稀释法,具体操作同连续稀释法。首先分别测定联合药物如 A 药和 B 药的各自对供试菌的 MIC,以确定药物联合测定的药物稀释度。一般选择 6~8 个稀释度,每种药物最高浓度为其 MIC 的 2 倍,然后分别依次倍比稀释到其 MIC 的 1/32~1/8。A 药各稀释度按横排定量加入各管,B 药各稀释度定量按纵列加入,两药同时作单独抗菌试验对照。然后加入定量菌液,经培养后观察结果。

棋盘稀释法的结果用部分抑菌浓度(fractional inhibitory concentration,FIC)及 FIC 指数来评价。FIC 又称联合抑菌分数(fractional inhibitory combination),指某一药在联合前后所测得的 MIC 比值,可根据 FIC 指数来评价两抗菌药物联合作用时所产生的效果。如两种待测药为 A、B,则

FIC(A)=A 药与 B 药联合试验时 A 药的 MIC/A 药单独试验时的 MIC

FIC(B)=B 药与 A 药联合试验时 B 药的 MIC/B 药单独试验时的 MIC

所谓 FIC 指数(FIC index),指二药各自的 FIC 之和,即,FIC 指数 =FIC(A)+FIC(B)。

从上式可见,如 FIC 指数 <1,表示两药联合使用时比单独试验的抑菌作用要强。FIC 指数值越小,则联合抗菌作用越强。表 21-2 所列数据可供分析联合效应参考。

表 21-2　FIC 指数与联合抗菌效应

FIC 指数	联合抗菌效应	FIC 指数	联合抗菌效应
<0.5	协同	1~2	无关
0.5~1	累加	>2	拮抗

2. 纸条试验(paper strip test)　即在已接种试验菌的平板表面垂直放置两条各浸有一种药液的滤纸条,培养后根据抑菌区的加强、减弱或无影响来判断其在联合应用时的效应(图 21-4)。

3. 琼脂扩散纸片法　原理同纸条试验,即在已接种试验菌的平板表面放置含不同药物的两张滤纸片,间距为 3~5mm,培养后按各自抑菌圈形状来判断两种抗菌药物联合时对受试菌株的作用情况。

4. 梯度平板纸条试验(paper strip-gradient plate test)　须先制备含药的梯度平板。梯度平板的制备是先将琼脂培养基倒入平皿,平皿斜置待凝,再将平板放置水平,加入含抗菌药物的琼脂培养基。在重叠的双层平板中含有梯度浓度的抗菌药物,自高浓度(+)至低浓度(-)依次递减(图 21-5)。要求其抑菌浓度的位置约处于平板的一半。将试验菌悬液涂布于平板表面,取滤纸条浸透另一待检药液,按梯度平板中药物浓度递减的方向置于平板表面。培养后,如该待检药液对平板内的药物有加强作用,则可见沿纸条两边的抑菌区被扩大。

四、体外抗菌试验的影响因素

体外抗菌试验必须严格控制试验条件,使其尽可能标准化。

1. 试验菌　在抗菌试验中所用试验菌根据需要选用细菌、真菌,必要时也可选择其他类微生物,一般应包括标准菌株与试验菌株。标准菌株来自专门的供应机构,我国由中国医学细菌保藏管理中

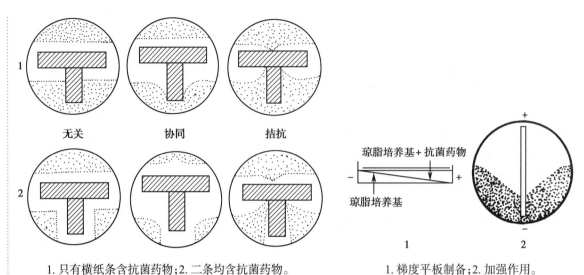

1. 只有横纸条含抗菌药物;2. 二条均含抗菌药物。

图 21-4　联合作用的纸条试验示意图

1. 梯度平板制备;2. 加强作用。

图 21-5　纸条梯度平板试验

心（National Center for Medical Culture Collections,CMCC）供应。试验菌须合理保藏,不得有杂菌污染,不宜传代多次、使用之前应加以纯化并经形态、生化、血清学及分子生物学等方面的鉴定;试验菌株应处于对数生长期,因为此期的微生物对外界因素变化最敏感;试验结果的灵敏度在一定程度上与试验菌的接种量成反比,故应选用适宜的接种量。

2. 培养基　培养基的质量须加以控制。按各试验菌的营养要求进行选择配制,严格控制各种原料、成分的质量及培养基的配制过程;不能含有降低药物活性的成分或对抗物。培养基的酸碱度、电解质、还原性物质等均可影响试验结果,试验时应尽可能排除各种影响试验结果因素的掺入。经无菌检查合格后使用。

3. 抗菌药物　药物的物理状态、浓度、溶解度、pH、稀释方法及是否含有的其他成分均可影响试验结果,必须精确配制。固体药物应配制成溶液使用,有些不溶于水的药物须用少量有机溶剂或碱先行溶解,再用缓冲液或无菌注射用水稀释成合适浓度,如氯霉素及红霉素须用少量乙醇溶解。药液的pH 应尽量接近中性,能保持药物的稳定性而又不致影响试验菌的生长。中药制剂内往往含有鞣质,且具有特殊色泽,影响结果的判断。

4. 对照试验　为确保试验结果的科学性和准确性,试验时应同时进行各种对照试验。①试验菌对照:在无药情况下,应能在培养基内正常生长;②已知药物对照:已知抗菌药对标准的敏感菌株应出现预期的抗菌效应,对已知的抗药菌应不出现抗菌效应;③溶剂及稀释液对照:抗菌药物配制时所用的溶剂及稀释液应无抗菌作用。

在实际工作中,往往可见在体外试验有作用的药物,进入机体后由于各种原因而失效,有的药物毒性很大也不能用于临床。

第二节　体内抗菌试验

药物的体外抗菌试验是在培养基上,即在相对的静止条件下进行的,只能说明药物对试验菌的直接抑菌或杀菌作用。在体外呈现抗菌作用的药物可能由于毒性大或体内复杂因素的影响如代谢动力学等原因,在体内抗菌效果不佳。因此,对于体外试验初步认为有抗菌作用的药物需进一步进行体内试验。

药物的体内抗菌试验（antimicrobial test *in vivo*）是抗菌药物治疗筛选的基本操作技术,是以动物如小白鼠、豚鼠、家兔等制成感染病理模型,通过观察药物、试验菌、宿主三者相互作用的动态条件,了解药物及其代谢中间产物或最终产物对感染动物是否有疗效并评估其毒副作用。体内试验不仅可测定药物的敏感性,还可测定包括影响药物治疗的其他变化因素,如宿主反应、药物到达感染部位的能力、药物的灭活等。如果在体内也有效,且毒性不大,才有可能过渡到临床使用。另外,许多体外无抗菌作用的中草药用于体内治疗感染时可能会有较好疗效。

体内试验的结果与动物的种属、菌株的毒力、接种菌量和感染途径密切相关,进行试验时应注意。

一、实验动物

实验动物合格的三个特殊要求:①人工培育,遗传背景清楚;②生活环境设施应达国标中的等级标准;③专门用于科研、教学、生产、检定、实验等。实验动物种类包括小鼠、大鼠、豚鼠、兔、犬、猫、猴等。选用与实验模型要求相适应的实验动物,如种属、年龄、体重、性别、生理及健康状况等。常用动物为健康小鼠,体重为 18~22g。

采用均衡随机法将实验动物(一般雌雄各半)分组,每组样本量的确定一般是:小动物如小鼠、大鼠 10~30 只,计量资料≥10 只,计数资料≥30 只;中等动物如兔、豚鼠 8~12 例,计量资料≥6 只,计数资料≥20 只;大动物如犬、猫、猴 5~15 只。

二、试验菌

根据所试验药物的抗菌作用特点,选择中国医学细菌保藏管理中心专门提供的标准菌株、质控菌株和近期临床分离的致病力较强的菌株,包括革兰氏阳性菌和革兰氏阴性菌。常用菌株有金黄色葡萄球菌、伤寒沙门菌、福氏志贺菌、大肠埃希菌、铜绿假单胞菌、粪肠球菌、肺炎链球菌、流感嗜血杆菌、肺炎克雷伯菌、变形杆菌与脆弱拟杆菌等。测定广谱抗生素时,试验菌株应包括金黄色葡萄球菌与革兰氏阴性菌各 1~2 株。测定创新药时,革兰氏阳性菌和革兰氏阴性菌均须试验 2 种以上。

接种的细菌须来自新鲜的斜面,并接种至肉汤培养基,恒温(细菌一般为 37℃)培养一定时间,生理盐水洗涤,离心除去培养基后可得到试验菌体。

三、感染模型

感染途径的选择:动物感染模型分为全身感染和局部感染模型。腹腔感染模型是国内外常用的动物全身感染模型,方法简便、重复性好。静脉感染模型比腹腔感染模型应用少,可作为新药深入研究时评价的指标之一。局部感染模型与临床感染近似,包括皮肤创伤感染模型、呼吸系统感染模型、泌尿系统感染模型等,给不同疗效、不同剂型及不同用药途径的新药疗效予以客观评价。

感染剂量的确定:以不同浓度的试验菌感染实验动物,测出试验菌对动物致死的 100% **最小致死量**(minimal lethal dose, MLD),即全组受试动物全部死亡的最低试验菌剂量或浓度,以相当于 100% 最小致死量的菌液浓度作为感染菌量感染动物,建立感染模型。

四、抗菌治疗

1. 选择药物的使用剂量　　先将药物配成一定浓度的溶液,再用两倍稀释法配成高、中、低 3 个浓度梯度。药物治疗剂量的确定有以下几种方法。①通过预试验找出最小有效量,再做正式试验,预试验应以等效剂量为标准进行,正式试验时常常以等效剂量作为中剂量,大、中、小剂量差为 2~3 的等比级数为宜;②根据临床用量的体重计算(常用):根据人用剂量按体重计算;③根据临床等效剂量计算:根据体表面积折算法在同等体表面积单位时的剂量;④根据动物半数致死量(LD$_{50}$)计算:可用其 1/20~1/10 作为有效剂量进行预试验;⑤还可根据文献估计剂量等。

2. 选择药物的使用时间、给药途径与次数　　一般于感染后即刻和感染后 6 小时,口服、尾静脉注射或皮下注射等方法给予不同浓度的药物。

3. 设置合理的对照组　①正常对照组:即未感染组;②感染模型对照组:即给感染动物等体积生理盐水,不给药物治疗;③阳性药物对照组:即给感染动物上市销售的已知公认有效的同类抗菌药物治疗,以此作对比研究。

五、药物的体内药效评价

观察试验感染病原菌与给药后的状况及反应,包括外观、活动、食欲、体温、体重、局部反应、血液学指标、病变程度、细菌培养结果、含菌量、生存时间与死亡率等,连续观察 7 日,记录各组动物的死亡数。药物对感染动物的保护作用以半数有效量(50% effective dose,ED_{50})表示,ED_{50} 为对 50% 的实验动物有效时对应的药物剂量。按 Bliss 法计算各感染菌的药物 ED_{50} 及 95% 置信区间。药物的 ED_{50} 越小,体内药效越高。药物的治疗价值可用治疗指数衡量。治疗指数 = LD_{50}/ED_{50},治疗指数越大,表明药物的毒性小,疗效大,临床应用的价值也可能越高;但治疗指数高者不一定绝对安全,如几乎无毒性的青霉素仍有可能引起过敏性休克的可能。

案例

菌群失调症

患者男,48 岁,因咳嗽、咽痛、流鼻水、发热,自行服用乙酰螺旋霉素、银翘片、感冒清、大青叶、感冒片等 10 日无效后,在私人诊所改用氨苄西林、庆大霉素静脉滴注 7 日后,咽痛消失,但继而恶心、呕吐、腹泻为水样便,每日 10 余次,但无腹痛,转入市医院治疗,粪便镜检发现白念珠菌。

案例解析-
菌群失调症

问题
1. 该患者可能的疾病是什么？解释其产生的原因。
2. 为了预防这种病症的出现,在治疗的过程如何做到科学合理用药？

思　考　题

1. 常见的体外抗菌试验方法有哪些？
2. 简述体外抗菌试验的影响因素。
3. 简述体内抗菌试验的影响因素。

第二十一章
目标测试

(邓祖军)

第二十二章

药品的微生物学质量控制

学习要求

1. **掌握** 一般无菌药品的无菌检查和非无菌药品的微生物限度检查方法。
2. **熟悉** 药品生产中防止微生物污染的主要措施。
3. **了解** 药品中微生物的来源和微生物引起的药物变质。

第二十二章
教学课件

第一节 药品生产中的微生物污染

微生物的污染及其预防是药物生产和贮藏中的重要问题。药品质量受到外界环境和原料质量的影响,在药物原料中以及在药物制剂的生产过程中均有微生物污染的可能。这些污染药品的微生物,如果遇到适宜的环境就能生长繁殖,一方面可能促使药物变质,影响药品的质量,甚至使其失去疗效;另一方面对患者可引起不良反应,或因是病原性微生物而引起感染,甚至危及生命。因此,在药品生产中应予以重视,同时在药品的质量管理中必须严格进行药品的微生物学检查,以保证药品达到相应的标准。

一、药品中微生物的来源

药品中的微生物主要来自制剂生产所处的环境、设备、药物原料、操作人员及包装材料与容器等。

1. 空气中的微生物 空气虽不是微生物生长繁殖的良好环境,但是一般的大气环境仍存在数量不少的细菌、霉菌和酵母菌等。在药品的生产过程中,如果不采取适当的措施,微生物就会污染药品。

药品的类型不同,生产场所空气中所含有的微生物数量的限度规定也不相同。无菌药品生产的洁净区分为 A、B、C、D 四个级别,灌装区等高风险操作区应在环境洁净度 B 级背景下的局部洁净度 A 级单向流操作台(罩)中进行;生产口服及外用药物的操作区空气洁净度参照无菌制剂的 D 级。

2. 水中的微生物 水在制药工业中至关重要,也是药品中微生物的重要来源。除在配制各类制剂时需要用水外,在洗涤及冷却过程中均涉及水。因此,用于生产的水必须符合药品生产的规定。

3. 人体中的微生物 人的体表与外界相通的腔道(如口腔、鼻咽腔、肠道、泌尿生殖道等)中都存在不同种类和数量的微生物。在药品生产过程中,操作人员若不注意或个人卫生状况欠佳时就可能将其所携带的微生物转移给药品。因此,为了保证药品的质量,操作人员除要求健康、无传染病及不携带致病菌外,还必须保持良好的个人卫生习惯。在制药过程中要求戴口罩,清洗和消毒双手,穿上专用工作衣帽才能进行操作,以减少微生物的污染。

4. 土壤中的微生物 土壤中含微生物最多,植物药材(特别是根类),常带有土壤微生物。用晾晒、烘烤的方法使药材充分干燥可减少微生物的生长繁殖。

5. 原料和包装物 天然来源的未经处理的原料,常含有各种各样的微生物,如动物来源的明胶、脏器,植物来源的阿拉伯胶、琼脂和中药药材等。事先或在制药过程中加以消毒处理可以减少微生物。如制成糖浆剂可造成高渗环境防止微生物生长;酊剂、浸膏制剂则利用乙醇的杀菌作用以减少微生物的污染;原料的储藏环境以干燥为好,减少药材的湿度可防止微生物的繁殖。

包装材料包括包装用的容器、包装纸、运输纸箱等,应按不同要求考虑消毒和合理封装。原则是尽量减少微生物污染。

6. 厂房建筑和制药设备　生产部门所有房屋包括厂房、车间、库房、实验室都必须清洁和整齐。建筑物的结构和表面应不透水,表面平坦均匀,便于清洗,要使微生物的生长处于最低限度。设备、管道均应易于拆卸,便于清洁和消毒。

二、微生物引起的药物变质

存在于药物中的微生物,如果遇到适宜的条件就能生长繁殖,使药物发生变化,这种变化可引起药物变质失效。

1. 药物变质的判断　根据下列情况可判断药物是否已发生变质:①病原微生物的存在;②微生物已死亡或已被排除,但其毒性代谢产物仍然存在;③产品发生可被觉察的物理或化学的变化;④口服及外用药物的微生物总数超过规定的数量;⑤无菌制剂中发现有微生物的存在。

2. 药物变质的外在表现　严重的污染或微生物大量繁殖引起药物变质,主要有以下几种现象:①药物产生使人讨厌的味道和气体;②产生微生物色素,黏稠剂和悬浮剂的解聚使黏度下降,悬浮物沉淀;③在糖质的药品中可形成聚合性的黏稠丝;④变质的乳剂有团块或沙粒感;⑤累积的代谢物改变药物的pH;⑥代谢产生的气体泡沫在黏稠的成品中积累引起塑料包装鼓胀。

3. 药物变质的结果　由于微生物的污染而引起的药物变质,主要决定于被污染药物本身的一些特点,如化学结构、物理性质以及微生物的污染量等。

变质的药品引起感染:无菌制剂(如注射剂)不合格或使用时污染,可引起感染或败血症。如铜绿假单胞菌污染的滴眼剂可引起严重的眼部感染;被污染的软膏和乳剂能引起皮肤病和烧伤患者的感染;消毒不彻底的冲洗液能引起尿路感染等。

药物理化性质的改变而引起药物失效:许多药物可被微生物作用后发生降解,失去疗效。如阿司匹林可被降解为有刺激性的水杨酸;青霉素、氯霉素可被产生钝化酶的微生物(抗药菌)降解为无活性的产物。

药物中的微生物产生有毒的代谢产物:药物中含有易受微生物污染的组分,如许多表面活性剂、湿润剂、混悬剂、甜味剂、香味剂、药物组分等均是微生物易作用的底物,易被降解利用而产生一些有毒的代谢产物,如大型输液中由于存在热原质可引起急性发热性休克。

第二节　药品生产中防止微生物污染的措施

微生物可能通过药物生产中的多种渠道引起药物污染,如原料、环境、工作人员卫生状况、操作方法、厂房建筑、包装材料等均与药物变质密切相关。另外,不当的药物储存、运输和使用方式,也可能引起微生物的污染。因此,防止微生物污染药物的措施主要有如下几个方面。

一、加强药品生产管理

目前我国和世界上一些较先进的国家都已实施药品生产质量管理规范(Good Manufacturing Practice,GMP)制度。GMP目标中特别强调了要防止药品受到污染或交叉污染,而微生物污染是最主要的污染形式。有效控制微生物污染,是药品GMP的首要目的。GMP规范中对厂房与设施、设备与物料等均有严格的规定,以防止微生物污染。

二、进行微生物学检验

在药品生产过程中,应按规定进行各项微生物学检验,例如对注射剂等无菌制剂进行无菌检查、对非无菌药品进行微生物限度检查、对注射剂进行热原质检查等。通过各项检验来评价药物被微生物污染与损害的程度,控制药品的质量。

三、使用合格的防腐剂

加入防腐剂保存药物,以限制药品中微生物的生长繁殖,同时减少微生物对药物的损坏作用。一种理想的防腐剂应具备如下要求:①有良好的抗菌活性;②对人没有毒性或刺激性;③具有良好的稳定性;④不受处方其他成分的影响。

目前,常用的防腐剂主要有尼泊金酯、苯甲酸、山梨酸、季铵盐、氯己定等。《中国药典》(2020年版)四部通则1121抑菌效力检查法,用于测定无菌及非无菌制剂的抑菌活性,可指导生产企业在研发阶段确定制剂中抑菌剂的浓度。此外,还应有合格的包装材料和合理的储存方法。

四、药品生产的 GMP 验证

GMP 验证的目的是保证药品的生产过程和质量管理以正确的方式进行,并证明这一生产过程是准确和可靠的,且具有重现性,能保证最后得到符合质量标准的药品。验证管理规范(Good Validation Practice,GVP)的产生与发展,使药品 GMP 实施推向了一个崭新的阶段。新药开发、药品生产和药品检验过程都需要进行验证。

灭菌工艺的验证是 GMP 验证的主要内容。在 GMP 实施中,药品生产过程的消毒灭菌是重要的环节,《中国药典》(2020年版)四部通则1421灭菌法收载了湿热灭菌法、干热灭菌法、辐射灭菌法、气体灭菌法、过滤除菌法、液相灭菌法、气相灭菌法等。可根据被灭菌物品的特性采用一种或多种方法组合灭菌。只要物品允许,应尽可能选用最终灭菌法灭菌。灭菌物品的无菌保证不能依赖于最终产品的无菌检验,而是取决于生产过程中采用合格的灭菌工艺、严格的 GMP 管理和良好的无菌保证体系。灭菌工艺的确定应综合考虑被灭菌物品的性质、灭菌方法的有效性和经济性、灭菌后物品的完整性和稳定性等因素。在采用任何一种灭菌工艺前,都必须对待灭菌物品的适用性及药品效果进行验证,特别是对无菌药品,灭菌程序的验证是无菌保证的必要条件。灭菌程序应定期进行再验证。嗜热脂肪芽孢杆菌(*Bacillus stearothermoplilus*)的芽孢是常用于湿热灭菌验证的生物指示剂,而干热灭菌验证则常用枯草杆菌(*Bacillus subtilis*)的芽孢作为生物指示剂。

第三节　药品的微生物学检查

药品的微生物学检查主要包括无菌检查和微生物限度检查。《中国药典》(2020年版)四部通则中,制剂通则和品种项下对不同的药品有不同规定,各种注射剂、眼用制剂、植入剂、冲洗剂等都必须保证无菌;散剂、凝胶剂、软膏剂、搽剂、洗剂、涂膜剂、鼻用制剂、气雾剂、喷雾剂分别执行无菌或微生物限度标准。《中国药典》(2020年版)四部中,通则1101系无菌检查法;微生物限度检查法分为三个通则,包括1105微生物计数法、1106控制菌检查法、1107非无菌药品微生物限度标准;通则9201至9208和9301对药品微生物检验替代方法验证、非无菌产品微生物限度检查、药品微生物实验室质量管理、微生物鉴定、药品洁净实验室微生物监测和控制、无菌检查用隔离系统验证和应用、灭菌用生物指示剂、生物指示剂耐受性检查法以及注射剂安全性检查法应用等都分别给出了指导原则。

一、无菌产品的无菌检查

无菌检查法（sterility test）系用于检查药典要求无菌的药品、生物制品、医疗器械、原料、辅料及其他品种是否无菌的一种方法。若供试品符合无菌检查法的规定，仅表明了供试品在该检验条件下未发现微生物污染。

无菌检查应在无菌条件下进行，试验环境必须达到无菌检查的要求，检验全过程应严格遵守无菌操作，防止微生物污染，防止污染的措施不得影响供试品中微生物的检出。单向流空气区域、工作台面及受控环境应定期按医药工业洁净室（区）悬浮粒子、浮游菌和沉降菌的测试方法的现行国家标准进行洁净度确认。隔离系统应定期按相关的要求进行验证，其内部环境的洁净度须符合无菌检查的要求。日常检验需对试验环境进行监测。药品的无菌检查法主要包括直接接种法（direct inoculation）和薄膜过滤法（membrane filtration）。只要供试品性质允许，应采用薄膜过滤法。

（一）培养基

硫乙醇酸盐流体培养基主要用于厌氧菌的培养，也可用于需氧菌培养；胰酪大豆胨液体培养基适用于真菌和需氧菌的培养；在培养基灭菌或使用前加入适宜的中和剂、灭活剂或表面活性剂，可制成选择性培养基；与无菌检查有关的还有 0.5% 葡萄糖肉汤培养基、胰酪大豆胨琼脂培养基、沙氏葡萄糖液体培养基、沙氏葡萄糖琼脂培养基、马铃薯葡萄糖琼脂培养基等。各种培养基应符合无菌检查及灵敏度检查的要求。在无菌试验过程中，若须使用表面活性剂、灭活剂、中和剂等试剂，应证明其有效性且对微生物无毒性。

（二）试验菌株

1. 菌种　无菌检查用菌株包括金黄色葡萄球菌（*Staphylococcus aureus*）［CMCC（B）26003］、大肠埃希菌（*Escherichia coli*）［CMCC（B）4402］、铜绿假单胞菌（*Pseudomonas aeruginosa*）［CMCC（B）1004］、枯草杆菌（*Bacillus subtilis*）［CMCC（B）63501］、生孢梭菌（*Clostridium sporogenes*）［CMCC（B）64941］、白念珠菌（*Candida albicans*）［CMCC（F）98001］、黑曲霉（*Aspergillus niger*）［CMCC（F）98003］。

试验用菌株应采用适宜的菌种保藏技术保存和确认，传代次数不得超过 5 代（从菌种保存中心获得的干燥菌种为第 0 代）。培养基无菌检查及灵敏度检查的菌株为以上除大肠埃希菌外的 6 种菌；方法适用性试验的菌株为以上除铜绿假单胞菌外的 6 种菌。

2. 菌液制备　接种金黄色葡萄球菌、大肠埃希菌、铜绿假单胞菌、枯草杆菌的新鲜培养物至胰酪大豆胨液体或胰酪大豆胨琼脂培养基上，接种生孢梭菌的新鲜培养物至硫乙醇酸盐流体培养基中，30~35℃培养 18~24 小时；接种白念珠菌的新鲜培养物至沙氏葡萄糖液体或沙氏葡萄糖琼脂培养基，20~25℃培养 2~3 日。上述培养物用 pH 7.0 灭菌氯化钠-蛋白胨缓冲液或 0.9% 无菌氯化钠溶液制成每 1ml 含菌数小于 100cfu（菌落形成单位）的菌悬液。接种黑曲霉的新鲜培养物至沙氏葡萄糖琼脂斜面培养基或马铃薯葡萄糖琼脂培养基上，20~25℃培养 5~7 日或直接获得丰富的孢子，加入 3~5ml 含 0.05%（ml/ml）聚山梨酯 80 的 pH 7.0 灭菌氯化钠-蛋白胨缓冲液或 0.9% 无菌氯化钠溶液，将孢子洗脱。然后，采用适宜的方法吸出孢子悬液至无菌试管内，用含 0.05%（ml/ml）聚山梨酯 80 的 pH 7.0 灭菌氯化钠-蛋白胨缓冲液或含 0.05%（ml/ml）聚山梨酯 80 的 0.9% 无菌氯化钠溶液制成每 1ml 含孢子数小于 100cfu 的孢子悬液。菌悬液若在室温下放置，一般应在 2 小时内使用，若保存在 2~8℃可在 24 小时内使用。黑曲霉孢子悬液可保存在 2~8℃，在验证过的贮存期内使用。

（三）稀释液、冲洗液及其制备方法

稀释液、冲洗液常用 0.1% 无菌蛋白胨水溶液和 pH 7.0 无菌氯化钠-蛋白胨缓冲液，根据供试品的特性，也可选用其他经验证过的适宜溶液作为稀释液、冲洗液（如 0.9% 无菌氯化钠溶液）。如需要，

可在上述稀释液或冲洗液灭菌前或灭菌后加入表面活性剂或中和剂等。稀释液、冲洗液配制后应采用验证合格的灭菌程序灭菌。

（四）方法适用性试验

进行产品无菌检查时，应进行方法适用性试验，以确认所采用的方法适合于该产品的无菌检查。若检验程序或产品发生变化可能影响检验结果时，应重新进行方法适用性试验。方法适用性试验按"供试品的无菌检查"的规定及下列要求进行操作。对每一试验菌应逐一进行方法确认。

1. 薄膜过滤法　按供试品的无菌检查要求，取每种培养基规定接种的供试品总量采用薄膜过滤法过滤冲洗，在最后一次的冲洗液中加入不大于 100cfu 的试验菌，过滤。加培养基至滤筒内。接种含金黄色葡萄球菌、大肠埃希菌、生孢梭菌的滤筒内加硫乙醇酸盐流体培养基，接种枯草杆菌、白念珠菌和黑曲霉的滤筒内加胰酪大豆胨液体培养基。另取一装有同体积培养基的容器，加入等量试验菌，作为对照。置规定温度培养，培养时间不得超过 5 日。

2. 直接接种法　取符合直接接种法培养基用量要求的硫乙醇酸盐流体培养基 6 管，分别接入不大于 100cfu 的金黄色葡萄球菌、大肠埃希菌、生孢梭菌各 2 管；取符合直接接种法培养基用量要求的胰酪大豆胨液体培养基 6 管，分别接入不大于 100cfu 的枯草杆菌、白念珠菌、黑曲霉各 2 管。其中 1 管按供试品的无菌检查要求接入每支培养基规定的供试品接种量，另 1 管作为对照，置规定的温度培养，培养时间不得超过 5 日。

3. 结果判断　与对照管比较，如含供试品各容器中的试验菌均生长良好，则说明供试品的该检验量在该检验条件下无抑菌作用或其抑菌作用可以忽略不计，照此检查方法和检查条件进行供试品的无菌检查。如含供试品的任一容器中的试验菌生长微弱、缓慢或不生长，则说明供试品的该检验量在该检验条件下有抑菌作用，应采用增加冲洗量、增加培养基的用量、使用中和剂或灭活剂、更换滤膜品种等方法，消除供试品的抑菌作用，并重新进行方法适用性试验。

方法适用性试验也可与供试品的无菌检查同时进行。

（五）供试品的无菌检查

采用方法适用性试验确认的方法进行供试品无菌检查。

1. 检验数量　检验数量是指一次试验所用供试品最小包装容器的数量。出厂产品和上市产品分别按药典规定进行检验。例如，批产量大于 100 个且小于等于 500 个的注射剂出厂产品的每种培养基最少检验数量为 10 个。最少检验数量不包括阳性对照试验的供试品用量。若供试品每个容器内的装量不够接种两种培养基，则最少检验数量应加倍。

2. 检验量　检验量是指供试品每个最小包装接种至每份培养基的最小量（见表 22-1）。若每支（瓶）供试品的装量按规定足够接种两种培养基，则应分别接种硫乙醇酸盐流体培养基和胰酪大豆胨液体培养基。采用薄膜过滤法时，只要供试品特性允许，应将所有容器内的全部内容物过滤。

表 22-1　供试品的最少检验量

供试品	供试品装量	每支供试品接入每种培养基的最少量
液体制剂	$V \leq 1ml$	全量
	$1ml \leq V \leq 40ml$	半量，但不得少于 1ml
	$40ml < V \leq 100ml$	20ml
	$V > 100ml$	10%，但不少于 20ml
固体制剂	$M < 50mg$	全量
	$50mg \leq M < 300mg$	半量，但不得少于 50mg
	$300mg \leq M \leq 5g$	150mg
	$M > 5g$	500mg
		半量（生物制品）

续表

供试品	供试品装量	每支供试品接入每种培养基的最少量
生物制品的原液及半成品		半量
医疗器械	外科用敷料棉花及纱布	取 100mg 或 1cm×3cm
	缝合线、一次性医用材料	整个材料[a]
	带导管的一次性医疗器具(如输液袋)	二分之一内表面积
	其他医疗器械	整个器具[a](切碎或拆散开)

注:[a] 如果医用器械体积过大,培养基用量可在 2 000ml 以上,将其完全浸没。

3. 阳性对照　应根据供试品特性选择阳性对照菌:①无抑菌作用及抗革兰氏阳性菌为主的供试品,以金黄色葡萄球菌为对照菌;②抗革兰氏阴性菌为主的供试品以大肠埃希菌为对照菌;③抗厌氧菌的供试品,以生孢梭菌为对照菌;④抗真菌的供试品,以白念珠菌为对照菌。

阳性对照试验的菌液制备同方法适用性试验,加菌量不大于 100cfu,供试品用量同供试品无菌检查时每份培养基接种的样品量。阳性对照管培养不超过 5 日,应生长良好。

4. 阴性对照　供试品无菌检查时,应取相应溶剂和稀释液、冲洗液同法操作,作为阴性对照。阴性对照不得有菌生长。

5. 供试品处理及接种培养基　操作时,用适宜的消毒液对供试品容器表面进行彻底消毒。

(1)薄膜过滤法:水溶性供试液过滤前,一般应先用少量的冲洗液过滤,以湿润滤膜。油类供试品,其滤膜和过滤器在使用前应充分干燥。应注意保持供试品溶液及冲洗液覆盖整个滤膜表面。若需要用冲洗液冲洗滤膜,每张滤膜每次冲洗量为 100ml,总冲洗量一般不超过 500ml,最高不得超过1 000ml,以避免滤膜上的微生物受损伤。

根据供试品特性采用不同的处理方法。对于水溶液供试品,取规定量,直接过滤,或混合至含不少于 100ml 适宜稀释液的无菌容器中,混匀,立即过滤。如供试品具有抑菌作用,须用冲洗液冲洗滤膜,冲洗次数一般不少于 3 次,所用的冲洗量、冲洗方法同方法适用性试验。非水溶性制剂供试品可直接过滤;或混合溶于含聚山梨酯 80 或其他适宜乳化剂的稀释液中充分混合后立即过滤。除生物制品外,一般样品冲洗后,1 份滤器加入 100ml 硫乙醇酸盐流体培养基,1 份滤器加入 100ml 胰酪大豆胨液体培养基。生物制品样品冲洗后,2 份滤器加入 100ml 硫乙醇酸盐流体培养基,1 份滤器加入100ml 胰酪大豆胨液体培养基。

(2)直接接种法:适用于无法用薄膜过滤法进行无菌检查的供试品,即取规定量供试品分别等量接种至硫乙醇酸盐流体培养基和胰酪大豆胨液体培养基中。除生物制品外,一般样品无菌检查时两种培养基接种的支(瓶)数相等;生物制品无菌检查时硫乙醇酸盐流体培养基和胰酪大豆胨液体培养基接种的支(瓶)数为 2∶1。除另有规定外,每个容器中培养基的用量应符合接种的供试品体积不得大于培养基体积的 10%,同时,硫乙醇酸盐流体培养基每管装量不少于 15ml,胰酪大豆胨液体培养基每管装量不少于 10ml。供试品检查时,培养基的用量和高度同方法适用性试验。

6. 培养、观察　将上述接种供试品后的培养基容器分别按各培养基规定的温度培养不少于14 日;接种生物制品的硫乙醇酸盐流体培养基的容器应分成两等份,一份置 30~35℃培养,一份置20~25℃培养。培养期间应逐日观察并记录是否有菌生长。如在加入供试品后或在培养过程中,培养基出现浑浊,培养 14 日后,不能从外观上判断有无微生物生长,可取该培养液不少于 1ml 转种至同种新鲜培养基中,将原始培养物和新接种的培养基连续培养不少于 4 日,观察接种的同种新鲜培养基是否再出现浑浊;或取培养液涂片、染色、镜检,判断是否有菌。

7. 结果判断　阳性对照管应生长良好,阴性对照管不得有菌生长,否则,试验无效。若供试品管均澄清,或虽显浑浊但经确证无菌生长,判供试品符合规定;若供试品管中任何一管显浑浊并确证有菌生长,判供试品不符合规定,除非能充分证明试验结果无效,即生长的微生物非供试品所含。只有符合下列至少一个条件时方可认为试验无效：

（1）无菌检查试验所用的设备及环境的微生物监控结果不符合无菌检查的要求。

（2）回顾无菌试验过程，发现有可能引起微生物污染的因素。

（3）在阴性对照中观察到微生物生长。

（4）供试品管中生长的微生物经鉴定后，确证是因无菌试验中所使用的物品和/或无菌操作不当引起的。

试验若经确认无效后应重试。重试时，重新取同量供试品，依法检查，若无菌生长，判供试品符合规定；若有菌生长，判供试品不符合规定。

二、非无菌产品的微生物限度检查

微生物限度检查法（microbial limit test）系检查非无菌制剂及其原料、辅料受微生物污染程度的方法。包括微生物计数和控制菌检查。

微生物计数和控制菌检查试验环境应符合微生物限度检查的要求。检验全过程必须严格遵守无菌操作，防止再污染，防止污染的措施不得影响供试品中微生物的检出。洁净空气区域、工作台面及环境应定期进行监测。

如供试品有抗菌活性，应尽可能去除或中和。供试品检查时，若使用了中和剂或灭活剂，应确认其有效性及对微生物无毒性。供试液制备时，如果使用了表面活性剂，应确认其对微生物无毒性以及与所使用中和剂或灭活剂的相容性。

（一）微生物计数法

微生物计数法系用于能在有氧条件下生长的嗜温细菌和真菌的计数。当本法用于检查非无菌制剂及其原料、辅料等是否符合规定的微生物限度标准时，应按下述规定进行检验，包括样品的取样量和结果的判断等。除另有规定外，本法不适用于活菌制剂的检查。

1. 计数方法　计数方法包括平皿法、薄膜过滤法和最可能数法（most probable number method），简称 MPN 法。MPN 法用于微生物计数时精确度较差，但对于某些微生物污染量很小的供试品，MPN 法可能是更适合的方法。

供试品检查时，应根据供试品理化特性和微生物限度标准等因素选择计数方法，检测的样品量应能保证所获得的试验结果能够判断供试品是否符合规定。所选方法的适用性须经确认。

2. 计数培养基适用性检查和供试品计数方法适用性试验　供试品微生物计数中所使用的培养基应进行方法适用性检查，供试品的微生物计数方法应进行方法适用性试验。若检验程序或产品发生变化可能影响检验结果时，计数方法应重新进行适用性试验。为确认试验条件是否符合要求，应进行阴性对照试验，阴性对照试验应无菌生长，如阴性对照有菌生长，应进行偏差调查。

计数培养基适用性检查和计数方法适用性试验用菌株见表 22-2。分别按规定制备成菌悬液和孢子悬液。

（1）培养基适用性检查：按表 22-2 规定，接种不大于 100cfu 的菌液至各液体培养基管或琼脂培养基平板，每一试验菌株平行制备 2 管或 2 个平板。同时，用相应的对照培养基替代被检培养基进行上述试验。在规定条件下培养。被检固体培养基上的菌落平均数与对照培养基上的菌落平均数的比值应在 0.5~2 范围内，且菌落形态大小应与对照培养基上的菌落一致；被检液体培养基管与对照培养基管比较，试验菌应生长良好。

（2）计数方法适用性试验

1）供试液制备：根据供试品的理化特性与生物学特性，采取适宜的方法制备供试液。供试液制备若需加温时，应均匀加热，且温度不应超过 45℃。供试液从制备至加入检验用培养基，不得超过 1 小时。《中国药典》（2020 年版）列出了常用的供试液制备方法，如果常用方法经确认均不适用，应建

表 22-2　试验菌液的制备和使用

试验菌株	试验菌液的制备	计数培养基适用性检查		计数方法适用性试验	
		需氧菌总数计数	霉菌和酵母菌总数计数	需氧菌总数计数	霉菌和酵母菌总数计数
金黄色葡萄球菌	M-1 或 M-2,培养温度 30~35℃,培养时间 18~24h	M-1 和 M-2,培养温度 30~35℃,培养时间不超过 3 日,接种量不大于 100cfu		M-1 或 M-2(MPN 法),培养温度 30~35℃,培养时间不超过 3 日,接种量不大于 100cfu	
铜绿假单胞菌	M-1 或 M-2,培养温度 30~35℃,培养时间 18~24h	M-1 和 M-2,培养温度 30~35℃,培养时间不超过 3 日,接种量不大于 100cfu		M-1 或 M-2(MPN 法),培养温度 30~35℃,培养时间不超过 3 日,接种量不大于 100cfu	
枯草芽孢杆菌	M-1 或 M-2,培养温度 30~35℃,培养时间 18~24h	M-1 和 M-2,培养温度 30~35℃,培养时间不超过 3 日,接种量不大于 100cfu		M-1 或 M-2(MPN 法),培养温度 30~35℃,培养时间不超过 3 日,接种量不大于 100cfu	
白色念珠菌	M-3 或 M-4,培养温度 20~25℃,培养时间 2~3 日	M-1,培养温度 30~35℃,培养时间不超过 5 日,接种量不大于 100cfu	M-3,培养温度 20~25℃,培养时间不超过 5 日,接种量不大于 100cfu	M-1(MPN 法不适用),培养温度 30~35℃,培养时间不超过 5 日,接种量不大于 100cfu	M-3,培养温度 20~25℃,培养时间不超过 5 日,接种量不大于 100cfu
黑曲霉	M-3 或 M-5,培养温度 20~25℃,培养时间 5~7 日,或直到获得丰富的孢子	M-1,培养温度 30~35℃,培养时间不超过 5 日,接种量不大于 100cfu	M-3,培养温度 20~25℃,培养时间不超过 5 日,接种量不大于 100cfu	M-1(MPN 法不适用),培养温度 30~35℃,培养时间不超过 5 日,接种量不大于 100cfu	M-3,培养温度 20~25℃,培养时间不超过 5 日,接种量不大于 100cfu

注:M-1 即胰酪大豆胨琼脂培养基,M-2 胰酪大豆胨液体培养基,M-3 即沙氏葡萄糖琼脂培养基,M-4 即沙氏葡萄糖液体培养基,M-5 即马铃薯葡萄糖琼脂培养基。

立其他适宜的方法。

　　以水溶性供试品为例:取供试品,用 pH 7.0 无菌氯化钠-蛋白胨缓冲液,或 pH 7.2 磷酸盐缓冲液,或胰酪大豆胨液体培养基溶解或稀释制成 1∶10 供试液。若需要,调节供试液 pH 至 6~8。必要时,用同一稀释液将供试液进一步 10 倍系列稀释。水溶性液体制剂也可用混合的供试品原液作为供试液。水不溶性非油脂类供试品油剂可在稀释剂中加入表面活性剂[如 0.1%(ml/ml)聚山梨酯 80]使供试品分散均匀。油脂类供试品可加入无菌的十四烷酸异丙酯使其溶解。

　　2)接种和稀释:所加菌液的体积应不超过供试液体积的 1%。计数方法适用性试验首先应选择最低稀释级的供试液。①试验组:取上述制备好的供试液,加入试验菌液,混匀,使每 1ml 供试液或每张滤膜所滤过的供试液中含菌量不大于 100cfu;②供试品对照组:取制备好的供试液,以稀释液代替菌液同试验组操作;③菌液对照组:取不含中和剂及灭活剂的相应稀释液替代供试液,按试验组操作加入试验菌液并进行微生物回收试验。

　　若因供试品抗菌活性或溶解性较差的原因导致无法选择最低稀释级时,应采用适宜的方法对供试液进行进一步的处理。如果供试品对微生物生长的抑制作用无法以其他方法消除,供试液可经过中和、稀释或薄膜过滤处理后再加入试验菌悬液进行方法适应性试验。

3）抗菌活性的去除或灭活：若试验组菌落数减去供试品对照组菌落数的值小于菌液对照组菌数值的50%，可采用下述方法消除供试品的抑菌活性。①增加稀释液或培养基体积；②加入适宜的中和剂或灭活剂（见表22-3）；③采用薄膜过滤法；④上述几种方法的联合使用。

表22-3　常见干扰物的中和剂或灭活方法

干扰物	可选用的中和剂或灭活方法
戊二醛、汞制剂	亚硫酸氢钠
酚类、乙醇、醛类、吸附物	稀释法
醛类	甘氨酸
季铵化合物、碘、对羟基苯甲酸	聚山梨酯
水银	巯基醋酸盐
水银、汞化物、醛类	硫代硫酸盐
EDTA、喹诺酮类抗生素	镁或钙离子
磺胺类	对氨基苯甲酸
β-内酰胺类抗生素	β-内酰胺酶

中和剂或灭活剂可用于消除抗菌剂的抑菌活性，最好在稀释剂或培养基灭菌前加入。若使用中和剂或灭活剂，试验中应设中和剂或灭活剂对照组，其菌落数与菌液对照组的菌落数的比值应在0.5~2范围内。

若没有适宜消除供试品抑菌活性的方法，对特定试验菌回收的失败，表明供试品对该试验菌具有较强抗菌活性，同时也表明供试品不易被该类微生物污染。但是，供试品也可能仅对特定试验菌株具有抑制作用，而对其他菌株没有抑制作用。因此，根据供试品须符合的微生物限度标准和菌数报告规则，在不影响检验结果判断的前提下，应采用能使微生物生长的更高稀释级的供试液进行计数方法适用性试验。若方法适用性试验符合要求，应以该稀释级供试液作为最低稀释级的供试液进行供试品检查。

4）供试品中微生物的回收：各试验菌应逐一进行微生物回收试验，可采用平皿法、薄膜过滤法或MPN法。

平皿法包括倾注法和涂布法：①倾注法：取照上述制备的供试液1ml置直径90mm的无菌平皿中，注入15~20ml温度不超过45℃熔化的胰酪大豆胨琼脂或沙氏葡萄糖琼脂培养基，混匀，凝固，倒置培养；②涂布法：先取倾注法中相同的培养基制备无菌平板，在表面接种上述供试液不少于0.1ml。按表22-2规定条件培养、计数。同法测定供试品对照组及菌液对照组菌数。表22-2中每株试验菌每种培养基至少制备2个平板，以算术均值作为计数结果。

计数的薄膜过滤法与无菌检查中类似。取上述制备的供试液适量加至适量的稀释液中，混匀，过滤，适量冲洗液冲洗滤膜。转移滤膜，菌面朝上，分别贴于胰酪大豆胨琼脂和沙氏葡萄糖琼脂培养基平板上，按表22-2规定条件培养、计数。每株试验菌每种培养基至少制备一张滤膜。同法测定供试品对照组及菌液对照组菌数。

MPN法的精密度和准确度不及薄膜过滤法和平皿计数法，仅在供试品需氧菌总数没有适宜计数方法的情况下使用，MPN法不适用于霉菌计数。若使用MPN法，按下列步骤进行。

取照上述"供试液的制备""接种和稀释"和"抗菌活性的去除或灭活"制备的供试液至少3个连续稀释级，每一稀释级取3份1ml分别接种至3管装有9~10ml胰酪大豆胨液体培养基中，同法测定菌液对照组菌数。必要时可在培养基中加入表面活性剂、中和剂或灭活剂。

5）计数方法适用性试验结果判断：采用薄膜过滤法或平皿法时，试验组菌落数减去供试品对照组菌落数的值与菌液对照组菌落数的比值应在 0.5~2 之间;采用 MPN 法,试验组菌数应在菌液对照组菌数的 95% 置信限内。若各试验菌的回收试验均符合要求,照所用的供试液制备方法及计数方法进行该供试品的需氧菌总数、霉菌和酵母菌总数计数。

　　方法适用性确认时,若采用上述方法还存在一株或多株试验菌的回收达不到要求,应选择回收最接近要求的方法和试验条件进行供试品的检查。

3. 供试品检查

　　(1) 检验量:检验量即一次试验所用的供试品量(g、ml 或 cm²)。一般应随机抽取不少于 2 个最小包装的供试品,混合,取规定量供试品进行检验。除另有规定外,一般供试品的检验量为 10g 或 10ml;膜剂、贴剂和贴膏剂为 100cm²。检验时,应从 2 个以上最小包装单位中抽取供试品,大蜜丸还不得少于 4 丸,膜剂、贴剂和贴膏剂还不得少于 4 片;贵重药品、微量包装药品的检验量可以酌减。若供试品处方中每一剂量单位(如片剂、胶囊剂)活性物质含量小于或等于 1mg,或每 1g 或每 1ml(指制剂)活性物质含量低于 1mg 时,检验量应不少于 10 个剂量单位或 10g 或 10ml 供试品;若样品量有限或批产量极小(如:小于 1 000ml 或 1 000g)的活性物质供试品,除另有规定外,其检验量最小为批产量的 1%,检验量更少时需要进行风险评估;若批产量少于 200 的供试品,检验量可减少至 2 个单位;批产量少于 100 的供试品,检验量可减少至 1 个单位。

　　(2) 供试品的检查:按计数方法适用性试验确认的计数方法进行供试品中需氧菌总数、霉菌和酵母菌总数的测定。以稀释剂代替供试液进行阴性对照试验,阴性对照试验应无菌生长。如果阴性对照有菌生长,应进行偏差调查。

　　1) 平皿法:平皿法包括倾注法和涂布法,每稀释级每种培养基至少制备 2 个平板。除另有规定外,胰酪大豆胨琼脂培养基平板在 30~35℃培养 3~5 日,沙氏葡萄糖琼脂培养基平板在 20~25℃培养 5~7 日,观察菌落生长情况,菌落蔓延生长成片的平板不宜计数。点计平板上生长的所有菌落数,计算各稀释级供试液的平均菌落数。

　　若同稀释级两个平板的菌落数平均值不小于 15,则两个平板的菌落数不能相差 1 倍或以上。需氧菌总数测定宜选取平均菌落数小于 300cfu 的稀释级,霉菌和酵母菌总数测定宜选取平均菌落数小于 100cfu 的稀释级,作为菌数报告的依据。取最高的平均菌落数,计算 1g、1ml 或 10cm² 供试品中所含的微生物数,取两位有效数字。如各稀释级的平板均无菌落生长,或仅最低稀释级的平板有菌落生长,但平均菌落数小于 1 时,以 <1 乘以最低稀释倍数的值报告菌数。

　　2) 薄膜过滤法:培养条件和计数方法同平皿法,每张滤膜上的菌落数应不超过 100cfu。以相当于 1g、1ml 或 10cm² 供试品的菌落数报告菌数;若滤膜上无菌落生长,以 <1 报告菌数(每张滤膜过滤 1g、1ml 或 10cm² 供试品),或 <1 乘以最低稀释倍数的值报告菌数。

　　3) MPN 法:MPN 法所有试验管在 30~35℃培养 3~5 日,记录每一稀释级微生物生长的管数,从微生物最可能数检索表(表 22-4)查对每 1g 或 1ml 供试品中需氧菌总数的最可能数。

表 22-4　微生物最可能数检索表

生长管数			需氧菌总数最可能数	95% 置信限	
每管含样品的 g、ml 或 10cm² 数					
0.1	0.01	0.001	MPN/g、ml 或 10cm²	下限	上限
0	0	0	<3	0	9.4
0	0	1	3	0.1	9.5
0	1	0	3	0.1	10
0	1	1	6.1	1.2	17

续表

生长管数			需氧菌总数最可能数	95% 置信限	
每管含样品的 g、ml 或 $10cm^2$ 数			MPN/g、ml 或 $10cm^2$	下限	上限
0.1	0.01	0.001			
0	2	0	6.2	1.2	17
0	3	0	9.4	3.5	35
1	0	0	3.6	0.2	17
1	0	1	7.2	1.2	17
1	0	2	11	4	35
1	1	0	7.4	1.3	20
1	1	1	11	4	35
1	2	0	11	4	35
1	2	1	15	5	38
1	3	0	16	5	38
2	0	0	9.2	1.5	35
2	0	1	14	4	35
2	0	2	20	5	38
2	1	0	15	4	38
2	1	1	20	5	38
2	1	2	27	9	94
2	2	0	21	5	40
2	2	1	28	9	94
2	2	2	35	9	94
2	3	0	29	9	94
2	3	1	36	9	94
3	0	0	23	5	94
3	0	1	38	9	104
3	0	2	64	16	181
3	1	0	43	9	181
3	1	1	75	17	199
3	1	2	120	30	360
3	1	3	160	30	380
3	2	0	93	18	360
3	2	1	150	30	380
3	2	2	210	30	400
3	2	3	290	90	990
3	3	0	240	40	990
3	3	1	460	90	1 980
3	3	2	1 100	200	4 000
3	3	3	>1 100		

注：表内所列检验量如改用 1g（或 ml、$10cm^2$）、0.1g（或 ml、$10cm^2$）和 0.01g（或 ml、$10cm^2$）时，表内数字应相应降低 10 倍；如改用 0.01g（或 ml、$10cm^2$）、0.001g（或 ml、$10cm^2$）和 0.000 1g（或 ml、$10cm^2$）时，表内数字应相应增加 10 倍，其余类推。

4. 结果判断 需氧菌总数是指胰酪大豆胨琼脂培养基上生长的总菌落数(包括真菌菌落数);霉菌和酵母菌总数是指沙氏葡萄糖琼脂培养基上生长的总菌落数(包括细菌菌落数)。若因沙氏葡萄糖琼脂培养基上生长的细菌使霉菌和酵母菌的计数结果不符合微生物限度要求,可使用含抗生素(如氯霉素、庆大霉素)的沙氏葡萄糖琼脂培养基或其他选择性培养基(如玫瑰红钠琼脂培养基)进行霉菌和酵母菌总数测定。使用选择性培养基时,应进行培养基适用性检查。若采用 MPN 法,测定结果为需氧菌总数。

若供试品的需氧菌总数、霉菌和酵母菌总数的检查结果均符合该品种项下的规定,判供试品符合规定;若其中任何一项不符合该品种项下的规定,判供试品不符合规定。

(二)控制菌检查

控制菌检查法系用于在规定的试验条件下,检查供试品中是否存在特定的微生物。供试品检出控制菌或其他致病菌时,按一次检出结果为准,不再复试。

1. 培养基适用性检查和控制菌检查方法适用性试验 供试品控制菌检查中所使用的培养基应进行适用性检查,供试品的控制菌检查方法应进行方法适用性试验。若检验程序或产品发生变化可能影响检验结果时,控制菌检查方法应重新进行适用性试验。为确认试验条件是否符合要求,应进行阴性对照试验,阴性对照试验应无菌生长。如阴性对照有菌生长,应进行偏差调查。

(1)菌种及菌液制备:试验用菌株包括金黄色葡萄球菌、大肠埃希菌、生孢梭菌、铜绿假单胞菌、白念珠菌,还有乙型副伤寒沙门菌(*Salmonella paratyphi* B)[CMCC(B)50094]。按规定培养并制成适宜浓度的菌悬液。

(2)培养基适用性检查:控制菌检查用培养基的适用性检查项目包括促生长能力、抑制能力及指示特性的检查。各培养基的检测项目、菌株和方法见《中国药典》(2020 年版)。

(3)控制菌检查方法适用性试验

1)供试液制备:按"供试品检查"中的规定制备供试液。

2)实验菌:根据各品种项下微生物限度标准中规定检查的控制菌选择相应实验菌株,确认耐胆盐革兰氏阴性菌检查方法时,采用大肠埃希菌和铜绿假单胞菌为实验菌。

3)适用性试验:按控制菌检查法取规定量供试液及不大于 100cfu 的实验菌接入规定的培养基中;采用薄膜过滤法时,取规定量供试液,过滤,冲洗,在最后一次冲洗液中加入实验菌,过滤后,注入规定的培养基或取出滤膜接入规定的培养基中。依相应的控制菌检查方法,在规定的温度及最短时间下培养,应能检出所加实验菌相应的反应特征。

4)结果判断:上述试验若检出实验菌,按此供试液制备法和控制菌检查方法进行供试品检查;若未检出实验菌,应按通则 1105 中"抗菌活性的去除或灭活"消除供试品的抑菌活性,并重新进行方法适用性试验。如果经过试验确证供试品对实验菌的抗菌作用无法消除,可认为受抑制的微生物不可能存在于该供试品中,选择抑菌成分消除相对彻底的方法进行供试品的检查。

2. 供试品检查 供试品的控制菌检查应按经方法适用性试验确认的方法进行。阳性对照试验方法同供试品的控制菌检查,对照菌的加量应不大于 100cfu,阳性对照试验应检出相应的控制菌。以稀释剂代替供试液照相应控制菌检查法检查,阴性对照试验应无菌生长。如果阴性对照有菌生长,应进行偏差调查。

(1)耐胆盐革兰氏阴性菌(Bile-Tolerant Gram-Negative Bacteria):取供试品用胰酪大豆胨液体培养基作为稀释剂制成 1:10 供试液,混匀,在 20~25℃培养,使供试品中的细菌充分恢复但不增殖(约 2 小时)。①定性试验:除另有规定外,取相当于 1g 或 1ml 供试品的上述预培养物接种至适宜体积(经方法适用性试验确定)肠道菌增菌液体培养基中,30~35℃培养 24~48 小时后,划线接种于紫红胆盐葡萄糖琼脂培养基平板上,30~35℃培养 18~24 小时。如果平板上无菌落生长,判供试品未检出耐胆盐革兰氏阴性菌。②定量试验:取相当于 0.1g、0.01g 和 0.001g(或 0.1ml、0.01ml 和 0.001ml)供试品的预培养物或其稀释液分别接种至适宜体积(经方法适用性试验确定)肠道菌增菌液体培养基中,30~35℃培养 24~48 小时。上述每一培养物分别划线接种于紫红胆盐葡萄糖琼脂培养基平板上,30~35℃培养 18~24 小时。若紫红胆盐葡萄糖琼脂培养基平板上有菌落生长,则对应培养管为阳性,否则为阴性。根据各培养管检查结果,从表 22-5 查对 1g 或 1ml 供试品中含有耐胆盐革兰氏阴性菌的最大可能数。

表 22-5　耐胆盐革兰氏阴性菌的可能菌数(N)

各供试品量的检查结果			每 1g(或 1ml)供试品中可能的菌数(cfu)
0.1g 或 0.1ml	0.01g 或 0.01ml	0.001g 或 0.001ml	
+	+	+	$N>10^3$
+	+	−	$10^2<N<10^3$
+	−	−	$10<N<10^2$
−	−	−	$N<10$

注:①+ 代表紫红胆盐葡萄糖琼脂平板上有菌落生长,– 代表无菌落生长;②若供试品量减少 10 倍,则每 1g(或 1ml)供试品中可能的菌数(N)应相应增加 10 倍。

（2）大肠埃希菌(*Escherichia coli*):取供试品,照微生物计数法制成 1:10 供试液,取相当于 1g 或 1ml 供试品的供试液,接种至适宜体积(经方法适用性试验确定)的胰酪大豆胨液体培养基中,混匀,30~35℃培养 18~24 小时。取上述培养物 1ml 接种至 100ml 麦康凯液体培养基中,42~44℃培养 24~48 小时,取其培养物划线接种于麦康凯琼脂培养基平板上,30~35℃培养 18~72 小时。若麦康凯琼脂培养基平板上有菌落生长,应进行分离、纯化及适宜的鉴定试验,确证是否为大肠埃希菌;若麦康凯琼脂培养基平板上没有菌落生长,或虽有菌落生长但鉴定结果为阴性,判供试品未检出大肠埃希菌。

（3）沙门菌(*Salmonella*):取 10g 或 10ml 供试品直接或处理后接种至适宜体积(经方法适用性试验确定)的胰酪大豆胨液体培养基中,混匀,30~35℃培养 18~24 小时。取上述培养物 0.1ml 接种至 10ml RV 沙门增菌液体培养基中,30~35℃培养 18~24 小时,取少量 RV 沙门菌增菌液体培养物划线接种于木糖赖氨酸脱氧胆酸盐琼脂培养基平板上,30~35℃培养 18~48 小时。沙门菌在木糖赖氨酸脱氧胆酸盐琼脂培养基平板上生长良好,菌落为淡红色或无色、透明或半透明、中心有或无黑色,用接种针挑选疑似菌落于三糖铁琼脂培养基高层斜面上进行斜面和高层穿刺接种,培养 18~24 小时。若木糖赖氨酸脱氧胆酸盐琼脂培养基平板上有疑似菌落生长,且三糖铁琼脂培养基的斜面为红色、底层为黄色,或斜面黄色、底层黄色或黑色,应进一步进行适宜的鉴定试验,确证是否为沙门菌。若平板上没有菌落生长,或虽有菌落生长但鉴定结果为阴性,或三糖铁琼脂培养基的斜面未见红色、底层未见黄色;或斜面黄色、底层未见黄色或黑色,判供试品未检出沙门菌。

案例

沙门菌污染事件

2020 年 5 月 13 日某 A 省药品监督管理局接到 B 省食品药品质量检验研究院检验报告书,显示 A 省某公司生产的明目上清片(批号 191109)"微生物限度"(沙门菌)项不符合规定。经调查,该批次明目上清片共生产 28 257 盒。其中,取样 36 盒,221 盒送销售部作为销售样品,目前该批次产品已全部销售。该公司针对该问题立即启动了召回程序,截至 2020 年 7 月 13 日共召回 4 667 盒。A 省药品监督管理局对该公司进行了处罚,没收已召回的 4 667 盒明目上清片,没收其违法所得 55 765.87 元,并处货值金额一倍罚款 67 534.23 元。

案例解析-沙门菌污染事件

问题

1. 应该如何做沙门菌检查？
2. 如何避免上述沙门菌事件再次发生？

（4）铜绿假单胞菌（*Pseudomonas aeruginosa*）：取供试品，照微生物计数法中规定制成 1∶10 供试液，取相当于 1g 或 1ml 供试品的供试液，接种至适宜体积（经方法适用性试验确定）的胰酪大豆胨液体培养基中，混匀。30~35℃培养 18~24 小时。取上述培养物划线接种于溴化十六烷基三甲铵琼脂培养基平板上，30~35℃培养 18~72 小时。若平板上有菌落生长，进行氧化酶试验，将洁净滤纸片置于平皿内，用无菌玻棒取菌落涂于滤纸片上，滴加新配制的 1% 二盐酸二甲基对苯二胺试液，在 30 秒内若培养物呈粉红色并逐渐变为紫红色为氧化酶试验阳性，否则为阴性；氧化酶试验阳性者应进一步进行适宜的鉴定试验，确证是否为铜绿假单胞菌。若平板上没有菌落生长，或虽有菌落生长但鉴定结果为阴性，或氧化酶试验阴性，判供试品未检出铜绿假单胞菌。

（5）金黄色葡萄球菌（*Staphylococcus aureus*）：取供试品，照微生物计数法中规定制成 1∶10 供试液，取相当于 1g 或 1ml 供试品的供试液，接种至适宜体积（经方法适用性试验确定）的胰酪大豆胨液体培养基中，混匀。30~35℃培养 18~24 小时。取上述培养物划线接种于甘露醇氯化钠琼脂培养基平板上，30~35℃培养 18~72 小时。若平板上有黄色菌落或外周有黄色环的白色菌落生长，应进行分离、纯化及适宜的鉴定试验，确证是否为金黄色葡萄球菌；若平板上没有与上述形态特征相符或疑似的菌落生长，或虽有相符或疑似的菌落生长但鉴定结果为阴性，判供试品未检出金黄色葡萄球菌。

（6）生孢梭菌（*Clostridium sporogenes*）：取供试品，照微生物计数法中规定制成 1∶10 供试液。取相当于 1g 或 1ml 供试品的供试液 2 份，其中 1 份置 80℃保温 10 分钟后迅速冷却。将上述 2 份供试液分别接种至适宜体积（经方法适用性试验确定）的生孢梭菌增菌培养基中，置厌氧条件下 30~35℃培养 48 小时。取少量上述每一培养物，分别涂抹接种于哥伦比亚琼脂培养基平板上，置厌氧条件下 30~35℃培养 48~72 小时。若哥伦比亚琼脂培养基平板上有带或不带芽孢的厌氧杆菌生长，进行过氧化氢酶试验：取菌落置洁净玻片上，滴加 3% 过氧化氢试液，若菌落表面有气泡产生，为过氧化氢酶试验阳性，否则为阴性，阴性者应进一步进行适宜的鉴定试验，确证是否为生孢梭菌；如果哥伦比亚琼脂培养基平板上没有厌氧杆菌生长，或虽有相符或疑似的菌落生长但鉴定结果为阴性，或过氧化氢酶反应阳性，判供试品未检出生孢梭菌。

（7）白念珠菌（*Candida albicans*）：取供试品，照微生物计数法中规定制成 1∶10 供试液。取相当于 1g 或 1ml 供试品的供试液，接种到适宜体积（经方法适用性试验确定）的沙氏葡萄糖液体培养基中，混匀，30~35℃培养 3~5 日。取上述培养物划线接种于沙氏葡萄糖琼脂培养基平板上，30~35℃培养 24~48 小时。若平板上有疑似菌落（菌落乳白色，偶见淡黄色，表面光滑有浓酵母气味，培养时间稍久则菌落增大、颜色变深、质地变硬或有皱褶）生长，挑取疑似菌落接种至念珠菌显色培养基平板上，培养 24~48 小时（必要时延长至 72 小时），若显色平板上菌落呈阳性反应，应进一步进行适宜的鉴定试验，确证是否为白念珠菌；若沙氏葡萄糖琼脂培养基平板上没有菌落生长，或虽有菌落生长但鉴定结果为阴性，或疑似菌在念珠菌显色培养基平板上生长的菌落呈阴性反应，判供试品未检出白念珠菌。

（三）微生物限度标准

非无菌药品的微生物限度标准是基于药品的给药途径和对患者健康潜在的危害以及药品的特殊性而制定的。药品生产、贮存、销售过程中的检验，药用原料、辅料及中药提取物及中药饮片的检验，新药标准制定，进口药品标准复核，考察药品质量及仲裁等，除另有规定外，其微生物限度均以本标准为依据。《中国药典》（2020 年版）四部通则 1107 中微生物限度标准共 7 项、4 张表（见附录 3）。

1. 制剂通则、品种项下要求无菌的及标示无菌的制剂和原辅料应符合无菌检查法规定。

2. 用于手术、严重烧伤、严重创伤的局部给药制剂应符合无菌检查法规定。

3. 非无菌化学药品制剂、生物制品制剂、不含药材原粉的中药制剂的微生物限度标准见附表1。

4. 非无菌含药材原粉的中药制剂的微生物限度标准见附表2。

5. 非无菌药用原料及辅料的微生物限度标准见附表3。

6. 中药提取物及中药饮片的微生物限度标准见附表4。

7. 有兼用途径的制剂 应符合各给药途径的标准。

除中药饮片外,各品种项下规定的需氧菌总数、霉菌和酵母菌总数标准解释如下。10^1cfu:可接受的最大菌数为20。10^2cfu:可接受的最大菌数为200。10^3cfu:可接受的最大菌数为2 000;依此类推。

本限度标准所列的控制菌对于控制某些药品的微生物质量可能并不全面,因此,对于原料、辅料及某些特定的制剂,根据原辅料及其制剂的特性和用途、制剂的生产工艺等因素,可能还需检查其他具有潜在危害的微生物。

除了本限度标准所列的控制菌外,药品中若检出其他可能具有潜在危害性的微生物,应从药品的给药途径、特性、使用方法、用药人群、患者用药和疾病情况等多方面进行评估。

当进行上述相关因素的风险评估时,评估人员应经过微生物学和微生物数据分析等方面的专业知识培训。评估原辅料微生物质量时,应考虑相应制剂的生产工艺、现有的检测技术及原辅料符合该标准的必要性。

思 考 题

1. 微生物可通过药品生产的哪些环节造成污染? 怎样判断药物是否变质? 在药品生产中如何防止微生物污染?

2. 哪些品种需要做无菌检查?

3. 非灭菌制剂的微生物限度检查包括哪些内容?

4. 具有抑菌活性的药物在进行微生物限度检查前,可以用哪些方法去除抑菌活性?

第二十二章
目标测试

(苏 昕)

附录　微生物限度标准

附表 1　非无菌化学药品制剂、生物制品制剂、不含药材原粉的中药制剂的微生物限度标准

给药途径	需氧菌总数（cfu/g、cfu/ml 或 cfu/10cm²）	霉菌和酵母菌总数（cfu/g、cfu/ml 或 cfu/10cm²）	控制菌
口服给药 [a] 　固体制剂 　液体及半固体制剂	10^3 10^2	10^2 10	不得检出大肠埃希菌(1g 或 1ml)；含脏器提取物的制剂还不得检出沙门菌(10g 或 10ml)
口腔黏膜给药制剂 齿龈给药制剂 鼻用制剂	10^2	10	不得检出大肠埃希菌、金黄色葡萄球菌、铜绿假单胞菌(1g、1ml 或 10cm²)
耳用制剂 皮肤给药制剂	10^2	10	不得检出金黄色葡萄球菌、铜绿假单胞菌(1g、1ml 或 10cm²)
呼吸道吸入给药制剂	10^2	10	不得检出大肠埃希菌、金黄色葡萄球菌、铜绿假单胞菌、耐胆盐革兰氏阴性菌(1g 或 1ml)
阴道、尿道给药制剂	10^2	10	不得检出金黄色葡萄球菌、铜绿假单胞菌、白念珠菌(1g、1ml 或 10cm²)；中药制剂还不得检出梭菌(1g、1ml 或 10cm²)
直肠给药 　固体及半固体制剂 　液体制剂	10^3 10^2	10^2 10^2	不得检出金黄色葡萄球菌、铜绿假单胞菌(1g 或 1ml)
其他局部给药制剂	10^2	10^2	不得检出金黄色葡萄球菌、铜绿假单胞菌(1g、1ml 或 10cm²)

注：[a] 化学药品制剂和生物制品制剂若含有未经提取的动植物来源的成分及矿物质,不得检出沙门菌(10g 或 10ml)。

附表 2　非无菌含药材原粉的中药制剂的微生物限度标准

给药途径	需氧菌总数 （cfu/g、cfu/ml 或 cfu/10cm²）	霉菌和酵母菌总数 （cfu/g、cfu/ml 或 cfu/10cm²）	控制菌
固体口服给药制剂			不得检出大肠埃希菌(1g)；不得检出沙门菌
不含豆豉、神曲等发酵原粉	10^4(丸剂 $3×10^4$)	10^2	(10g)；耐胆盐革兰氏阴性菌应小于 10^2cfu
含豆豉、神曲等发酵原粉	10^5	$5×10^2$	(1g)
液体及半固体口服给药制剂			不得检出大肠埃希菌(1g 或 1ml)；不得检
不含豆豉、神曲等发酵原粉	$5×10^2$	10^2	出沙门菌(10g 或 10ml)；耐胆盐革兰氏阴
含豆豉、神曲等发酵原粉	10^3	10^2	性菌应小于 10cfu(1g 或 1ml)
固体局部给药制剂			不得检出金黄色葡萄球菌、铜绿假单胞菌
用于表皮或黏膜不完整	10^3	10^2	(1g 或 10cm²)；阴道、尿道给药制剂还不得检
用于表皮或黏膜完整	10^4	10^2	出白念珠菌、梭菌(1g 或 10cm²)
液体及半固体局部给药制剂			不得检出金黄色葡萄球菌、铜绿假单胞菌
用于表皮或黏膜不完整	10^2	10^2	(1g 或 1ml)；阴道、尿道给药制剂还不得检
用于表皮或黏膜完整	10^2	10^2	出白念珠菌、梭菌(1g 或 1ml)

附表 3　非无菌药用原料及辅料的微生物限度标准

	需氧菌总数 （cfu/g 或 cfu/ml）	霉菌和酵母菌总数 （cfu/g 或 cfu/ml）	控制菌
药用原料及辅料	10^3	10^2	*

注：* 未做统一规定。

附表 4　中药提取物及中药饮片的微生物限度标准

	需氧菌总数 （cfu/g 或 cfu/ml）	霉菌和酵母菌总数 （cfu/g 或 cfu/ml）	控制菌
中药提取物	10^3	10^2	*
直接口服及泡服饮片	10^5	10^3	不得检出大肠埃希菌(1g 或 1ml)；不得检出沙门菌(10g 或 10ml)；耐胆盐革兰氏阴性菌应小于 10^4cfu(1g 或 1ml)

注：* 未做统一规定。

（苏　昕）

参考文献

［1］贾兴旺,刘青,陈泽衍,等.胶体金法检测血清2019新型冠状病毒IgM和IgG抗体的临床应用及干扰因素分析.标记免疫分析与临床,2020,27（05）:845-849.

［2］ABBAS A K,LICHTMAN A H,PILLAI S.Cellular and molecular immunology.9th ed.Philadelphia:Elsevier,2018.

［3］姜楠楠,向莉.药物辅料中的食物变应原成分.中华临床免疫和变态反应杂志,2021,15（01）:82-88.

［4］沈关心,徐威.微生物学与免疫学.8版.北京:人民卫生出版社,2016.

［5］李凡,徐志凯.医学微生物学.9版.北京:人民卫生出版社,2018.

［6］张凤民,肖纯凌,彭宜红.医学微生物学.4版.北京:北京大学医学出版社,2018.

［7］程纯,郝钰.免疫学基础与病原生物学.3版.北京:人民卫生出版社,2021.

［8］贾文祥.医学微生物学.3版.北京:人民卫生出版社,2015.

［9］周德庆.微生物学教程.3版.北京:高等教育出版社,2013.

［10］周长林.微生物学.4版.北京:中国医药科技出版社,2019.

［11］胡珂,郭凤根.药用植物分类学.北京:中国农业大学出版社,2015.

［12］王璐.微生物快乐学.上海:上海科学技术出版社,2016.

［13］邓功成,吴卫东.微生物与人类.重庆:重庆大学出版社,2015.

［14］李建华,张力燕.社区获得性地方性真菌感染研究进展.国际呼吸杂志,2015,35（08）:624-628.

［15］单明珠,颜鸣菊,朱作斌,等.2007—2019年肺部真菌感染危险因素与病原菌分布的荟萃分析.中华医院感染学杂志,2020,30（02）:174-179.

［16］KADMON G,NAHUM E,SPRECHER H,et al.Polymerase chain reaction based diagnosis of invasive fungal pulmonary infections in immunocompromised children.Pediatric Pulmonology,2012,47（10）:994-1000.

［17］陈代杰.微生物药物学.北京:化学工业出版社,2008.

［18］MICHAEL T M,KELLY S B,DANIEL H B,et al.Brock biology of microorganisms.15th ed.Pearson Press,2019.

［19］国家药典委员会.中华人民共和国药典:2020年版.北京:中国医药科技出版社,2020.

［20］戎玲玲,王复标,吴礼贵,等.细菌对抗生素与重金属的联合抗性机制研究进展.环境污染与防治,2021,43（08）:1062-1068.

［21］BAKER-AUSTIN C,WRIGHT M S,STEPANAUSKAS R,et al.Co-selection of antibiotic and metal resistance.TRENDS in Microbiology,2006,14（04）:176-182.

［22］张景红.微生物在药物研究中的应用.北京:化学工业出版社,2011.

［23］李明远.微生物学与免疫学.6版.北京:高等教育出版社,2017.

［24］周长林.微生物学与免疫学.北京:中国医药科技出版社,2013.

中英文名词对照索引

D

G

S

T

X